高等教育医科大学系列规范化教材
供医学本科临床、影像、检验、药学、口腔等专业使用

医用物理学

YIYONG WULIXUE

主　编　胡爱荣　刘笑兰
副主编　辛　勇　刘　崧　洪文钦

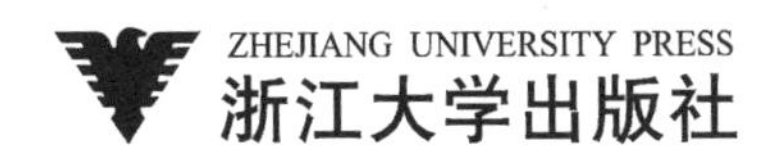

图书在版编目(CIP)数据

医用物理学 / 胡爱荣，刘笑兰主编. — 杭州 :浙江大学出版社，2019. 11(2021. 12 重印)
ISBN 978-7-308-19671-0

Ⅰ. ①医… Ⅱ. ①胡… ②刘… Ⅲ. ①医用物理学—高等学校—教材 Ⅳ. ①R312

中国版本图书馆 CIP 数据核字(2019)第 236637 号

医用物理学

主　编　胡爱荣　刘笑兰

责任编辑　秦　瑕
责任校对　汪自强
封面设计　周　灵
出版发行　浙江大学出版社
(杭州市天目山路 148 号　邮政编码 310007)
(网址:http://www.zjupress.com)
排　　版　杭州朝曦图文设计有限公司
印　　刷　杭州高腾印务有限公司
开　　本　787mm×1092mm　1/16
印　　张　20
字　　数　462 千
版 印 次　2019 年 11 月第 1 版　2021 年 12 月第 2 次印刷
书　　号　ISBN 978-7-308-19671-0
定　　价　49.00 元

前 言

物理学是研究物质的基本结构、相互作用和物体最基本、最普遍的运动形式及其转化规律的科学.物理学的研究内容非常广泛,研究对象也具有极大的普遍性,为其他自然科学与应用技术提供了不可缺少的理论基础.从物理学发展史来看,物理学的每一项新理论的发现、发展、建立,以及相关新技术的发明、推广、应用,都深切地影响着社会和人们的生活,并对科学技术的发展与人类社会的进步产生了巨大的推动作用.物理学研究形成的方法,对于培养与提高人的观察、思维能力,理论联系实际的能力和创新能力等,有着十分深远的意义.

随着科学的发展,基础学科的分支越来越细,学科间的交叉也越来越多.医用物理学是将物理学的理论、方法和技术应用于探寻医学理论而形成的一门交叉学科.系统地学习物理学知识,是深入了解生命现象,探讨人体的生理、病理过程、性质及特点必不可少的基础.物理学的理论、方法和技术,也不断为基础医学的研究提供现代化的实验手段,为临床医学的诊断、治疗提供先进的器械设备,极大地推动了临床治疗手段和方法的进步.可以说,没有物理学的支持,就没有现代医学的今天.同时,对医学问题的研究也推动了物理学理论体系的完善、发展和创新,充实了物理学的内涵.在科学和技术的发展日新月异的现代社会,医用物理学的研究与应用必将有更为广阔的前景,它的内容和理论也更加丰富.

本书由具有多年教学经验的一线专业教师根据《医药类专业大学物理课程教学基本要求》,在南昌大学历年使用的医用物理学讲义的基础上,共同参与讨论编写而成.在内容选择上,立足于物理教学基本要求的核心,力求保持物理体系完整,强化物理学的基本理论;同时兼顾医药卫生的教育特色,适当降低物理运算的难度,旨在突出物理学方法和技术在生命科学及临床实践中的应用，以激发医学院学生学习物理的兴趣，从而提高教学效果.在编写方法上，结合现代医学对物理学的基本需求及培养目标的特点，注重理论与实践的统一，实现教材的科学性与实用性的统一.作为医学专业学生，学习医用物理学是非常必要的.通过本课程的学习，学生可以系统地掌握医学科学所需的物理基础理论、基本知识、基本技能，培养并提高分析问题、解决问题的能力，为后续课程以及将来从事医疗卫生、科学研究工作打下必要的科学基础.

本书内容分为14章，涉及物理学的经典理论与现代技术发展前沿，基本涵盖了医学各专业所需的物理学基础理论及在医学中的重要应用.我们力求使基本概念、基本定律突出，物理图像清晰，便于老师教学和学生自学；同时为了方便读者掌握每章的要点和各章知识之间的联系，在每章开始都对该章内容进行了简单说明，章末附有练习题.编者对例题和练习题都进行了有针对性的筛选，既考虑了对知识点的覆盖面，又注意了题型的多样性，难易适中，使之与教材内容配合.本书可作为临床、影像、检验、麻醉、预防、口腔、眼视光、护理等医药类大学的专业医用物理学教材使用.不同专业可结合本专业的具体特点及教学计划选取相关章节.

参与本书编写工作的有胡爱荣、刘笑兰、辛勇、刘崧、洪文钦、陈辉、徐雪春、姜卫群、黄国庆、何弦，由胡爱荣、刘笑兰任主编.在本书编写过程中，得到了各位同仁的大力支持和帮助，在此一并感谢.

本书参考了多年来南昌大学医学院本科生使用过的一些兄弟院校教材以及其他相关书籍和文献，谨在此对相关作者致以衷心的敬意！

感谢南昌大学和浙江大学出版社给予的大力支持.

由于编者水平所限，书中难免有疏漏与欠妥之处，敬请读者谅解并指正，恳请专家批评并赐教.

胡爱荣　刘笑兰

2019年8月

目　　录

第一章　生物力学基础

第二章　流体的运动

第七章　静电场

第八章　电流与电路

第十一章 几何光学

第十四章 原子核与放射性

第一章　生物力学基础

生物力学是采用力学的观点、方法和理论来研究生物体的力学性质及其运动规律的科学. 力学知识最早起源于对自然现象的观察和生产劳动中的经验，直到欧洲文艺复兴时期后，人们才对力和运动之间的关系有了正确的认识. 伽利略通过对抛体和落体的研究，最早阐明自由落体运动的规律，提出加速度的概念，并在实验的基础上推出惯性定律的雏形. 牛顿继承和发展前人的研究成果，提出力学运动的三条基本定律，形成了经典力学的基本框架. 此后在很多科学家的研究与推广下，具有完善理论体系的经典力学形成了.

本章介绍质点的牛顿运动定律和刚体的转动规律等基本定理，并在此基础上讨论人体的力学平衡问题. 对人体生物力学的研究推动了解剖学、组织学和生理学的发展，加深了人们对生命现象的认识，让人们了解一些疾病的病理机制，也为相关治疗提供了一定的理论指导.

第一节　质点动力学

自然界的一切物质都处在永恒的运动之中，宇宙在膨胀，星系在远离地球而去，地球有自转和公转等. 所有这一切实例说明了运动本身的绝对性和普遍性.

机械运动是物质最简单、最基本的运动形式. 一个物体相对于另一个物体（或物体的某一部分相对其他部分）的位置随着时间而变化的过程，称为机械运动.

我们在讨论任何运动学问题时，为了描写一个物体的运动，应首先选择参考的物体或物体系，称为参考系. 我们认为所选定的参考系都是静止的，物体的运动就是相对于参考系的运动.

物体的基本运动方式是平动和转动. 在运动过程中，如果物体上任意两点的运动轨迹曲线在各个时刻都能保持相互平行，则这种运动称为平动. 物体的平动可以用物体上任意一点的运动来了解. 如果物体上所有质点都绕同一轴线做圆周运动，则这种运动称为转动. 常见的转动根据转轴变化与否可分为定轴转动和定点转动.

物体的一般运动虽然比较复杂，但都可以看成是平动和转动两个基本运动的叠加. 例如滚动车轮上任意一点的运动，都可看作是该点绕轴的转动以及随转轴一起的平动共同合成的运动.

一、描述质点运动的物理量

研究平动问题时，若物体的大小和形状所起的作用可以忽略不计，为了简化问题，我们通常假设所研究的对象是一个具有一定质量的点，这样的理想模型称为质点.质点模型是在一定条件下对实际物体的抽象，一个物体是否可以视为质点，是有条件的、相对的，应根据所研究问题的性质来决定.

描写机械运动必须抓住其基本特征.如前所述，运动具有绝对性和运动描述的相对性，此外，运动具有瞬时性和矢量性.物体的运动情况是随时间不断变化的，这就是运动的瞬时性.运动的矢量性源于运动的方向性，因而描述物体运动的许多物理量必须用矢量来表示，通常是以时间为自变量的函数.此外，运动是可以叠加合成的，符合矢量的加法法则.

为了具体描写一个质点的运动，我们通常在参考系内选择适当的坐标系，坐标系是参考系的数学抽象.常见的坐标系有直角坐标系、极坐标系、自然坐标系等；在相应的坐标系中确定位置矢量、位移、速度和加速度这四个物理量就可以大致描述质点的运动.应该强调的是，这些物理矢量都具有瞬时性.

1.直角坐标系中的运动描述

设某时刻 t 质点的位置坐标为 $P(x,y,z)$，我们在直角坐标系中由原点 O 向 P 点作有向线段 $\overrightarrow{OP}$，称为位置矢量，简称位矢.如图 1-1 所示，若用 $\boldsymbol{i}$、$\boldsymbol{j}$、$\boldsymbol{k}$ 分别表示沿 x、y、z 三个坐标轴正方向的单位矢量，它们是不随时间变化的.因此位矢 $\boldsymbol{r}$ 可表示为

$$\boldsymbol{r}=\boldsymbol{r}(x,y,z)=x\boldsymbol{i}+y\boldsymbol{j}+z\boldsymbol{k} \tag{1-1a}$$

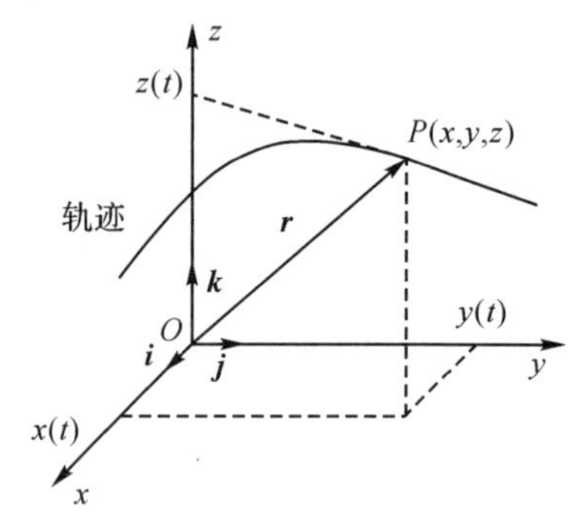

图 1-1 物体的位置矢量

由于质点的位置是随时间变化的，位矢 $\boldsymbol{r}$ 和位置坐标 (x,y,z) 都是时间的函数，上式也称为质点的运动学方程.

矢量 $\boldsymbol{r}$ 的大小即质点 P 离原点 O 的距离，则有

$$|\boldsymbol{r}|=\sqrt{x^2+y^2+z^2} \tag{1-1b}$$

质点 P 相对于原点 O 的方位，即位矢 $\boldsymbol{r}$ 的方向可由位矢 $\boldsymbol{r}$ 与 x、y、z 轴的夹角 α、β、γ 的方向余弦来确定.

$$\cos\alpha=\frac{x}{|\boldsymbol{r}|},\cos\beta=\frac{y}{|\boldsymbol{r}|},\cos\gamma=\frac{z}{|\boldsymbol{r}|} \tag{1-1c}$$

显然这三个夹角不是完全独立变化的，它们之间由如下关系约束：

$$\cos^2\alpha+\cos^2\beta+\cos^2\gamma=1 \tag{1-1d}$$

确定质点位置的坐标取值以及对应位矢 $\boldsymbol{r}$ 的大小和方向，都依赖于参考系与坐标系的选取，这也反映了运动描述的相对性的特征.若将空间位置坐标随时间的函数表达式 $x(t)$、$y(t)$、$z(t)$ 消掉 t，得出质点空间位置坐标之间的关系式 $f(x,y,z)$，称为质点运动的轨迹方程.

质点相对于参考系运动时，位置随时间变化.设 t 时刻，质点位于 P_1 点，位矢为 $\boldsymbol{r}(t)$；经时间 Δt 后，质点到达 P_2 点，即 $t+\Delta t$ 时刻的位矢为 $\boldsymbol{r}(t+\Delta t)$，如图 1-2 所示.由

初位置向末位置作有向线段$\overrightarrow{P_1P_2}$，称为质点在 Δt 时间内的位移. 位移与初、末时刻的位矢关系为

$$\Delta \boldsymbol{r}=\boldsymbol{r}(t+\Delta t)-\boldsymbol{r}(t) \tag{1-2}$$

位移只取决于质点的起点和终点，与坐标原点的位置无关. 一般来说，质点的位移大小$|\Delta \boldsymbol{r}|$小于质点的实际路程，即弧线$\overset{\frown}{P_1P_2}$的长度.

质点发生位移 $\Delta \boldsymbol{r}$ 与所用时间 Δt 的比值，称为质点在 Δt 时间内的平均速度，即

$$\bar{\boldsymbol{v}}=\frac{\Delta \boldsymbol{r}}{\Delta t} \tag{1-3a}$$

当 Δt 趋于零时，平均速度的极限值称为质点在 t 时刻的瞬时速度，简称速度. 速度是描述质点运动快慢的物理量.

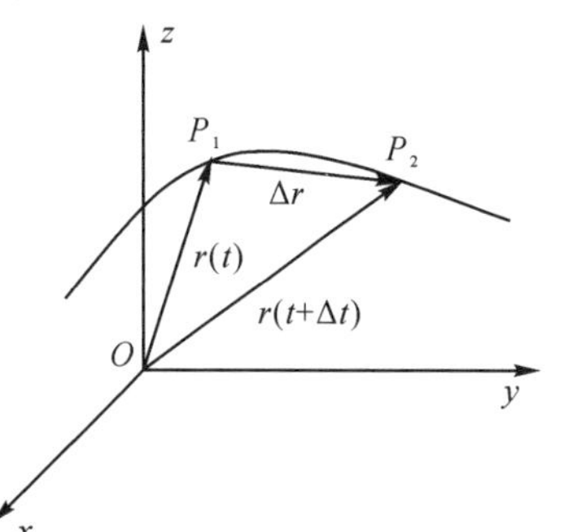

图 1-2 物体的位移

$$\boldsymbol{v}=\lim_{\Delta t\to 0}\frac{\Delta \boldsymbol{r}}{\Delta t}=\frac{\mathrm{d}\boldsymbol{r}}{\mathrm{d}t}=\frac{\mathrm{d}x}{\mathrm{d}t}\boldsymbol{i}+\frac{\mathrm{d}y}{\mathrm{d}t}\boldsymbol{j}+\frac{\mathrm{d}z}{\mathrm{d}t}\boldsymbol{k}=v_x\boldsymbol{i}+v_y\boldsymbol{j}+v_z\boldsymbol{k} \tag{1-3b}$$

在国际单位制中，速度的单位为米/秒，符号为 $\mathrm{m\cdot s^{-1}}$. 质点在任一时刻的速度的方向总是沿该时刻质点所在处轨道的切线，并指向其前进的方向.

质点的运动速度随时间改变时，为了描述质点速度变化的快慢，定义瞬时加速度

$$\boldsymbol{a}=\lim_{\Delta t\to 0}\frac{\Delta \boldsymbol{v}}{\Delta t}=\frac{\mathrm{d}\boldsymbol{v}}{\mathrm{d}t}=\frac{\mathrm{d}\boldsymbol{v}_x}{\mathrm{d}t}\boldsymbol{i}+\frac{\mathrm{d}\boldsymbol{v}_y}{\mathrm{d}t}\boldsymbol{j}+\frac{\mathrm{d}\boldsymbol{v}_z}{\mathrm{d}t}\boldsymbol{k}=a_x\boldsymbol{i}+a_y\boldsymbol{j}+a_z\boldsymbol{k} \tag{1-4}$$

瞬时加速度，简称加速度，是描述速度变化快慢的物理量. 在国际单位制中，加速度的单位为米/秒^2，符号为 $\mathrm{m\cdot s^{-2}}$.

在定义速度和加速度时都用到了求极限的方法，微积分的创立与物体运动的定量研究密不可分. 在后续的内容学习中，我们会发现这种做法在物理学中经常出现.

例题 1-1 一小球在黏性的油液中由静止开始下落，已知其加速度 $a=A-Bv$，式中 A、B 为常量，试求小球的速度和运动学方程.

解：设小球下落方向为 x 轴正方向，小球下落的起点为坐标原点和计时起点，即小球运动的初始条件为 $t=0$ 时，$x_0=0$，$v_0=0$. 根据加速度的定义

$$a=\frac{\mathrm{d}v}{\mathrm{d}t}=A-Bv$$

分离变量后，应用初始条件并对等式两边积分

$$\int_0^v\frac{\mathrm{d}v}{A-Bv}=\int_0^t\mathrm{d}t$$

可得

$$v=\frac{A}{B}(1-\mathrm{e}^{-Bt})$$

再根据速度的定义

$$v=\frac{\mathrm{d}x}{\mathrm{d}t}=\frac{A}{B}(1-\mathrm{e}^{-Bt})$$

分离变量后，应用初始条件并对等式两边积分

$$\int_0^x \mathrm{d}x = \int_0^t \frac{A}{B}(1-\mathrm{e}^{-Bt})\mathrm{d}t$$

可得小球的运动学方程为

$$x=\frac{A}{B}t+\frac{A}{B^2}\mathrm{e}^{-Bt}-\frac{A}{B^2}$$

由上述讨论可知，当 $t\rightarrow\infty$ 时，$v\rightarrow A/B$（常量），小球将达到最大速度，称为终极速度. 事实上，只要 B 足够大，在一个不太长的时间（大约为 $1/B$ 的 3～5 倍）后，可近似认为小球以此速度做匀速运动了. 小钢球在蓖麻油中的下落或细砂粒在水中的沉降，就是两个实例.

2. 自然坐标系中的运动描述

用坐标法确定质点的位置，当然不限于直角坐标系. 已知质点运动的轨道，尤其是质点做曲线运动时，通常可采用自然坐标系.

任取一点为原点，质点的运动轨迹为自然坐标轴，质点的位置由相对于原点的实际曲线长度（即路程）确定，如图 1-3 所示. 任一时刻，在质点所在处取两个互相垂直的单位矢量 $\boldsymbol{\tau}$ 和 $\boldsymbol{n}$：切向单位矢量 $\boldsymbol{\tau}$ 沿轨道切线方向，与自然坐标 s 的正向一致；法向单位矢量 $\boldsymbol{n}$ 沿轨道法线方向，指向轨迹的凹侧. 不同时刻质点在不同的位置，对应的单位矢量 $\boldsymbol{\tau}$ 和 $\boldsymbol{n}$ 也不同，这是自然坐标系与直角坐标系的不同.

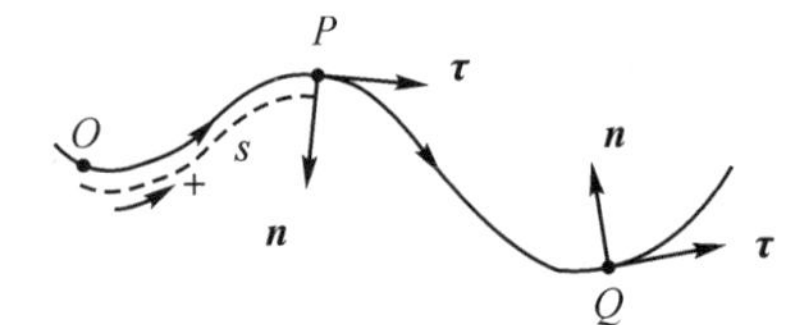

图 1-3 自然坐标系

在自然坐标系中，质点的运动学方程为

$$s=s(t) \tag{1-5}$$

通常来说，路程 Δs 和位移的大小 $|\Delta\boldsymbol{r}|$ 是不同的，但当 Δt 趋于零时，两者趋于重合，考虑到矢量的方向性，记作 $\Delta\boldsymbol{r}=\Delta s\boldsymbol{\tau}$，那么有

$$\boldsymbol{v}=\lim_{\Delta t\to 0}\frac{\Delta\boldsymbol{r}}{\Delta t}=\lim_{\Delta t\to 0}\frac{\Delta s\boldsymbol{\tau}}{\Delta t}=\frac{\mathrm{d}s}{\mathrm{d}t}\boldsymbol{\tau}=v\boldsymbol{\tau} \tag{1-6}$$

速度的大小为$\boldsymbol{v}=\mathrm{d}s/\mathrm{d}t$，称为速率，方向沿着轨迹的切线方向. 考虑到切向单位矢量随质点所处位置变化，在自然坐标系中对应的加速度表达式为

$$\boldsymbol{a}=\frac{\mathrm{d}\boldsymbol{v}}{\mathrm{d}t}=\frac{\mathrm{d}\boldsymbol{v}}{\mathrm{d}t}\boldsymbol{\tau}+v\frac{\mathrm{d}\boldsymbol{\tau}}{\mathrm{d}t} \tag{1-7a}$$

式(1-7a)中加速度的物理意义更为清晰. 第一项为因质点速度的大小变化而具有的加速度，方向沿着轨迹的切线方向，称为切向加速度，记作 $a_\tau=\mathrm{d}\boldsymbol{v}/\mathrm{d}t$；第二项是因质点速度方向改变而具有的加速度，理论推导从略，结果可表达为 $a_n=\boldsymbol{v}^2/R=\omega^2R$，方向沿着垂直于轨迹的切线方向并指向曲线凹的一侧，这是我们非常熟悉的法向加速度，其中 R 为轨迹在该点的曲率半径. 做圆周运动时，质点的法向加速度始终指向一个固定点——曲率中心. 质点的总加速度应为切向加速度与法向加速度的矢量和，即 $\boldsymbol{a}=a_\tau\boldsymbol{\tau}+a_n\boldsymbol{n}$，其大小为

$$a=\sqrt{a_\tau^2+a_n^2} \tag{1-7b}$$

在一般曲线运动中，质点既有切向加速度，又有法向加速度，因而质点加速度的大

小与方向均发生变化.如果质点只有切向加速度,那么质点只有速度大小的变化,而没有速度方向的变化,即质点做直线运动;如果质点只有法向加速度,则质点只有速度方向的变化,没有速度大小的变化,即质点做匀速曲线运动.

二、动力学基本定律

在人类探索自然界奥秘的漫长历史中,有关物体运动的原因困扰人们长达千年.物体为什么会运动?经过许多科学家的努力,在伽利略科学推理的基础上,特别是由于牛顿的卓越贡献,人们逐渐认识到运动和力之间的关系.

1.牛顿运动定律

牛顿第一定律(惯性定律):任何物体要都保持匀速直线运动或静止状态,直到外力迫使它改变这种状态为止.

鉴于还未严格地定义"力"这个概念,惯性定律可以改用较为现代化的说法:自由粒子永远保持静止或匀速直线运动的状态.

所谓"自由粒子"是不受任何相互作用的粒子或质点.它应该是完全孤立的,若观察者是一个自由的粒子或系统,我们把这样的观察者叫作惯性观察者,一个惯性观察者所在的参考系叫作惯性参考系,简称惯性系.凡是相对于某一已知的惯性系静止或做匀速直线运动的参考系也都是惯性系.

牛顿第二定律:某时刻质点动量对时间变化率等于该时刻作用在质点上的合外力.其数学表达式为

$$\boldsymbol{F}=\sum_i \boldsymbol{F}_i=\frac{\mathrm{d}\boldsymbol{p}}{\mathrm{d}t}=\frac{\mathrm{d}(m\boldsymbol{v})}{\mathrm{d}t} \tag{1-8a}$$

在牛顿力学常见问题中,质点的质量通常为一常量,故有

$$\boldsymbol{F}=\frac{\mathrm{d}(m\boldsymbol{v})}{\mathrm{d}t}=m\frac{\mathrm{d}\boldsymbol{v}}{\mathrm{d}t}=m\boldsymbol{a} \tag{1-8b}$$

式(1-8a)和式(1-8b)都是牛顿第二定律的常用表达式,其中式(1-8a)是更普遍的表达式.

牛顿第三定律:两物体之间的作用力和反作用力大小相等,方向相反且在同一直线上.

应该注意的是:牛顿运动定律仅适用于惯性系,且物体运动速度 v 比光速 c 低得多的情况,不适用于接近光速的高速运动物体.

例题 1-2 质点沿 x 轴运动,受到合力 $F=-m\omega^2 x$ 作用,其中负号代表力 F 与质点偏离原点的位移 x 方向相反.设起始时刻 $t=0$ 时,质点静止不动,位于离原点 $x=A$ 处,试求质点的运动学方程.

解:由牛顿第二定律,可知质点的加速度

$$a=\frac{F}{m}=-\omega^2 x$$

根据加速度的定义

$$a=\frac{\mathrm{d}v}{\mathrm{d}t}=-\omega^2 x$$

考虑到速度的定义，其一维形式 $v=\frac{\mathrm{d}x}{\mathrm{d}t}$，先作变换 $\frac{\mathrm{d}v}{\mathrm{d}t}\mathrm{d}x=-\omega^2x\mathrm{d}x$，将上式变形为

$$v\mathrm{d}v=-\omega^2x\mathrm{d}x$$

分离变量后，应用初始条件 $t=0$ 时，$x_0=A$，$v_0=0$ 并对等式两边积分

$$\int_0^v v\mathrm{d}\boldsymbol{v}=\int_A^x -\omega^2x\mathrm{d}x$$

可得速度与偏离原点的位移之间的关系为

$$v=\sqrt{\omega^2(A^2-x^2)}$$

再根据速度的定义 $v=\frac{\mathrm{d}x}{\mathrm{d}t}$ 积分，可得

$$x=A\cos\omega t$$

此即为无阻尼的一维弹簧振子自振幅位置无初速度地释放后的运动方程. 可以看到，其位置随时间周期性变化.

2. 质点的动量定理

动量的概念早在牛顿定律建立之前，由笛卡儿于 1644 年引入，它是描述物体机械运动的物理量. 力作用在物体上，一段时间内的累积效应产生动量增量，使其运动状态发生改变. 将牛顿第二定律变形，即为动量定理的微分形式

$$\boldsymbol{F}\mathrm{d}t=\mathrm{d}(m\boldsymbol{v})=\mathrm{d}\boldsymbol{p} \tag{1-9a}$$

其积分形式为

$$\int_{t_1}^{t_2}\boldsymbol{F}\mathrm{d}t=m\boldsymbol{v}_2-m\boldsymbol{v}_1=\boldsymbol{p}_2-\boldsymbol{p}_1 \tag{1-9b}$$

上式左端的矢量 $\boldsymbol{I}=\int_{t_1}^{t_2}\boldsymbol{F}\mathrm{d}t$，称为合外力 $\boldsymbol{F}$ 在该时间间隔内作用在质点上的冲量. 冲量也是一个矢量，它描述的是在一段时间间隔内对质点持续作用的累积效果. 质点动量定理可表述为：一段时间内质点动量的增量，等于在此时间间隔内作用在该质点上外力的合冲量.

3. 质点的动能定理

力对质点在一定时间内的持续作用，伴随着力对质点在一定空间距离上的持续作用，力的时空累积效应总是一起存在，不可分割的. 力的时间累积效果和质点动量变化的关系，从一个侧面揭示了质点运动状态变化的规律；那么力的空间累积效应，即力所做的功，则从另一侧面揭示了机械运动与其他运动形式相互转化的规律性.

我们来回顾一下恒力做功的定义. 质点在恒力 $\boldsymbol{F}$ 的作用下做直线运动，力的作用点的位移为 $\Delta\boldsymbol{r}$，力 $\boldsymbol{F}$ 与位移 $\Delta\boldsymbol{r}$ 之间的夹角为 θ，如图 1-4 所示，则力 $\boldsymbol{F}$ 在这段位移上对质点所做的功 A 为

$$A=F|\Delta\boldsymbol{r}|\cos\theta \tag{1-10a}$$

功是标量. 国际单位制中，功的单位为焦耳，符号为 J. 上式(1-10b)也可写成矢量力 $\boldsymbol{F}$ 与位移 $\Delta\boldsymbol{r}$ 的点乘形式

$$A=\boldsymbol{F}\cdot\Delta\boldsymbol{r} \tag{1-10b}$$

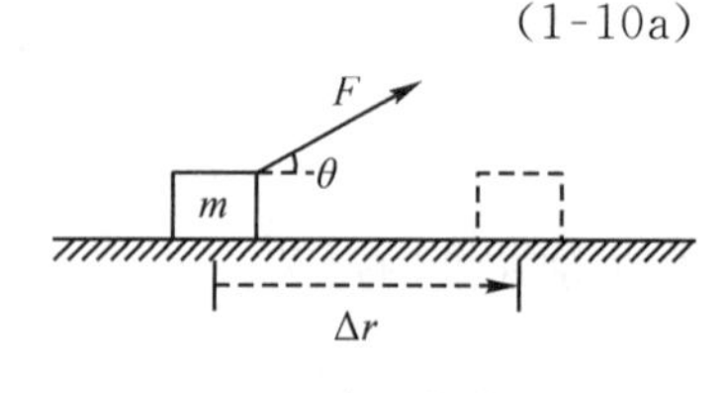

图 1-4　恒力做功

如果质点受到变力作用或做曲线运动，一般不能直接用式(1-10a)来计算功. 此时，我们可以把整个路程分成许多小段，如图 1-5 所示. 因为位置变化足够微小，任一小段位移 d$\boldsymbol{r}$ 上的作用力 $\boldsymbol{F}$ 可视为恒力，对质点所做功的微元(称为元功)为

$$dA=\boldsymbol{F}\cdot d\boldsymbol{r}$$

将沿整个路径的所有元功加起来就得到力对质点所做的功. d$\boldsymbol{r}$ 趋于零时，质点沿路径 L 从 a 到 b 过程中对元功的求和成为积分，因此力 F 所做的功为

$$A=\int_{a(L)}^{b}dA=\int_{a(L)}^{b}\boldsymbol{F}\cdot d\boldsymbol{r} \tag{1-11a}$$

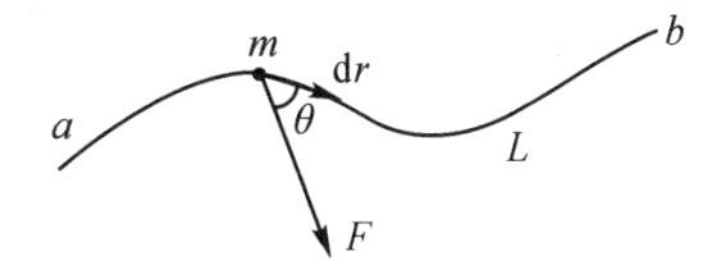

图 1-5 变力的功

式(1-11a)表示力做功是沿路径 L 的曲线积分. 功是一个过程量，与做功路径有关.

在直角坐标系中，力 F 对质点所做的功也可以用分量形式表示为

$$\begin{aligned}A&=\int_{a(L)}^{b}\boldsymbol{F}\cdot d\boldsymbol{r}\\&=\int_{a(L)}^{b}(F_x\boldsymbol{i}+F_y\boldsymbol{j}+F_z\boldsymbol{k})\cdot(dx\boldsymbol{i}+dy\boldsymbol{j}+dz\boldsymbol{k})\\&=\int_{a(L)}^{b}F_x dx+\int_{a(L)}^{b}F_y dy+\int_{a(L)}^{b}F_z dz\end{aligned} \tag{1-11b}$$

力在这一过程中所做的功，等于各分量做功的代数和. 按照这一思路，若质点同时受几个力作用，则合力的功等于各分力所做功的代数和.

如果采用自然坐标系，d$\boldsymbol{r}$ 趋于零时，大小等于路程 ds，方向沿着切线方向，因此力 F 对质点做功形式为

$$A=\int_{a(L)}^{b}\boldsymbol{F}\cdot d\boldsymbol{r}=\int_{a(L)}^{b}(F_\tau\tau+F_n\boldsymbol{n})\cdot(ds\boldsymbol{\tau})=\int_{a(L)}^{b}F_\tau ds \tag{1-11c}$$

在这一过程中，力的法向分量始终不做功，只有切向分量做功.

下面我们来分析力对质点做功的效果. 设力 $\boldsymbol{F}$ 作用在质点 m 上，质点的运动遵从牛顿第二定律

$$\boldsymbol{F}=m\frac{d\boldsymbol{v}}{dt}$$

所以元功可表示为 $dA=\boldsymbol{F}\cdot d\boldsymbol{r}=m\dfrac{d\boldsymbol{v}}{dt}\cdot d\boldsymbol{r}=md\boldsymbol{v}\cdot\dfrac{d\boldsymbol{r}}{dt}=m\boldsymbol{v}\cdot d\boldsymbol{v}$

由于$\boldsymbol{v}\cdot\boldsymbol{v}=v^2$，对等式两边微分，有

$$2\boldsymbol{v}\cdot d\boldsymbol{v}=2vdv$$

因此，元功 dA 就写成

$$dA=mvdv=d(mv^2/2)$$

此为微分形式，其积分形式为

$$A=\int_{a(L)}^{b}dA=\int_{a(L)}^{b}\boldsymbol{F}\cdot d\boldsymbol{r}=\frac{1}{2}mv_b^2-\frac{1}{2}mv_a^2 \tag{1-12}$$

上式表明：作用于质点的合力在某一路程中对质点所做的功，等于质点在该路程的初、末状态动能的增量. 这一结论称为质点的动能定理.

牛顿第二定律适用于惯性系，动量定理和动能定理也只适用于惯性系，质点的动

量、动能以及合力的功等一定要在同一个惯性系中进行计算. 在处理某些力学问题时，动量定理和动能定理往往比直接用牛顿第二定律更简捷、更方便.

例题 1-3 质量为 m 的物体沿半径为 R 的 1/4 固定的粗糙圆弧表面无初速地滑下，到达底部时的速度为 v，求此过程中摩擦力所做的功.

解法一：以质量为 m 的物体为研究对象，在任意位置受力分析如图 1-6 所示.

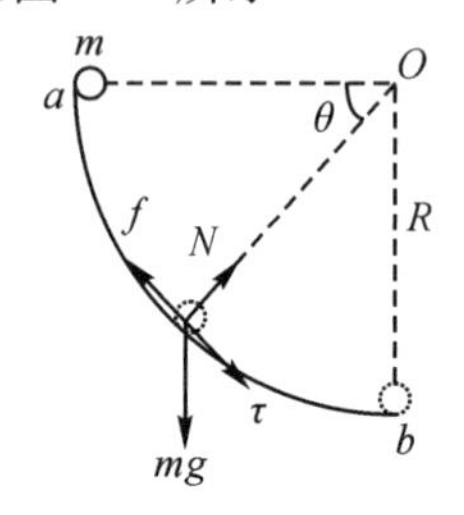

图 1-6 例题 1-3

在轨道切向应用牛顿第二定律：

$$F_\tau = mg\cos\theta - f = ma_\tau = m\frac{\mathrm{d}v}{\mathrm{d}t}$$

由功的定义，摩擦力所做的功

$$A_f = \int f\cos\pi\mathrm{d}s = -\int\left(mg\cos\theta - m\frac{\mathrm{d}v}{\mathrm{d}t}\right)\mathrm{d}s$$

代入运动关系 $\mathrm{d}s = v\mathrm{d}t$，及几何关系 $\mathrm{d}s = R\mathrm{d}\theta$ 可得

$$A_f = -\int_0^{\frac{\pi}{2}} mg\cos\theta R\,\mathrm{d}\theta + \int_0^v mv\,\mathrm{d}v = -mgR + \frac{1}{2}mv^2$$

解法二：由于速度不断变化，物体和圆弧之间的正压力大小不是常量，导致摩擦力也是变力；而且物体沿着曲线运动，如果从功的定义直接求摩擦力做功相对来说比较麻烦. 考虑到物体的初、末状态已知，物体受到重力、支持力和摩擦力作用，支持力始终不做功，而重力做功简单易求，不妨采用动能定理来间接求出摩擦力所做的功.

解：物体下滑 1/4 圆弧，对应高度差为 R，重力做正功 $A_G = mgR$

物体动能变化为 $\Delta E_\mathrm{k} = E_\mathrm{k} - E_{\mathrm{k}0} = \frac{1}{2}mv^2$

由动能定理 $A = \Delta E_\mathrm{k}$，即 $A_G + A_f = \frac{1}{2}mv^2$

可得摩擦力所做的功 $A_f = \frac{1}{2}mv^2 - mgR$

两种方法得到的结果相同，但显然应用动能定理比直接按定义求做功的运算量要少.

动能和动量谁是机械运动的真正量度？历史上曾经对此颇有争议. 机械运动确实存在两种量度，但是每一种量度的适用范围十分明确，以上对于动能和动量的认识，也像人们对其他事物的认识一样，不会永远停留在一个水平上.

至于动量守恒定律、机械能守恒定律，则是多个质点组成的系统在特定条件下遵循的规律，我们就不一一讨论了. 必须强调的是，守恒定律是在概括了无数经验事实的基础上建立的，它是物理学中具有最大普适性的定律之一，也是整个自然界遵从的普遍规律.

第二节 刚体的定轴转动

一、描述刚体定轴转动的物理量

在自然界和生产实践中，我们经常看到物体绕一点或轴转动的情况. 例如，行星绕太阳转动，地球的自转，机器上飞轮的转动，定滑轮的转动等.

在任何情况下,大小和形状都不发生变化的物体称为刚体.平动和转动也是刚体的基本运动方式.如果刚体转动过程中其转轴固定不动,则这种转动称为刚体的定轴转动.刚体可以看作是由许多质点组成的,彼此之间的相对位置保持不变,称为"不变质点系".刚体做定轴转动时,物体上任一质点都在垂直于转轴的平面内做圆周运动,这一平面称为转动平面;不同质点的转动平面可能不同.对于定轴转动的刚体来说,各质点到转轴的距离不尽相同,但各质点到转轴的半径线在相同时间内转过的角度都是相同的,即刚体上各质点做圆周运动的角量完全相同,因此用角量来描述刚体定轴转动的运动状态尤为方便.

1. 刚体转动的角量描述

在转动平面内,任取刚体上的一点 P,该点绕转轴以 O 为圆心做半径为 r 的圆周运动.任意 t 时刻半径线 OP 与 x 坐标轴夹角 θ 称为角坐标,如图 1-7 所示.经时间 Δt 刚体转过角度 $\Delta\theta$,即角度的增量,称为角位移.在国际单位制中,角度(或角位移)的单位是弧度,符号为 rad.一般规定,刚体沿逆时针转动时取正值;沿顺时针转动时取负值.

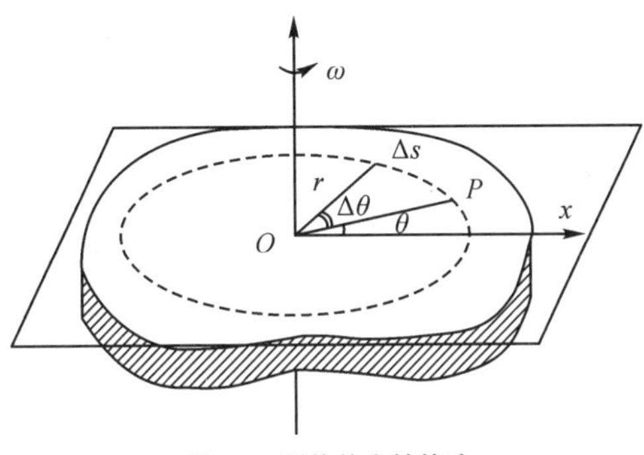

图 1-7 刚体的定轴转动

为了描述刚体转动快慢,定义 t 时刻的瞬时角速度,简称角速度,即

$$\omega=\lim_{\Delta t\to 0}\frac{\Delta\theta}{\Delta t}=\frac{\mathrm{d}\theta}{\mathrm{d}t} \tag{1-13}$$

在国际单位制中,角速度的单位为弧度/秒,符号为 $\mathrm{rad\cdot s^{-1}}$.其方向由右手螺旋法则确定:伸出右手,拇指与四指垂直,当弯曲的四指与刚体转动的方向一致时,拇指所指的方向就是角速度矢量的方向.定轴转动时,角速度方向沿转轴所在直线不变,直接取逆时针转动为正,顺时针转动时为负.

刚体变速转动时,用 t 时刻的瞬时角加速度来描述刚体角速度随时间变化的快慢,简称角加速度.即

$$\beta=\lim_{\Delta t\to 0}\frac{\Delta\omega}{\Delta t}=\frac{\mathrm{d}\omega}{\mathrm{d}t} \tag{1-14}$$

在国际单位制中,角加速度的单位为弧度/秒^2,符号为 $\mathrm{rad\cdot s^{-2}}$.

2. 角量与线量的关系

在图 1-7 中,刚体在 Δt 时间内的角位移为 $\Delta\theta$,对应的路程,即弧长 Δs 可以表示为

$$\Delta s=r\Delta\theta \tag{1-15}$$

上式两端除以 Δt,并取 Δt 趋于零的极限值,可得线速度与角速度之间的大小关系

$$v=r\omega \tag{1-16a}$$

考虑到物理量的矢量性，上式可采用矢量的叉乘来表示

$$\boldsymbol{v}=\boldsymbol{\omega}\times\boldsymbol{r} \tag{1-16b}$$

其中，$\boldsymbol{r}$ 为基点 O 到点 P 的径矢，如图 1-8 所示. 角速度 $\boldsymbol{\omega}$ 与线速度$\boldsymbol{v}$的方向遵守右手螺旋法则：即当右手四指由角速度 ω 的方向经过小于 180°的角度转到力 $\boldsymbol{r}$ 的方向时，拇指所指的方向就是线速度$\boldsymbol{v}$的方向. 当 $\boldsymbol{\omega}$ 与 $\boldsymbol{r}$ 相互垂直时，有 $v=r\omega$.

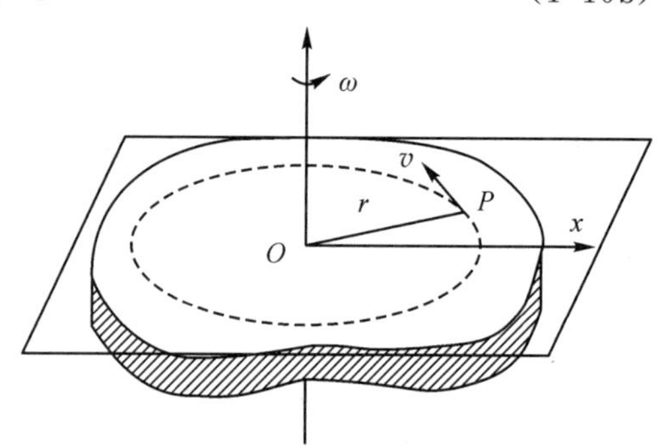

图 1-8　刚体定轴转动的速度

定轴转动的刚体，所有的质点都绕各自的转动中心做圆周运动，自然坐标系下加速度的两个分量可分别表示为

$$a_\tau=\frac{\mathrm{d}v}{\mathrm{d}t}=r\frac{\mathrm{d}\omega}{\mathrm{d}t}=r\beta \tag{1-17a}$$

$$a_n=\frac{v^2}{r}=r\omega^2 \tag{1-17b}$$

二、转动动能和转动惯量

当刚体定轴转动时，角量虽然相同，但由于各质点到各自转轴的距离不同，线速度也各不相同. 设刚体的角速度为 ω，各质点的质量分别为 Δm_1、Δm_2、…、Δm_n，到转轴的距离分别为 r_1、r_2、…、r_n. 刚体上任一质点 Δm_i 的线速度 $v_i=r_i\omega$，对应的动能为

$$\frac{1}{2}\Delta m_i v_i^2=\frac{1}{2}\Delta m_i r_i^2\omega^2$$

刚体的动能是构成刚体的所有各质点的动能之和，即

$$E_\mathrm{k}=\frac{1}{2}\Delta m_1 v_1^2+\frac{1}{2}\Delta m_2 v_2^2+\cdots+\frac{1}{2}\Delta m_n v_n^2=\frac{1}{2}\sum(\Delta m_i r_i^2)\omega^2$$

定义刚体对给定转轴的转动惯量

$$I=r_1^2\Delta m_1+r_2^2\Delta m_2+\cdots+r_n^2\Delta m_n=\sum(r_i^2\Delta m_i) \tag{1-18a}$$

转动惯量是衡量刚体转动惯性的物理量，它取决于刚体的质量、形状、质量的分布和对转轴的位置，与刚体的转动情况无关. 如果刚体的质量是连续分布的，质元 $\mathrm{d}m$ 到转轴的距离为 r，式(1-18a)可改写为积分的形式，即

$$I=\int r^2\mathrm{d}m \tag{1-18b}$$

在国际单位制中，转动惯量的单位为千克/米²，符号为 $\mathrm{kg\cdot m^{-2}}$. 刚体的动能有如下形式

$$E_\mathrm{k}=\frac{1}{2}I\omega^2 \tag{1-19}$$

例题 1-4　质量为 m、长为 l 的均匀细棒，转轴通过棒上离中心为 h 的一点并与棒垂直，试求其转动惯量.

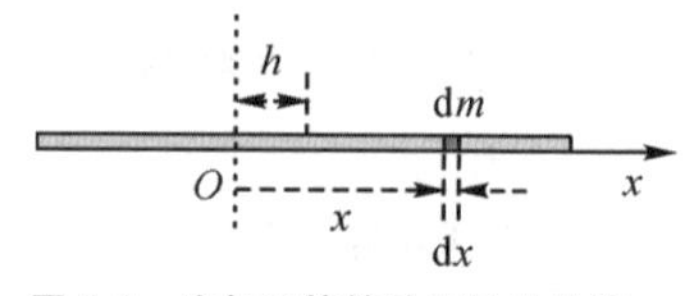

图 1-9　均匀细棒转动惯量的计算

解：取转轴为原点，沿细棒取坐标轴 Ox，如图 1-9 所示. 在细棒上距原点 x 处任取一长为 $\mathrm{d}x$ 的质元，质量为

$dm=\lambda dx$，其中 $\lambda=m/l$ 为细棒的质量线密度. 根据定义，细棒对垂直转轴的转动惯量为

$$I=\int r^2 dm=\int_{-\frac{l}{2}+h}^{\frac{l}{2}+h} x^2\lambda dx=\frac{ml^2}{12}+mh^2$$

当转轴通过细棒的中心且与棒垂直，由于 $h=0$，则 $I=ml^2/12$. 若转轴通过细棒的一端且与棒垂直，由于 $h=l/2$，则 $I=ml^2/3$. 可见，同一细棒，如果转轴位置不同，转动惯量也是不相同的. 所以，只有指出了刚体转动所对应的转轴，转动惯量才具有明确的意义. 如表 1-1 所示，我们给出了一些几何形状简单、密度均匀的刚体的转动惯量.

表 1-1 几种常见刚体的转动惯量

刚体	刚体图	轴的位置	转动惯量
均质细杆（质量为 m，长度为 L）		通过棒中心与棒垂直	$mL^2/12$
		通过棒一端与棒垂直	$mL^2/3$
均质圆环（质量为 m，半径为 R）		通过圆环中心轴	mR^2
均质圆环（质量为 m，半径为 R）		通过圆环直径	$mR^2/2$
均质圆盘（或圆柱体）（质量为 m，半径为 R）		通过圆盘（柱体）中心轴	$mR^2/2$
均质圆筒体（质量为 m，内、外径分别为 r 和 R）		通过圆筒体中心轴	$m(R^2+r^2)/2$
均质球体（质量为 m，半径为 R）		通过球体的直径	$2mR^2/5$
均质球壳（质量为 m，半径为 R）			$2mR^2/3$

三、角动量

1. 质点的角动量

单个质点 P 相对于基点 O 的径矢为 $\boldsymbol{r}$，动量为 $\boldsymbol{p}$，定义其角动量为

$$\boldsymbol{L}=\boldsymbol{r}\times\boldsymbol{p}=\boldsymbol{r}\times m\boldsymbol{v} \tag{1-20a}$$

角动量也是一个矢量，$\boldsymbol{L}$ 垂直于 $\boldsymbol{r}$ 和 $\boldsymbol{p}$ 所决定的平面，方向是由右手螺旋法则确定的沿瞬时轴所在的直线. 其定义与力矩的定义类似，因此，角动量 $\boldsymbol{L}$ 也称为动量矩. 质点角动量与参考点 O 的选择有关，必须指明动量是对哪一点的动量矩(角动量). 在国际单位制中，角动量的单位为千克·米^2·秒$^{-1}$，符号为 $\mathrm{kg\cdot m^2\cdot s^{-1}}$.

2. 刚体的角动量

对于做定轴转动的刚体来说，由于刚体上各质点都以相同的角速度转动，各质点的角动量方向相同，都沿转轴并垂直于相应的转动平面. 我们先来考虑其定轴转动的角动量的大小，如图 1-8 所示，角速度为 ω 的刚体上任一质点 Δm_i 对基点 O 的角动量为

$$L_i=r_i\Delta m_i v_i=\Delta m_i r_i^2\omega$$

利用右手螺旋法则可知，定轴转动的刚体上任意一点对基点 O 的角动量方向沿转动轴，与 ω 相同. 刚体的角动量是构成刚体的所有质点的角动量之和，则

$$L=\sum L_i=\sum(\Delta m_i r_i^2)\omega=I\omega$$

考虑到它的方向沿着转动轴，与 ω 相同，其矢量表达式为

$$\boldsymbol{L}=I\boldsymbol{\omega} \tag{1-20b}$$

四、转动定律

1. 力矩

用力推门时，如果力的作用线通过转轴，那么无论用多大的力都无法把门推开；若用力垂直推门时，力距离转轴越远，越容易把门推开. 可见，力对物体转动的作用效果，不仅与作用力的大小和方向有关，还与力作用在刚体上的位置有关. 为此，我们引入力矩矢量来描述力对刚体转动的作用.

设力 $\boldsymbol{F}$ 作用在刚体的某点 P 上，作用线位于刚体的转动平面内，如图 1-10 所示，采用基点 O 到点 P 的径矢 $\boldsymbol{r}$ 与力 $\boldsymbol{F}$ 的矢积来定义力矩

$$\boldsymbol{M}=\boldsymbol{r}\times\boldsymbol{F} \tag{1-21}$$

力矩的大小为 $M=Fr\sin\varphi=Fd$，其中 φ 为径矢 $\boldsymbol{r}$ 和力 $\boldsymbol{F}$ 之间的夹角. 式中 $d=r\sin\varphi$ 为基点 O 到力 $\boldsymbol{F}$ 的作用线的垂直距离，称为力对转轴的力臂. 显然，通过 O 点或与转轴平行的力对转轴不产生力矩. 力矩平行于转轴，垂直于径矢 $\boldsymbol{r}$ 和力 $\boldsymbol{F}$ 所确定的平面，方向符合右手螺旋法则. 在国际单位制中，力矩的单位为牛顿·米，符号为 N·m，一般并不写作 J，以区别力矩与功或能量.

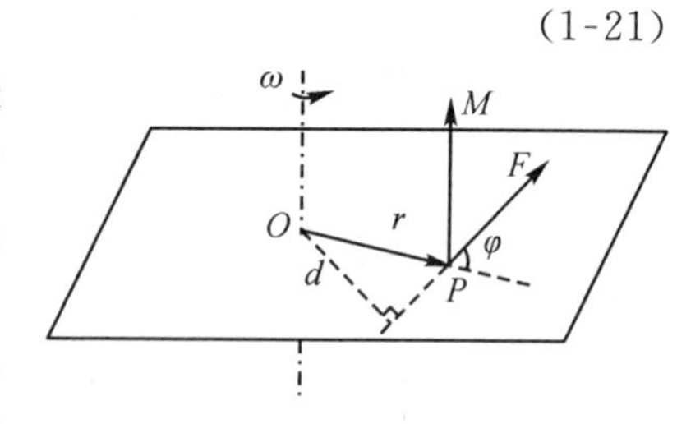

图 1-10 转动平面内的力矩

2. 转动定律　角动量定理

质点受力的力矩和质点角动量，都是与转动有关的概念，它们之间是否也有力与动量之间的类似关系呢？下面我们从牛顿第二定律出发来推导它们之间的关系.

设质量为 m 的质点，对参考点的位矢为 $\boldsymbol{r}$，受到的力为 $\boldsymbol{F}$，由于

$$\frac{\mathrm{d}}{\mathrm{d}t}(\boldsymbol{r}\times\boldsymbol{p})=\frac{\mathrm{d}\boldsymbol{r}}{\mathrm{d}t}\times\boldsymbol{p}+\boldsymbol{r}\times\frac{\mathrm{d}\boldsymbol{p}}{\mathrm{d}t}=\boldsymbol{r}\times\frac{\mathrm{d}\boldsymbol{p}}{\mathrm{d}t}$$

用 $\boldsymbol{r}$ 叉乘等式 $\boldsymbol{F}=\frac{\mathrm{d}\boldsymbol{p}}{\mathrm{d}t}$ 的两边，可得

$$\boldsymbol{M}=\boldsymbol{r}\times\boldsymbol{F}=\boldsymbol{r}\times\frac{\mathrm{d}\boldsymbol{p}}{\mathrm{d}t}=\frac{\mathrm{d}}{\mathrm{d}t}(\boldsymbol{r}\times\boldsymbol{p})=\frac{\mathrm{d}\boldsymbol{L}}{\mathrm{d}t} \tag{1-22a}$$

式(1-22a)就是质点角动量定理的微分形式. 质点对某一参考点 O 的角动量的时间变化率等于作用于质点上的力对参考点 O 的力矩. 将上式积分，我们可得到角动量定理的积分形式

$$\int_{t_1}^{t_2}\boldsymbol{M}\mathrm{d}t=\int_{L_1}^{L_2}\mathrm{d}\boldsymbol{L}=\boldsymbol{L}_2-\boldsymbol{L}_1 \tag{1-22b}$$

其中，$\int_{t_1}^{t_2}\boldsymbol{M}\mathrm{d}t$ 称为合外力矩在 t_2-t_1 这段时间内的冲量矩，反映了力矩的时间累积效应. 转动物体所受合外力矩的冲量矩，等于这段时间内转动物体角动量的增量.

定轴转动的刚体，可以看作是由无数个质点组成的系统. 由质点的角动量定理，系统中每个质点 i 都满足的角动量定理，即 $\boldsymbol{M}_i=\frac{\mathrm{d}\boldsymbol{L}_i}{\mathrm{d}t}$

对整个刚体来说，质点系对惯性系中某一固定参考点 O 的总力矩 $\boldsymbol{M}$ 就是作用在各质点 i 对 O 点的力矩 $\boldsymbol{M}_i$ 的矢量和. 但对质点 i 而言，它所受到的外力矩包括来自系统外质点给予的外力矩 $\boldsymbol{M}_{i外}$ 和系统内力矩 $\boldsymbol{M}_{i内}$. 而由于系统内力是无数多对相互作用力，每对相互作用力对同一参考点的力矩的矢量和为零，故刚体的内力矩和为零. 于是有 $\boldsymbol{M}=\sum\boldsymbol{M}_{i外}$.

质点系对惯性系中某一固定参考点 O 的总角动量 $\boldsymbol{L}$ 就是各质点 i 对 O 点的角动量 $\boldsymbol{L}_i$ 的矢量和，即 $\boldsymbol{L}=\sum\boldsymbol{L}_i$，因此刚体的角动量定理与质点的角动量定理具有相同的形式

$$\boldsymbol{M}=\frac{\mathrm{d}\boldsymbol{L}}{\mathrm{d}t}$$

由于刚体内所有的质点定轴转动的角量相同，角动量可写成 $\boldsymbol{L}=I\boldsymbol{\omega}$，代入上式中可得

$$\boldsymbol{M}=\frac{\mathrm{d}\boldsymbol{L}}{\mathrm{d}t}=\frac{\mathrm{d}(I\boldsymbol{\omega})}{\mathrm{d}t}$$

若刚体内所有的质点分布不变，定轴转动的转动惯量保持不变，则有

$$\boldsymbol{M}=I\frac{\mathrm{d}\boldsymbol{\omega}}{\mathrm{d}t}=I\boldsymbol{\beta} \tag{1-23}$$

式(1-23)表明，刚体在外力矩作用下，获得角加速度的大小与合外力矩的大小成正比，与刚体对给定轴的转动惯量成反比，方向与合外力矩的方向相同. 这一结论，称为刚

体的转动定律.将它与牛顿第二定律 $\boldsymbol{F}=m\boldsymbol{a}$ 相比较,可见 $\boldsymbol{M}$ 与 $\boldsymbol{F}$ 相当,I 与 m 相当,$\boldsymbol{\beta}$ 与 $\boldsymbol{a}$ 相当,所以转动定律在转动中的地位与牛顿第二定律在平动中的地位也是相当的.

值得注意的是,角动量定理、转动定律都是由牛顿第二定律导出的,因此只适用于惯性参考系.

3. 角动量守恒定律

对刚体来说,如果受到的外力矩 $\boldsymbol{M}=0$,则

$$\boldsymbol{L}=I\boldsymbol{\omega}=\text{恒矢量} \tag{1-24}$$

即转动物体所受合外力矩为零时,物体的角动量保持不变,这就是角动量守恒定律.角动量守恒有两种情况:一种是转动惯量和角速度都不变,如惯性飞轮所受摩擦力矩可以忽略时保持匀速转动;另一种是转动惯量和角速度都在改变,但二者乘积保持不变,如舞蹈演员在旋转时,往往收回手臂靠拢身体,以减小转动惯量,加快旋转的速度,要减速则伸开两臂.

五、刚体的进动

我们以玩具陀螺为例,来分析刚体的进动规律.

玩具陀螺是一种可绕其对称轴旋转的刚体,旋转时轴的下端支于地面.陀螺不旋转时,由于受重力矩的作用,它将绕支点 O 倾倒.当陀螺快速旋转时,尽管仍受重力矩作用但不倒下,在陀螺在绕自身对称轴 OO' 转动的同时,其对称轴还绕竖直轴线 OZ 转动,如图 1-11 所示,这种现象称为进动.

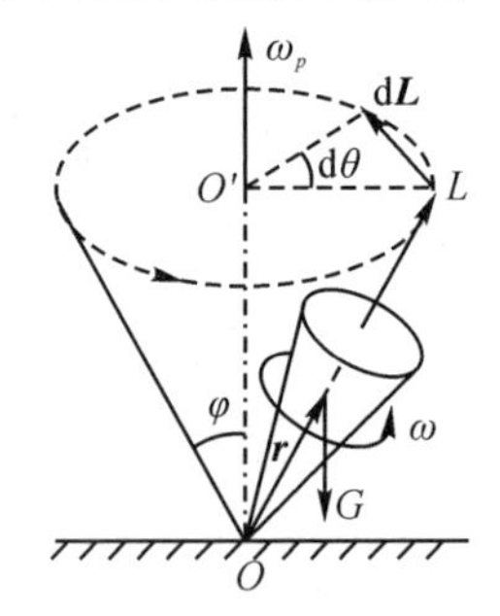

图 1-11 陀螺的进动

下面,我们根据角动量定理分析进动产生的原因.如图 1-11 所示,设陀螺绕其对称轴转动的角速度为 $\boldsymbol{\omega}$,转动惯量为 I,$\boldsymbol{r}$ 为过其质心的径矢,则其角动量 $\boldsymbol{L}=I\boldsymbol{\omega}$,方向与 $\boldsymbol{r}$ 方向一致.重力 mg 对 O 点的力矩 $\boldsymbol{M}=\boldsymbol{r}\times\boldsymbol{G}$,大小为 $M=mgr\sin\varphi$,方向垂直于纸面向里.根据角动量定理 $\boldsymbol{M}\mathrm{d}t=\mathrm{d}\boldsymbol{L}$ 知,该力矩在极短时间 $\mathrm{d}t$ 内,在垂直于角动量 $\boldsymbol{L}$ 的方向产生一个角动量的增量 $\mathrm{d}\boldsymbol{L}$,其方向与重力矩 $\boldsymbol{M}$ 的方向一致.因此,增量 $\mathrm{d}\boldsymbol{L}$ 不改变 $\boldsymbol{L}$ 的大小,只改变 $\boldsymbol{L}$ 的方向.所以在这个过程中,陀螺的角速度大小不变,但其转轴 OO' 将绕竖直轴 OZ 转过 $\mathrm{d}\theta$ 的角度.此后,$\boldsymbol{M}$ 持续作用,则陀螺的对称轴就会绕竖直轴进动,进动的角速度 ω_p 的方向竖直向上,其大小为

$$\omega_p=\frac{\mathrm{d}\theta}{\mathrm{d}t}$$

由图 1-11 可以看出 $\mathrm{d}\theta=\dfrac{\mathrm{d}L}{L\sin\varphi}=\dfrac{M\mathrm{d}t}{L\sin\varphi}$

所以
$$\omega_p=\frac{M}{L\sin\varphi}=\frac{mgr}{L}=\frac{mgr}{I\omega} \tag{1-25}$$

式(1-25)说明,进动角速度的大小与外力矩成正比,与角动量成反比.因此,在陀螺的自转角速度很大时,进动角速度就比较小.也就是说,角动量越大的陀螺,它的转动轴的方向就越不易改变.

在力学中,把绕对称轴快速旋转的刚体称为回转仪,陀螺是一种最简单的回转仪.

以上对陀螺进动的分析，也适用于各类回转仪. 回转仪在外力矩作用下所产生的进动，常称为回转效应. 回转仪在工程技术上有很广泛的应用，如飞机、飞船等飞行器的导航部件，航海、航空中的回转罗盘等，都是基于回转效应制成的.

在微观世界中，电子、原子核和其他微观粒子都具有角动量和磁矩，在外磁场的磁力矩作用下，将以外磁场方向为轴线产生进动. 对微观粒子进动的研究，已经发展成顺磁共振及核磁共振技术，它们在探索物质的微观结构方面有重要应用. 此外，核磁共振技术在医药学领域里的应用也日趋广泛.

第三节 人体的力学平衡

在力的作用下人体要做各种不同运动，为了使问题简单化，我们可以把做运动的人体看作刚体. 人们在进行各种活动时，人体总是要在某一瞬时或某一段时间内，用一定的姿势和动作，使自身处于平衡状态，如身体的站立，四肢的屈伸，运动员在吊环上的十字支撑等. 在临床医学上，也经常会涉及人体的平衡问题，如骨折的牵引、肌群麻痹或痉挛的外科矫正和治疗等. 本节首先研究物体平衡时的力学条件.

一、人体平衡的力学条件

如果有几个力，$\boldsymbol{F}_1$、$\boldsymbol{F}_2$、…、$\boldsymbol{F}_n$ 共同作用于质量为 m 的物体上. 由牛顿第二定律可知，当物体平衡时，这些力的合力应等于零.

$$\boldsymbol{F}=\boldsymbol{F}_1+\boldsymbol{F}_2+\cdots+\boldsymbol{F}_n=0 \tag{1-26a}$$

即作用在物体上的所有外力的矢量和为零，我们称之为物体平衡的第一个条件. 在平面内将上式写为分量形式，则

$$\begin{aligned} F_x&=F_{1x}+F_{2x}+\cdots+F_{nx}=0 \\ F_y&=F_{1y}+F_{2y}+\cdots+F_{ny}=0 \end{aligned} \tag{1-26b}$$

对刚体而言，处于静力平衡条件时也不应变速转动. 由转动定律可知，应满足

$$M_1+M_2+\cdots+M_n=0 \tag{1-27}$$

即各外力绕同一转轴的力矩的代数和为零，这是物体平衡的第二个条件.

以上是物体平衡时作用于物体上的外力所必须满足的充分必要条件，亦称为静力学基本方程. 利用它可以解决许多力学问题，包括人体的平衡问题.

二、人体力学平衡的应用

1. 作用在髋关节上的力

股骨是人体中最粗大的长骨，它从髋延伸到膝，上端有球形的股骨头，并与髋骨的髋臼构成髋关节。股骨头的下方是狭长的股骨颈，为骨折的易发部位，它与身体之间的外上方有一个较大的隆起称为大转子. 股骨的表面有许多隆起，是肌肉的附着处，其中最重要的隆起是大转子，有五块肌肉的腱连接到此牵引骨端上. 下面我们应用物体的平衡条件来分析作用在髋外展肌上的力和髋臼施加于股骨头上的力.

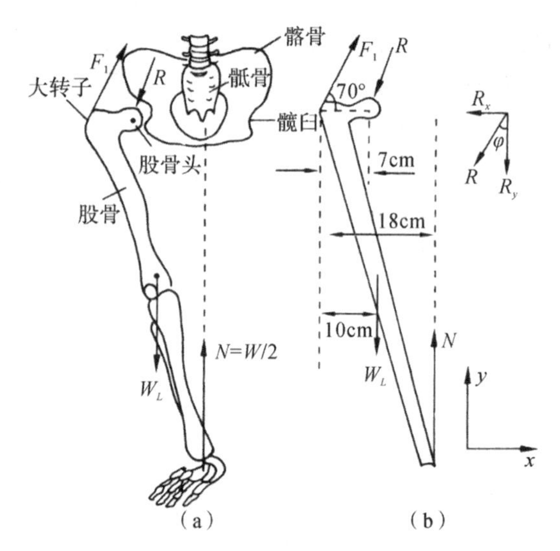

图 1-12　股骨和髋关节的基本结构及股骨受力

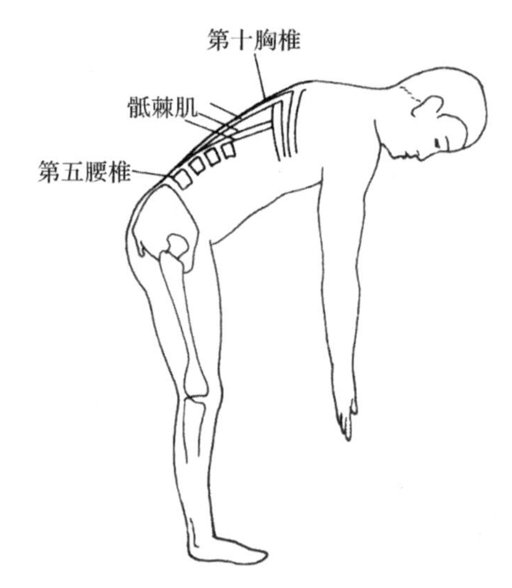

图 1-13　骶棘肌作用

如图 1-12(a)所示是股骨和髋骨的解剖学示意图，为方便分析和计算，我们把原图简化为如图 1-12(b)所示的股骨受力图. 其中，$\boldsymbol{F}_1$ 是臀部的各外展肌加于大转子的力，它与水平方向约成 70°；$\boldsymbol{R}$ 是髋臼作用于股骨头的力，力的作用线几乎通过股骨头的中心，其沿水平方向和竖直方向的分力分别用 R_x 和 R_y 表示；$\boldsymbol{N}$ 是地面对人体的支持力，正常双足站立时，应等于人体的重量的一半，即 $N=\frac{1}{2}W$；W_L 是腿的重量，约为人体重量的七分之一，即 $W_L=\frac{1}{7}W$，作用于腿的重心，稍高于膝的地方.

以股骨头中心为旋转轴，对支撑腿应用平衡条件，有

$$F_1\sin70°-R_y-\frac{1}{7}W+\frac{1}{2}W=0$$

$$F_1\cos70°-R_x=0$$

$$F_1\sin70°\times7.0+\frac{1}{7}W\times3.0-\frac{1}{2}W\times11.0=0$$

解此方程组，得 $F_1=0.77W$，$R_x=0.26W$，$R_y=1.08W$

$$\tan\varphi=\frac{R_x}{R_y}=0.241，得\ \varphi\approx13.5°$$

即作用于股骨头上的力约向左偏离竖直方向 13.5°，大小为

$$R=\sqrt{R_x^2+R_y^2}=1.11W$$

2. 作用在脊柱上的力

当人们弯腰或从地上提起重物时，用以把背部拉起的主要肌肉是骶棘肌. 这些肌肉的下端附着于髂骨和骶骨的下部，其上端则附着于所有腰椎和四个胸椎的棘突上，如图 1-13 所示. 根据英曼的 X 射线测定，弯腰时就骶棘肌的总力学效应来说，可以把它简化为一条绳索，它作用于脊柱（可视为刚体）上，作用点在骶骨与头、手臂的重心之间，离骶骨的距离为 $2L/3$（L 可视为脊柱的长度），等效绳索与脊柱轴线间的夹角大约为 12°，此时作用在脊柱上的力可简化为如图 1-14 所示. 其中，W_1 是躯干的重量，重心位于躯干

的中部，由解剖学测量得知，躯干的重量 W_1 约为人体重 W 的 40%，即 $W_1=0.4W$；W_2 是头和手臂的重量，重心位于颈部，$W_2=0.2W$；F 为骶棘肌所施加的作用力；R 为骶骨顶部对腰骶椎间盘基底部的反作用力，其沿水平和竖直方向的分力用 R_x 和 R_y 表示，R 与水平线间的夹角为 φ. 设背部的轴线与水平线的夹角为 $\theta=30°$.

取腰-骶椎间盘作为支点，应用力学平衡条件，可列出如下方程组

$$F\sin 12°\times\frac{2}{3}L-0.4W\cos 30°\times\frac{1}{2}L-0.2W\cos 30°\times L=0$$

$$R_x-F\cos 18°=0$$

$$R_y-F\sin 18°-0.4W-0.2W=0$$

解上述方程组，得

$$\begin{cases}F=2.5W\\R_x=2.38W\\R_y=1.37W\end{cases}$$

据此，可得 $R=\sqrt{R_x^2+R_y^2}=2.74W$

$$tan\varphi=\frac{R_x}{R_y}=0.576,\varphi=29.9°$$

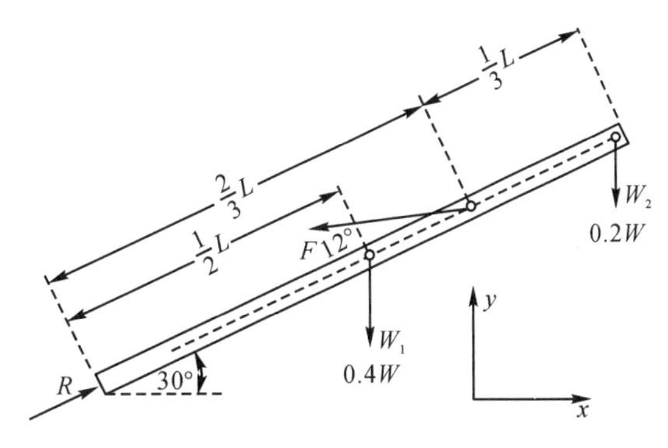

图 1-14 脊柱受力

可见，在腰-骶椎间盘处的力 R 的方向与脊柱轴线成 0.1°角，大致可认为沿脊柱轴线；该力的大小是体重的 2.74 倍，若体重为 50kg，则 $R=1323$N.

若手提重物为 $0.2W$，则 $W_1=0.4W$，由力学平衡条件可求得 $R=4.07W$，$\varphi=28.8°$. 这说明，在负重 $0.2W$ 的情况下，腰-骶椎间盘处的力增加了 $1.33W$，对于体重 50 kg的人来说，$R=1994$N. 这一巨大的压力造成的解剖学后果是明显的，即椎间盘被压缩. 如果年老或损伤使椎间盘变得脆弱，它就容易脱出，压迫神经，导致疼痛或肌肉痉挛，这就是椎间盘脱出症.

习题一

1-1 一质点的运动学方程为 $x=t^2$，$y=(t-1)^2$，其中物理量取国际单位制中的相应单位. 求：(1)质点的轨迹方程；(2)在 $t=2$s 时质点的速度和加速度.

1-2 小球初始时刻从静止出发，沿半径为 $R=3$m 的圆周运动. 已知其切向加速度大小保持 $a_\tau=3\text{m/s}^2$ 不变；若在某 t 时刻，其总加速度 $\boldsymbol{a}$ 恰与半径成 45°角，求在上述时间内，质点所经过的路程和角位移各为多少?

1-3 质量为 3.0kg 的质点受到一沿 x 轴正向的力作用，运动方程为 $x=t^3-4t^2+3t$，其中物理量取国际单位制中的相应单位. 试求：力在最初 4.0s 内做的功.

1-4 质量 M，长为 a，宽为 b 的薄板，求薄板分别绕其中一条长或宽转动时的转动惯量.

1-5 飞轮以转速为 $1500\text{rad}\cdot\text{min}^{-1}$ 转动，受到制动后均匀地减速，经 50s 后静止，求：(1)飞轮的角加速度；(2)$t=25$s 时刻的角速度；(3)若飞轮的半径为 0.25m，$t=25$s 时刻的飞轮边缘的切向速度和向心加速度.

1-6 电风扇的额定功率为 P，风扇转子的总转动惯量为 I，设空气阻力矩与风扇的角速度 ω 成正比(比例系数为 k)。试求：(1)电风扇通电后 t 秒的角速度；(2)电风扇稳定转动时的转速；(3)电风扇稳定转动时断开电源，则风扇还能继续转过多少角度？

1-7 我国发射第一颗人造地球卫星近地点高度 $h=439\text{km}$，远地点高度 $H=2384\text{km}$，地球半径 $R=6370\text{km}$. 求：卫星在近地点和远地点的速度之比.

1-8 一根不可伸长的轻绳一端固定在定滑轮上，另一端系着一质量 $M=5.0\text{kg}$ 的物体，如图 1-15 所示. 定滑轮轮轴承光滑，转动惯量 $J=mR^2/2$，已知质量 $m=2.0\text{kg}$，半径为 $R=0.1\text{m}$，其初角速度 $\omega_0=10\text{rad/s}$，方向垂直纸面向里. 求：(1)定滑轮的角加速度的大小和方向；(2)定滑轮的角速度变化到 $\omega=0$ 时，物体上升的高度.

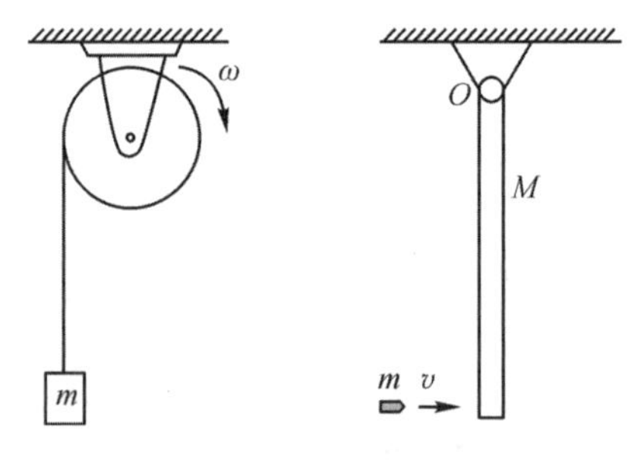

图 1-15 习题 1-8　　　　图 1-16 习题 1-9

1-9 静止的均匀细棒，质量为 M，长为 L，可绕通过棒的端点且垂直于棒长的光滑轴 O 在水平面内转动，一质量为 m，速率为 v 的子弹在水平面内恰与棒垂直的方向射入棒的自由端，如图 1-16 所示. 设击穿棒后子弹的速度减为 $v/2$，求此时棒获得的角速度.

1-10 借助于三角肌的作用，人能把手臂伸出去，如图 1-17(a)所示，其受力状况如图 1-17(b)所示. 已知 $\alpha=16°$，臂的重力 $W_1=68\text{N}$，手内所握物体重力 $W_2=45\text{N}$，求三角肌的等效张力 T 及肩胛骨作用于肱骨的水平分力 R_x 和竖直分力 R_y.

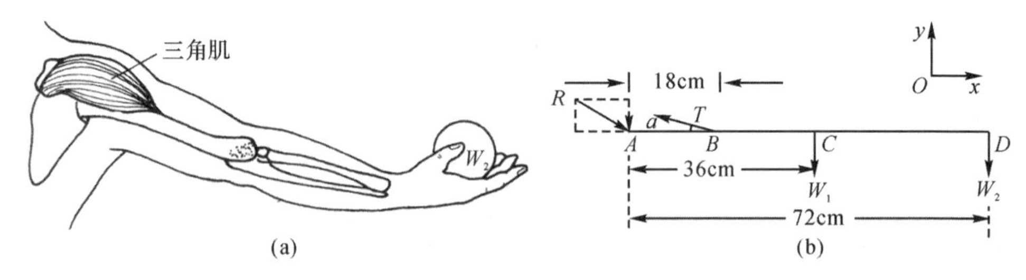

图 1-17 习题 1-10

1-11 当人下蹲时，其脚跟的几何形状如图 1-18 所示，试求 T、F 和 θ.

1-12 假设患者的上臂和前臂成 90°角，前臂向下压以反抗吊索的力，如图 1-19 所示. 设作用在腕关节，向上的拉力 $P=100\text{N}$，此力与肘关节中心(支点)距离为 $L=25\text{cm}$；前臂与手重 $Q=20\text{N}$，其重心距支点 $L_1=15\text{cm}$；肱三头肌与尺骨成 90°，其作用力 F 距支点 $L_2=2.5\text{cm}$. 求肱三头肌收缩力 F 和肱骨末端关节的反作用力 R 大小.

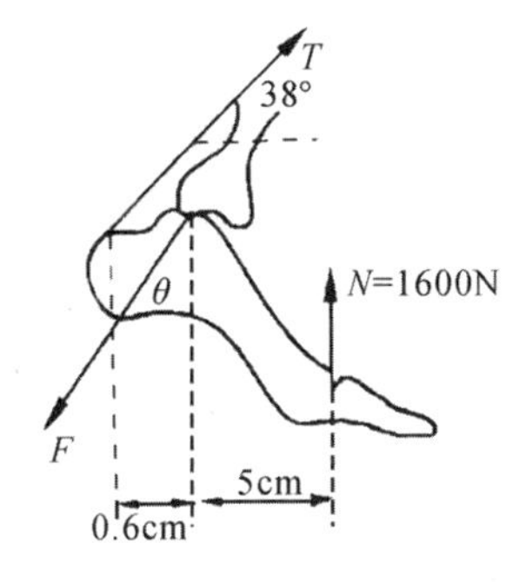

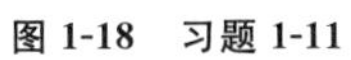
图 1-18 习题 1-11

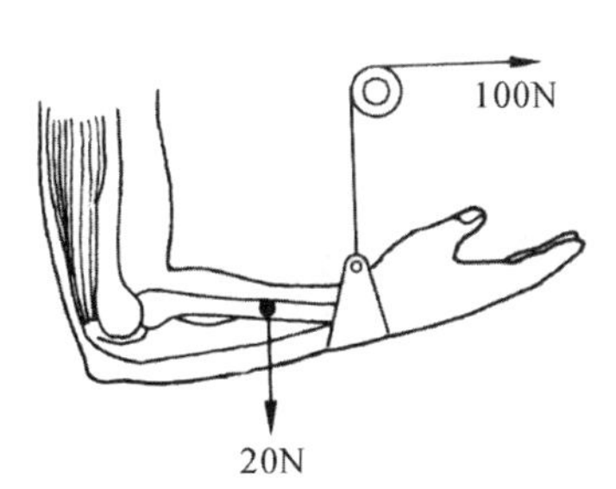

图 1-19 习题 1-12

第二章　流体的运动

物体有固体、液体和气体三种状态. 固体有固定的形状,液体和气体没有固定的形状,因而很容易流动,我们把液体和气体统称为流体. 流体的各部分之间很容易产生相对运动,称为流体的流动性.

人体的呼吸过程、血液的循环流动是生命存在的必要条件. 本章从共性的角度出发,分别研究理想流体与黏性流体的流动规律,并通过探讨人体血液流动流体性质及遵循的规律,分析其在医学中的应用,为今后的专业学习打下必要的物理学基础.

第一节　理想流体的稳定流动

一、理想流体的定常流动

1. 理想流体

任何实际流体都具有可压缩性,在压力作用下流体的体积会减小. 例如常温下的水,每增加 1 个大气压,体积仅减少约两万分之一. 因此在通常的情况下,液体的可压缩性很小,可忽略不计. 气体的可压缩性很大,但它的流动性强,只要其两端有很小的压强差,就会迅速流动起来,从而使各处的密度趋于一致,不致引起气体密度的显著变化. 所以研究流动的气体时,只要压强差不大,气体的压缩性也可以忽略.

实际流体都具有黏性,即当流体各层之间发生相对流动时流体中各部分之间存在内摩擦力的特性. 有些液体黏滞性强,内摩擦力较大不可忽略,如甘油、油漆、糖浆之类的物质;有些液体如水、酒精等黏滞性很小,摩擦力可忽略. 气体的黏性更小.

很多实际问题中,实际流体的运动是很复杂的,可压缩性和黏性只是影响流体运动的次要因素. 为了使问题简化,突出流体的流动性,我们用理想流体模型来代替实际流体进行分析. 理想流体就是指绝对不可压缩,完全没有黏性的流体.

2. 稳定流动流线

流体可以看作是由许多流体粒子所组成的. 流体流动时,任一时刻,流经空间各点的流体粒子都有一定的流速. 为了形象地描述流体的运动情况,我们在流体流动的空间画出一系列假想的曲线,曲线上每一点的切线方向都与液体流经该点的速度方向一致,这些曲线称为流线,如图 2-1 所示. 由于每一时刻空间一点上只能有一个速度,因此流线不能相交.

流体流动时，任一时刻空间各处流体粒子都有各自的速度矢量$\boldsymbol{v}$，流速是时间和空间的函数，即 $v(t,x,y,z)$. 同一时刻流体各处的流速可能不同，但流体粒子流经空间任一给定点的速度不随时间变化，这种流动称为稳定流动，又称为定常流动.

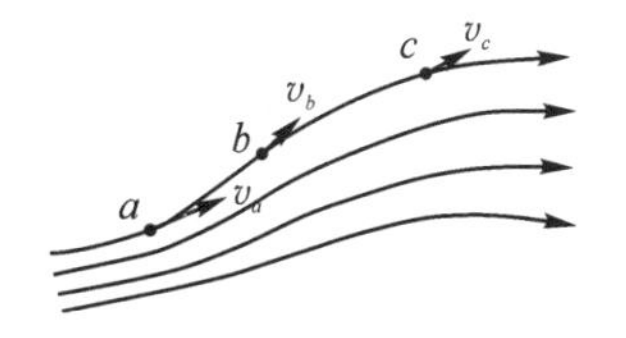

图 2-1 流线

流体稳定流动时，流线的分布和流线形状均不随时间而变. 在图 2-1 中，任意时刻流体粒子只要流经 a、b 或 c 点的速度必然为 v_a、v_b 或 v_c，可以认为流线就是液体粒子运动轨迹的抽象化. 通常，水在管道或水渠中的缓慢流动，可近似认为是稳定流动；从大蓄水池中流出来的水流，输液时吊瓶和输液管中药液的流动等，也可视为稳定流动. 若对应流线的形状不断随时间而变，这种流动称为非稳定流动.

在稳定流动的流场中取一系列相关流线围成管状空间，称为流管，如图 2-2 所示. 任意两条流线不能相交，流管内的流体不会流出管外，流管外的流体也不会流入管内，所以流管内的流体质量守恒. 整个流动的流体可视为由许多流管组成，只要掌握每一流管中流体的运动规律，就可以了解整个流体的运动情况.

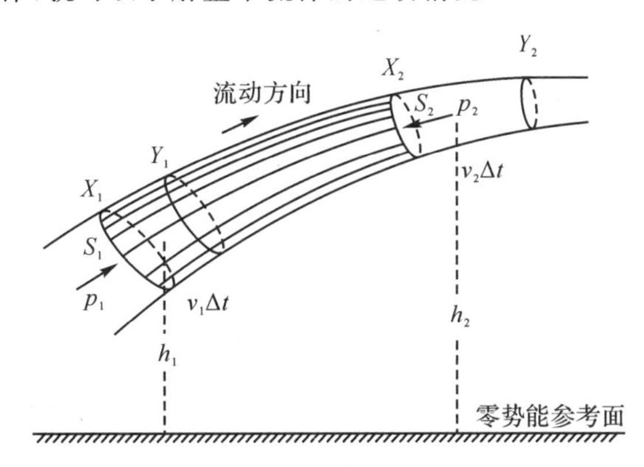

图 2-2 流管 连续性方程及理想液体伯努利方程的推导

实际问题中，当液体在固定管道中稳定流动时，我们往往把管道作为一个流管来研究，忽略在同一横截面积上的流速差异，用截面上的平均流速来描述管内液体的流动情况.

二、连续性方程

单位时间通过流管内任一截面 S 的流体体积，称为该截面的体积流量，简称流量，流量用 Q 表示. 在国际单位制中，流量的单位为米^3/秒，符号为 $\mathrm{m^3 \cdot s^{-1}}$. 设稳定流动时，管子某处截面积为 S，流体的平均流速为 v，则流量的表达式为

$$Q=Sv \tag{2-1}$$

如图 2-2 所示，在稳定流动的流体中，任取一段截面积很小的细流管，由于流管很细，故流管任一截面上各点的物理量可认为是均匀的. 设 X_1、X_2 两处流体流速分别为 v_1 和 v_2，流管截面积分别为 S_1 和 S_2. 对于不可压缩且做稳定流动的流体，在相同的时间 Δt 内，流过同一流管任一截面的流体体积必须相等.

$$S_1 v_1 \Delta t=S_2 v_2 \Delta t$$

即
$$S_1v_1=S_2v_2 \tag{2-2a}$$
这一关系对同一流管中任意与流管垂直的截面 S 都成立,故有
$$Q=Sv=\text{恒量} \tag{2-2b}$$
式(2-2a)、(2-2b)即为流体的连续性方程.它表明不可压缩的均匀流体在流管中做稳定流动时,流速与截面积成反比,即流量一定时截面积大处流速小,截面积小处流速大.连续性方程本质上是同一流管内的流体质量守恒的反映.

三、伯努利方程

1738年,瑞士物理学家、数学家伯努利首先导出了反映理想流体稳定流动时的能量关系式,称之为伯努利方程,它是流体力学的基本方程.

设理想流体在重力场中稳定流动,在流体内部任取一段很细的流管 X_1X_2 为研究对象,如图2-2所示.设流体在 X_1 处的压强、流速、高度和截面积分别为 p_1、v_1、h_1 和 S_1,在 X_2 处的压强、流速、高度和截面积分别为 p_2、v_2、h_2 和 S_2.经过极短的时间 Δt 后,此段液体由 X_1X_2 流动到 Y_1Y_2,在此过程中,外力对流管中的液体所做的功为
$$A=A_1-A_2=F_1v_1\Delta t-F_2v_2\Delta t=p_1S_1v_1\Delta t-p_2S_2v_2\Delta t$$
其中 $S_1v_1\Delta t$ 和 $S_2v_2\Delta t$ 分别为 X_1Y_1 段和 X_2Y_2 段流体的体积,根据连续性方程
$$S_1v_1\Delta t=S_2v_2\Delta t=V$$
外力所做的功可表示为 $A=p_1V-p_2V$

由于稳定流动,中间部分 Y_1X_2 段的流体粒子除了微观的差异外,宏观上没有变化.在这一过程中,流体从 X_1X_2 流动到 Y_1Y_2 机械能的增量相当于将流体 X_1Y_1 段直接移动到 X_2Y_2 段的增量.设 X_1Y_1 段或 X_2Y_2 段流体的质量为 m,其机械能改变量为
$$\Delta E=E_2-E_1=(\frac{1}{2}mv_2^2+mgh_2)-(\frac{1}{2}mv_1^2+mgh_1)$$
由于系统机械能的增量等于合外力对系统所做的功,即 $\Delta E=A$,所以
$$(\frac{1}{2}mv_2^2+mgh_2)-(\frac{1}{2}mv_1^2+mgh_1)=p_1V-p_2V$$
于是可得
$$\frac{1}{2}\rho v_1^2+\rho gh_1+p_1=\frac{1}{2}\rho v_2^2+\rho gh_2+p_2 \tag{2-3a}$$
其中,$\rho=m/V$ 是流体的密度.由于 S_1、S_2 是在流管中任意选取的两个截面,所以上式对流管中的任一截面都成立,即
$$\frac{1}{2}\rho v^2+\rho gh+p=\text{恒量} \tag{2-3b}$$
式(2-3a)和式(2-3b)称为理想流体稳定流动的伯努利方程,简称伯努利方程.它表明理想流体稳定流动时,同一流管的任意截面处,单位体积中流体的动能、重力势能与该处压强之和为恒量.

可以证明式中的$\frac{1}{2}\rho v^2$、ρgh 和 p 具有相同的量纲.其中$\frac{1}{2}\rho v^2$ 与流速有关,称为动压强;而 $\rho gh+p$ 与流速无关,称为静压强.若从能量的角度分析,可将 p 称为压强能.由此我们又可将伯努利方程表述为:理想流体稳定流动时,同一流管的任意截面处,单

位体积中流体的压强能、动能、势能之和保持不变,揭示了理想流体在重力场中流动时的能量守恒的本质.

严格地说,伯努利方程只适用于理想流体做稳定流动的情形.对于黏性较小的水、酒精等液体或流动中密度变化很小的气体,当它们稳定流动时,伯努利方程仍近似成立.

例题 2-1 已知供水管道的直径为 2.0×10^{-2}m,管内水流速度为 $4.0\text{m}\cdot\text{s}^{-1}$,在 4.0×10^{5}Pa 的压强作用下将水引入离地面约 20m 高的六层浴室内,浴室内水管的直径为 1.0×10^{-2}m,问浴室内水管能出水吗?

解:设供水管道截面积为 S_1,流速为 v_1,浴室小水管截面积为 S_2,出水流速为 v_2,管道中的水近似视为理想流体稳定流动,若能出水,由连续性方程得

$$v_2=\frac{S_1v_1}{S_2}=\frac{d_1^2v_1}{d_2^2}=\frac{(2.0\times10^{-2})^2\times4.0}{(1.0\times10^{-2})^2}\text{m}\cdot\text{s}^{-1}=16\text{m}\cdot\text{s}^{-1}$$

根据伯努利方程 $p_1+\frac{1}{2}\rho v_1^2+\rho gh_1=p_2+\frac{1}{2}\rho v_2^2+\rho gh_2$

可得 $p_2=p_1+\frac{1}{2}\rho(v_1^2-v_2^2)+\rho g(h_1-h_2)$

代入数据可得浴室内水的压强为 $p_2=0.84\times10^{5}$Pa,小于大气压强 p_0,显然水管是不能出水的.为了解决类似高层建筑或者管网末端自来水压力不能保证用户供水问题,一般要在当地修建蓄水池和水泵,对自来水进行二次加压,在此就不赘述了.

四、伯努利方程的应用

1.压强与流速的关系

当流体在不均匀的水平管道中($h_1=h_2$)流动时,伯努利方程可简化为

$$p+\frac{1}{2}\rho v^2=恒量$$

表明理想液体在不均匀水平管道中稳定流动时,截面积大处流速小、压强大;截面积小处流速大、压强小.水平管道上若没有接竖直小管,液体的压强由管壁承担.当在管壁接上竖直小管时,如果液体的压强大于大气压强,则除去大气压强以外,还会支持液体沿小管上升,管道截面积越大,流速越小,压强越大,液柱越高,因此粗管处液体上升的高度大于细管处,如图 2-3 所示.这一原理在航空、航海、水利、医学等方面都有广泛的应用.

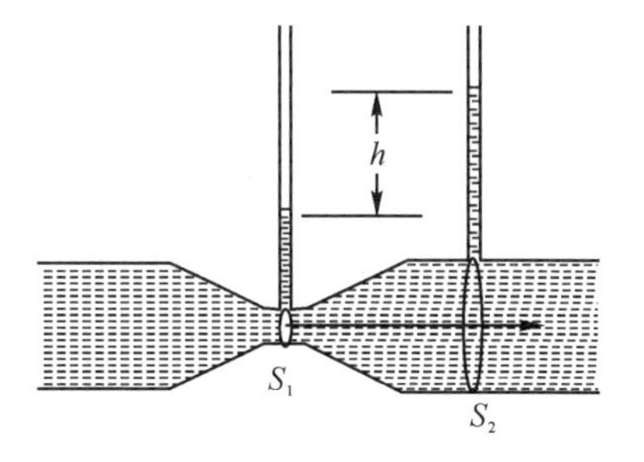

图 2-3 流速与压强的关系

(1)汾丘里流量计

设粗细两处的截面积、压强、流速分别为 S_1、p_1、v_1 和 S_2、p_2、v_2,两处竖直管内液面高度差为 h,应用伯努利方程得

$$p_1+\frac{1}{2}\rho v_1^2=p_2+\frac{1}{2}\rho v_2^2$$

连续性方程 $S_1v_1=S_2v_2$

再由流体静力学可知：$p_2-p_1=\rho gh$，

联立解得流速为 $v_2=S_1\sqrt{\dfrac{2gh}{S_2^2-S_1^2}}$

从而可得流量 $Q=S_2v_2=S_1S_2\sqrt{\dfrac{2gh}{S_2^2-S_1^2}}$

其中，S_1、S_2 为已知. 只要测出两竖直管中液面的高度差 h，就可算出管中液体的流量 Q. 根据上述原理，也可设计测量气体流量的装置.

(2)流速计

流速计是用来测量流体流速的一种仪器，其原理如图 2-4 所示. 直管下端管口 1 的截面与液体的流动方向平行，管口就是流体的流速 v；而弯角管的开口 2 迎着流体，由于受到阻碍作用，流体到达该处流速为零，是停滞区. 两管开口位于同一高度，由伯努利方程得

$$p_1+\frac{1}{2}\rho v^2=p_2$$

代入流体静力学关系 $p_2-p_1=\rho gh$

则流体的流速为 $v=\sqrt{2gh}$

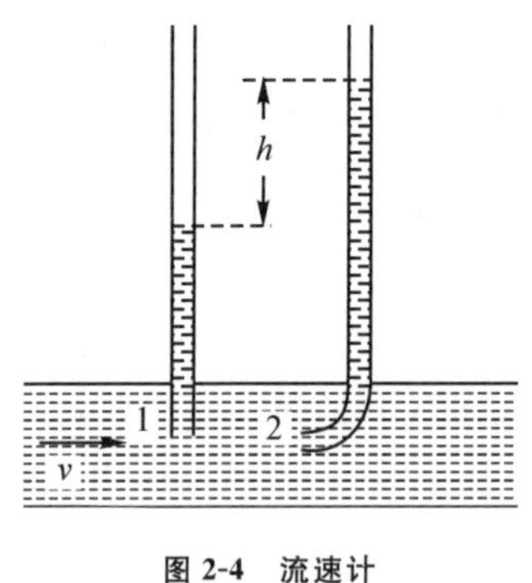

图 2-4　流速计

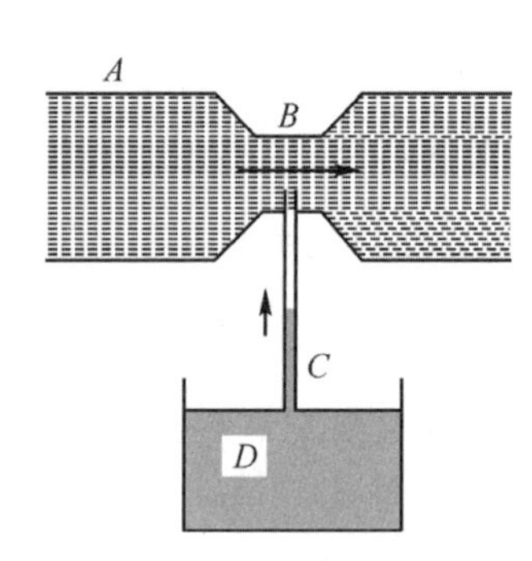

图 2-5　空吸作用

(3)空吸作用

图 2-5 表示一粗细不均匀的水平管，管中有气体做稳定流动，在细处竖直接一细管 C，与盛有液体的容器 D 相连. 由伯努利方程可知，B 处流速大，压强小. 若 B 处流速足够大，则此处压强会很小. 当 p_B 小于大气压强 p_0 时，容器 D 中的液体将沿管 C 上升而被水平管中的气体带走，这种作用称为空吸作用. 常用的喷雾器、临床上的雾化吸入器等的设计都利用了这一原理.

2. 压强与高度的关系

在均匀管中稳定流动的液体，流速不变，由伯努利方程可得

$$p+\rho gh=\text{恒量}$$

上式表明，在均匀管道中流动的液体，当流速不变时，高处压强小，低处压强大.

利用上式可解释体位变化对血压的影响. 如图 2-6 所示，人体取平卧位时头部动脉压为12.67kPa. 静脉压为 0.67kPa；当人体处于直立状态时头部动脉压变为 6.80kPa，静脉压变为−5.20kPa. 可见，由于体位不同，高度发生了变化，使头部的动脉血压和静

脉血压均减少了 5.87kPa. 同理，对于足部而言，当人体由平卧位变为直立位时，动脉压由12.67kPa变为 24.40kPa；静脉压由 0.67kPa 变为 12.40kPa，增加的 11.73kPa，也是由于高度变化所致.

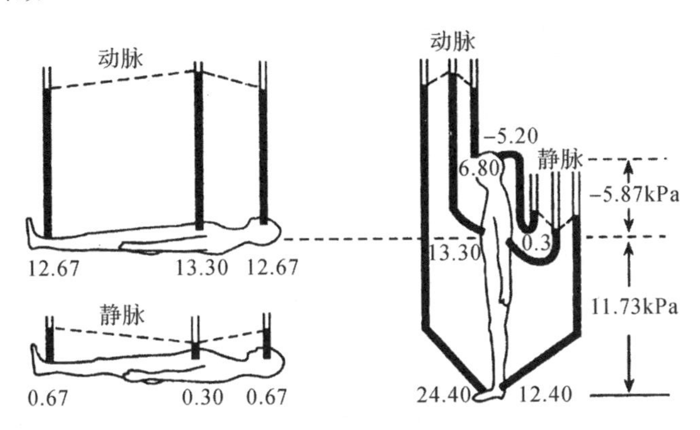

图 2-6 体位变化对血压的影响

因此，测量血压时一定要注意体位. 值得注意的是，心脏的血压不随高度的变化而改变，所以测量血压时，通常选择与心脏同高的上臂处作为测量部位. 另外需要特别注意的是，临床上习惯记录仪器测量显示的压强，即计示压强，是血压的实际值与大气压强之差. 上述数据就是计示压强值.

3. 流速和高度的关系

当流管两端压强相同时，伯努利方程可简化为

$$\frac{1}{2}\rho v^2+\rho gh=\text{恒量}$$

上式表明理想流体在两端压强相同的流管中流动时，高处流速慢，低处流速快.

虹吸管是可以从不能倾斜的容器中连续排除液体的装置，如图 2-7 所示. 将取液管内充满液体，一端置于容器中，若另一端的位置低于容器液面，液体将从管内流出，这一现象称为虹吸现象.

设液体为理想流体，取液管粗细均匀，其截面积远远小于容器截面积. 对液面处 A 点和管口处 C 点而言，有 $p_A=p_C=p_0$，由伯努利方程可得

$$\frac{1}{2}\rho v_A^2+\rho gh_A=\frac{1}{2}\rho v_C^2+\rho gh_C$$

因为 $S_A \gg S_C$，所以 $v_A \ll v_C$，可认为 $v_A \approx 0$，由上式可得 C 处流速为

$$v_C=\sqrt{2g(h_A-h_C)}$$

可见，要产生虹吸现象，取液管的出口 C 必须低于容器的液面高度，并且在一定范围内，C 点位置越低，出口流速越大.

同理，对管中最高点 B 处和管口 C 处有 $v_B=v_C$，伯努利方程为

$$p_B+\rho gh_B=p_C+\rho gh_C$$

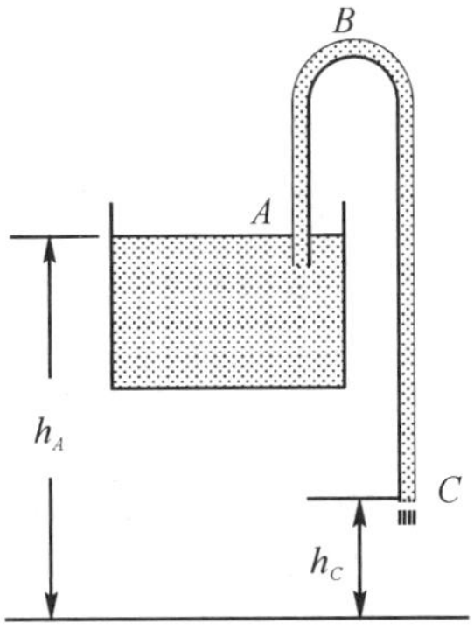

图 2-7 虹吸现象

设流体为水，若 B 处的压强取最小值，即取零，则 BC 间最大垂直距离取最大值

$$h_{max}=\frac{1}{\rho g}(p_C-p_B)=\frac{1}{\rho g}p_0\approx\frac{1}{10^3\times 10}\times 1.013\times 10^5\,\text{m}=10\text{m}$$

医学中常用的洗胃器就是利用虹吸现象设计的.将带漏斗的橡皮软管引入胃部,当漏斗的位置高于胃部时,水流入胃部;若漏斗低于胃部,由于虹吸作用,水将从胃部流出,如此反复进行,即可达到洗胃的目的.

例题 2-2 一装满水的大容器,侧面有一半径为 r 的小孔,位于容器水面下 h 处,如图 2-8 所示,求水从小孔流出时的流速.若大容器是半径为 R 的圆桶,流干所有水需要多长时间?

解:选取液面上 A 点和出口处 B 点为两参考点,两处压强为 $p_A=p_B=p_0$,由伯努利方程有

$$p_A+\frac{1}{2}\rho v_A^2+\rho gh=p_B+\frac{1}{2}\rho v_B^2$$

由题意知 $S_A\gg S_B$,所以 $v_A\ll v_B$,取 $v_A\approx 0$,则上式整理后,可得

$$v_B=\sqrt{2gh}$$

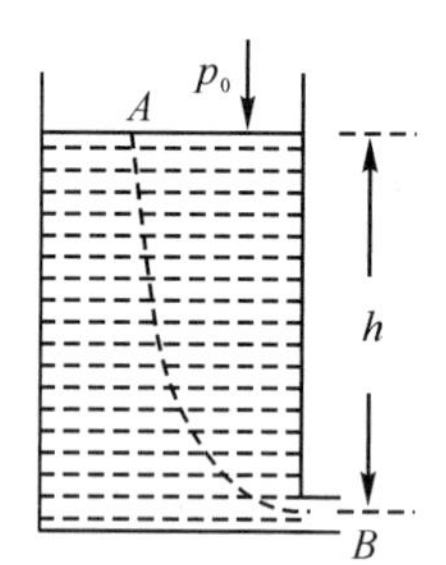

图 2-8 例题 2-2

上式称为托里拆利公式,它表明液体在距液面下方 h 处的小孔中流出的速度等于它从同一高度自由下落的速度.注意到流速与液面的高度 h 有关,随着液面下降其流速也逐渐减小.

由连续性方程 $S_Av_A=S_Bv_B$,可得 $v_A=\frac{r^2}{R^2}v_B=\frac{r^2}{R^2}\sqrt{2gh}$

对液面而言,其下降速度为 $v_A=-\frac{dh}{dt}=\frac{r^2}{R^2}\sqrt{2gh}$

分离变量并积分 $\int_0^t\frac{r^2}{R^2}dt=-\int_h^0\frac{dh}{\sqrt{2gh}}$

即可求得所需时间为 $t=\frac{R^2}{r^2}\sqrt{\frac{2h}{g}}$

第二节 黏性液体的流动

绝对的理想流体在自然界是不存在的.实际流体在流动时各部分之间流速不同,快的部分带动慢的部分,慢的部分阻碍快的部分,因此在流体内部存在内摩擦力,流体表现出黏滞性,简称黏性.所以,在研究实际流体流动时,其黏性必须考虑,由于黏性所引起的能量损耗不能被忽略.

一、层流和湍流

由于黏性的存在,实际流体的流动并不是在任一截面各点的流速都均匀相等的.

在一支垂直的滴定管中,先注入无色甘油,再注入一些着色甘油,打开下端的活塞让甘油流出.观察上部着色甘油的形状变化,可见由原来的矩形逐渐变为弹头形,如图 2-9 所示.这表明管内甘油的流速并不相同,由管轴到管壁流速逐渐减小,管轴处速度最大,与管壁接触的液层附着在管壁上,速度为零,流体做分层流动.流体在圆形管道中做层流时,流层呈同轴圆筒状.

实际流体在流速不太大时，流体分层流动，称为层流. 相邻流层因流速不同而发生相对运动，两流层之间产生切向的相互作用力，称为内摩擦力或黏滞力. 流体内部存在黏滞力的性质，称为黏滞性. 流体做分层流动时，流层间相对滑动而没有流层间的横向混杂.

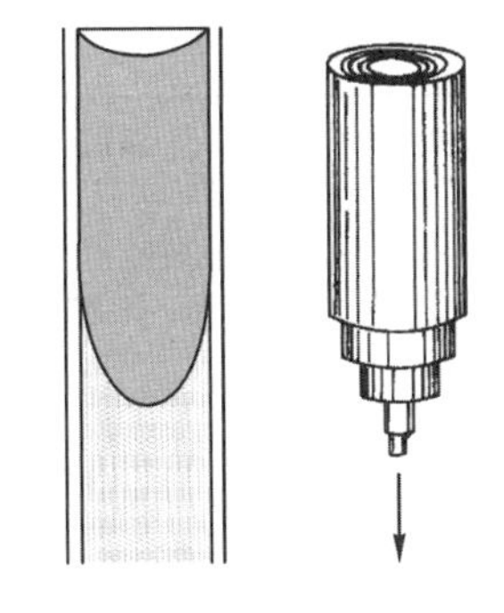
图 2-9 黏性流体分层流动

当流体的流速超过一定数值时，层流状态将被破坏，流体做紊乱而不稳定的流动，甚至可能出现涡漩，这种流动称为湍流. 流体做湍流时，阻力和能量损耗都将急剧增加. 湍流区别于层流的显著特点之一是能发出声音，这在医学上具有实用价值. 例如，临床上常根据听诊器听到的湍流声来辨别血流和呼吸是否正常，测量血压时在听诊器中听到的声音，也是血液通过被压扁的血管时产生湍流所发生的.

层流和湍流是实际流体的两种主要流动形态. 在自然界中，我们所遇到的流体的流动大都是湍流，如管道中的水流、空气的流动等. 但缓慢平静的河流或处于安静状态下血管内的血流，可近似看成是层流.

二、牛顿黏滞定律

黏性流体在均匀圆管中做分层稳定流动的速度分布情况如图 2-10 所示. 设在 x 方向选取相距 Δx 的两流层，两流层的速度分别为 v 和 $v+\Delta v$，其速度差为 Δv，则

$$\lim_{\Delta x\to 0}\frac{\Delta v}{\Delta x}=\frac{\mathrm{d}v}{\mathrm{d}x}$$

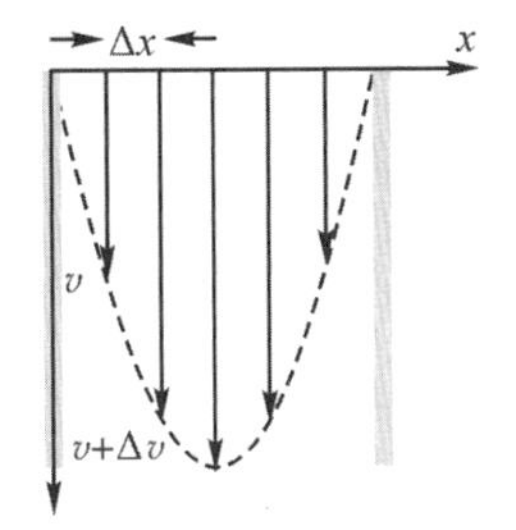

图 2-10 速度梯度

上式表示沿 x 方向的速度变化率，称为速度梯度，其物理意义是沿垂直于流速方向上各流层速度变化的快慢程度. 空间不同流层处速度梯度大小不同. 在国际单位制中，速度梯度的单位为秒$^{-1}$，符号为 s^{-1}.

实验表明：做层流的流体，两相邻流层间黏性力 F 的大小与两流层的接触面积 S 以及该处的速度梯度$\frac{\mathrm{d}v}{\mathrm{d}x}$成正比，即

$$F=\eta S\frac{\mathrm{d}v}{\mathrm{d}x} \tag{2-4}$$

式(2-4)称为牛顿黏滞定律. 比例系数 η 称为流体的黏滞系数，简称黏度，表示流体的黏性大小. 在国际单位制中，黏度的单位为帕·秒，符号为 Pa·s. 在血液流变学中有时也用泊(P)，$1\mathrm{P}=10^{-1}\mathrm{Pa\cdot s}$. 黏度的大小取决于流体的性质，并和温度有关. 通常液体的黏度随温度的升高而减小，气体的黏度随温度的升高而增加.

遵循牛顿黏滞定律的流体，称为牛顿流体，其黏度在一定温度下为一常量，如水、酒精、血浆、血清等均质流体都是牛顿流体. 不遵循牛顿黏滞定律的流体称为非牛顿流体，其黏度在一定温度下不是常量，含有悬浮物或弥散物的液体多为非牛顿液体，如血液等. 表 2-1 给出了几种常见流体的黏度值.

表 2-1　常见液体和气体的黏度

流体	温度/℃	η/(mPa·s)	流体	温度/℃	η/(mPa·s)
水	0	1.794	酒精	20	1.20
水	37	0.69	甘油	20	830
水	100	0.284	蓖麻油	17.5	1225
血浆	37	1.0～1.4	空气	0	171×10^{-4}
血液	37	2.0～4.0	空气	100	218×10^{-4}
血清	37	0.9～1.2	空气	20	181×10^{-4}

三、雷诺数

实际流体的流动状态究竟是层流还是湍流，不仅与速度 v 有关，还与流体的黏度 η，密度 ρ 和管道的半径 r 有关. 1883 年英国力学家雷诺通过大量实验，综合考虑了以上各种因素后，提出了一个以无量纲的纯数作为圆形管道中流体从层流转变为湍流的判据，即

$$\mathrm{Re}=\frac{\rho vr}{\eta} \tag{2-5}$$

Re 称为雷诺数. 实验表明，$\mathrm{Re}<1000$ 时，流体做层流；$\mathrm{Re}>1500$ 时，液体做湍流；而 $1000\leqslant\mathrm{Re}\leqslant1500$ 时，流动不稳定，液体可做层流也可做湍流. 式(2-5)表明，流体的密度越高、黏度越小、流速越大、越容易出现湍流. 一般来说，管道的半径越小，越不容易出现湍流. 表 2-2 列出了人体各级血管的直径、流速、雷诺数.

表 2-2　人体各级血管的血液流动参数

血管名称	直径/cm	流速/(cm·s^{-1})	雷诺数
升主动脉	2.0～3.2	63	3600～5800
降主动脉	1.6～2.0	27	1200～1500
主要分支动脉	0.2～0.6	20～50	110～850
毛细血管	0.0005～0.001	0.05～0.1	0.0007～0.003
主要分支静脉	0.5～1.0	5～20	210～570
大静脉	2.0	11～16	630～900

其中血液的黏度取 3.5×10^{-3} Pa·s，流速是按血管截面积取平均得到的. 从血液流动的各类血管的管径和流速来看，绝大多数雷诺数的值均已低到不能产生湍流的程度. 但是，由于血管有很多分支、急转弯的地方，在这些部位，瞬时湍流时有发生. 在心脏、主动脉及支气管中的某些部位都已观察到湍流，湍流引起的杂音尤为明显. 另外，管壁的光滑程度、管道的形状、入口处的情况等因素对这一判据的临界值也会有一定的影响.

当某些原因引起管径变化，如人体内气管有痰或血管变窄时，为简化问题进行讨

论，理论上我们假设管道的横截面为圆形，对应的雷诺数

$$\mathrm{Re}=\frac{\rho v r}{\eta}=\frac{\rho r Q/(\pi r^2)}{\eta}=\frac{\rho Q}{\pi \eta r}$$

可以看到，若保持流量 Q 不变，雷诺数将因为管径的减小而增大，可能由层流过渡到湍流. 因此，临床上通常借助听诊器，通过分辨湍流引起的杂音来判断流动是否正常.

第三节 黏性流体的运动规律

一、实际液体的伯努利方程

理想流体的伯努利方程是在忽略实际流体的可压缩性和黏滞性的情况下推导出来的，其本质是流体的能量守恒. 对于实际流体，它的可压缩性可以不计，但由于流动时有内摩擦力的存在，能量损耗不可忽略. 因此，讨论实际流体的流动规律时，须对伯努利方程进行修正.

设实际流体在图 2-2 所示的流管中稳定流动，若单位体积流体由截面 X_1 处运动到截面 X_2 处的过程中克服内摩擦力所做的功为 ΔW，则由能量关系应有

$$p_1+\frac{1}{2}\rho v_1^2+\rho g h_1=p_2+\frac{1}{2}\rho v_2^2+\rho g h_2+\Delta W \tag{2-6}$$

式(2-6)即为不可压缩的黏性流体稳定流动时的伯努利方程，其中单位体积流体流动过程中克服内摩擦力所做的功 ΔW 与路程有关. 显然，路程越长需要克服内摩擦力做功越多.

黏性液体在均匀水平圆管中流动，现等距离安装竖直细管，利用管中流体上升的高度可表示各处的压强. 若装置中为理想液体，各处压强相等，则各竖直细管内液柱上升的高度应相同. 当用实际液体做实验时，各竖直细管中液柱高度逐渐降低，说明沿流动方向各处压强依次减小，如图2-11所示. 这是流体流动时克服内摩擦力做功而导致流体单位体积内的能量逐渐降低的结果，称为沿程能量损失. 如果流体的流动状态是湍流，则沿程能量损失将急剧增加.

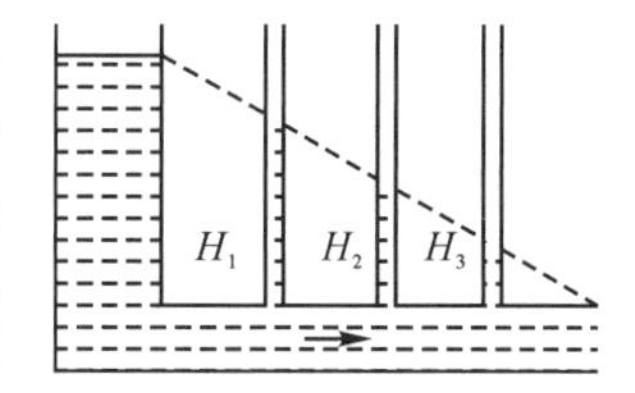

图 2-11 实际液体的流动

黏性液体在粗细均匀的水平管中稳定流动，应该有 $v_1=v_2$，$h_1=h_2$，由式(2-6)可得

$$p_1-p_2=\Delta W$$

可见，在粗细均匀的水平管道两端，只有存在一定的压强差，才能克服摩擦力，使黏性液体在管中做匀速稳定流动.

如果在非均匀管中，例如管子弯曲、管截面或截面形状突变，或在阀门处，流体流经时还有额外的能量损失，这种发生在局部流段的损失称为局部能量损失. 无论是沿程能量损失还是局部能量损失，都会使实际流体的流动总能量减少，压强降低，最终导致流动无法持续. 因此，必须有外力不断做功补充流体的能量，以维持实际流体的稳定流动. 对人体而言，心脏的活动就是维持血压及补充流动能量的主要方式.

二、泊肃叶定律　外周阻力

泊肃叶定律是1846年法国生理学家泊肃叶在实验的基础上得出的.不可压缩的牛顿流体在粗细均匀的水平圆管中做匀速分层流动.设圆管半径为r,管长为L,左、右两端的压强分别为p_1和p_2,且$p_1>p_2$,使流体向右流动.管中紧靠管壁处的流速为0,距管轴x处的流速为v,如图2-12所示.

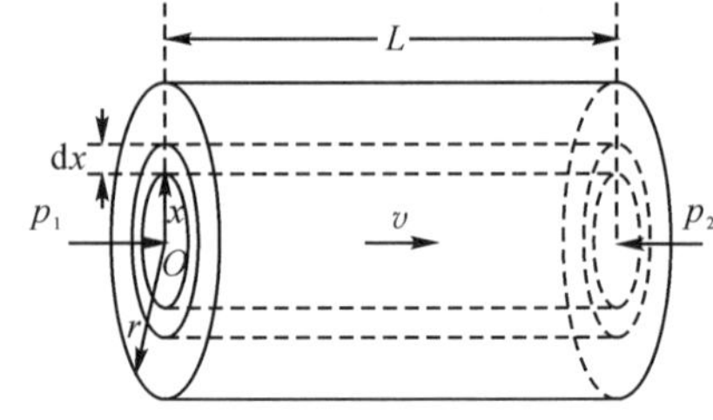

图2-12　泊肃叶公式的推导

沿管轴方向取半径为x,长为L的圆柱形流体元.由于压强作用,流体柱左右截面的压力之差F_1的方向向右,大小为

$$F_1=(p_1-p_2)\pi x^2$$

该圆柱形流体元的侧面积S为$2\pi xL$,它受到相邻流层(圆筒状流层与管轴的距离为$x+\mathrm{d}x$,厚度为$\mathrm{d}x$,长为L,流速为$v+\mathrm{d}v$)由于存在相对运动而产生的内摩擦力F_2,根据牛顿黏滞定律,可知

$$F_2=-\eta\frac{\mathrm{d}v}{\mathrm{d}x}S=-\eta\frac{\mathrm{d}v}{\mathrm{d}x}2\pi xL$$

其中,取负号是因为流速v随x的增大而减小,代表流体元所受到的内摩擦力方向与其流动方向相反(向左),阻碍其相对运动.流体在管中做匀速流动,受力平衡,所以$F_1=F_2$,即

$$-\eta 2\pi xL\frac{\mathrm{d}v}{\mathrm{d}x}=(p_1-p_2)\pi x^2$$

整理可得

$$-\frac{\mathrm{d}v}{\mathrm{d}x}=\frac{p_1-p_2}{2\eta L}x \tag{2-7}$$

等式左边即为速度梯度的绝对值.将式(2-7)分离变量并积分

$$\int_v^0(-\mathrm{d}v)=\int_x^r\frac{p_1-p_2}{2\eta L}x\,\mathrm{d}x$$

考虑到管中紧靠管壁即r处的流速为0,距管轴x处的流速为v.因此可得

$$v=\frac{p_1-p_2}{4\eta L}(r^2-x^2) \tag{2-8}$$

式(2-8)给出了实际流体层流时流速v与离轴距离x的抛物线关系,如图2-10所示.对比式(2-7)和式(2-8)可以看到,随着流层与管轴距离的增大,速度梯度加大,但流动速度却在减小.

下面来求水平管中流体的流量Q.由于流速与离轴距离有关,我们把流管横截面分成一系列同心圆环.任意一个内径为x,厚度为$\mathrm{d}x$的环状流层内,流速都可近似取x处的流速.环状横截面的面积为$\mathrm{d}S=2\pi x\mathrm{d}x$,因此它的流量$\mathrm{d}Q$为

$$\mathrm{d}Q=v\mathrm{d}S=\frac{p_1-p_2}{4\eta L}(r^2-x^2)2\pi x\mathrm{d}x$$

再将上式求积分$Q=\int\mathrm{d}Q=\int_0^r\frac{p_1-p_2}{4\eta L}(r^2-x^2)2\pi x\mathrm{d}x$

即得总体积流量 Q 为

$$Q=\frac{\pi r^4}{8\eta L}(p_1-p_2)=\frac{\pi r^4\Delta p}{8\eta L} \tag{2-9a}$$

此即为著名的泊肃叶公式. 式(2-9a)表明流体通过水平管的流量与流体的黏度和管道的长度成反比,与管道两端的压强差及管道半径的四次方成正比. 显然,诸因素中管径的影响最大. 在血液循环中,血管的收缩与舒张,管壁厚度的微小变化,都会对血流量产生显著影响,因此,医学上常通过扩张血管来改善患者的血液循环状态,提高血流灌注量和降低血压. 支架手术是近些年来临床开展的医学新技术,严格地说支架的放置不是治疗方法,狭义上可以看作是一种保持管径的应急措施. 实际上在人体血液循环系统中放置支架,会给血液的流动带来不可控的影响,需进行相关的风险提示. 当然,在保持一定血液灌注量的情况下,降低血液的黏度也可以减小血流阻力和血压.

在式(2-9a)中,令 $R=\frac{8\eta L}{\pi r^4}$,则泊肃叶定律可简化为

$$Q=\frac{\Delta p}{R} \tag{2-9b}$$

其中,R 代表对流体流动所起的阻碍作用,称为流阻,在人体的体循环系统中常称为外周阻力. 在国际单位制中,流阻的单位为帕·秒/米^3,符号为 $\mathrm{Pa\cdot s\cdot m^{-3}}$. 当流管的长度、半径及液体的黏度一定时,$R$ 为一定值. 由于血液黏度的大小直接影响血液循环中流阻的大小,势必影响组织的血流灌注量, 所以,血液黏度具有重要的生理和病理意义. 临床上把血液黏度作为重要的血液流变学指标.

式(2-9b)与欧姆定律形式相似. 生理学中,常用上式分析心血管系统的血流量、血压、外周阻力三者间的关系. 如失血过多或心力衰竭的患者,因血流量减少,将导致血压下降. 值得注意的是,液体通过多个串联或并联的管道时,总流阻与各管流阻的关系与电阻的串并联情形非常相似. 流阻和电阻一样,并非阻力,仅是影响流量的一个因素.

若管道为非水平均匀圆管,管道两端的高度差为 Δh,式(2-9a)可改写为

$$Q=\frac{\pi r^4}{8\eta L}(\Delta p+\rho g\Delta h) \tag{2-9c}$$

若 Δp 为零或可以忽略不计,则有

$$Q=\frac{\pi r^4}{8\eta L}\rho g\,\Delta h \tag{2-9d}$$

此即毛细管黏度计测量液体黏度的理论依据.

由式(2-8)可得轴线上的速度最大值为 $v_{\max}=\frac{p_1-p_2}{4\eta L}r^2$. 对比泊肃叶公式,圆管横截面上流体的平均速度可取 $\bar{v}=\frac{1}{2}v_{\max}$.

例题 2-3 成年人主动脉的半径 $1.3\times10^{-2}\,\mathrm{m}$,已知血流量为 $1.0\times10^{-4}\,\mathrm{m^3\cdot s^{-1}}$,血液黏度为 $3.0\times10^{-3}\,\mathrm{Pa\cdot s}$,则在 0.2m 距离内的流阻和血压降是多少?

解:由流阻定义式,该段血管的流阻

$$R=\frac{8\eta L}{\pi r^4}=\frac{8\times3.0\times10^{-3}\times0.2}{3.14\times(1.3\times10^{-2})^4}\mathrm{Pa\cdot s\cdot m^{-3}}=5.35\times10^4\,\mathrm{Pa\cdot s\cdot m^{-3}}$$

由泊肃叶公式,可得

$$\Delta p = RQ = 5.35 \times 10^4 \times 1.0 \times 10^{-4} = 5.35\text{Pa}$$

可见，在主动脉中，血压的下降是微不足道的.

三、斯托克斯定律　血沉

当物体在黏性流体中运动时，由于物体表面附着一层黏性流体，它与周围流层间存在黏性力，所以物体在运动中会受到这种黏性阻力的作用. 如果物体是球形的，且流体相对于球体做层流，则球体受到的黏性阻力的大小为

$$f = 6\pi\eta vr \tag{2-10}$$

其中，r 是球体半径，v 是球体相对于流体的速度，η 是流体的黏度. 式(2-10)即称为斯托克斯定律.

1850 年，美国物理学家斯托克斯从理论上推算出球体在层流状态下沉时速度的公式. 设在密度为 ρ_1 的黏性流体中，有一半径为 r，密度为 ρ_2 的小球. 小球受重力下沉时还受到浮力和黏性阻力共同作用，合外力大小为

$$F = \frac{4}{3}\pi r^3 \rho_2 g - \frac{4}{3}\pi r^3 \rho_1 g - 6\pi\eta vr$$

在变化的合外力作用下小球加速下沉，但随着速度的增加，阻力会越来越大，小球的加速度却越来越小. 当 $F=0$ 时，小球加速度减小为零，最终将一直匀速下降. 小球达到匀速时受力关系应有

$$\frac{4}{3}\pi r^3 (\rho_2 - \rho_1) g = 6\pi\eta v_m r$$

所以最终速度表达式为

$$v_m = \frac{2}{9\eta} r^2 (\rho_2 - \rho_1) g \tag{2-11}$$

速度 v_m 称为收尾速度或沉降速度. 雨滴从高空下落，最终落地速度有限就是这个道理. 从式(2-11)我们可以看到，小球(或空气中的尘粒、黏性液体中的细胞、大分子、胶粒等)在黏性流体中下沉时，沉降速度与颗粒大小有关和密度差及重力加速度 g 成正比，和流体的黏度成反比. 因此，沉降速度式也常用来测定液体的黏度. 对于颗粒很小的微粒，颗粒的沉降很慢，可以用高速离心机代替重力作用，以法向加速度来代替重力加速度，能达到增加有效 g 值，加快其沉降速度的目的. 生物化学中用到的沉降系数，即沉降速度与离心机向心加速度之比.

在血液中，红细胞的密度比血浆的密度稍大一些，因此将抗凝血静置时，在重力的作用下红细胞会沉淀下来，这种现象称为红细胞沉降. 血沉管中的抗凝血，因红细胞下沉而形成上下两层，上层为血浆柱，下层为红细胞悬浮液柱. 两层之间有一分界面，这个分界面经过 1h 下沉的高度称为血沉率，简称血沉，用 *ESR* 表示，它实际上是红细胞沉降的平均速度，单位是 $\text{mm} \cdot \text{h}^{-1}$. 需要指出的是，由于血沉不仅取决于红细胞和血浆的密度、血浆的黏度、红细胞的大小，而且与红细胞的形状、变形、聚集状态等因素有关，所以式(2-11)不能直接应用于红细胞的沉降，需要结合血液的具体情况加以修正.

第四节　血液在循环系统中的流动

前面关于理想流体流动的基本规律和液体的黏滞性对流动的影响，是我们研究血

液循环的基本规律的基础，但在利用物理原理说明血液的流动时，必须考虑机体心血管系统的复杂性. 比如血液是黏性液体，但它又有别于一般的均匀黏性液体. 例如血液里悬浮着比分子大得多的各种血细胞，是非牛顿液体；血管的管壁是有弹性的，管径的大小和弹性除受血流量的影响之外，还受神经系统的支配等. 这一节我们将运用流体动力学的一些基本规律讨论血液循环系统中的相关问题.

一、循环系统的物理模型

为讨论方便，我们将心血管系统简化为如图 2-13 所示的物理模型. 血液循环系统可看作一个由心脏和血管组成的且充满了血液的闭合系统，其中心脏是推动血液流动的动力器官，血管是血液流动的通道. 心脏分为左心房、右心房、左心室、右心室四大部分，心房与静脉相连，心室与动脉相连，在心房与心室及心室与动脉之间都有只允许血液单向通过的瓣膜，心室与心室，心房与心房之间则完全不相通. 整个血液循环系统由肺循环和体循环两部分组成. 心脏收缩时，血液从左心室射出，经主动脉、动脉、小动脉到毛细血管，与组织进行 CO_2 和 O_2 以及各种物质交换后，经小静脉、静脉、腔静脉回流到右心房的过程称为体循环；同时，血液从右心室射出后，进入肺动脉，经肺毛细血管、肺静脉流回到左心房的过程称为肺循环. 从物理学的角度看，心脏好像两个单向压力泵，一个提供体循环的动力，一个提供肺循环的动力. 两个循环系统在心房和心室之间串联起来，形成一个闭合回路，血液就在这一闭合回路中做周而复始的循环运动.

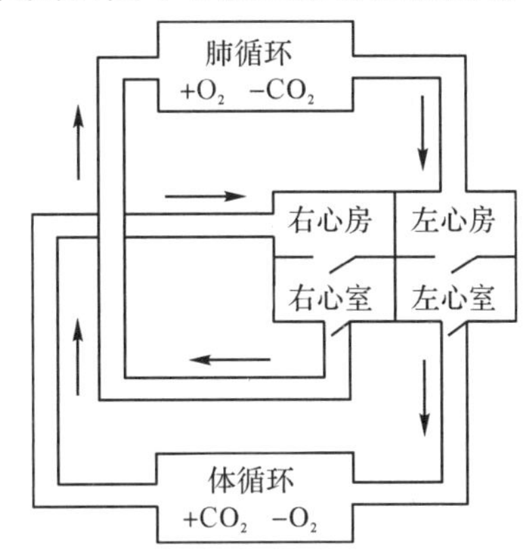

图 2-13 人体血液循环示意

二、血细胞的轴向集中

前面我们讲的黏滞液体是均匀的，但血液是不均匀的黏性液体. 由于血浆中悬浮着直径为 7～11μm 的红细胞(红血球)，实验观察到：当血流速度增加时，靠近血管中心轴的血细胞浓度增大，越靠近管壁其浓度越小，这个现象叫作血细胞的轴向集中.

血细胞的轴向集中可以用伯努利方程来解释. 当血液在血管中流动时，附着在管壁上的血液速度为零，越靠近管的中心轴流速越大. 设靠近血管壁有一个悬浮在血浆中的血细胞，如图 2-14 所示. 显然，A 端更靠近管轴，因此其速度大于 B 端速度，即 $v_A > v_B$. 由于速度大处压强小，管壁附近的压强大，越靠近管轴压强越小，压强差的存在，使血细胞受到自管壁垂直指向管轴的一个附加压力——伯努利力，在这个力的作用下，在管壁附近的血细胞，好像一个旋转的橄榄球，在顺着血流方向运动的同时，还逐渐靠近管轴.

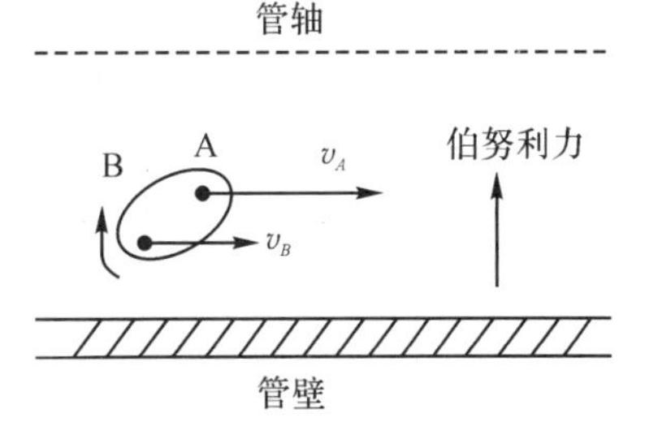

图 2-14 血细胞轴向集中

总之，当血液流动时，血细胞的轴向集中，使血细胞在管轴附近的浓度增加，而在管壁附近主要是黏滞性较小的血浆.血细胞轴向集中的现象,在血流速度相当高的小血管中最为突出.

三、血流速度分布

血液虽然由心室断续搏出,但由于主动脉管壁具有弹性、血液流动具有惯性以及外周阻力的作用,血液在血管中的流动基本上是连续的.单位时间内流回心脏的血量近似等于从心脏射出的血量,循环过程中血液的流速可用连续性方程来解释.人体主动脉的横截面积一般为 $3\sim5\text{cm}^2$,从主动脉到小动脉再到毛细血管,各段血管的管径尽管越来越小,但由于血管数量众多,总截面积迅速增大.如毛细血管的直径仅为 $8\times10^{-4}\text{cm}$,其总截面积却可达 900cm^2.由毛细血管到小静脉再到腔静脉,各段血管的总截面积又逐渐减小,到腔静脉仅约 18cm^2.根据连续性原理,截面积大处流速小,截面积小处流速大.因此,主动脉管段的流速最大,其平均血流可达 $30\text{cm}\cdot\text{s}^{-1}$,各级动脉到毛细血管流速逐渐减小,毛细血管段流速最小,仅为 $0.1\text{cm}\cdot\text{s}^{-1}$,几乎停滞不动,这对于促进血液与组织的物质交换非常有利;但也为血栓的形成提供了一个外部环境,是一个对人体健康不利的因素.而从毛细血管到腔静脉流速逐渐增加,在腔静脉管段,其血流速度大约为 $10\text{cm}\cdot\text{s}^{-1}$.各段血管内血液的平均流速与血管总截面积的关系如图 2-15 所示.

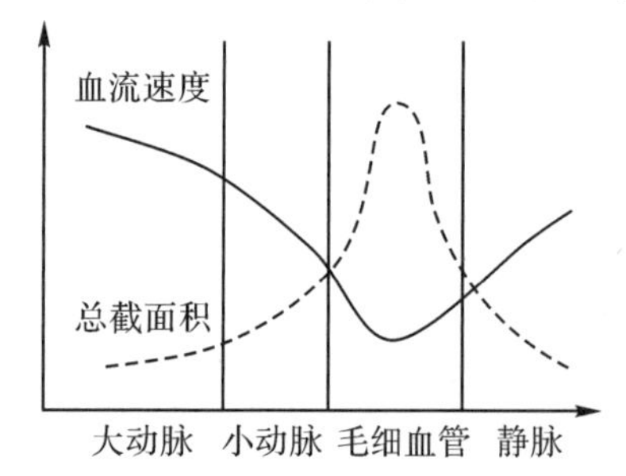

图 2-15 血流速度和血管总截面积的关系

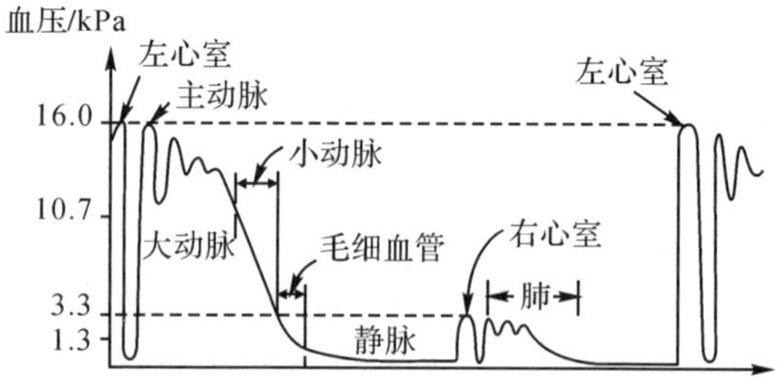

图 2-16 循环系统的血压变化曲线

四、循环系统中的血压分布

血压是指血管内的血液对血管壁的侧压强,即血液作用在血管壁单位面积上的压力,是反映血流动力学状态的最主要的指标之一.血压的高低与血液的流量、流阻及血管的柔软度有关,即与心输出量、外周阻力及血管的顺应性有关.

由于主动脉中的血容量随着心脏的收缩和舒张周期性地变化,所以动脉中的血压也是周期性地变化的,如图 2-16 所示.当心脏收缩向主动脉射血时,主动脉中的血量增加,血压上升,其最高值称为收缩压,记作 p_s;当心脏舒张时主动脉弹性回缩,将血液送入下游血管,血压随之下降,其最低值称为舒张压,记作 p_d.收缩压与舒张压之差,称为脉压,脉压正常范围为 30～40mmHg 汞柱.在一个心动周期中,动脉血压的平均值称为平均动脉压,记作 P_A.

血液是一种黏性较大的非牛顿流体,在由主动脉向外周流动的过程中,存在内摩擦力消耗能量,因此从主动脉到腔静脉血压逐渐下降.从图 2-16 中可以看到,在主动脉中血压降落极小,且随着心脏活动有一定的波动性.到大动脉时,管径减小使流阻增大,血压降落逐渐加快.在小动脉范围内,一方面由于管径减小使流阻增大;另一方面,根据血液流变学规律，在管径大于1mm的血管中，血液的黏度随着管径减小而显著增大. 这两方面的因素综合起来，表现为小动脉处流阻最大，血压降落最快. 到毛细血管处，虽然管径减小，但血液黏度却随管径的减小而减小，流阻反而没有小动脉处大，血压降落得慢. 在近心脏的腔静脉附近，血压降到最小值.

影响人体血压的因素很多，一般通过机体的正常调节，可使血压维持在相对稳定的状态. 若血压过高，则心室射血必然要对抗较大的血管阻力，使心脏负荷增大，心脏易于疲劳；若血压过低，则心室射出的血流量不能满足组织的正常代谢需要. 测量心脏的不同房室和外围血管系统的血压值，有助于医生判断心血管系统的整体功能. 血压的测量，在临床诊断、手术、患者的监护过程及在生理研究中，都有极其重要的作用.

1. 血压测量方法

临床上血压测量技术分为直接测量和间接测量两种.

直接测量方法是通过一个充满液体的导管将血管压力耦合到体外的传感元件进行测量. 或是不需要液体耦合，而是将传感器放在导管的顶端，然后放到血管系统中进行测量，即血管内传感器. 这种方法的优点是测量值准确，并能提供血压波形的连续读数和记录，但它必须刺破血管，然后一一把导管放入血管或心脏内. 这是一种创伤性的测量方法，须在X光监视下进行，一般仅限于危重患者或开胸手术患者.

间接测量方法是利用脉管内压力与血液阻断、开通时刻所出现的血流变化间的关系，从体表测出相应的压力值. 即检测脉管内血液阻断、开通时刻闭塞性气袖远侧的脉搏波变化情况，在体外采用各种转换方法及信号处理技术测量血压的方法，简称无创测压法. 其优点为测量简便. 缺点为精度较低，只限于对动脉血压的测量，一般只能测量收缩压和舒张压，不能记录血压连续波形.

目前，临床上测量血压多使用间接测量方法.

2. 血压计

测量血压的仪器称为血压计. 比较完整的血压测量仪器的发展已经有一百多年的历史，随着近代科学的不断发展，近年来又出现了许多新颖的血压测量仪器. 常用的血压计有水银血压计、压力血压计和电子血压计.

3. 血压测量原理

血液在血管内流动通常是没有声音的. 但当血液通过狭窄的管道形成涡流时，则可发出声音. 测量人体血压的血压计就是根据这个原理设计的.

常用的水银血压计主要由开管水银压强计、袖袋、充气球三部分组成. 整个血压计实际上是一个两端开口，内装水银的压强计.

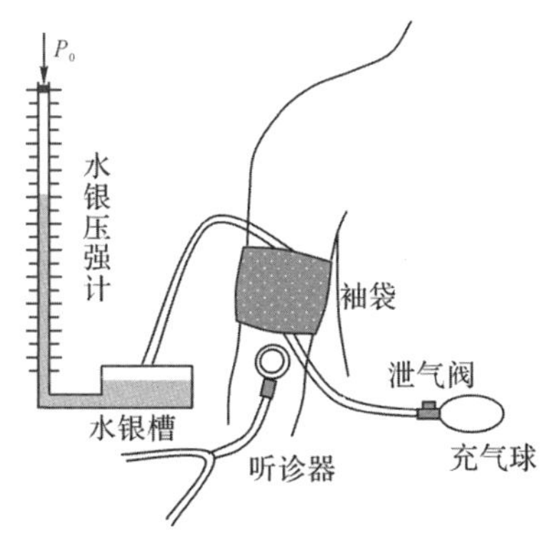

图 2-17 水银血压计测量血压

测量血压时，将袖袋缠绕在患者上臂肱动脉处，并与心脏保持同一高度，如图2-17所示，同时将听诊器放于肱动脉处体表. 用充气球向袖袋充气，随着袖袋中压强增加，水银柱逐渐上升. 当袖袋中压强大于动脉血压时，袖袋通过肌肉组织将血管压闭，血流被阻断. 然后通过泄气阀缓慢放气，使袖袋中的压强缓慢下降，水银柱高度随之下降. 当血流冲开压闭的血管而流动时，血管壁将振动发声，因而可以利用听诊器听到一系列规律的声音，即所谓的柯氏声. 当气袋中的压强等于动脉最高压时，血液刚好能冲过被压闭的血管，从听诊器中开始听到声音，此时水银柱高度反映的压强值即为动脉收缩压 p_s. 继续缓慢放气，在袖袋中的压强仍高于舒张压时，血流随血压的周期性变化而断续地通过被压闭的血管，从听诊器中可听到清晰的搏动声. 当气袋中的压强等于动脉最低压时，血液恢复连续流动，从听诊器听到的搏动声突然降低或消失，此时所对应的水银柱高度即为舒张压 p_d. 测量血压时各项指标的对应关系见表 2-3.

表 2-3　测量血压时各项指标的关系

袖袋状态	袖袋内气体压强(p)	柯氏声	血液流动状态	计示压强
充气到最大	$p>p_s$	无声	阻断	
放气	$p=p_s>p_d$	第一声	断续流动	p_s
持续放气	$p=p_d$	最后一声强音	连续流动	p_d

值得注意的是，水银血压计不是直接测量动脉血压，而是显示与动脉血压平衡的气袋中气体的压强 p. 其测量值是血液的绝对压强 p 与大气压强 p_0 之差，称为计示压强. 根据静力学关系，血液的绝对压强应为

$$p=p_0+\rho gh$$

但由于水银柱高度 h 读数直观，临床上常用计示压强来表示血压，直接记作 h(mmHg). 成年人安静时的收缩压一般为 100～120mmHg，舒张压为 60～80mmHg. 也有习惯将收缩压和舒张压写成分数形式，例如 120/80mmHg，分别表示收缩压为 120mmHg，舒张压为 80mmHg. 近年来根据国际计量组织提出的《血压计修订草案规定》，逐步将血压计刻度的毫米汞柱(mmHg)改为千帕(kPa). 两者之间关系为：1mmHg＝0.133kPa. 目前血压表上一般有两种刻度，应用时请注意.

平均动脉压理论上应该是一个心动周期内动脉血压的平均值. 但临床急救为了快速做出判断，通常采用 1/3 的收缩压加上 2/3 的舒张压来近似计算

$$P_A=\frac{1}{3}p_s+\frac{2}{3}p_d \tag{2-12}$$

五、体循环总外周阻力

如果将泊肃叶公式(2-9b)应用于人体血流系统的体循环过程，式中的流量 Q 应由心脏单位时间内输出的血量代替，用 CO 表示，压差 Δp 由动脉血压的平均值 P_A 近似代替，则流阻 R 就是体循环总外周阻力，医学上通常用 TPR 表示，则

$$TPR=\frac{P_A}{CO} \tag{2-13a}$$

在国际单位制中，P_A 的单位为 Pa，CO 的单位为 $m^3\cdot s^{-1}$，而 TPR 的单位为 $N\cdot s\cdot m^{-5}$.

目前在临床和生理学中，TPR 广泛使用是厘米·克·秒制中的单位达因·秒·厘米$^{-5}$，符号为 $dyn\cdot s\cdot cm^{-5}$. 其中达因是力的单位，定义为：$1dyn=1g\cdot cm\cdot s^{-2}=10^{-5}N$.

厘米·克·秒制是德国数学家高斯1832年提出，英国物理学家麦克斯韦及汤姆逊加入电磁学单位而形成的.但这个单位与物理量对应的单位尺度过小，表达不够方便，除电动力学领域外很少被广泛使用，自十九世纪八十年代起国际渐不采用.

另外，平均动脉血压 P_A 的常用单位是mmHg，CO 的单位为 $L \cdot min^{-1}$，所以如果将 P_A 和 CO 的常用单位转换成厘米·克·秒制中的单位，则应有

$$1mmHg = 0.1cm \times 13.6g \cdot cm^{-3} \times 980cm \cdot s^{-2} = 1332.8dyn \cdot cm^{-2}$$

$$1L \cdot min^{-1} = \frac{1 \times 1000cm^3}{60s} = \frac{100}{6}cm^3 \cdot s^{-1}$$

把上面的换算关系代入式(2-9a)得

$$TPR = 80\frac{P_A}{CO}(dyn \cdot s \cdot cm^{-5}) \tag{2-13b}$$

式(2-13b)就是生理学、病理生理学、心血管内科学用来计算体循环总外周阻力的实用公式，其中系数80是在单位换算中引入的.

六、心脏做功

血液是黏性流体，在流动过程中需克服阻力，要消耗部分能量.为了维持生命的稳定，保持体循环和肺循环的持续性，所消耗的能量无疑需要靠心脏做功来及时补充，即心脏做功提供了血液在循环系统中所失去的能量.体循环是左心室做功，肺循环是右心室做功，整个心脏做功等于两者做功之和.

假设 $P_i + \frac{1}{2}\rho v_i^2 + \rho g h_i$ 为单位体积血液刚进入左心房时的能量之和，$P_A + \frac{1}{2}\rho v_A^2 + \rho g h_A$ 为单位体积血液离开左心室时(即在主动脉时)的能量之和，根据黏性流体的伯努利方程式(2-6)，两者之差就是左心室每输出单位体积血液所做的功 A_L，即

$$A_L = (P_A + \frac{1}{2}\rho v_A^2 + \rho g h_A) - (P_i + \frac{1}{2}\rho v_i^2 + \rho g h_i) \tag{2-14a}$$

式(2-14a)中因为两血压相减，计算时采用计示压强就可以了.其中 P_A 为主动脉的平均计示压强，v_A 为主动脉的平均血流速度；血液进入心脏时的血流速度 v_i 和计示压强 P_i 都很小，可近似为 $v_i \approx 0$，$P_i \approx 0$，由于血液在心脏内的高度变化很小 $h_i \approx h_A$，上式可简化为

$$A_L \approx P_A + \frac{1}{2}\rho v_A^2 \tag{2-14b}$$

同样，肺循环过程中右心室在收缩时也要做功.测量表明，肺动脉的平均血压约为主动脉的1/6，血液离开左、右心室时的速度近似相等，这样右心室对单位体积血液所做的功 A_R 为

$$A_R \approx \frac{1}{6}P_A + \frac{1}{2}\rho v_A^2 \tag{2-15}$$

因此，整个心脏对单位体积血液所做的功 A 为

$$A = A_L + A_R = \frac{7}{6}P_A + \rho v_A^2 \tag{2-16a}$$

例题2-4 某人的平均血压为13.3kPa，主动脉平均血流速度为 $0.4m \cdot s^{-1}$，血液的密度为 $1.059 \times 10^3 kg \cdot m^{-3}$，若该人每分钟输出血量5L，求每分钟心脏做功.

解:心脏对 $1m^3$ 的血液所做的功

$$A=\frac{7}{6}P_A+\rho v_A^2=(\frac{7}{6}\times 13.3\times 10^3+1.059\times 10^3\times 0.4^2)\text{J}\cdot\text{m}^{-3}$$

$$=(1.552\times 10^4+0.017\times 10^4)\text{J}\cdot\text{m}^{-3}=1.569\times 10^4\text{J}\cdot\text{m}^{-3}$$

此人每分钟输出血量5L,那么心脏每分钟做的功为

$$1.569\times 10^4\times 5\times 10^{-3}\text{J}=78.45\text{J}$$

这个例题的结果其实是人体心脏实际做功的一般情况.从上面的数据计算过程可以看出,心脏做功时,$1m^3$ 血液所获得的动能为 0.016×10^4J,仅占心脏做功总量的1.0%左右.因此进行估算时,式(2-16a)中的 ρv_A^2 项可忽略不计,近似为

$$A=\frac{7}{6}P_A \tag{2-16b}$$

习题二

2-1 我国是风力资源丰富的国家,阿拉山风口常年狂风怒吼,8级以上大风年平均164d,最高风速55m/s,年平均风速7m/s.试从物理的角度分析风口产生大风的原因.

2-2 这是航海史上一个真实的故事.1912年秋天,"奥林匹克"号正在大海上航行,在距离这艘当时世界上最大远洋轮的100m处,有一艘比它小得多的铁甲巡洋舰"豪克"号正在向前疾驶,两艘船似乎在比赛,彼此靠得较拢,平行着驶向前方.忽然,正在疾驶中的"豪克"号好像被大船吸引似地,一点也不服从舵手的操纵,竟一头向"奥林匹克"号撞去.最后,"豪克"号的船头撞在"奥林匹克"号的船舷上,撞出个大洞,酿成重大海难事故.试分析"船吸现象"的成因.

2-3 将内半径为2cm的软管连接到草坪的洒水器上,洒水器装一个有20个小孔的喷头,每个小孔直径为0.5cm.如果水在软管中的流速为 $1\text{m}\cdot\text{s}^{-1}$,试求由各小孔喷出的水流速度.

2-4 水管上端的截面积为 $4\times 10^{-4}\text{m}^2$,水的流速为 $5\text{m}\cdot\text{s}^{-1}$,水管下端比上端低10m,下端的截面积为 $8\times 10^{-4}\text{m}^2$.如果水在上端的压强为 1.5×10^5Pa,求下端的压强.

2-5 直立圆柱形容器,高为0.2m,直径为0.1m,顶部开启.若其底部有一个面积为 $1.0\times 10^{-4}\text{m}^2$ 的小孔,当用水管自顶部以每秒 $1.4\times 10^{-4}\text{m}^3$ 的速度将水放入该容器中.试求容器内水面可上升的最大高度.

2-6 用一截面积为 5cm^2 的虹吸管把容积极大的容器中的水吸出.虹吸管最高点在水面上1.2m处,出口在水面下0.6m处.试求在定常流动条件下,管内流量与最高点压强.

2-7 已知37℃时血液的黏度为 $3.45\times 10^{-3}\text{Pa}\cdot\text{s}$,密度为 $1.05\times 10^3\text{kg}\cdot\text{m}^{-3}$.若血液以 $0.72\text{m}\cdot\text{s}^{-1}$ 的平均流速流经主动脉时产生湍流,设此时的雷诺数为4000,试计算该处动脉的横截面积.

2-8 一条半径为 3.0×10^{-3}m 的小动脉被一硬斑部分阻塞造成局部狭窄,导致此狭窄段的有效半径变为 2.0×10^{-3}m,血流平均速度为 $5\times 10^{-3}\text{m}\cdot\text{s}^{-1}$,已知血液黏度

为 3.0×10^{-3} Pa·s,密度为 1.05×10^{3} kg·m^{-3}.试求未变窄处血流平均速度,并判断狭窄处是否会发生湍流.

2-9 某液体中有一直径为 4μm 的小颗粒,它的密度为 1.09g·cm^{-3},设该液体密度为 1.04g·cm^{-3},黏度为 1.2×10^{-3} Pa·s.试求:(1)小颗粒在重力作用下在液体中沉降 1.0cm 所需的时间;(2)如果用加速度为 $10^{5}g$ 的超高速度离心机,沉淀同样的距离所需时间.

2-10 黏度为 1.005×10^{-3} Pa·s 的水,在半径为 1.0cm,长度为 10m 的管中流动,如果管轴中心处的流速为 10cm·s^{-1},求该管两端的压强差及管的流阻.

2-11 已知狗的一根大动脉半径为 4×10^{-3} m,长为 0.1m,若该段血管的血压降落为 2.0Pa,血液黏度为 2.084×10^{-3} Pa·s,试求血流量 Q.

2-12 已知尿道长为 4cm,排尿时,尿液从压强为 40mmHg(计示压强)的膀胱经尿道排出体外,体积流量为 20cm^{3}·s^{-1},尿液的黏滞系数为 6.9×10^{-4} Pa·s,求尿道的有效半径.

2-13 设某高血压患者的收缩压为 180mmHg,舒张压为 105mmHg,心脏每分输出的血量为 5.1L/min.求:(1)平均血压和脉压;(2)体循环总外周阻力(采用国际单位制).

2-14 某人的收缩压为 115mmHg,舒张压为 80mmHg,主动脉平均血流速度为 40cm/s,心脏每分输出的血量为 5.5L/min,已知血液密度 $\rho=1.059$ g·cm^{-3}.求:心脏在 24h 内所做的功.

第三章 振动和波

物体在某一中心位置附近做来回往复的运动称为机械振动. 机械振动现象在自然界中普遍存在,如钟摆的运动,鼓面的振动,脉搏的振动等. 广义上讲,任何一个物理量随时间做周期性变化,都可以称为振动,如电磁波中的电场和磁场的周期性交替变化等. 波动则是振动的传播,同时也是一种重要的能量传播过程. 可分为两大类,一类是机械波,如水波、声波、超声波等;另一类是电磁波,如无线电波、光波、X 射线、γ 射线等.

尽管各类振动和波动的物理本质可能不同,但它们在很多方面有共同的物理特征,描述的数学方法也相同,都遵循着一些共同的规律. 本章介绍的振动和波动的基本规律,是后续的声和超声、波动光学理论的基础.

第一节 简谐振动

一、简谐振动方程

一般说来,具体的振动较为复杂,形式也是多种多样的. 但是,无论如何复杂的振动都可以看成是由一些最基本、最简单的简谐振动合成的. 下面先讨论它的基本规律.

质点在弹性力作用下的振动称为简谐振动,简称为谐振动. 如图 3-1 所示,水平放置的轻质弹簧一端固定,另一端连接着一个可看作质点的小球(或物体)m,这一振动系统称为弹簧振子. 当弹簧既不伸长也不缩短时,振子静止于 O 点,系统处于平衡状态,该位置称为平衡位置. 如果使物体偏离 O 点释放,物体将以 O 点为平衡位置振动起来. 在忽略弹簧的质量、不计阻尼的情况下,振子所受的合力恰好与其偏离平衡位置的位移成正比.

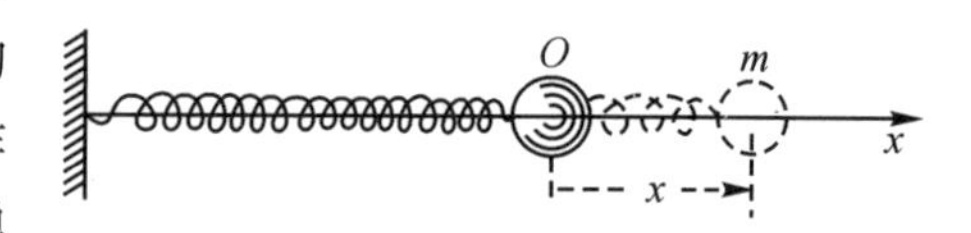

图 3-1 弹簧振子模型

$$F=-kx \tag{3-1}$$

其中 k 为弹簧的劲度系数,负号表示弹性力 F 与振子偏离平衡位置的位移 x 方向相反. 根据牛顿第二定律,物体的运动方程可以表示为

$$m\frac{\mathrm{d}^2x}{\mathrm{d}t^2}=-kx \tag{3-2a}$$

其中,k 和 m 均为正值,令 $\frac{k}{m}=\omega^2$,则上式可以写为

$$\frac{\mathrm{d}^2 x}{\mathrm{d}t^2}=-\omega^2 x \tag{3-2b}$$

式(3-2b)是简谐振动的动力学微分方程,其解可以表示为

$$x=A\cos(\omega t+\varphi) \tag{3-3}$$

式(3-3)即为简谐振动的振动方程,其中 A 和 φ 是积分运算的常数.将式(3-3)对时间求一阶、二阶导数,可得简谐振动物体的速度和加速度分别为

$$v=\frac{\mathrm{d}x}{\mathrm{d}t}=-\omega A\sin(\omega t+\varphi)=\omega A\cos\left(\omega t+\varphi+\frac{x}{2}\right) \tag{3-4}$$

$$a=\frac{\mathrm{d}^2 x}{\mathrm{d}t^2}=-\omega^2 A\cos(\omega t+\varphi)=-\omega^2 x \tag{3-5}$$

可见,物体做简谐振动时,其位移、速度和加速度都随时间周期性变化.

由于三角函数关系 $\cos(\omega t+\varphi)=\sin(\omega t+\frac{\pi}{2}+\varphi)$,令 $\varphi'=\frac{\pi}{2}+\varphi$,简谐振动方程也可以写成正弦形式 $x=A\sin(\omega t+\varphi')$,我们就不一一讨论了.本书不加特殊说明,振动方程(及波动方程)一般采用余弦形式.

二、简谐振动的特征量

描述简谐振动的基本物理量主要有振幅、周期(或频率)和相位.

1.振幅

振动质点离开平衡位置的最大位移值,称为振幅,常用 A 表示.在国际单位制中,振幅的单位为米,符号为 m.振幅是描述物体振动强弱的物理量,振幅越大,表示质点振动越强.

2.周期和频率

振动物体完成一次完整振动所需要的时间,称为振动的周期,常用 T 表示.在国际单位制中,周期的单位为秒,符号为 s.周期是描述物体振动快慢的物理量.

振动物体在单位时间内完成全振动的次数,称为频率,常用 f 表示.频率与周期两者之间有如下关系

$$f=\frac{1}{T}$$

在国际单位制中,频率的单位为赫兹,符号为 Hz.显然有对应关系:$1\mathrm{Hz}=1\mathrm{s}^{-1}$.

在角频率 ω 也是描述物体振动快慢的物理量,它与周期和频率之间的关系为

$$\omega=2\pi f=\frac{2\pi}{T}$$

在国际单位制中,角频率的单位为弧度/秒,符号为 $\mathrm{rad}\cdot\mathrm{s}^{-1}$.

从振动方程的求解过程可知,简谐振动的周期和频率完全取决于振动系统本身,与其他因素无关,称为振动系统的固有周期和固有频率.

3.相位和初相位

相位和初相位是描述简谐振动状态非常重要的物理量.在某一时刻 t 时的相位为 $(\omega t+\varphi)$,由它可以确定物体在该时刻的运动状态,如位移、速度和加速度等.

当 $t=0$ 时，所对应的相位 φ 称为初相位. 初相位一般取值范围为 $[0,2\pi]$ 或 $[-\pi,\pi]$，它决定了振动的初始状态.

已知振动系统的 k、m 及初始条件（即 $t=0$ 时振子的坐标 x_0 和速度 v_0），我们就可以完全确定简谐振动. 将 $t=0$ 时的位移 x_0 和速度 v_0 的值代入简谐振动方程中

$$x_0=A\cos\varphi, v_0=-\omega A\sin\varphi$$

联立上两式可得 $A=\sqrt{x_0^2+\frac{v_0^2}{\omega^2}}$，$\varphi=\arctan\frac{-v_0}{\omega x_0}$.

对两个同频率做简谐运动的质点，它们的振动可用以下方程来描述

$$x_1=A_1\cos(\omega t+\varphi_1),\ x_2=A_2\cos(\omega t+\varphi_2)$$

在 t 时刻两者的相位分别为 $(\omega t+\varphi_1)$ 和 $(\omega t+\varphi_2)$，它们的相位之差为

$$\Delta\varphi=(\omega t+\varphi_2)-(\omega t+\varphi_1)=\varphi_2-\varphi_1$$

上式说明两个同频率简谐振动在任意时刻的相位差始终等于初相位之差. 当 $\Delta\varphi=0$（或 2π 的整数倍）时，两个振动的步调完全相同，这种情况称为同相；当 $\Delta\varphi=\pi$（或 π 的奇数倍）时，两个振动的步调完全相反，这种情况称为反相. 当 $\Delta\varphi\in(0,\pi)$ 时，称振动 2 超前（或振动 1 落后）$\Delta\varphi$；当 $\Delta\varphi\in(-\pi,0)$ 时，则称振动 2 落后（或振动 1 超前）$|\Delta\varphi|$.

相位的概念在对两个同频率的简谐振动进行分析比较时特别有用. 如在磁共振成像及图像重建中就用到了相位编码，另外在交流电路的分析中，电压、电流信号的分析主要通过相位进行比较.

三、简谐振动的旋转矢量图示法

为了直观地表示简谐振动方程中三个物理量的意义，下面介绍简谐振动的旋转矢量图示法.

如图 3-2 所示，取一水平 x 轴，由原点 O 引出一长度等于 $|A|$ 的矢量 $\overrightarrow{OP}$，设想该矢量以匀角速度 ω 绕原点 O 逆时针旋转，那么，矢量端点 P 在 x 轴上的投影点 N 便在 BC 范围内往复运动. 当 A 旋转一周时，N 点完成一次全振动. 当 $t=0$ 时，$\overrightarrow{OP}$ 与 x 轴的夹角为 φ；经过时间 t 后，$\overrightarrow{OP}$ 与 x 轴的夹角变为 $(\omega t+\varphi)$. 显然，这时端点 P 在 x 轴上的投影点 N 对原点 O 的位移是 $x=A\cos(\omega t+\varphi)$，与式(3-3)相同.

简谐振动的旋转矢量图示法，可以将描写简谐振动的三个重要的物理量非常直观地表示出来：矢量的模即振动的振幅 A，矢量旋转的角速度 ω 即振动的角频率，矢量与轴的夹角为振动的相位 $(\omega t+\varphi)$，φ 为初相位. 因此，我们可借助旋转矢量端点在 x 轴上的投影来表示简谐振动，振动曲线如图 3-3 所示.

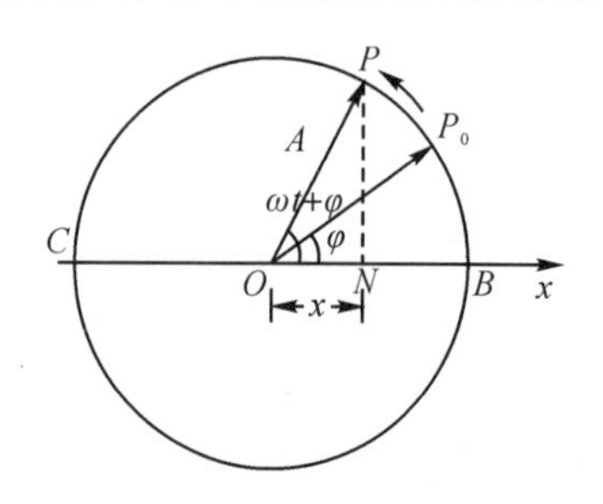

图 3-2　简谐振动的矢量表示

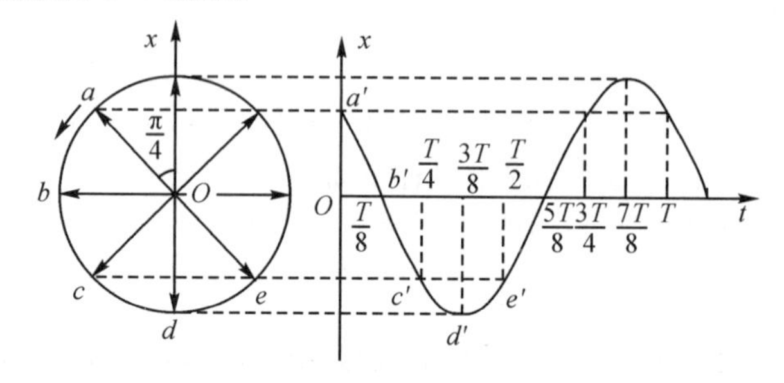

图 3-3　简谐运动的振动曲线

四、简谐振动的能量

振动系统必须先从外部获得能量才能开始振动，如图 3-1 所示的弹簧振子，外力先对它做功，将弹簧拉长或压缩，使它获得弹性势能. 开始振动后，如果系统不再受到外界（如摩擦力）的影响，它的能量将保持不变，振动将一直进行下去. 在振动的过程中，系统的能量有两种形式：动能 E_k 和势能 E_p. 当弹簧振子经过平衡位置时，它的速度最大，势能为零，全部能量为动能；在位移达到最大值时，速度为零，动能为零，全部能量为势能. 在其他位置时，两种形式的能量同时存在，但能量的总和是守恒的.

弹簧的弹性势能 $E_p=\frac{1}{2}kx^2$，将前面的式(3-3)和 $k=m\omega^2$ 代入，可得振子在任意时刻的势能为

$$E_p=\frac{1}{2}mA^2\omega^2\cos^2(\omega t+\varphi) \tag{3-6a}$$

将式(3-4)代入质点运动的动能公式 $E_k=\frac{1}{2}mv^2$，可得振子在任意时刻的动能

$$E_k=\frac{1}{2}mA^2\omega^2\sin^2(\omega t+\varphi) \tag{3-6b}$$

而振子的总能量 $E=E_k+E_p$，将式(3-6a)和式(3-6b)代入得

$$E=\frac{1}{2}mA^2\omega^2\sin^2(\omega t+\varphi)+\frac{1}{2}mA^2\omega^2\cos^2(\omega t+\varphi)$$

整理化简后得

$$E=\frac{1}{2}m\omega^2A^2 \tag{3-6c}$$

式(3-6c)表示，能量 E 与时间 t 无关，也就是说，不管在什么时候，简谐振动的总能量是不变的. 对于一定的振动系统，它的能量与振幅的平方成正比.

例题 3-1 已知一质量为 0.1kg 的弹簧振子在水平面内简谐振动，其振动曲线如图3-4所示. 试求：(1)该弹簧振子的位移表达式；(2)振子振动的总能量.

解：(1)位移表达式：

由简谐振动曲线可知 $A=10\text{cm}$

初始状态 $x_0=-5\text{cm}$，且向轴负方向运动即 $v_0<0$

利用旋转矢量图可知 $\varphi=\frac{2}{3}\pi$

当 $t=2\text{s}$ 时，$x=0$ 且 $v>0$，对应相位为

$$\omega t+\varphi=\frac{3}{2}\pi$$

将 $t=2\text{s}$，$\varphi=\frac{2}{3}\pi$ 代入上式计算，可得

$$\omega=\frac{5\pi}{12}\text{rad}\cdot\text{s}^{-1}$$

所以 $x=0.1\cos\left(\frac{5}{12}\pi t+\frac{2}{3}\pi\right)\text{m}$

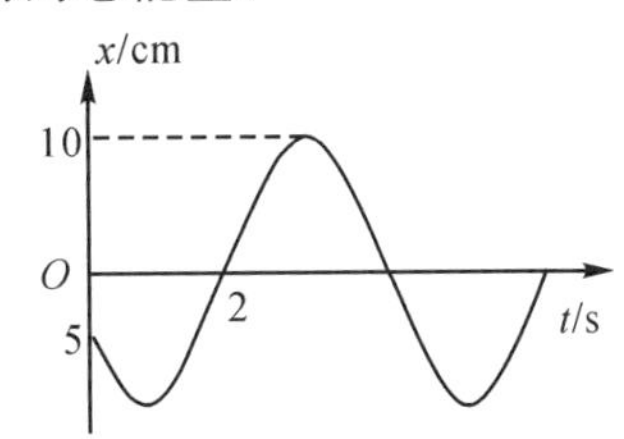

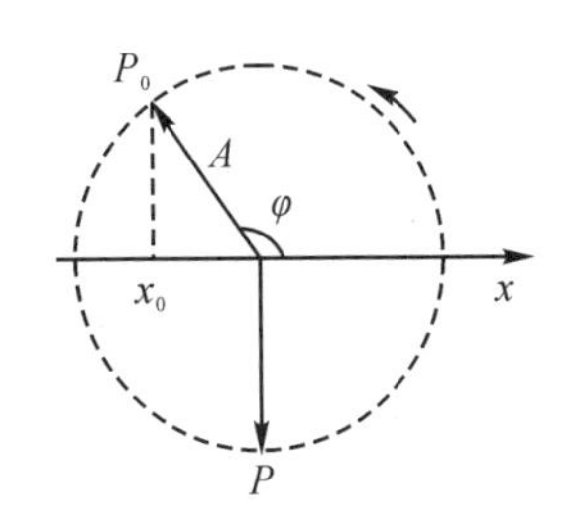

图 3-4 例题 3-1

(2)振动的总能量:

$$E=\frac{1}{2}m\omega^2A^2=\frac{1}{2}\times0.1\times\left(\frac{5}{12}\times3.14\right)^2\times0.1\text{J}=8.56\times10^{-4}\text{J}$$

当然采用函数法也是可以求出振子振动方程的,我们就不一一求解了.

五、阻尼振动　受迫振动　共振

1. 阻尼振动

(1)阻尼振动的形成

无阻尼自由振动只是一种理想情况.任何实际的振动都必然要受到阻尼的作用而损失能量,因而振幅也要减小.如果没有能量的不断补充,在外界阻力的作用下,振动质点的振幅会随着时间的推移而逐步减小,最终停下来.我们把这种在外界阻力作用下振幅随着时间逐渐减小的振动叫作阻尼振动.

(2)阻尼振动的动力学方程

在物体运动速度甚小的情况下,阻力 f_r 的大小与物体运动速度 v 的大小成正比,阻力的方向与速度方向相反,即

$$f_r=-\gamma v=-\gamma\frac{\mathrm{d}x}{\mathrm{d}t}$$

其中,γ 称为阻力系数,其大小与物体的形状、大小、表面状况及介质的性质有关.

在考虑介质阻力的时候,物体做阻尼运动的动力学方程为

$$m\frac{\mathrm{d}^2x}{\mathrm{d}t^2}=-kx-\gamma\frac{\mathrm{d}x}{\mathrm{d}t} \tag{3-7a}$$

令 $\omega_0^2=\frac{k}{m}$,$2\beta=\frac{\gamma}{m}$,上式可以化为

$$\frac{\mathrm{d}^2x}{\mathrm{d}t^2}+2\beta\frac{\mathrm{d}x}{\mathrm{d}t}+\omega_0^2x=0 \tag{3-7b}$$

这是阻尼振动的动力学方程,它是一个常系数线性齐次微分方程.其中 β 为阻尼因子,表征阻尼的强弱.它与系统本身的质量和介质的阻力系数有关;ω_0 是振动系统的固有角频率,由系统本身的性质决定.

在小阻尼情况下,即 $\beta\ll\omega_0^2$ 时,式(3-7b)的解为

$$x=A_0\mathrm{e}^{-\beta t}\cos(\omega t+\alpha) \tag{3-8}$$

其中,$\omega=\sqrt{\omega_0^2-\beta^2}$,称为阻尼振动的"圆频率",而其"周期"$T=\frac{2\pi}{\omega}=\frac{2\pi}{\sqrt{\omega_0^2-\beta^2}}$.与简谐振动做比较,在有阻尼的情况下物体振动"频率"降低,"周期"变长.严格来说,阻尼振动并不是周期运动,只能说是一种准周期性运动.式中 A_0 和 α 是由初始条件决定的积分常数,同时由振幅 $A_0\mathrm{e}^{-\beta t}$ 看出,随着时间的增大,阻尼振动的振幅逐渐减小,阻尼作用越大,振幅衰减得越快.这种阻尼作用较小的情况称为欠阻尼,如图 3-5 曲线 a 所示.

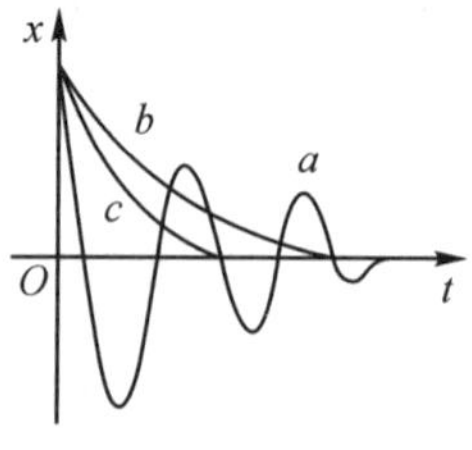

x
b
a
c
O
t

图 3-5　阻尼振动曲线

当 $\beta^2=\omega_0^2$ 时,式(3-7b)的解为

$$x=(C_1+C_2)\mathrm{e}^{-\beta t} \tag{3-9}$$

其中，C_1 和 C_2 也是两个由初始条件决定的积分常数.显然式(3-9)表示质点不再做周期性振动.这种情况又称临界阻尼.在临界阻尼情况下振动体接近平衡位置最快，如图3-5曲线 c 所示.临界阻尼常用于阻尼天平及电流计中，以避免振动并尽快逼近平衡位置.

若 $\beta^2>\omega_0^2$，称为过阻尼，此时振动已不是周期性的，振动体偏离平衡位置的位移随时间按指数规律衰减，接近平衡位置时间较长，如图3-5曲线 b 所示.

在生物学中，阻尼振动的理论具有一些重要的应用.脊椎动物耳朵中的耳石运动就是一个中等强度阻尼振动的例子.脊椎动物有两块或三块由碳酸钙组成的耳石，密度约为水的三倍，它由像弹簧一样的组织连接到充满水状液体的腔体上.当头部倾斜或加速运动时，耳石就相对于液体运动，在达到静止之前由于阻尼的作用，几次通过平衡位置.虽然它仅仅振动了几次，却能为感觉神经所检测，使得大脑在短时间内就可以得到有关头部倾斜量或加速量的信息.

2.受迫振动

(1)受迫振动的形成

实际中为了克服外界阻力的作用，而对振动系统施加一个周期性的外力，从而获得稳定的振动.我们把物体在周期性外力持续作用而产生的振动，称为受迫振动.如扬声器纸盆的振动、耳机膜片的振动等，都是受到外界作用力作用而产生的振动.我们把这个周期性的外力称为驱动力.物体做受迫振动的振幅不仅和驱动力的大小有关，还与驱动力的频率以及振动物体自身的固有频率有关.

(2)受迫振动的动力学方程

物体做受迫振动时，受到弹性力、阻尼力 $\gamma\frac{\mathrm{d}x}{\mathrm{d}t}$、外界驱动力 $f_0\cos\omega' t$ 共同作用，其振动方程为

$$m\frac{\mathrm{d}^2x}{\mathrm{d}t^2}=-kx-\gamma\frac{\mathrm{d}x}{\mathrm{d}t}+f_0\cos\omega' t \tag{3-10a}$$

令 $\omega_0^2=\frac{k}{m}$，$2\beta=\frac{\gamma}{m}$，$h=\frac{f_0}{m}$，上式可以写为

$$\frac{\mathrm{d}^2x}{\mathrm{d}t^2}+2\beta\frac{\mathrm{d}x}{\mathrm{d}t}+\omega_0^2x=h\cos\omega' t \tag{3-10b}$$

式(3-10b)就是受迫振动的动力学方程形式，这是一个二阶常系数线性非齐次微分方程.在阻尼小的情况下这个方程的解为

$$x=A_0\mathrm{e}^{-\beta t}\cos(\sqrt{\omega_0^2-\beta^2}\,t+\varphi_0)+A\cos(\omega' t+\varphi) \tag{3-11}$$

式(3-11)中第一项表示阻尼振动，且随着时间的增加而趋于零，第二项是简谐振动，振幅为 A，频率为 ω'.随着时间的增加，第一项的阻尼振动可忽略不计，质点进行由第二项所决定的与驱动力同频率的振动，不是简谐振动(因为 ω' 不是系统固有的频率，而是驱动力的频率).当第一项为零时，受迫振动达到平稳状态，其稳定方程为

$$x=A\cos(\omega' t+\varphi) \tag{3-12a}$$

$$A=\frac{h}{\sqrt{(\omega_0^2-\omega'^2)^2+4\beta\omega'^2}} \tag{3-12b}$$

$$\varphi = \arctan \frac{-2\beta\omega'}{\omega_0^2 - \omega'^2} \tag{3-12c}$$

式(3-12c)进一步说明了受迫振动的初相位和振幅仅取决于振动系统的自身的性质以及驱动力的频率和振幅，与系统的初始条件无关.

3. 共振

在小阻尼的情况下，当周期性外力的频率接近系统固有频率时，受迫振动振幅达到极大值，这种共振称为振幅共振或位移共振. 系统的共振频率为

$$\omega = \sqrt{\omega_0^2 - 2\beta^2} \tag{3-13a}$$

由式(3-13a)可知：位移共振频率不等于系统的固有频率 ω_0，仅当阻尼无限小时，共振频率无限接近于固有频率. 当 $\beta \to 0$ 时，$A \to \infty$，振动系统产生非常强的位移共振，如图 3-6 所示. 共振时，位移与驱动力的相位差

$$\tan\varphi = -\frac{\sqrt{\omega_0^2 - 2\beta^2}}{\beta} \tag{3-13b}$$

即 $\beta \to 0$，$\tan\varphi \to \infty$，$\varphi \to \frac{\pi}{2}$.

共振现象有很重要的应用，比如当收音机、电视机与电磁波发生共振，可以接收到相应的电磁信息. 许多乐器以及测量仪表都是根据共振原理设计的，人及其他生物的生命活动中也普遍存在着共振现象. 人体的各个器官都有固有频率，构造不同，共振频率就不同. 声音的共振叫共鸣. 当发声体接受外来能量后产生受迫振动时，如果驱动频率和发声体的固有频率接近或相等，受迫振动的振幅可以很大，发生响亮的声音，形成共鸣. 例如，人的发音系统发声时，声带拉紧，由于呼出气流冲击产生声音，口、喉、鼻腔等空气腔(共同形成语言腔)起着共鸣作用. 而人和动物的耳膜结构决定了其自身的共振频率不同，所以人和动物接收到的声波频率范围自然不同. 共鸣对叩诊和听诊也有一定作用.

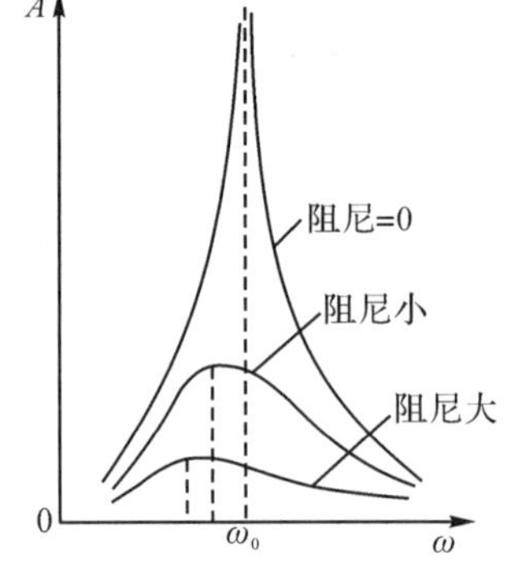

图 3-6　共振曲线

共振现象也会造成一定的损害. 如火车通过桥梁时，车轮在铁轨接头处的撞击力是周期性的，如果这种周期性的作用力的频率接近于桥梁的固有频率，桥梁发生共振就可能坍塌. 如果某些振动的频率接近于某人的内脏器官的固有频率，就可能发生人体器官的共振，引起人体不舒服，严重时可能会危及生命.

第二节　振动的合成与分解

在实际问题中，常常遇到一个质点同时参与几个振动的情况. 例如有两列声波同时传入人耳内时，引起鼓膜的振动将是两个声振动的合振动. 下面只讨论几种简单的简谐振动的合成.

一、同方向简谐振动的合成

1. 同方向、同频率简谐振动的合成

设一质点在同一直线上同时参与两个简谐振动，它们的频率相同，而振幅和初相位不同，则这两个振动的位移分别表示为

$$x_1=A_1\cos(\omega t+\varphi_1),\ x_2=A_2\cos(\omega t+\varphi_2)$$

因为振动是同方向的，所以在任一时刻合振动的位移应是该时刻两个分振动位移的代数和. 则合振动的位移

$$x=x_1+x_2=A_1\cos(\omega t+\varphi_1)+A_2\cos(\omega t+\varphi_2)$$

利用三角函数知识或矢量图示法都可以证明，同方向同频率的两个简谐振动合成后，仍然是一个简谐振动，且频率不变，其振动方程可表示为

$$x=A\cos(\omega t+\varphi)$$

式中

$$A=\sqrt{A_1^2+A_2^2+2A_1A_2\cos(\varphi_2-\varphi_1)} \tag{3-14a}$$

$$\varphi=\arctan\frac{A_1\sin\varphi_1+A_2\sin\varphi_2}{A_1\cos\varphi_1+A_2\cos\varphi_2} \tag{3-14b}$$

从合振动的振幅公式(3-14a)可以看出，合振动的振幅与两个分振动的相位差有关. 下面讨论两种特殊情况：

(1)若两分振动的相位差满足 $\varphi_2-\varphi_1=\pm2k\pi\quad(k=0,1,2,\cdots)$，则

$$A=\sqrt{A_1^2+A_2^2+2A_1A_2}=A_1+A_2$$

这表明，当两个分振动同相位时，合振幅为两个分振幅之和，如图 3-7(a)所示.

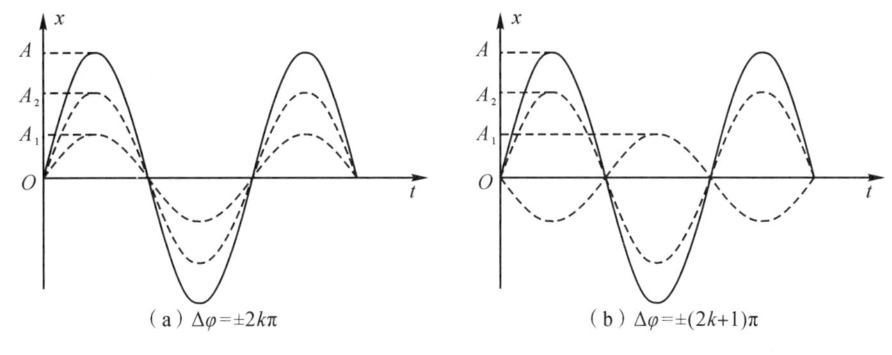

图 3-7 两个同方向、同频率的简谐振动的合成

(2)若两分振动的相位差满足 $\varphi_2-\varphi_1=\pm(2k+1)\pi\quad(k=0,1,2,\cdots)$，则

$$A=\sqrt{A_1^2+A_2^2-2A_1A_2}=|A_1-A_2|$$

可见，当两个分振动反相时，合振幅为两个分振幅之差，如图 3-7(b)所示. 当两个分振动的相位差为其他值时，合振幅介于 $|A_1-A_2|$ 和 A_1+A_2 之间.

2. 同方向、不同频率简谐振动的合成拍

当两个同方向但频率不同的简谐振动合成时，合振动的性质比较复杂，并且不再是简谐振动. 在这种情况下，求合振动的最简单、最直观的方法是振动曲线图解法，即由两

个分振动曲线求出它们叠加后的曲线，如图 3-8 所示. 图中虚线表示分振动，实线表示合振动. 从图 3-8 可知，振动方向相同，频率有一定整数比的两个或两个以上的简谐振动的合振动，不再是简谐振动，但仍然是周期性的振动. 其频率与各分振动中最低频率相同，振动形式由分振动的频率、振幅和初相位共同决定.

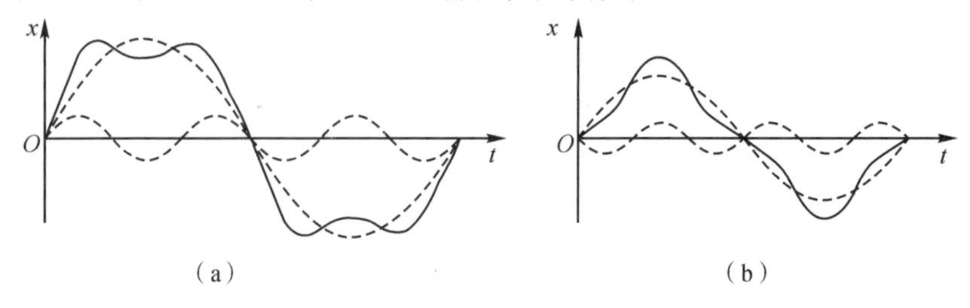

图 3-8　同方向、不同频率的简谐振动的合成

作为一个特例，我们考虑振幅、初相位相同，频率非常接近的两个振动的合成. 设它们的振动方程分别为

$$x_1=A\cos(\omega_1 t+\varphi),x_2=A\cos(\omega_2 t+\varphi)$$

利用三角函数的和差化积公式，可得合振动的位移为

$$x=x_1+x_2=2A\cos\frac{\omega_2-\omega_1}{2}t\cdot\cos\left(\frac{\omega_1+\omega_2}{2}t+\varphi\right) \tag{3-15}$$

从上式可以看出，合振动的角频率为$\frac{\omega_1+\omega_2}{2}$，振幅为$\left|2A\cos\frac{\omega_2-\omega_1}{2}t\right|$. 由于两个分振动的频率都比较大，而两频率之差又很小，故有$\left|\frac{\omega_2-\omega_1}{2}\right|\ll\frac{\omega_1+\omega_2}{2}$，因此合振动的振幅随时间做缓慢的周期性变化，从而使振幅时大、时小，如图 3-9 所示. 这种现象叫作拍，其频率 $f=|f_2-f_1|$，称为拍频. 手风琴的两排中音簧，频率相差 6～8Hz，产生拍.

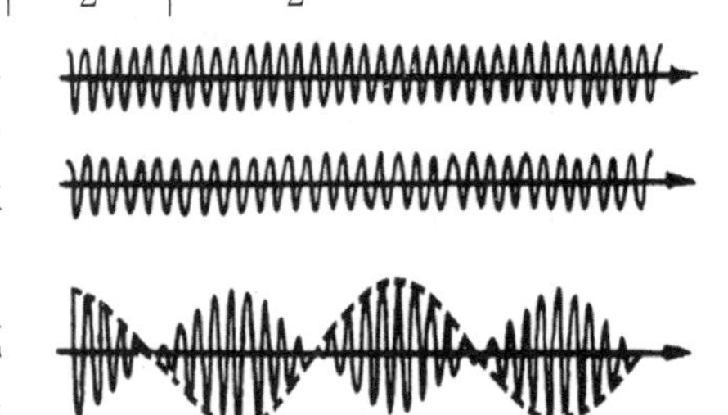

图 3-9　拍的产生

人们常利用拍现象来校准乐器、测定声波或无线电波的频率、监视公路上汽车的速度等. 以乐器调音为例，如果乐器的弦没有调节到位，那么当它被拨动后发出的声音便与标准音调不相符合，而调律师就是通过听辨拍音来进行校准的. 在测定声波或无线电波的频率时，测定人员发送已知频率的波，然后根据拍频的计算得出未知波的频率.

二、复杂振动的分解

与振动合成相反，任一个周期性的复杂振动均能被分解为若干个频率不同、振幅不同的简谐振动. 理论上来说，一个复杂振动可用无限多个正弦函数和余弦函数之和来表示

$$\begin{aligned}x=F(t)=A_0&+A_1\cos\omega t+A_2\cos2\omega t+A_3\cos3\omega t+\cdots\\&+B_1\sin\omega t+B_2\sin2\omega t+B_3\sin3\omega t+\cdots\end{aligned} \tag{3-16}$$

$$=A_0+\sum_{n=1}^{\infty}(A_n\cos n\omega t+B_n\sin n\omega t)$$

这样的数学表示式叫傅里叶变换，其中 $n=1,2,3,\cdots$，系数 $A_0,A_1,A_2,\cdots$ 及 B_1，$B_2,\cdots$，对于给定的函数 $F(t)$，可按公式求出. 各分振动的频率都是原振动频率 ω 的整数倍，与原振动频率一致的分振动称为基频振动，其他分振动的频率是基频 ω 的二倍、三倍……，相应地称为二次、三次……谐频振动.

把一个周期性复杂振动分解为若干简谐振动之和的过程，称为频谱分析. 频谱分析在理论研究和实际应用中都有着十分重要的意义，在医学生物信号的处理方面（如心电、脑电、超声多普勒血流、核磁共振等信号的分析），有着广泛的应用.

三、垂直方向简谐振动的合成

1. 垂直、同频率简谐振动的合成

设一质点同时参与了两个振动方向互相垂直的同频率的简谐振动，即

$$x=A_1\cos(\omega t+\varphi_1),\ y=A_2\cos(\omega t+\varphi_2)$$

将式中 t 消去，可得合振动的轨迹方程为

$$\frac{x^2}{A_1^2}+\frac{y^2}{A_2^2}-\frac{2xy}{A_1A_2}\cos(\Delta\varphi)=\sin^2(\Delta\varphi) \tag{3-17}$$

一般而言，这是个椭圆方程，具体形状由相位差 $\Delta\varphi=\varphi_2-\varphi_1$ 决定，如图 3-10 第一行所示. 应当注意到，当 $\Delta\varphi=0$ 或 π 的整数倍时，合成运动才是谐振动，轨迹为一条倾斜的直线；其他的情况下，轨迹一般为椭圆；当 $\Delta\varphi=\frac{\pi}{2}$ 或 $\frac{3\pi}{2}$ 时为正椭圆，且 $A_1=A_2$ 时正椭圆退化为圆. 当 $0<\Delta\varphi<\pi$ 时，质点沿顺时针方向运动；当 $-\pi<\Delta\varphi<0$ 时，质点沿逆时针方向运动. 当然，某个任意方向的谐振动或某些椭圆或某些圆运动也可以分解为两个频率相同、振动方向互相垂直的谐振动. 两个方向互相垂直、同频率简谐振动的合成理论在研究电磁波和光的偏振及偏振实验技术中有重要应用.

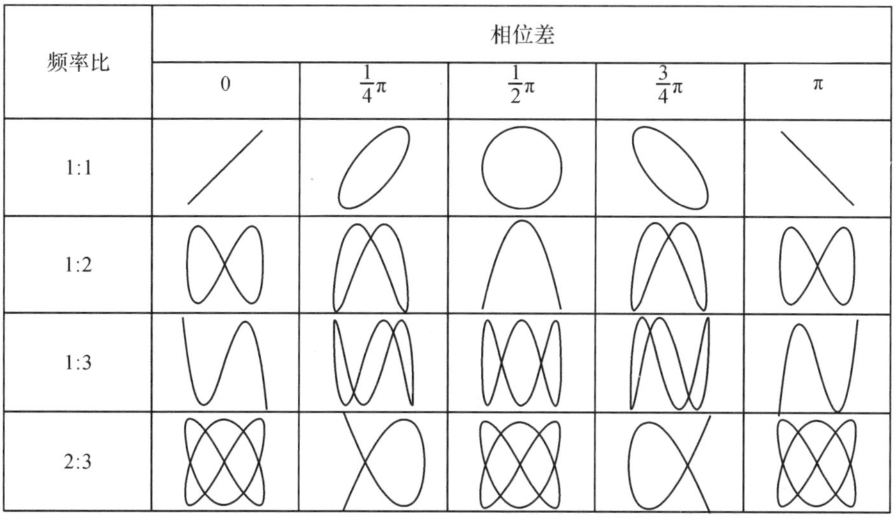

频率比	相位差				
	0	$\frac{1}{4}\pi$	$\frac{1}{2}\pi$	$\frac{3}{4}\pi$	π
1:1					
1:2					
1:3					
2:3					

图 3-10 李萨如图形

2. 垂直方向、不同频率谐振动的合成

当两个互相垂直的简谐振动频率不同时，合成的轨迹与频率之比和两者的相位差都有关系，图形一般较为复杂. 但当原来两互相垂直的简谐振动频率比为整数比时，合成运动的轨迹将为稳定的闭合曲线，运动是周期性的，如图 3-10 所示. 这种图形叫作李萨如图形.

由于在闭合的李萨如图形中两个振动频率严格地成整数比，所以可以在示波器上用李萨如图形来精确地比较频率. 在数字频率计未被广泛采用之前，这是测量电信号频率的一种简便方法.

四、示波器

示波器是一种用途极为广泛的电子仪器，它能把本来非常抽象的肉眼看不到的电信号变成具体的看得见的图像，可以利用示波器观察和分析电压、电流的波形，并测量相关参数. 其他信号可以通过特定方式，如机械振动可以利用电磁感应先转化为电信号，再输入示波器中予以显示. 在医学上，可以利用示波器观察心电、脑电、心音、脉搏等生理信号. 此外，示波器显示图像的原理也是超声成像技术的基础.

1. 示波管的结构和作用

示波管是示波器的主要组成部分，其结构如图 3-11 所示. 示波管主要包括电子枪、偏转系统和荧光屏三部分，全都密封在高真空的玻璃外壳内.

下面分别说明各部分的作用.

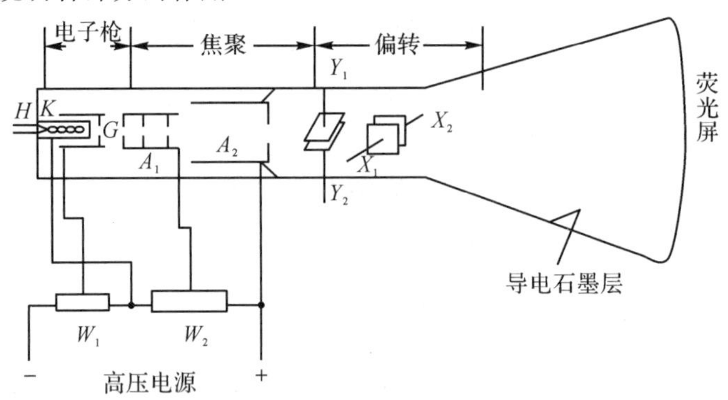

图 3-11　示波管的结构

(1)电子枪：由灯丝 H、阴极 K、控制栅极 G、第一阳极 A_1、第二阳极 A_2 五部分组成. 灯丝通电后加热阴极，阴极被加热后发射电子. 控制栅极是一个顶端开孔的圆筒，套在阴极外面. 它的电位比阴极低，对阴极发射出来的电子起控制作用，只有初速度较大的电子才能穿过栅极顶端的小孔然后在阳极加速下奔向荧光屏；示波器面板上的“亮度”调整就是通过调节栅极电位控制射向荧光屏的电子流密度，从而改变屏上的光斑亮度. 阳极电位比阴极电位高很多，电子被它们之间的电场加速形成射线. 当控制栅极、第一阳极、第二阳极之间的电位调节合适时，电子枪内的电场对电子射线有聚焦作用，所以第一阳极也称聚焦阳极；“聚焦”调节，就是调节第一阳极电位，使荧光屏上的光斑成为明亮、清晰的小圆点. 第二阳极电位更高，又称加速阳极.

(2)偏转系统：它由两对相互垂直的偏转板组成，一对竖直偏转板 Y_1Y_2，一对水平偏转板 X_1X_2. 在偏转板上加以适当电压，当电子束通过时，其运动方向发生偏转，从而使电子束打在荧光屏上形成的光斑位置发生改变.

(3)荧光屏：它是示波器的显示部分，当加速聚焦后的电子打到荧光屏上时，屏上所涂的荧光物质就会发光，从而显示出电子束的位置. 电子轰击荧光屏后，荧光物质发光还需要一定的时间后才熄灭，这个时间称为余辉时间. 一般来说，观察频率高的信号时，用短余辉示波管；观察频率低的信号时，如心电、脑电、心音、脉搏波等生理信号，则采用长余辉示波管.

2. 示波原理

理论上可以证明，光点在光屏上漂移的距离 x(或 y)与偏转板所加电压 u_x(或 u_y)成正比，因而可将电压的测量转化为屏上光点偏移距离的测量，这就是示波器工作原理. 即

$$x=k_xu_x, y=k_yu_y$$

对于固定的示波管，当阳极电压一定时，式中的 k_x、k_y 均为常数，其大小反映了示波器偏转板的灵敏度. k_x、k_y 值越大，灵敏度越高，即电子在荧光屏上偏转单位长度所需的偏转电压越小；反之亦然.

如果只在竖直偏转板 Y_1Y_2 上加一正弦波电压，水平偏转板 X_1X_2 不加电压，则电子束将随电压的变化只在竖直方向上往复运动，在荧光屏上看到的是一条竖直亮线，如图 3-12(a)所示. 可见只在 Y_1Y_2 方向接入待测信号，波形将无法展开.

要能显示波形，必须同时在水平偏转板加一扫描电压，使电子束的亮点沿水平方向拉开. 这种扫描电压的特点应是：电压随时间成线性关系增加到最大值，此后再重复变化. 这种扫描电压随时间变化的关系曲线形同锯齿，故称为锯齿波电压. 如果只在水平偏转板 X_1X_2 加上这样的锯齿波电压，垂直偏转板 Y_1Y_2 不加电压，则电子束偏转电压随时间的变化只在水平方向上往复运动，在荧光屏上看到的是一条水平亮线. 在一个周期内，由于

$$x=k_xu_x=k_xkt$$

也就是说，水平扫描线为待测信号提供了一个“时间轴”，如图 3-12(b)所示.

如果在 Y_1Y_2 上加待测电压信号，X_1X_2 上加锯齿波扫描信号，此时，电子(光点)同时参与两个方向的偏转，这样在荧光屏上就显示了待测信号随时间变化的完整波形，如图 3-12(c)所示.

需要指出的是，扫描系统输出的锯齿波扫描电压，只有它的周期与 Y 轴的信号电压的周

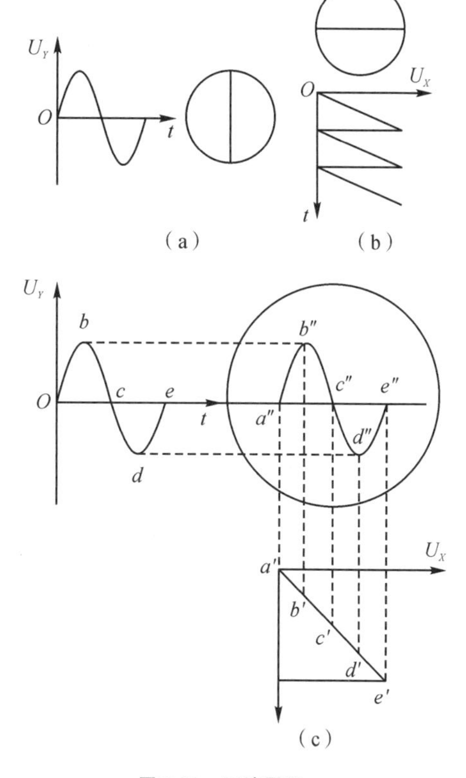

图 3-12 示波原理

期完全相等或成严格的整数倍关系时，电子束才能在荧光屏上合成一个或几个完整的波形，而这个过程必须依靠同步电路来达到要求．同步电路的工作方式为：从垂直放大系统中取出部分待测信号作为触发信号送入触发器中，驱动触发器产生触发脉冲，从而迫使 X 轴的水平扫描信号的周期与 Y 轴的待测信号周期同步．

第三节　简谐波

一、波的产生与传播

1．波的产生

振动和波动是密切关联而又互相区别的两种运动形式．在弹性介质中，某一质点因外界扰动而引起振动时，由于质点与质点之间存在着弹性联系，周围的质点也会跟着振动起来，振动就这样由近及远地传播出去．这种振动在介质中的传播现象叫作波动．机械振动在弹性介质中传播，就形成了机械波，如声波、水波、地震波等都是机械波．由此可见，机械波的产生，首先要有做机械振动的物体，即波源；其次要有能够传播这种机械振动的弹性介质，只有通过介质间的相互作用力，才能使机械振动沿着介质向外传播．

若波源做简谐振动，介质中各质点也将做简谐振动，且与波源的频率相同．由简谐振动所产生的波称为简谐波，它是一种最简单的、最基本的波动形式．一切复杂的振动都可以看成是由简谐振动组合而成的，因此一切复杂波也可以看成是由不同的简谐波合成的．

应该注意的是，各质点传播振动时都是靠与邻近质点间的弹性力作用而在各自平衡位置附近振动，每一质点开始振动的时刻都比前一质点晚一些，但却重复前一质点的振动状态，质点本身并不随着振动的传播而“随波逐流”．如果质点的振动方向与振动的传播（即波的传播）方向互相垂直，这种波称为横波；如果质点的振动方向与波的传播方向互相平行，则这种波称为纵波．

2．波线　波面　波前

为了形象地描述波在空间的传播，可用几何图形来表示波的传播方向及各质点振动的相位等．

沿着波的传播方向作一些带有箭头的线（箭头指向波的传播方向），称为波线（或波射线）．振动状态沿波线传播，因此沿着波线方向各质元的振动相位是逐一落后的．波在传播过程中，任一时刻介质中各质元振动相位相同的点联成的面叫作波面．由于同一波面上各点的振动相位是相同的，也称为同相面．在某一时刻，波传播到达的最前面的波面称为该时刻的波前或波阵面．在各向同性均匀的介质中，波线始终与波面垂直．波前是平面的波叫平面波，平面波的波线是垂直于波面的平行直线．波前为球面的波叫球面波，球面波的波线是沿半径方向的直线．平面波和球面波的波阵面和波线如图 3-13 所示．

3．描述波的特征量

波长、波的周期（或频率）和波速是描述波动的重要物理量，也称为波的特征量．

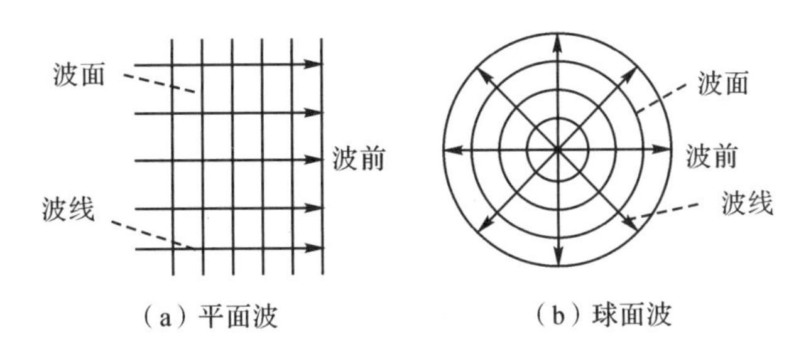

(a) 平面波　　(b) 球面波

图 3-13 平面波和球面波

(1)波长

沿着波线的方向,各质元振动的相位是依次落后的.波传播时,同一条波线上两个相邻的、相位差为 2π 的质点间的距离,称为波长,记为 λ. 显然,波源做一次完全的振动,波前进的距离(即振动状态传播的距离)等于一个波长.波长反映了波的空间周期性.

(2)周期(或频率)

波前进一个波长的距离所需的时间叫作波的周期,用 T 表示,在数值上等于波源(或各质元)振动的周期,它反映了波的时间周期性.单位时间内,波在前进距离中通过某点的完整波的数目,也就是单位时间内波源完成全振动的次数,叫作波的频率,记作 f. 在国际单位制中,频率的单位为赫兹,符号为 Hz. 频率和周期互为倒数关系.

(3)波速

振动状态在介质中传播的速度叫作波速,用 u 表示.波速在数值上等于任一振动状态或振动相位在单位时间内传播的距离,故也称为相速度(简称相速).在一个周期内,波前进一个波长的距离,故有

$$u=\frac{\lambda}{T}=\lambda f \tag{3-18}$$

式(3-18)是表示波的空间周期性与时间周期性两者之间关系的重要公式,对各类波都适用,因此具有普遍的意义.

波的周期(或频率)决定于波源的振动周期(或频率),与介质无关;而波速只取决于介质的性质,与波源无关.例如男女声二重唱,男女声带(波源)频率不同,决定了男女声波频率不同;但在同一介质(空气)中传播,故能同时传到听众的耳朵里.

波从一种介质进入到另一种介质中时,波速改变,频率不变,所以波长也改变.

二、惠更斯原理

1690 年荷兰科学家惠更斯提出,波源振动的传播引起介质各质点的振动,介质中的每一个质点都可以看作是一个新的波源,称为子波源,在其后的任意时刻,这些子波源的包络就是新的波阵面.这就是著名的惠更斯原理.

如果介质是连续分布的,介质中任何一点的振动将引起邻近质点的振动,因而在波动中任何一点都可以看作一个新的波源.在以后的任一时刻,这些子波的包络面就是该时刻的波前.因此,只要知道某一时刻的波面,就可根据惠更斯原理用几何作图的方法确定以后任意时刻的波面.

如图 3-14(a)、(b)所示，设有一列波以速度 u 向周围传播. 以 t 时刻的波阵面上各点为中心，以 $r=u\Delta t$ 为半径，画出一系列半球面形的子波，再画出公切于这些子波的包络面，这个新的包络面就是 $t+\Delta t$ 时刻的波阵面. 当波动在均匀的各向同性的介质中传播时，新的波阵面的几何形状和原来的波阵面的形状一致——原来是平面波的，在传播中保持原状，新的波阵面仍然是平面波；原来是球面波的，在传播中成同心的、半径加大的球面，新的波阵面仍然是球面波.

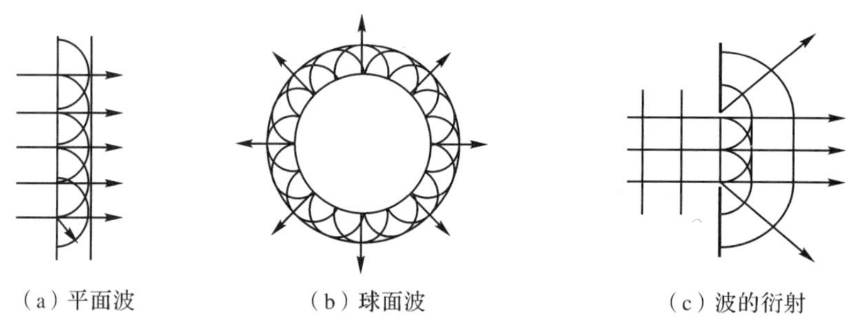

图 3-14　惠更斯原理作图应用

惠更斯原理也可以解释波的衍射现象. 按照惠更斯原理，当波通过小孔后，孔中间部分仍按原来方向直线传播，两侧波线绕到障碍物后面，如图 3-14(c)所示. 可以看出，衍射现象总是存在的，只有明显和不明显的差异；孔的尺寸越大衍射效果将越不明显. 此外，波的反射和折射现象也可以用惠更斯原理作图解释.

不论是机械波还是电磁波，不论传播波的介质是均匀介质还是非均匀介质，惠更斯原理对任何波动过程都适用. 根据惠更斯原理作图是我们讨论简单的波的传播问题的重要手段. 但是，惠更斯原理也有不足之处，它的子波假设不涉及子波的振幅、相位等的分布问题.

三、波动方程

在描述波动过程时，我们用数学函数式来描述介质中各质点的位移 y 与各质点的平衡位置 x 及时间 t 之间的关系，这样的函数式称为波动方程.

设有一列平面简谐波在各向同性的均匀介质中以波速 u 沿 x 轴的正方向传播，如图 3-15 所示. 在波线上取一点 O 作为坐标原点，波线就是 x 轴，我们用 x 坐标表示各个质点在波线上的平衡位置，用 y 表示各个质点离开平衡位置的位移. 设 O 点处的质点的振动方程为

$$y_0=A\cos(\omega t+\varphi)$$

其中，y_0 是 O 点处质点在 t 时刻离开平衡位置的位移. 任取离 O 点距离为 x 处的一点 P，现在分析 t 时刻 P 点处质点的振动情况. 因为振动是从 O 点传到 P 点，P 点的振动将落后于 O 处的质点，落后的时间就是振动从 O 点传到 P 点所需要的时间 x/u. 所以 P 质点在时刻 t 的振动状态与 O 质点在时刻 $(t-x/u)$ 的振动状态相同，P 质点的振动方程为

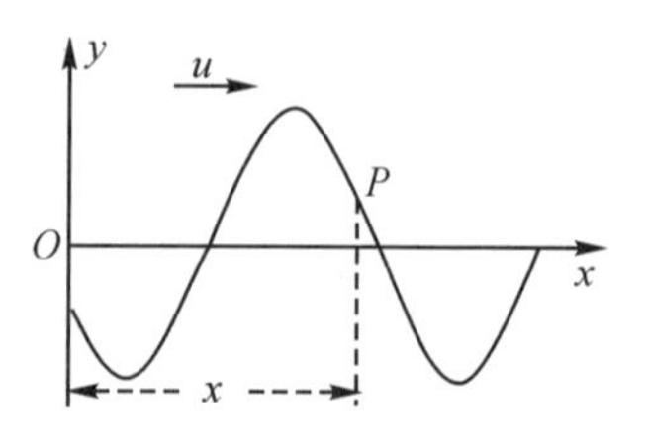

图 3-15　波动方程的推导

$$y=A\cos\left[\omega\left(t-\frac{x}{u}\right)+\varphi\right] \tag{3-19}$$

因为 P 点是任意的，所以式(3-19)表示了波线上任意一点在任意时刻的位移，即为平面简谐波的波函数. 由波长、周期(频率)和波速之间的关系，也可以写成如下多种表达形式

$$\left.\begin{aligned}
y&=A\cos\left[2\pi\left(\frac{t}{T}-\frac{x}{\lambda}\right)+\varphi\right]\\
y&=A\cos\left[2\pi\left(ft-\frac{x}{\lambda}\right)+\varphi\right]\\
y&=A\cos\left[\left(\omega t-\frac{2\pi}{\lambda}x\right)+\varphi\right]
\end{aligned}\right\} \tag{3-20}$$

式(3-19)两边对时间 t 求偏导，可以得出 x 处质点的振动速度为

$$v=\frac{\partial y}{\partial t}=-A\omega\sin\left[\omega\left(t-\frac{x}{u}\right)+\varphi\right] \tag{3-21}$$

式(3-19)求时间 t 的二阶偏导数，得到 x 处质点振动的加速度表达式为

$$a=\frac{\partial^2 y}{\partial t^2}=-A\omega^2\cos\left[\omega\left(t-\frac{x}{u}\right)+\varphi\right] \tag{3-22}$$

需要说明的是：u 指的是波在介质中的传播速度，其大小取决于介质的性质；而 v 表示质点的振动速度，其大小随着时间周期性改变.

在波函数表达式中，质点偏离平衡位置的位移 y 表达式中有 x 和 t 两个自变量，可以从下述三点来说明：

(1)时刻 t 确定时，质点偏离平衡位置的位移 y 仅是位置 x 的函数，这时波函数表示某一时刻在波线上各个 x 处质点的位移，即某时刻 t 的波形方程. 不同的时刻波形不同；经过一个周期，波形将沿着波传播的方向整体平移一个波长.

(2)位置 x 确定时，质点离开平衡位置的位移 y 仅仅是时间 t 的函数，这时波动方程表示距离原点 O 为 x 处的质点在各个不同时刻的位移，即单个质点的振动方程. 不同位置的质点相位不同，振动情况不同；相隔一个波长的两个质点，相位相差 2π，振动情况相同.

(3)t 和 x 都变化时，波函数表示沿波的传播方向上各不同质点在不同时刻的位移.

波函数式(3-19)分别关于 t 和 x 求二阶偏导数，得

$$\frac{\partial^2 y}{\partial t^2}=-A\omega^2\cos\left[\omega\left(t-\frac{x}{u}\right)+\varphi\right]$$

$$\frac{\partial^2 y}{\partial x^2}=-A\frac{\omega^2}{u^2}\cos\left[\omega\left(t-\frac{x}{u}\right)+\varphi\right]$$

对比上面两个函数式，可以得出

$$\frac{\partial^2 y}{\partial t^2}=\frac{1}{u^2}\frac{\partial^2 y}{\partial x^2} \tag{3-23}$$

式(3-23)称为平面波动方程. 任何复杂的波，都可以看作是由许多不同频率的平面简谐波合成的，则上述关系仍然成立. 任何物理量，无论是力学量、电学量还是其他物理量只要满足上述关系，则这一物理量就按波的形式传播.

此外，在图3-15中，若波沿着 x 轴的负方向传播，P 处质点将比 O 处质点早开始振动，即 t 时刻 P 点的位移应与 $t+x/u$ 时刻 O 点的位移相等，因此波以速度 u 沿 x 轴负方向传播的平面简谐波的表达式为

$$y=A\cos[\omega(t+\frac{x}{u})+\varphi] \tag{3-24}$$

例题3-2 一平面简谐波沿 x 轴正向传播，波的振幅为0.1mm，频率为12.5kHz，波速为 $5.0\times10^3\mathrm{m\cdot s^{-1}}$，已知初始时刻坐标原点处的质元到达正的最大位移处. 试求：(1)波长与周期；(2)波动方程；(3)离波源0.1m处质点的振动方程；(4)0.0021s时刻的波形方程；(5)离波源0.2m和0.3m两点处质点振动的相位差.

解：(1)由已知的频率和波速可求得周期和波长分别为

$$T=1/f=8.0\times10^{-5}\mathrm{s},\lambda=uT=0.4\mathrm{m}$$

(2)波沿 x 轴正向传播，设波动方程为

$$y=A\cos(\frac{2\pi}{T}t-\frac{2\pi}{\lambda}x+\varphi_0)$$

将原点处质元的初始条件代入方程，即 $A\cos\varphi_0=A$

可得 $\varphi_0=0$，波动方程为 $y=10^{-4}\cos(2.5\pi\times10^4t-5\pi x)$

(3) $y|_{x=0.1}=10^{-4}\cos(2.5\pi\times10^4t-5\pi\times0.1)=10^{-4}\cos(2.5\times10^4\pi t-\frac{\pi}{2})$

(4) $y|_{t=0.0021}=10^{-4}\cos(2.5\pi\times10^4\times0.0021-5\pi x)=10^{-4}\cos(\frac{\pi}{2}-5\pi x)$

(5) $\Delta\varphi=(2.5\pi\times10^4t-5\pi\times0.2)-(2.5\pi\times10^4t-5\pi\times0.3)=\frac{\pi}{2}$

或 $\Delta\varphi=2\pi\frac{\Delta x}{\lambda}=\frac{\pi}{2}$

即0.2m处质元比0.3m处质元的相位超前 $\frac{\pi}{2}$.

四、波的能量和强度

1.波的能量

波传播时，介质中各个质点都在振动，同时介质发生形变，因此介质质点既有动能，又有势能. 波向外传播的是波源的振动形式，实质上也是能量向外传播的一个过程.

设有一列平面简谐波(没有能量衰减)，以速度 u 在各向同性的密度为 ρ 的均匀介质中向外传播，波函数用式(3-19)表示，在任意坐标 x 处取体积元 ΔV，在时刻 t 的动能 E_k 为

$$E_k=\frac{1}{2}\rho\Delta VA^2\omega^2\sin^2[\omega(t-\frac{x}{u})+\varphi]$$

可以证明，该体积元的势能 E_p 和动能 E_k 完全相同，都是时间的周期函数，并且大小相等，相位相同. 因此体积元的总机械能为

$$E=\rho\Delta VA^2\omega^2\sin^2[\omega(t-\frac{x}{u})+\varphi] \tag{3-25}$$

式(3-25)表明，体积元 ΔV 的总机械能在零和最大值 $\rho\Delta VA^2\omega^2$ 之间做周期性的变

化.能量从零增大到最大值的过程中,该体积元吸收能量;在能量由最大值减小到零的过程中,该体积元放出能量.

介质中单位体积的波动能量,称为波的能量密度,用 w 来表示,则

$$w=\frac{E}{\Delta V}=\rho A^2\omega^2\sin^2\left[\omega\left(t-\frac{x}{u}\right)+\varphi\right] \tag{3-26a}$$

能量密度在一个周期内的平均值,称为平均能量密度,通过对上式的积分得出平均能量密度为

$$\overline{w}=\frac{\int_0^T w\mathrm{d}t}{T}=\frac{1}{2}\rho A^2\omega^2 \tag{3-26b}$$

式(3-26b)对纵波和横波都适用.

2.波的强度

波的能量是随着波动在介质中传播的,因而可以引入能流的概念.一列机械波在单位时间内通过介质中某一面积的能量称为通过该面积的能流.通过 S 面的能流是随着时间周期性变化的,通常取一个周期内的平均值,称为通过 S 面的平均能流,记作 $\overline{P}$.在介质中取面积为 S 并垂直于波线的平面,则在 Δt 时间内通过该面的能量等于体积 $Su\Delta t$ 内的能量 ΔE,则通过该面积的能流为

$$\overline{P}=\frac{\Delta E}{\Delta t}=\frac{\overline{w}\cdot Su\Delta t}{\Delta t}=\overline{w}uS=\frac{1}{2}\rho A^2\omega^2 uS \tag{3-27}$$

通过与波线垂直的单位面积的平均能流,称为平均能流密度或波的强度.波的强度用符号 I 表示.在国际单位制中,波的强度单位是瓦特/米^2,符号为 $\mathrm{W\cdot m^{-2}}$.

$$I=\frac{\overline{P}}{S}=\overline{w}u=\frac{1}{2}\rho uA^2\omega^2 \tag{3-28}$$

式(3-28)表明,波的强度与质点振幅的平方成正比,与波的频率的平方成正比.

3.波的衰减

上面所讨论的波在传播过程中其振幅始终不变,也就是波的强度不变,这仅是一种理想的情况.事实上波动在媒质中传播时,由于介质的黏滞性和导热性,分子的吸收以及波束的发散、反射等因素,它的强度将随着传播距离的增加而减弱,这种现象称为波的衰减.对两种常见的机械波,其强度衰减主导原因不同:平面波主要是由于被介质吸收或散射,使沿原方向传播的波的强度减弱;如果是球面波,则主要是因为波面的扩大造成通过单位截面积的能量减少.

(1)平面波的衰减

实验指出,平面波在均匀介质中传播,通过厚度为 $\mathrm{d}x$ 的一层介质后,所减少的强度 $-\mathrm{d}I$ 与入射波的强度和所通过的薄层厚度 $\mathrm{d}x$ 成正比,即

$$-\mathrm{d}I=\mu I\mathrm{d}x \tag{3-29a}$$

比例系数 μ 称为介质的吸收系数.设在 $x=0$ 处的强度为 I_0,任意位置 x 处的强度为 I,分离变量并代入初始条件

$$\int_{I_0}^{I}\frac{\mathrm{d}I}{I}=-\mu\int_0^x\mathrm{d}x$$

积分可得

$$I=I_0\mathrm{e}^{-\mu x} \tag{3-29b}$$

式(3-29b)表明波的强度按指数规律衰减.吸收系数 μ 与介质的密度、黏滞系数、波速、波的频率等有关.例如声波在空气中的吸收系数比在水中约大千倍，所以在空气中衰减比在水中快得多.介质为空气或液体时，吸收系数强烈地依从于频率，例如声波在空气中的吸收系数与频率的平方成正比，所以高频超声波在空气中衰减极快.

(2)球面波的衰减

即使不考虑介质的吸收、散射等原因，球面波也会因其波阵面随传播的距离增大而扩大，使得通过单位面积的能量与面积反比例减少，从而引起波的强度减弱.设球面波在半径为 r_1 的球面 S_1 上强度为 I_1；当传到 r_2 处的球面 S_2 上其强度为 I_2，如图3-16所示.由于单位时间内通过各个波阵面的能量是相等的，可得

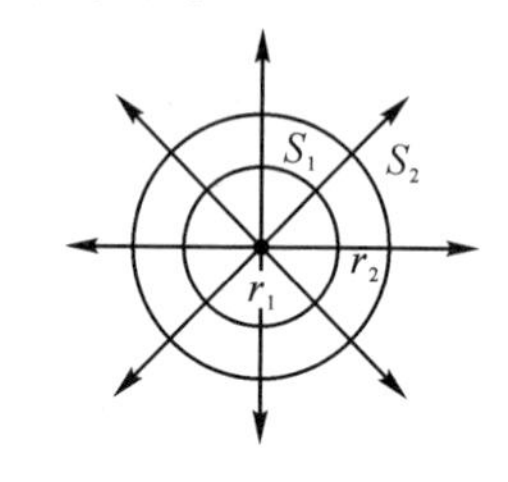

图 3-16　球面波的衰减

$$S_1 I_1 = S_2 I_2$$

即

$$I_1 4\pi r_1^2 = I_2 4\pi r_2^2$$

可得

$$I_2 = I_1 \frac{r_1^2}{r_2^2} \tag{3-30}$$

可见球面波的强度和离开波源的距离平方成反比.考虑到波的强度与质点振幅的平方成正比，则球面波的各质元的振幅与它离波源的距离成反比.因而球面简谐波的运动学方程可以表示为

$$y = \frac{A_0}{r}\cos\left[\omega\left(t - \frac{r}{u}\right) + \varphi_0\right] \tag{3-31}$$

其中，A_0 为常量，可根据某一波面上的振幅和波面半径来确定.上式在 $r=0$ 时没有意义.实际上，当 r 很小时，波源不能看作点波源，波也不能看作球面波.

第四节　波的干涉

一、波的叠加原理

日常生活中经常会遇到几列波相遇的情况.例如，房间里人们在交谈，同时播放着音乐，音乐并不会改变人的声音，人的声音也不会影响音乐的旋律；乐队演奏时，各种乐器的声音保持自己原有的音色，因而人们能够从中辨别出来；不同电台发射的无线电波虽在空中相遇过，而传到收音机天线的电波仍是原电台的电波.

大量的事实表明，当几列波在同一介质中传播时，无论它们是否相遇，都各自保持自己原有的特性(如频率、波长、振动方向等)，按自己原来的传播方向继续前进，而不受其他波的影响，这称为波的独立传播原理.两列波互相独立地传播，在相遇处各波在重叠处都按自己原来的方式引起振动，而任一质点的位移是各波在该点所引起的位移的矢量和，称为波的叠加原理.

无论是机械波还是电磁波，当波的振幅不大时，叠加原理都成立.一般情况下，振动频率不同、振动方向不同、相位不同的几列波在某一点叠加时，所引起的合振动比较复杂，我们只讨论其中最简单但非常重要的情形——波的干涉.

二、波的干涉

如果两列波的频率相同、振动方向相同、相位相同或相位差恒定，则它们相遇时，使得某些点的振动始终加强，而另一些点的振动始终减弱或完全抵消，如图 3-17 所示，这种现象叫作波的干涉. 能产生干涉现象的两列波叫作相干波，相应的波源叫作相干波源.

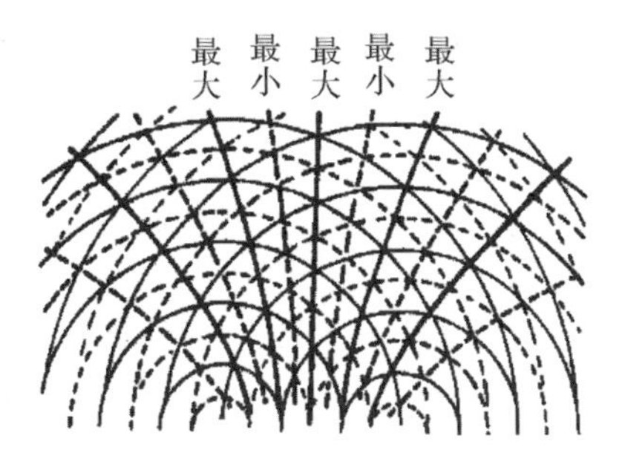

图 3-17 波的干涉

下面讨论波的干涉中产生振动最强和最弱的条件. 设介质中有两列相干波，波源 O_1 和 O_2 的振动方程分别为

$$y_{O_1}=A_{O_1}\cos(\omega t+\varphi_1),\ y_{O_2}=A_{O_2}\cos(\omega t+\varphi_2)$$

它们发出的波在 P 点相遇，设 $\overline{O_1P}=r_1$，$\overline{O_2P}=r_2$，那么波在 P 点产生的分振动分别为

$$y_1=A_1\cos(\omega t+\varphi_1-\frac{2\pi r_1}{\lambda})$$

$$y_2=A_2\cos(\omega t+\varphi_2-\frac{2\pi r_2}{\lambda})$$

由上面两式可得，在 P 点两分振动的相位差 $\Delta\varphi$ 为

$$\Delta\varphi=\left(\omega t+\varphi_2-\frac{2\pi r_2}{\lambda}\right)-\left(\omega t+\varphi_1-\frac{2\pi r_1}{\lambda}\right)=\varphi_2-\varphi_1+2\pi\frac{(r_1-r_2)}{\lambda} \tag{3-32}$$

式(3-32)中 r_1-r_2 表示两列波的波程差. 由振动的合成知识可知，同方向同频率两振动的合振动振幅为

$$A=\sqrt{A_1^2+A_2^2+2A_1A_2\cos\Delta\varphi} \tag{3-33}$$

合振动的振幅由两波传到 P 点的振动的分振幅 A_1、A_2 和相位差 $\Delta\varphi$ 决定. 式(3-33)中 $2A_1A_2\cos\Delta\varphi$ 决定了各处合振幅大小并反映了干涉结果，称为干涉项. 可以看出，只要各点的干涉项不随时间变化，即 $\Delta\varphi$ 恒定，各点合振动的振幅就是稳定的，有些区域振动加强，有些区域振动减弱，这就是干涉现象.

在波的干涉区域内，有两种特殊情况.

(1)当相位差满足 $\Delta\varphi=\varphi_2-\varphi_1+2\pi\frac{(r_1-r_2)}{\lambda}=\pm 2k\pi\quad(k=0,1,2,\cdots)$

合振动有最大振幅，$A=A_1+A_2$.

如果两列波的初相位相同，即 $\varphi_1=\varphi_2$，则上述振动最强的条件可简化为

$$|r_1-r_2|=k\lambda=2k\frac{\lambda}{2}\quad(k=0,1,2,\cdots)$$

当初相位相同的两列相干波相遇时，如果两列波的波程差等于半波长的偶数倍(或波长的整数倍)，则合振动的振幅最大，称为相干加强.

(2)当相位差满足 $\Delta\varphi=\varphi_2-\varphi_1+2\pi\frac{(r_1-r_2)}{\lambda}=\pm(2k+1)\pi\quad(k=0,1,2,\cdots)$

合振动有最小振幅，$A=|A_1-A_2|$.

如果两列波的初相位相同，振动最弱的条件可简化为

$$|r_1-r_2|=(2k+1)\frac{\lambda}{2} \quad (k=0,1,2,\cdots)$$

表明如果波程差等于半波长的奇数倍，则合振动的振幅最小，称为干涉减弱；如果这时 $A_1=A_2$，则 $A=0$，称为干涉相消.

干涉现象是波动这一运动形式或者说波动性的重要特征现象. 对于声波、光波，干涉现象都有重要意义，波的干涉概念对近代物理的发展也起到了重要作用.

三、驻波

有两列相干波，它们不仅频率相同、相位差恒定、振动方向相同，而且振幅也相同. 当它们沿相反的方向传播时，在它们叠加的区域内形成一种特殊的状态，如图 3-18 所示. 从图中可以看出，绳上有些点始终静止不动，这些点叫作波节. 相邻两波节之间各点有不同的振幅，中间的振幅最大，叫作波腹. 越靠近波节，振幅越小；同一波节两边，振动方向相反，相邻两波节间各点具有相同的相位. 这里只有相位的突变，而没有相位的逐点传播，也就是没有"运动"的波形，因此也没有能量的输送. 我们把这种运动称为"驻波".

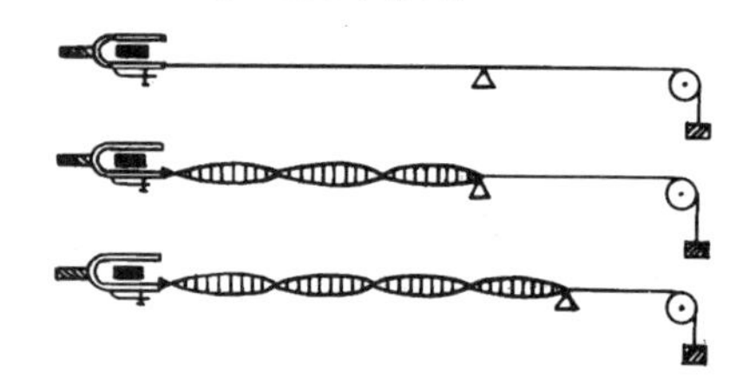

图 3-18　驻波的产生装置

现在利用图 3-19 说明驻波的产生. 在图中，用短划虚线表示向左传播的波，而用细实线表示向右传播的波. 取两波的振动相位始终相同的点作为坐标原点，且在 $x=0$ 处振动质点向上达最大位移时开始计时. 图中画出了这两列波在 $t=0$、$\frac{T}{8}$、$\frac{T}{4}$、$\frac{3T}{8}$、$\frac{T}{2}$各时刻的波形，粗实线表示相应时刻各质点的位移. 由图可见，不论什么时刻，用"·"表示的地方的质点总是不动的，为波节. 用"+"表示的地方的质点具有最大振幅，为波腹.

我们把两列波的波形重合的时刻取为计时零点，并取合位移最大点之中的一个为坐标原点. 两列波的波动表达式可写成

$$y_1=A\cos 2\pi\left(\frac{t}{T}-\frac{x}{\lambda}\right)$$

$$y_2=A\cos 2\pi\left(\frac{t}{T}+\frac{x}{\lambda}\right)$$

由三角函数关系，可得各点的合振动为

$$y=y_1+y_2=2A\cos\left(\frac{2\pi}{\lambda}x\right)\cos\frac{2\pi}{T}t \tag{3-34}$$

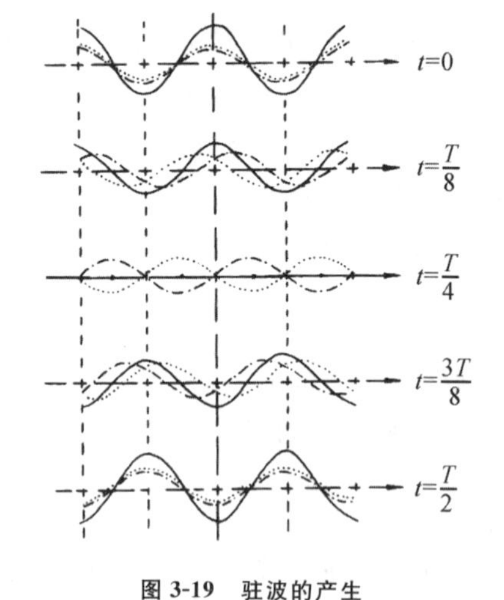

图 3-19　驻波的产生

(1)驻波的波形

可以看出，叠加的结果是各点都做简谐振动，频率等于波的频率，振幅为 $\left|2A\cos\frac{2\pi}{\lambda}x\right|$，即振幅与各质点的位置 x 有关而与时间无关. 合成波的波形上下起伏，不像行波的波形那样定向传播，因而称为驻波.

(2)驻波的振幅

振幅最大发生在$\left|\cos\frac{2\pi}{\lambda}x\right|$的点,应此波腹的位置可由条件

$$\frac{2\pi}{\lambda}x=\pm k\pi \quad (k=0,1,2,\cdots)$$

来决定,即

$$x=\pm\frac{\lambda k}{2} \quad (k=0,1,2,\cdots) \tag{3-35}$$

这就是波腹的位置.由此可见,相邻两个波腹的距离为

$$\Delta x=x_{k+1}-x_k=\frac{\lambda}{2}$$

同样,波节发生在$\left|\cos\frac{2\pi}{\lambda}x\right|=0$的点,因此波节的位置由

$$\frac{2\pi}{\lambda}x=\pm(2k+1)\frac{\pi}{2} \quad (k=0,1,2,\cdots)$$

来决定,即

$$x=\pm(2k+1)\frac{\lambda}{4} \quad (k=0,1,2,\cdots) \tag{3-36}$$

这就是波节的位置.波节与波腹相互间隔,相邻两波节之间的距离也是$\frac{\lambda}{2}$.

(3)驻波的相位

先讨论相邻波节之间各点的相位.选取相邻两个波节,两波节内各质点满足

$$x\in\left(-\frac{\lambda}{4},\frac{\lambda}{4}\right),\cos\frac{2\pi}{\lambda}x>0$$

由式(3-34),有$y=2A\cos\frac{2\pi x}{\lambda}\cos\omega t$.

该波包内(即两波节间)各质元相位均为ωt,同步振动.可见,相邻两波节之间各质元具有相同的相位,波节之间所有质元完全同步调,同时同方向达到位移最大值,同时同方向回到平衡位置.

对于
$$x\in\left(\frac{\lambda}{4},\frac{3\lambda}{4}\right),\cos\frac{2\pi}{\lambda}x<0$$

应有
$$y=-\left|2A\cos\frac{2\pi x}{\lambda}\right|\cos\omega t=\left|2A\cos\frac{2\pi x}{\lambda}\right|\cos(\omega t+\pi).$$

该波包内各质元相位均为$\omega t+\pi$,也是同步振动的.对比相邻的波包又可得以下结论:波节两侧各质元的振动是反步调的,沿相反方向振动,即同一时刻位移达到正负最大值,同时但反方向回到平衡位置.

综上所述,驻波的相位并不定向传播,事实上也没有能量从节点通过,向外传递.两波节内的各质元间有能量交换,能量不断由波节附近集中到波腹附近,再由波腹附近逐渐集中到波节附近,两波节间能量保持守恒,我们就不详细讨论了.

实验表明,当波从乘积较小的波疏介质射到乘积较大的波密介质时,反射波的相位与入射波相差π,我们称这一现象为相位突变;相当于波传播半个波长带来的相位差,这种现象称为“半波损失”.一般绳在固定点处都会发生相位突变,在此处出现波节.

习题三

3-1 一个做简谐振动的质点，在 $t=0$s 时，位于偏离平衡位置 5cm 处，速度为零，已知质点的振动周期为 2s，试求该简谐振动的位移、速度、加速度的表达式.

3-2 两个物体做简谐振动，它们的振幅相同、周期相同，分别是 0.20m 和 2s，当 $t=0$s时，其中一物体的位移为 0.20m，另一物体的位移为 −0.20m，问两者的相位差是多少？当 $t=1$s 时，它们的位移各是多少？

3-3 质量为 0.1kg 的小球与轻弹簧组成的弹簧振子，按 $x=0.1\cos(8\pi t+\frac{2}{3}\pi)$ 的规律做简谐振动，其中单位 t 以 s，x 以 m 计. 试求：(1)振动周期、振幅、初相及速度、加速度的最大值；(2)求最大弹性力及振动能量.

3-4 已知两简谐振动方程为 $x_1=\sqrt{3}\times10^{-2}\cos(\frac{\pi}{2}t+\frac{5}{7}\pi)$，$x_2=1\times10^{-2}\cos(\frac{\pi}{2}t+\frac{3}{14}\pi)$，试求其合成后的振动方程.

3-5 两同频率、同振动方向的简谐振动的合成振幅为 0.20m，已知合振动的相位与第一振动的相位差为$\frac{\pi}{6}$，第一振动振幅为 0.173m. 试求第二振动的振幅及第一、第二振动间的相位差.

3-6 有三个同方向的简谐振动，它们的频率分别为 100Hz、200Hz 和 300Hz，问：(1)三者合成后是否仍为简谐振动？(2)合振动的周期是多少？

3-7 已知锯齿波扫描电压的频率为 100Hz，观察的待测信号在荧光屏上出现两个完整波形，问待测信号频率是多少？欲使该待测信号在屏上出现四个完整稳定的波形，扫描电压的频率应变为多少？

3-8 示波管主要由哪三部分组成？它们各起什么作用？示波管中栅极与阴极之间的电压极性是怎么设置的？为什么调节这一电压可以控制荧光屏上光点的亮度？

3-9 在空气中 P 点声波的强度为 $2.0\times10^5\ \mathrm{W\cdot m^{-2}}$，振动幅度为 2mm，空气的密度为 $1.29\mathrm{kg\cdot m^{-3}}$，波速为 $344\mathrm{m\cdot s^{-1}}$. 求：(1)声波的波长；(2)$P$ 点的平均能量密度.

3-10 已知某一维平面简谐波的周期 $T=2.5\times10^{-3}$s，振幅 $A=1.0\times10^{-2}$m，波长 $\lambda=1.0$m，且沿 x 轴正向传播. 试写出此一维平面简谐波的波函数（设 $t=0$ 时，$x=0$ 处质点在正的最大位移处）.

3-11 平面简谐波在某瞬时的波形如图 3-20 所示，若波沿 x 轴正向传播，试定性说明此时图中标示的 x_1，x_2，x_3 处各质元的位移和速度为正还是为负？它们的相位如何（指出在第几象限）？若波沿 x 轴负方向传播情况又如何呢？

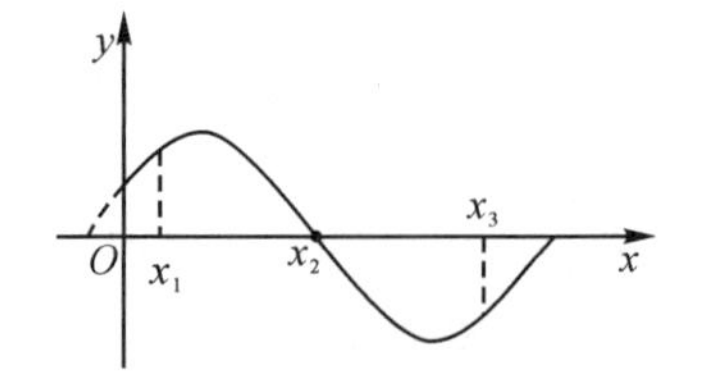

图 3-20　习题 3-11

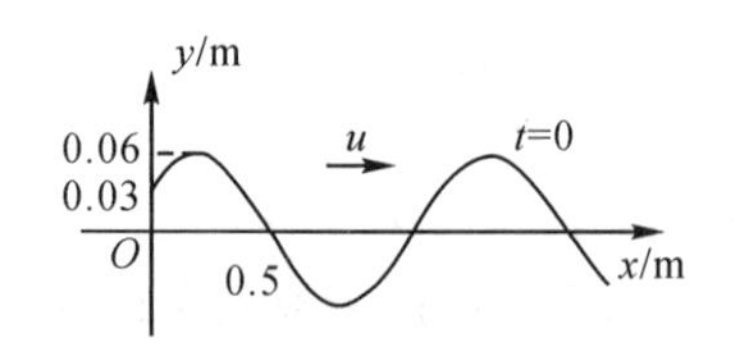

图 3-21　习题 3-12

3-12 沿 x 轴正方向传播的平面简谐波波速 $u=120\text{m/s}$,$t=0$ 时刻的波形如图 3-21 所示,求平面简谐波的运动方程.

3-13 一平面简谐波的运动方程为 $y=0.05\cos(10\pi t-4\pi x)$[SI 制(国际单位制)],求:(1)此波的振幅、波速、频率和波长;(2)介质中各质点振动的最大速度和最大加速度;(3)$x=0.2\text{m}$ 处的质点在 $t=1\text{s}$ 时的相位,它和原点处质点在哪一时刻的相位相同?

3-14 在同种介质中有两个相干波源,在它们连线的垂直平分线上各点,两波叠加后的合振动是否一定加强?为什么?

3-15 同相位、同频率、同振幅振动的两个相干波源 S_1 和 S_2,它们的振动在同一介质中传播形成简谐波.设波的频率为 f,波长为 λ,两波源之间距离为 $\frac{3}{2}\lambda$,B 为 S_1、S_2 连线延长线上离 S_2 很远的一点,两波在该点的振幅可视为相等.试求:(1)S_1、S_2 在 B 点引起的两个分振动的相位差;(2)B 点的合振动的振幅.

3-16 已知一沿 x 轴方向传播的入射波的表达式为 $y_1=A\cos2\pi(\frac{t}{T}-\frac{x}{\lambda})$,在 $x=0$ 处发生反射,且反射点为一节点.试求:(1)反射波的表达式;(2)驻波的表达式;(3)波节、波腹的位置坐标.

第四章　声与超声

振动频率约在 20Hz 至 20000Hz 范围内的机械振动称为声振动.在弹性介质中由声振动而激起的纵波,能引起人耳的听觉,称为声波.频率高于 20000Hz 的声波称为超声波;而低于 20Hz 的声波称为次声波.次声波和超声波都不能引起人的听觉.次声波、声波、超声波仅频率不同,无本质上的区别,因此广义的声波包含次声波和超声波.本章将在振动和波动的基础上,介绍声音与听觉的物理学基础以及超声的特性和它在医学上的应用.

第一节　声波

一、声波的基本性质

声波是一种机械纵波,是由声源做机械振动引起.我们把能够发声的物体叫作声源,声源的振动在介质中的传播形成声波.

声波可以在气体、液体、固体中传播;固体中传播速度最大,液体次之,气体最小.声波的传播速度与介质的性质有关,并受温度影响;一般情况下温度增高时,声速增大.温度为0℃时,空气中的声速为 $331.4\mathrm{m\cdot s^{-1}}$,通常温度每升高 1℃,声速约增大 $0.6\mathrm{m\cdot s^{-1}}$.气体中声速 u 与摄氏温度 t 有如下的关系

$$u=331+0.6t \tag{4-1}$$

表 4-1 列出了一些与超声诊断有关的声速和介质密度.

表 4-1　各种介质密度和声速

介质	声速 $/(\mathrm{m\cdot s^{-1}})$	密度 $/(10^3\mathrm{kg\cdot m^{-3}})$	介质	声速 $/(\mathrm{m\cdot s^{-1}})$	密度 $/(10^3\mathrm{kg\cdot m^{-3}})$
空气(0℃)	331	0.00129	肾脏	1560	—
空气(15℃)	340	—	羊水	1474	1.013
水(20℃)	1480	0.988	角膜	1550	—
石蜡油	1420	0.833	晶状体	1641	1.136
生理盐水(37℃)	1534	1.002	玻璃体	1532	—
人体软组织	1540	1.016	巩膜	1640	—

续表

介质	声速 /(m·s^{-1})	密度 /(10^{3}kg·m^{-3})	介质	声速 /(m·s^{-1})	密度 /(10^{3}kg·m^{-3})
血液	1570	1.055	头颅骨	3360	1.658
脑组织	1540	1.020	密质骨	3360	1.70
脂肪	1476	0.955	有机玻璃	2720	—
肌肉	1568	1.074	钢铁	5800	7.8
肝脏	1570	1.050	铝	6400	2.7

从表4-1中可以看出，人体组织的声速与水相近，骨骼中的声速约为软组织的2～3倍.在医用超声测量中，常把人体软组织中的声速近似当作一个恒量1540m·s^{-1}，所以超声束穿过组织的距离与时间成正比.例如，按1540m·s^{-1}的速度计算，超声束穿过1cm的组织需要6.49μs，往返1cm约需要13μs，也就是说，13μs的时间表示超声回波法测量中的1cm.在超声成像时，探测深度一般不小于15cm，这样要获取一条超声信息线所需的时间应不少于194.7μs.超声在人体中传播速度的恒定，是医用超声诊断仪设计的重要依据.

二、声压和声强

1.声压

声波在介质中传播时，介质中各部分的密度发生周期性的变化，时而密集，时而稀疏.密集时压强增大，稀疏时压强减小.设波动方程为

$$y=A\cos[\omega(t-\frac{x}{u})+\varphi]$$

没有声波传过来时介质中某一点的压强叫静压强，用p_0表示；某一时刻，传播到某一点时的压强与静压强之差，称为瞬时声压，用p表示.在国际单位制中，声压的单位为帕斯卡，符号为Pa.可以证明，声压的表达式为

$$p=\rho u\omega A\cos[\omega(t-\frac{x}{u})+\frac{\pi}{2}]=p_m\cos[\omega(t-\frac{x}{u})+\frac{\pi}{2}] \tag{4-2}$$

其中，$p_m=\rho u\omega A$称为声压幅值，简称声幅.A是声振动幅值，ρ是介质密度，u是声速，ω为声波的圆频率.声压在声波测量中可以直接测量，但读出的数值是有效声压p_e，声压幅值与有效声压之间的关系如下

$$p_e=\frac{p_m}{\sqrt{2}} \tag{4-3}$$

2.声强

声波是机械波，在声波向外传播时，实质上向外传播的是能量.在单位时间内通过垂直于声波传播方向上的单位面积的声波能量称为声强，以I表示，则

$$I=\frac{1}{2}\rho uA^2\omega^2$$

或

$$I=\frac{p_m^2}{2\rho u} \tag{4-4}$$

3. 声阻抗

质点振动速度的最大值为 $v_m=\omega A$. 一定的温度下，对于确定的介质，ρ 与 u 是常量，而且都与介质特性有关，令

$$Z=\rho u \tag{4-5}$$

Z 称为声阻抗，简称声阻. 在国际单位制中，声阻抗的单位为千克/(米^2 · 秒)，符号为 $kg \cdot m^{-2} \cdot s^{-1}$. 则

$$p_m=\rho u v_m=Z v_m \tag{4-6}$$

声阻是描述介质传播声波特性的一个重要物理量，由介质决定.

三、声强反射系数和透射系数

声波在同一种均匀的介质中沿直线传播. 当声波从一种介质进入到另一种介质时，若界面的尺寸足够大(即界面尺寸远大于声束直径及波长)，在两介质的分界面上会发生反射与折射现象；如果界面的尺寸远小于超声波波长，则不会发生反射. 声波的反射与折射遵循反射定律与折射定律.

反射波声强与入射波声强的比值称为声强反射系数；透射波声强与入射波声强的比值称为声强透射系数. 不考虑吸收的情况下，入射波、反射波和透射波之间应遵循能量守恒定律，即反射声强系数与透射声强系数之和等于 1，所以只要分析声强反射系数就够了. 当声波垂直入射到声阻抗不同的两种介质界面时，声强反射系数为

$$\gamma=\frac{I_r}{I_i}=\left(\frac{Z_2-Z_1}{Z_2+Z_1}\right)^2 \tag{4-7}$$

由式(4-7)可见：(1)界面两侧介质的声阻抗值相差悬殊，即 Z_1 远大于 Z_2 或 Z_2 远大于 Z_1 时，声波几乎全部反射，透射波很小. 例如声波由空气垂直进入人体，空气声阻为 $415 kg \cdot m^{-2} \cdot s^{-1}$，而肌肉的声阻为 $1.63\times10^6 kg \cdot m^{-2} \cdot s^{-1}$，通过计算声强反射系数近似为99.9%，声强透射系数近似为 0.1%. 这个数据说明，其实声波很难直接从空气进入人体，当然同样也很难直接从人体进入空气.

(2)两种介质的声阻抗相等，即 $Z_1=Z_2$ 时，声波在这两种介质的分界面上无反射. 如在超声检查时，超声波穿过人体中不同的两种组织，只要声阻抗相等，则没有反射波存在，因而图像上没有两种组织的分界面显示.

(3)当界面两侧的声阻接近，Z_1 近似等于 Z_2 时，反射声强近似于 0，则透射声强近似于 1；即反射波非常弱，透射波非常强. 如蓖麻油的声阻为 $1.36\times10^6 kg \cdot m^{-2} \cdot s^{-1}$，声波由蓖麻油进入人体时声强反射系数只有 0.033%，也就是说绝大多数超声波可成功进入人体. 因此，在超声诊断检查中，发射超声波的探头与人体体表之间要涂耦合剂(油式液体)，排除人体体表与探头之间的空气，便于超声从探头经耦合剂入射到人体内部，从体内反射回来的超声也同样易于进入探头被接收.

四、多普勒效应

1842 年奥地利数学家、天文学家多普勒在铁路附近散步时，恰逢一列火车从他身旁驰过. 他发现火车由远而近时汽笛声变响，音调升高，而火车由近而远时汽笛声变弱，音调变低. 他对这个物理现象非常感兴趣，并进行了研究，发现这是由于振源与观察者

之间存在着相对运动，使得观察者听到的声音频率不同于振源频率.

当波源、接收器、介质之间存在相对运动时，接收器收到的频率与声源发出声波的频率不相同，这种现象称为多普勒效应. 接收器接收到的频率与波源频率之间的差值称为频移.

假设波源和接收器的运动方向与传播方向在一条直线上，下面分几种情况对多普勒效应进行分析.

设波在介质中的传播速度为 u，波源相对于介质移动的速度为 u_s，接收器相对于介质的运动速度为 u_R，波源的频率为 f，接收器接收到的频率为 f'.

(1)波源静止，接收器以速度 u_R 运动

当接收器不动时，则接收器每秒收到的振动就是 f 个. 若接收器向着波源运动，接收器每秒收到的振动除了 f 个外，还由于接收器向前移动了 u_R 的距离，每秒要多接收 $\frac{u_R}{\lambda}$ 个振动，如图 4-1(a)所示. 因此接收器接收到的频率 f' 为

$$f' = f + \frac{u_R}{\lambda} = \frac{u + u_R}{u} f$$

如果接收器远离波源运动，则接收器接收到的频率 f' 为

$$f' = \frac{u - u_R}{u} f$$

经计算可得接收器运动时对应频移为

$$\Delta f = f' - f = \pm \frac{u_R}{u} f$$

其中，靠近取正号，接收频率增大；远离取负号，接收频率减小.

上式表明，当波源静止时，接收器靠近波源接收到的频率高于波源的频率，接收器远离波源接收到的频率低于波源的频率.

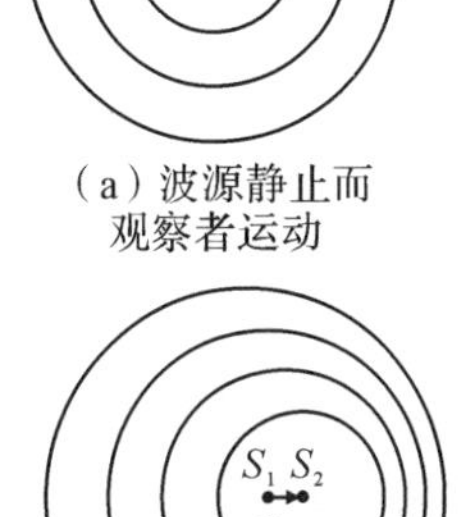

(a) 波源静止而观察者运动

(b) 观察者静止而波源运动

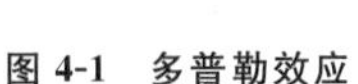

图 4-1 多普勒效应

(2)接收器静止，波源以速度 u_s 运动

当波源以速度 u_s 向接收器运动时，每经过一段时间 t，波源与接收器之间的距离缩短 $u_s t$，而波数增加 ft 个. 因此在接收器与波源之间($ut - u_s t$)的距离上分布着 ft 个波，所以接收器接收到的波长变短，如图 4-1(b)所示.

$$\lambda' = \frac{ut - u_s t}{ft}$$

其中，u 为波的传播速度. 由波速、波长、频率间的关系得出接收器接收到的频率为

$$f' = \frac{u}{\lambda'} = \frac{u}{u - u_s} f$$

对应频移为 $\Delta f = f' - f = \frac{u_s}{u - u_s} f$，接收到的频率增大.

若波源远离接收器运动时，波源在 t 时间内发出 ft 个波分布在($ut + u_s t$)的距离上，波源与接收器之间波面分布变得稀疏，波长增大，频率变低

$$f' = \frac{u}{\lambda'} = \frac{u}{u + u_s} f$$

对应频移为 $\Delta f = f' - f = -\frac{u_s}{u + u_s} f$，负号代表接收到的频率减小.

(3)波源和接收器同时相对于介质沿连线运动

将上述两种情况综合起来分析,u_s 和 u_R 都不等于零,可以推出

$$f'=\frac{u+u_R}{u-u_s}f \tag{4-8}$$

式(4-8)称为多普勒效应的频率公式.该式中,接收器向着波源运动时,u_R 取正值,远离时取负值;波源向接收器运动时 u_s 取正值,远离时取负值.

(4)声源和接收器速度与两者连线成夹角

如果波源速度与接收器速度不在一条直线上,那么应将 u_s 和 u_R 在波源与接收器连线上的分量代入以上各式中进行计算.设波源的运动方向与连线成 α 角,接收器的运动方向与连线成 β 角,则接收器接收到的频率为

$$f'=\frac{u+u_R\cos\beta}{u-u_s\cos\alpha}f \tag{4-9}$$

式(4-9)可作为多普勒效应频率的普遍公式.

多普勒效应是波动过程共有的现象,这一现象在医疗诊断、工程技术、交通管理和科学研究方面有着广泛的应用.在交通管理中,用来对车辆、船只等运动目标的速度及距离进行测量.在医学上可以对心脏、血管、血流状态及胎儿胎心进行超声诊断.分子、离子、原子等微观粒子热运动产生的多普勒效应使其发射和吸收的谱线频谱增宽,在天体物理和受控热核聚变试验装置中,谱线的多普勒增宽已成为一种分析恒星大气、等离子体物理状态的重要手段.

例题 4-1 一列沿直线行驶的列车通过某站台时,静止在站台的旅客观测到列车发出的汽笛频率由 1200Hz 下降为 1000Hz,已知空气中声速为 330m/s,求列车的速度和列车发出汽笛的频率.

解:到车经过站台包括两个过程,靠近站台,然后远离.当波源(列车)朝向观察者运动时,由于波源靠近,旅客接收到的频率为

$$f_1=\frac{u}{u-u_s}f\text{,即 }1200=\frac{330}{330-u_s}f$$

而当列车经过站台离开观察者运动时,由于波源远离,旅客接收到的频率为

$$f_2=\frac{u}{u+u_s}f\text{,即 }1000=\frac{330}{330+u_s}f$$

联立可得列车的速度和汽笛的频率分别为 $u_s=30\text{m/s}=108\text{km/h}$,$f=1091\text{Hz}$

第二节 声学在医学中的应用

一、人耳的听觉区域

人耳听觉的产生不仅与声波频率有关,还与声波的强度有关.声强必须达到某一数值时,才能使人的听觉器官产生声音的感觉.引起听觉的最小声强称为听阈.正常人对 1000Hz 的声波的听阈是 $10^{-12}\text{W}\cdot\text{m}^{-2}$,对 100Hz 的声波的听阈却是 $10^{-9}\text{W}\cdot\text{m}^{-2}$,是前者的 1000 倍.人耳对于不同频率的声波听阈值不同,主要是因为人耳对不同频率声波的敏感程度不同.人耳最敏感的频率范围是 1000～5000Hz.表示听阈与频率关系的

曲线称为听阈曲线.如图 4-2 所示,最下面那条曲线就是人耳的听阈曲线.

随着声波强度的增大,人耳感觉到声音的响度增加,当声强增大到一定程度时,声波会给人痛觉.引起人耳痛觉的最小声强,即人耳能够承受的最大声强称为痛阈.对于不同频率的声波痛阈值也不相同.但是声波频率对人耳痛阈的影响没有声波频率对人耳听阈影响大.表示痛阈与频率关系的曲线称为痛阈曲线,图 4-2 中最上面的一条曲线即痛阈曲线.

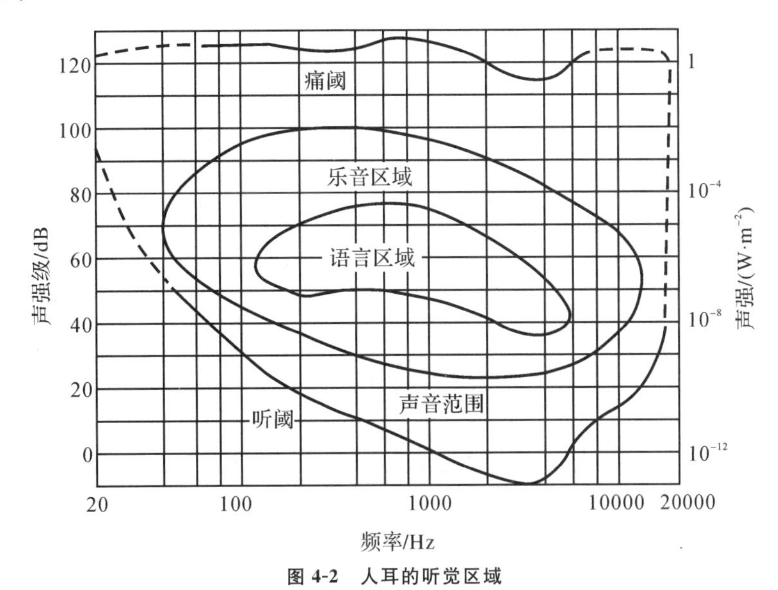

图 4-2 人耳的听觉区域

研究表明,只有在一定频率范围内,一定强度的声波才能使人耳产生听觉.我们把频率在 20～20000Hz 内的声波,声强在听阈与痛阈之间的范围称为听觉区域.图 4-2 中,频率为 1000Hz 的声波痛阈值为 $1W\cdot m^{-2}$,听阈值为 $10^{-12}W\cdot m^{-2}$,两者相差 12 个数量级,可见人耳能够感受到的声强范围很大.事实上,在敏感的频率范围内,声波频率变化只要大于 0.3%,人耳就可以将两种声音分辨开,由此进一步说明人耳的听觉器官非常敏感.

二、声强级和响度级

1. 声强级

研究表明,声强增大 10 倍时,人耳感觉到的声强大约增加 1 倍.声学中,通常用对数标度来表示声强的等级,称为声强级.选择 1000Hz 声音的听阈值 $I_0=10^{-12}W\cdot m^{-2}$ 作为参考,某声波的声强 I 与参考声强 I_0 比值的对数,就是该声波的声强级,用 L 来表示.国际单位制中,声强级的单位为贝尔,符号为 B,则

$$L=\lg\frac{I}{I_0}(\mathrm{B}) \tag{4-10a}$$

实际中通常用分贝(符号:dB)为单位来表示声强级.显然 1B=10dB,上式可写为

$$L=10\lg\frac{I}{I_0}(\mathrm{dB}) \tag{4-10b}$$

例题 4-2 已知在距点声源 10m 的地方,声音的声强级是 20dB.若不计声音的吸

收及散射，试求：距点声源 5m 处的声强级.

解：根据球面波的强度关系 $I_1S_1=I_2S_2$ 即 $\frac{I_1}{I_2}=\left(\frac{r_2}{r_1}\right)^2$

代入声强公式 $L=10\lg\frac{I}{I_0}\text{dB}$

可得 $L_1-L_2=10\lg\left(\frac{r_2}{r_1}\right)^2=20\lg\frac{10}{5}\text{dB}=6\text{dB}$

所以 $L_1=L_2+6=26\text{dB}$

2. 响度级

人耳对声音强弱的主观感觉称为声音的响度. 声波的客观强度用声强和声强级来表示. 当声波的声强或声强级增加时，给人的主观感觉即响度并不一定增加. 声强或声强级相同的声音，若频率不同，其响度不同，有时相差很大. 这是因为人耳对不同频率的声音的敏感程度不同. 因此，响度不仅与声强有关，还与声波频率有关.

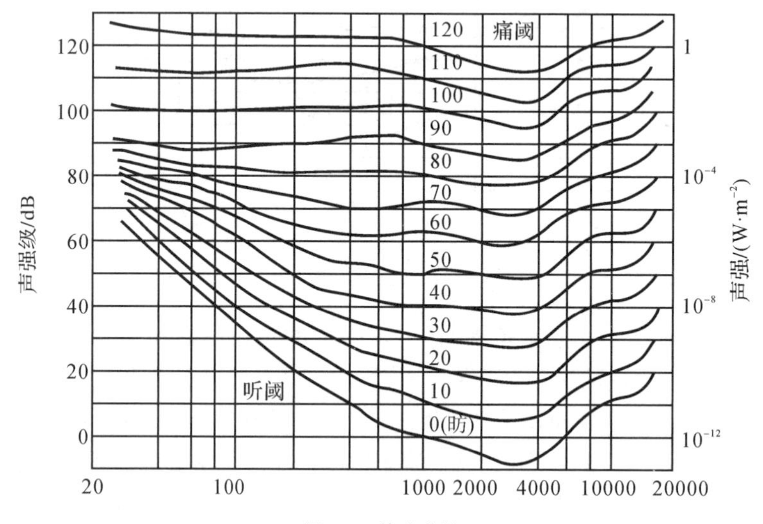

图 4-3 等响曲线

人们把响度的大小分成一定的等级，称为响度级. 响度级以 1000Hz 的声音为标准，1000Hz 纯音的声强级是多少分贝，其响度级就是多少. 响度级的单位是昉，如 1000Hz 声音的听阈值 $10^{-12}\text{W}\cdot\text{m}^{-2}$，该声音声强级就是 0 分贝，响度级为 0 昉；痛阈值是 $1\text{W}\cdot\text{m}^{-2}$，声强级为 120 分贝，对应响度就是 120 昉. 对于其他频率的声音，不管声强或声强级是多少，只要在等响曲线中与某个响度级的 1000Hz 声音引起的响度相同，就是同一个响度级.

在听觉范围内，响度相同，但声音频率和声强不同的各点的连线称为等响曲线. 如图 4-3 所示，为听觉阈的等响曲线. 听阈曲线就是响度为 0 昉的等响曲线，痛阈曲线就是响度为 120 昉的等响曲线. 在 0 昉与 120 昉这两条曲线之间，可以画出其他不同响度的等响曲线.

三、体外冲击波碎石

冲击波是指在某种介质中传播的，在极短时间内产生的一种爆发性压力脉冲，具有很高的能量.冲击波的能量集中在锥面上,在界面的两侧存在压强、密度和温度的突变,可产生非常大的压力作用.飞机、炮弹等以超音速飞行,都会在空气中激起冲击波,人们熟知的核裂变、炸药爆炸等都是冲击波源.而体外碎石用的冲击波源则是由水下电火花放电或高能量的超声波脉冲产生的.

体外冲击波碎石术简称ESWL,是20世纪80年代创立的一种击碎人体内结石的新方法.冲击波的产生是通过高压(10k～20kV),大电流(10～20A),在电极之间瞬间放电,形成高能量、高温高压等离子区,产生高能冲击波.从放电中心区域向外传播,同时释放出热能、光能、声能等.当冲击波遇到半椭球形反射光亮表面后被聚集,产生10k～100kPa的压力,可以从体外将体内的结石粉碎到能自然排出的程度.

冲击波的传导方式有水槽式和水囊式.由于人体软组织的声阻抗与水的声阻抗接近,所以利用人体作为冲击波的传导介质.结石和人体组织的声阻抗相差较大,前者约是后者的5～10倍,当冲击波遇到结石时能量急剧释放,在结石内产生很强的拉伸内应力,这种力一旦超过结石的拉伸强度极限,结石便破碎.这个过程是:在结石的表面,冲击波对结石产生压力;冲击波进入结石内引起极高压力梯度,产生拉伸内应力;冲击波离开结石时,再次由于介质声阻抗的突变引起结石内张力.在上述力的综合作用下,结石逐步破碎.为了避免结石的位置受呼吸的影响以及放电脉冲对心脏造成的异常刺激,各种体外碎石机都设计了心电-呼吸自动跟踪系统,控制冲击波脉冲产生的时间,使其处在最佳时刻.这样既保证了心脏的安全,又保证了对结石的准确命中.

由于体外冲击波碎石是无创伤、非接触的治愈结石的方法,具有安全、有效、痛苦少、人体组织创伤轻微等优点,是治疗结石的常用方法.但体外冲击波碎石对于顽固性结石、巨大结石的效果不太明显.

第三节 超声波

频率高于20000Hz的声波叫作超声波,我们一般把超过5.0×10^{9}Hz的声波称为特超声.超声技术产生于20世纪初,现在已广泛应用于工业、农业、科技、军事及医学等领域.

超声波在医学上的应用从20世纪40年代开始,发展到现在,已成为临床医学中不可缺少的手段之一.临床常用的超声频率在1M～10MHz.目前腹部及心脏检查所用的频率范围在5M～10MHz,皮肤及血管内检查所用的频率范围在10M～30MHz,生物显微镜成像所用的频率范围在40M～100MHz.

一、超声波的产生与接收

人工产生超声波的方法很多,如机械法、电声转换法、激光法等.目前,医学超声诊断仪器常用电声转换法中的压电式换能法产生超声波,即利用非对称压电式晶片(如石英、酒石酸钾钠、锆钛酸铅等)的压电效应来获得.

压电效应是1820年法国科学家居里兄弟发现的.当对某些材料两端施加压力时,在材料的两个电极表面会出现电荷,产生电场分布,这种效应称为正压电效应.一般来说,材料的压电效应是可逆的,即当材料的两端施加一个电压时,材料将出现形变,称为逆压电效应.

在超声医学中,超声波的发射是利用晶体的逆压电效应.即用一定频率的交变电压作用于压电晶体材料上,压电晶体材料产生同频率的机械振动,振动在弹性介质中的传播形成声波,交变电压的频率高于20000Hz,则形成的声波就是超声波.超声波的接收则利用了正压电效应,当从人体内反射回来的超声波作用于压电晶体表面时,使压电晶体表面受到压力或拉力作用,压电晶体表面产生同频率的交变电压,电压的强弱也随着超声波声压的大小而变化,通过电子技术可以显示电压变化的波形并进行测量.这种主要由压电晶体组成的装置称为换能器,又称为探头.

二、超声波的特性

超声波与声波的物理机制相同,都是机械波,遵守机械波的运动规律.超声波的频率高、波长短,在医学上有相当重要的应用,是目前临床诊断中仅次于X射线诊断的一种重要手段.超声波具有如下特性.

1.方向性好

超声波频率高、波长短,衍射现象不显著,即超声波的方向性好,便于定向集中发射.它可以像光一样沿直线传播,也可以像光一样会聚或发散,频率越高的超声波直线传播特性越好.利用这一特性可以进行超声探测与定位.

2.声强大

声波的声强与声波频率的平方成正比.频率越高,声强越大,故在相同振幅的条件下,超声波的强度比声波的强度大得多.如振幅相同时,在同一介质中,1000kHz的超声波比1kHz的声波强度大100万倍.此外,声强与声压幅值的平方成正比,因此,1000kHz的超声波产生的声压也远大于1kHz的声波产生的声压.超声波所具有的巨大能量,正是其治疗和其他医学应用的物理基础.

3.穿透性强

超声波在传播过程中,机械能被介质吸收,声强不断减小.实验证明,同样频率的超声波在不同的介质中衰减的快慢是不同的.超声波在气体中衰减很快,而在固体和液体中衰减较慢.如1MHz的超声波在空气中传播0.5m时强度就减为一半,在水中要传播数百米强度才会减半,所经距离约为空气中的1000倍.超声波在固体和液体中具有很强的穿透性,因此超声技术主要用于液体和固体.另外,介质对波的吸收随波的频率增大而增大,因而随着频率增大,超声波穿透本领会减弱.

三、超声波对物质的作用

当超声波在介质中传播时,与介质的作用主要有以下几种.

1.热作用

超声波作用于介质,使介质分子产生剧烈振动,通过分子间的相互作用,超声波的机械能转化为介质的内能,介质温度升高,这就是超声波的热作用.这种热作用可用于超声理疗中,超声波的强度越大,产生的热作用越强.

超声波的热作用可增加血液循环,加速代谢,改善局部营养,增强酶活力.一般情况下，超声波的热作用以骨和结缔组织最为显著，脂肪与血液为最轻微.

2. 机械作用

超声波在介质中传播时，介质质点高频振动，虽然振幅小，但频率很高，因此质点的速度幅值与加速度幅值很大，加速度幅值可达重力加速度的几千万倍. 超声波产生的声压也很大，声压幅值为大气压的许多倍，从而在介质中形成巨大的压强变化. 超声波对介质产生的这些力学效果称为机械作用. 利用超声波的机械作用，可以对材料进行钻孔、切割、研磨、粉碎、搅拌、清洗等超声处理.

在医学上，超声振动可引起机体组织细胞内物质的运动，如使细胞质流动、细胞震荡、旋转、摩擦从而产生对细胞的"按摩作用". 超声波的机械作用可软化组织，增强渗透，提高代谢，促进血液循环，刺激神经系统和细胞功能等.

3. 空化作用

超声波在液体中以纵波形式传播. 当超声波在液体中传播时，液体形成剧烈的疏密变化，伴随大幅值的声压周期性变化. 当分子间距离增大到分子间的拉力承受不住时，液体分子就会拉伸断裂，产生近真空的空穴. 而当分子间距离减小时，将会产生高压强，液体被压缩. 液体在高频超声波的作用下，极快地被交替压缩与拉伸，内部产生大量的瞬间湮灭的微细空腔称为空化作用. 液体中含有气体或杂质的地方是承受拉力的薄弱区，更容易被撕裂而产生空腔，因此液体中溶解的气体与含有的杂质越多，空化作用也越强. 在小空腔迅速形成与湮灭的过程中，由于摩擦而产生电荷，在猛烈冲击使空腔闭合的瞬间，会发生放电与发光现象. 同时液体局部出现高温和高压，会导致通常不能进行的化学反应进行，空化作用可用于促进化学反应、灭菌、制造乳剂等方面.

四、超声波的安全剂量问题

超声作用于生物体时会产生一定的生物效应. 那么在临床医学中进行超声诊断时，对人体是否有伤害呢？本着既要考虑人体的安全，又要满足诊断要求，人们从许多实验中总结出了超声诊断的安全剂量，如图 4-4 所示. 从图中可以粗略地看出，人体超声强度的安全剂量，随着超声照射时间改变而改变.

在某一段区域内，安全剂量的强度和时间的乘积基本是一个常数. 时间很长时，只能在较小的剂量下使用；时间很短时，人体可以暂时承受较大的超声强度. 超声波的形态对生物效应也有一定的影响. 所以合理的超声诊断的安全剂量，应该是包括时间、波形在内的剂量值.

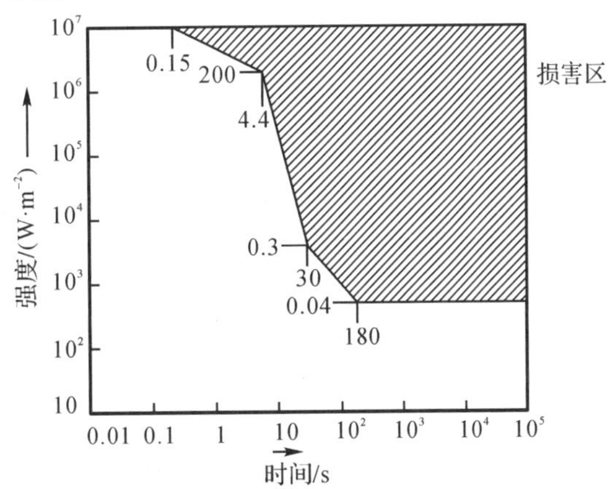

图 4-4 超声诊断的安全剂量

对于不同的检查对象，其安全剂量也应有些不同. 如检查胎儿的剂量就应尽可能地小，一般控制在 20mW · cm^{-2}、30min 以内；而检查成人心脏、脑时，剂量可以稍微大一些；对于其他脏器，可以控制在 40mW·cm^{-2}、60min 以内.

关于超声诊断的安全剂量，虽然绝大部分的看法基本一致，但也不尽相同.有的国家把超声诊断的安全剂量定为 10mW·cm^{-2}，也有国家把超声诊断的安全剂量定为 40mW·cm^{-2}到 100mW·cm^{-2}之间.总之，超声诊断的安全剂量，还有待于进一步的研究和统一.一般临床超声诊断所用的剂量，对人体是无害的.

第四节　超声在医学上的应用

早在 1942 年，奥地利医生杜西克就利用超声技术扫描人的脑部结构，20 世纪 60 年代人们开始将超声波应用于腹部器官的探测.经过短短几十年的发展，超声在临床诊断、治疗及基础医学的研究等方面的应用越来越广泛.这里主要介绍在临床诊断和治疗方面的应用.

一、超声诊断

超声诊断是利用超声波探测人体内部的情况，与较早普及的 X 射线诊断相比较，具有无损伤、灵敏度高的优点，而且适用于人体器官的动态研究.近几年来彩超、立体超声显像、超声 CT、超声内镜等超声技术的不断涌现，使疾病的诊断准确率大大提高.

超声诊断仪由五个基本单元组成：高频信号发生器、探头、回声信号处理器、回声信号显示器和电源.探头即换能器，主要材料是压电晶体，既能发射超声波又能接收超声波.探头向人体发射超声波是不连续的，而是以脉冲的形式断续发射，在发射的间歇期可以接收人体内部各部分反射回来的超声波.反射波也称为回波，超声诊断就是利用反射回波携带的信息，获得人体内部的信息.高频信号发生器是一个电振荡器，供给探头发射超声波所需要的高频交变电压，这个电压也是脉冲式的.探头接收回波，回波给压电晶体以机械振动，压电晶体表面产生交变电压，交变电压的频率和回波频率相同.由于两次电能和声能的相互转化及超声波在人体内传播时的能量损失，这个电压十分微弱，一般只有几十微伏到几百微伏.这个微弱的信号需要利用回声信号处理器进行放大，在显示器上显示出波形或图像.

超声诊断仪分为 A 型超声、B 型超声、M 型超声、D 型超声诊断仪等.它们的基本原理相同，但工作方式及信号显示有所差别.

1. A 型超声诊断仪

A 型超声诊断仪是最早出现的超声诊断仪，它实际上是一种显示界面反射波脉冲的专用示波器.主要由示波管、同步信号发生器、高频发射电路、探头、反射波接收电路、水平深度扫描电路等组成.同步信号发生器起着总控制作用，使高频发射电路与锯齿波扫描电路同步工作.它输出两路控制信号，一路信号触发高频发射电路，使之产生一高频振荡电压，加于探头的压电晶片，向人体发射超声波，持续时间通常为 5μs 左右.而从人体各组织界面反射的超声回波又经探头转换成高频电信号，送反射波接收电路处理，得到低频反射波电脉冲，加于示波管的垂直偏转板 Y_1Y_2.同步发生器的另一路信号，触发水平深度扫描电路，使之输出与超声波发射同步产生的锯齿波电压，放大后加于水平偏转板 X_1X_2.从而在示波屏上显示出人体内不同界面的反射波脉冲，其垂直方向的幅度表示反射超声的强度，而水平方向则表示超声束进入人体的深度. 也就是说，在 A 型超声仪中采用的是水平深度扫描. 所获得的是沿声束行进方向上的体内信息，显示的是一维图像，它主要将回声的幅值大小，波形的密度，波的活跃程度、形态等作为诊断的基础. 目前已逐渐被 B 超等更先进的超声设备所替代.

2. B 型超声诊断仪

B 型超声诊断仪在医学超声领域占有重要的地位，它是在 A 超基础上利用声束扫描发展起来的，也是根据回波定位原理制成的. B 型超声诊断仪和 A 型超声诊断仪相比主要有以下几点不同：

(1)采用辉度调制：在 A 型超声仪中，反射波脉冲加在示波管的垂直偏转板上；而在 B 型超声仪中，反射波脉冲加在示波管的控制栅极上(正脉冲)或阴极上(负脉冲)，如图 4-5 所示. 通过改变阴一栅之间的电压，可以控制示波屏上光点的亮度. 反射波强时光点亮，反射波弱时光点就暗，从而实现了辉度调制.

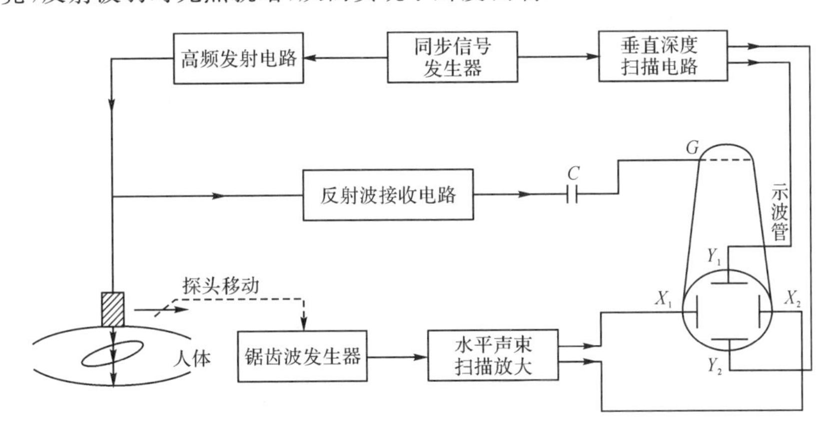

图 4-5 B 型超声诊断仪的结构

(2)采用垂直深度扫描：在 A 型超声诊断仪中，与超声波发射同步产生的锯齿波电压加在示波管的水平偏转板上，用水平扫描线表示超声束进入人体的深度. 而在 B 型超声诊断仪中，该锯齿波电压加在垂直偏转板 Y_1Y_2 上，用垂直扫描线表示超声束进入人体的深度，这种扫描方式叫作垂直深度扫描. 因为对应于体内各组织界面位置的反射波脉冲加在示波管的栅极上，所以反射波脉冲变成了自上而下的光点群. 这些光点的上下位置与反射界面的深度一一对应，不同的光点对应不同的反射界面.

(3)采用探头移动声束扫描：在上述辉度调制和垂直深度扫描的同时，探头沿着被测对象表面匀速移动，且与探头移动同步产生一锯齿波电压，经水平声束扫描电路放大后加于示波管的水平偏转板 X_1X_2 上，这样被反射波脉冲调制的光点垂直深度扫描线与探头同步地水平向右移动，如图 4-6 所示，这个过程叫作声束扫描. 扫描可以是手动、机械或电子控制的. 探头边移动边发射超声和接收超声，探头在每个位置都接收若干超声检查方向上的回波. 在显示器上显示一列回波，随着探头的移动显示器上出现许多光点，组成二维图像，即被检部位的断面影像. 该断面是由超声行进方向与探头移动方向决定的平面，称为纵断面. 改变探头位置及移动方向，就可以得到不同位置、不同方向上的断面图像. 相当于将体内的器官或组织一层层纵向切开进行观察，这种显像方式又称为超声断面显像技术.

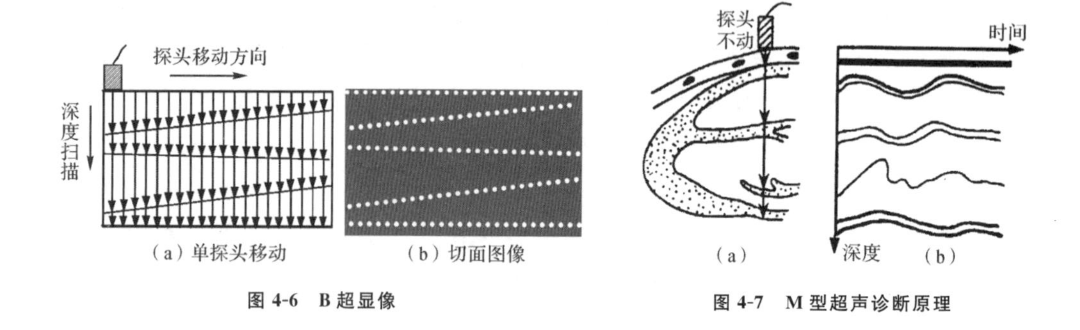

(a) 单探头移动　(b) 切面图像

图 4-6　B超显像

(a)　(b)

图 4-7　M型超声诊断原理

3. M型超声诊断仪

M型超声诊断仪也是利用辉度调制方式来成像的，显示原理类似于B型超声诊断仪，即以不同的灰阶点来反映反射波的强弱. 与B型超声诊断仪不同的是单探头以固定位置和方向对人体探测，并在B型超声诊断仪的扫描电路中加入慢扫描锯齿波信号，使回声的光点从左向右移动扫描. 横轴代表时间，纵轴代表扫描深度. 从光点的移动可观察界面的深度及其随时间运动情况，所显示的扫描线为时间-深度运动曲线，是反射界面的活动曲线图，如图4-7所示. M型超声诊断仪主要用于心脏及大血管的检查，也称超声心动图. 为了获得更多的诊断信息，常将M型超声心动图与心脏的其他参数，如心电图、心音图和超声多普勒频谱图等同步显示.

4. D型超声诊断仪

D型超声诊断仪是利用多普勒效应公式，通过对超声波发生的多普勒效应进行频移分析来检测血液流动和器官活动的一种超声诊断方法，又称为多普勒超声诊断法.

临床上常用的彩色血流多普勒基本工作流程是：①发射固定频率的脉冲式或连续式超声；②提取频率已经变化的回声；③将回声频率与发射频率相比，取得两者间的差别量值及正负值. 将所获得的数据进行不同的显示，就成为不同的超声多普勒技术. 频谱多普勒是将血流随时间变化的信息用频谱显示出来.

血流的彩色多普勒显示可以从三个方向去理解并实现：①朝向探头运动的血流用红色表示，远离探头运动的血流以蓝色表示. ②血流速度越快，色彩越鲜亮；血流速度越慢，色彩越淡. ③血流的紊乱程度(即离散度)用绿色表示. 紊乱度越大，绿色越深；紊乱度越小，绿色越浅. ④动脉血流的彩色信号呈有规律的闪动，静脉血流的彩色信号呈持续性显示. 彩色血流多普勒是用自相关技术获取血流的方向、速度和湍流等信息，然后将血流信息按约定转换成伪彩色信号，将彩色血流的影像信息叠加在同时显示的B超图像上，就构成了彩色多普勒血流成像.

超声波技术正在医学界发挥着巨大的作用，随着科学的进步，它将更加完善，将会更好地造福于人类.

二、超声治疗

超声治疗于20世纪40年代在欧美兴起，于50年代中期进入实用成熟阶段. 我国在超声治疗领域起步较晚，20世纪50年代初开始在少数医院开展超声治疗工作，80年代开展体外超声碎石和超声外科，21世纪研制出世界首台高强度聚焦超声刀，用于切除肿瘤治疗癌症.目前,超声治疗在包括内科、外科、妇科、儿科、神经科、皮肤科、眼科、五官口腔科等临床学科都得到了越来越广泛的应用.

1.超声外科

超声外科出现于20世纪,80年代在国际上取得了长足的发展.在骨、胸、脑、眼、肿瘤、动脉粥样硬化、息肉摘除等外科手术中都得到成功的应用,形成了超声普外、骨外、矫形、脑外、动脉内膜手术、血管溶栓成形术、骨焊接和再生术、减肥美容等超声治疗技术.

2.超声刀

利用超声波极强的穿透力,通过特别的超声发射器,在计算机控制下把数百束低能超声波聚集起来,经水介质耦合,深入人体肿瘤内部,形成一个高能量区,可瞬间使肿瘤局部升温,瞬间焦点处肿瘤组织的温度可达70～100℃.超声产生的高温效应、机械效应和空化效应,使肿瘤组织产生凝固性坏死,失去增殖、浸润和转移能力,而对靶区外的正常组织影响甚小.超声刀拥有一套肿瘤识别系统,能准确探测肿瘤的部位和大小,并通过计算机自动锁定.超声刀治疗主要适应腹部、盆腔和体表的各种肿瘤.其优点是:不开刀、不穿刺、不出血、无创伤,与手术、化疗、放疗联合使用能获得最佳治疗效果.

3.超声碎石

利用聚焦的高强度(数十或数百 $W \cdot cm^{-2}$)声波的空化作用及机械效应,使体内结石碎裂,从而自行排出体外.超声碎石主要用于肾结石和膀胱结石,由于对患者冲击比较大,目前正逐步被其他体外碎石技术替代.

4.超声乳化

使用频率为20k～40kHz的细束超声波照射眼内病变组织,粉碎白内障,其碎屑随即被清除.其优点是:手术快、创伤小,易恢复.

5.超声理疗

利用较低强度的超声波(约 $1 \sim 10 W \cdot cm^{-2}$)的热效应、机械效应等,用聚焦或非聚焦声束对病变部位进行加热和机械刺激.超声理疗主要包括超声按摩、超声针灸和超声热疗等.

习题四

4-1 设某超声波的频率为5MHz,进入人体的软组织,超声在组织中的速度为1500m/s.求:(1)它的波长;(2)在20cm的软组织中往返一次所需要的时间.

4-2 两个音叉的振动频率分别为256Hz和512Hz,若振幅相同,发出声波的强度是否相同?为什么?

4-3 一个人说话的声强级为40dB,那么10个人同时说话时的声强和声强级各是多少?

4-4 两人轻声说话时的声强级为40dB,闹市中的声强级为80dB.问:闹市中的声强是轻声说话时声强的多少倍?

4-5 声强级为120dB的声波(在20℃的空气中)的声压幅值是多少?它施加在横截面积为$0.55\times10^{-4}m^2$的耳鼓膜口的最大作用力是多少?

4-6 某个声音的声强为$7\times10^3 W\cdot m^{-2}$,另一声音比它的声强级高10dB,求另一个声音的声强.人耳能够听见它们吗?

4-7 街道上的声强级约为60dB,中小型飞机数量级为10m,飞机马达的声强级约为120dB,为避免机场噪声扰民,试估算机场的范围约为多少?

4-8 一警报器发射频率为1000Hz的声波,离开静止的观察者向一固定的目标物运动,其速度为10m/s,试求:(1)观察者直接听到从警报器传来声音的频率;(2)观察者听到从目标物反射回来的声音频率;(3)听到的拍频是多少?

4-9 一音叉发射频率为204Hz的声波,当它以一定的速率靠近墙壁,静止的观察者在音叉后面听到拍音频率为3Hz.已知声速取340m/s,试求音叉的运动速率.

4-10 应用多普勒探测心脏壁的运动时,以5MHz的超声波垂直射向心脏壁,测得入射波频率与反射波频率差为500Hz.已知超声波在软组织中的速度为1500m/s,求心脏壁的运动速度.

4-11 设超声在组织中的速度为1500m/s,声波方向与血流方向的夹角是30°.已知探头发射的超声频率为2.8MHz,而接收到的频率为2.7995MHz,试求血流速度.血流是迎着探头方向流动,还是背着探头方向流动?

4-12 什么叫压电效应和逆压电效应?发射超声和接收超声分别利用何种效应?

4-13 为什么多普勒超声信号是不同频率成分合成的复杂信号?对超声多普勒血流信号的处理,可用快速傅里叶变换(简称FFT)在计算机上实现.试问:FFT起了什么作用?

第五章　分子动理论

宏观物体是由大量分子组成的,并且这些分子永不停息地无规则运动着.每个分子或原子都有它的大小、质量、速度、能量等,这些表征单个分子的物理量称为微观量.单个分子的运动是无规则的,但大量分子的运动却存在着一定的统计规律.一般在实验室中测得的量,是表征大量分子或原子集体特性的量,称为宏观量,如气体的温度、压强等.用实验直接测定微观量是困难的,也是不必要的.分子动理论就是从分子运动的观点出发,采用统计的方法,求出大量分子微观量的统计平均值,确立宏观量和微观量之间的关系以解释和揭示物体的宏观现象的微观本质.分子动理论研究的范围极其广泛,它的理论和研究方法对于生命科学也具有重要的意义.

第一节　物质的微观结构

本节从物质微观结构出发,阐明分子运动的一些基本概念.

一、宏观物体是由大量分子(或原子)组成的

自然界中常见的气体、液体、固体等宏观物体都是由大量分子(或原子)组成的.实验证明,1mol 任何物质的分子数相同,均为 $N_A=6.02\times10^{23}\,\text{mol}^{-1}$,$N_A$ 称为阿伏伽德罗常数.

实验表明,组成物体的分子之间存在一定的间隙.气体很容易被压缩,说明气体分子间存在间隙;同体积的水和酒精混合后总体积减小,说明液体分子间存在间隙;钢表面可以渗入碳,半导体可以掺入杂质等,说明固体分子间也有间隙.目前用高分辨率的电子显微镜已能观察到某些晶体横截面内原子结构的图像,为宏观物体由分子(或原子)组成和分子之间有间隙的概念提供了最有力的证据.

二、物体内的分子在永不停息地做无规则运动

在房间里打开一瓶香水的瓶盖,香味便会传到整个房间,这是气体的扩散现象.气体分子的扩散不是靠外力(如重力)实现的,而是分子运动的结果.液体、固体间也有扩散现象.在一杯清水中滴进几滴红墨水,很快它就会均匀地分布于整杯水中;将两种不同的金属如铜块和金块挤压接触,经过较长时间,在接触表面上会有微量的金属渗入对方.

1827 年英国植物学家布朗在显微镜下观察悬浮于水中的花粉时,发现这些花粉不

停地做无规则运动，如图 5-1 所示. 液体中花粉小微粒的这种杂乱无章的运动，称为布朗运动. 科学家们对这一现象研究了 50 年都无法解释，直到 1877 年德耳索才正确地指出：布朗运动是由花粉小微粒在液体中受到液体分子碰撞的不平衡力而引起的. 该观点后来被爱因斯坦的研究证明，从而为分子无规则运动的假设提供了十分有力的实验依据.

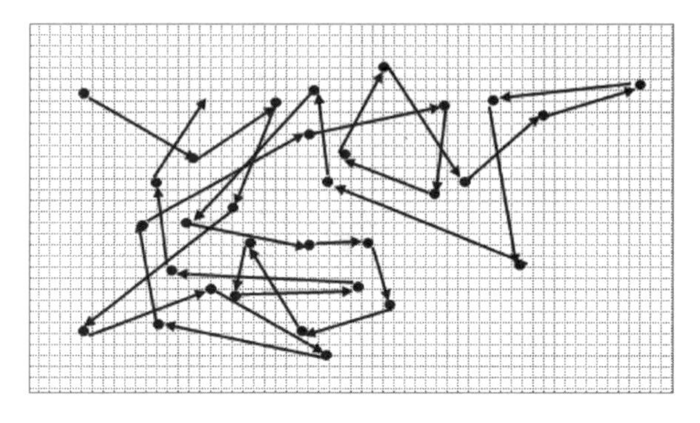

图 5-1 布朗运动

布朗运动间接证明了液体分子在做永不停息的无规则运动，并且颗粒越小，温度越高，运动越剧烈. 分子的无规则运动与温度有关，也称为分子的热运动.

当分子只能围绕各自的平衡位置做微小振动时，表现为固态；当分子的运动加剧，以至没有固定的平衡位置，但尚不至于相互离散时，表现为有流动性的液态；当分子的运动相当剧烈，以至于相互离散、不能维持彼此之间一定的距离时，便表现为气态.

三、分子间存在相互作用力

拉断一根钢丝要用很大的力，说明物体分子间存在着相互吸引力. 液体和固体是很难压缩的，说明分子之间存在斥力. 实际上，分子间引力和斥力同时存在，分子之间的相互作用力(称为分子力)，是两者共同作用的合力.

据实验和近代理论分析，物体分子间作用力 F 与分子中心间距离 r 之间的关系可表示为

$$F=\frac{C_1}{r^p}-\frac{C_2}{r^q} \tag{5-1}$$

其中，C_1、C_2、p、q 都是正数，它们的数值可由实验确定. 式(5-1)中右函数的第一项是正值，表示斥力；第二项是负值，表示引力. 由于 p、q 数值都较大，分子引力与斥力都随着分子间距的增加而减小，两者都是短程力；且 $p>q$，说明斥力变化更快. 分子间作用力 F 与分子间距离 r 的关系如图 5-2(a)所示. 当 $r=r_0$ 时，斥力与引力恰好平衡，分子间作用力 $F=0$，这个位置称为平衡位置；r_0 的数量级约为 10^{-10} m. 当 $r<r_0$ 时，F-r 曲线很陡，相当于分子紧挨在一起，彼此间的斥力很大. 当 $r>r_0$ 时(r 的数量级约为 $10^{-10}\sim10^{-8}$ m)，分子间表现为引力作用. 随着分子间距离增大，当分子间距大于 10^{-8} m 时，分子间作用力实际上可以完全忽略，因此气体分子表现出更为自由的性质.

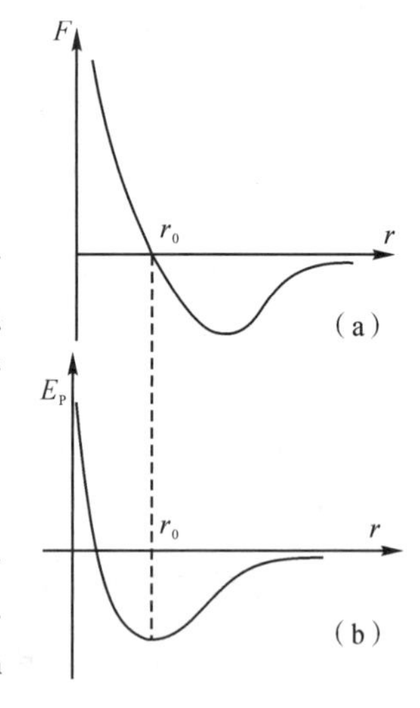

图 5-2 分子作用与势能
(a)分子间作用力 F 与分子间距 r 的关系
(b)分子间势能 E_p 与分子间距 r 的关系

与分子作用力对应的是分子间的势能 E_p，它与分子间距离 r 的关系曲线如图 5-2(b)所示. 当 $r=r_0$ 时势能最低，分子处于稳定状态. 当分子的位置无论如何偏离 r_0 时，都需克服

分子力做功，分子势能增加，此时分子处于不稳定状态，有回到平衡位置的趋势.

综上所述：一切物体都是由大量分子所组成；所有分子都处在永不停息、无规则的热运动之中；分子间有互相作用的引力和斥力. 分子间的相互作用使这些微观粒子聚集在一起，并趋于在空间有序排列，但分子热运动却是破坏有序排列的. 正是这两种对立的作用同时存在，造就了现实世界的千姿百态.

第二节 理想气体的分子动理论

一、理想气体微观模型

人们通过对自然现象的长期观察，在大量实验的基础上，对实际情况做了一些简化，提出了理想气体的微观模型，并对它的分子做出如下假设：

(1) 同种气体分子的大小和质量完全相同；

(2) 分子本身的大小与它们之间的平均距离相比可以忽略不计，分子可以近似看作质点，并遵从牛顿力学规律；

(3) 气体分子之间的相互碰撞以及气体分子与容器壁的碰撞都是完全弹性的；

(4) 分子间的相互作用力是短程力，除了气体分子相互碰撞或气体分子与容器壁碰撞的瞬间之外，气体分子之间以及气体分子与容器壁之间的作用力可以忽略不计；

(5) 在容器内气体分子的运动是完全紊乱的，气体各部分的密度均相同，且任一时刻沿任一方向运动的分子数相等；

(6) 气体分子在容器内的动能，平均来说远比它们在重力场中的势能大，所以分子所受的重力可以忽略不计.

以上六个假设中，后面两个是平衡态下分子运动的统计性假设，只适用于大量分子的集体运动.

大量实验表明，单个分子的运动是无规则的；但就大量分子的集体表现而言，却存在一定的统计规律. 由于只需要研究气体的宏观行为，各个分子的详细运动情况并不重要，我们可以运用统计方法，求出大量分子的一些微观量的统计平均值，便可解释实验中观测到的物体的宏观性质，如气体的温度、压强等. 理论上认为，所有的热力学变量都能以微观性质的某种平均值来表示. 在对气体分子运动的研究中，均运用了统计平均的方法，结合力学定律，以物质的原子分子结构概念和气体分子热运动的基本概念为基础，研究气体的宏观行为，通过分析宏观量和微观量之间的关系，揭示气体宏观现象和规律的本质.

在无外力场的情况下，处于平衡态下的气体密度均匀，且对于大量分子来说，分子沿各个方向运动的概率是相同的，没有一个方向气体分子的运动比其他方向更为优先. 从统计的意义上来说，也就是任一时刻沿各个方向运动的分子数相等，分子速度在各个方向的分量的各种平均值也相等.

二、理想气体的物态方程

1. 平衡态

通常，我们把热学中所研究的物体或物体系（它们都是由大量分子或原子组成），称为热力学系统，简称系统；处于系统以外的物质，称为外界. 如果系统与外界之间既无能量交换，也无物质交换，这样的系统又称为孤立系统. 经验表明，一个孤立系统在足够长时间内，必定会趋向一个最终的宏观状态. 因孤立系统不受外界影响，宏观性质不再随时间变化，这时我们就说系统达到了平衡态. 否则就是非平衡态.

平衡态是一个理想化的概念，它是在一定条件下对实际情况的概括和抽象. 应当指出的是，平衡态是指系统的宏观性质不随时间变化. 但从微观的角度来看，平衡态下，组成系统的分子仍在永不停息地做无规则热运动，只不过分子运动的平均效果不随时间变化，因此热学中的平衡实际上是一种动态的平衡. 今后若不做特殊说明，系统的状态均指平衡态.

2. 状态参量

系统的平衡态可以用一些表示系统特性的物理量来描述，这些量称为状态参量. 对于一定量的气体，可以用压强 p、体积 V 和温度 T 三个状态参量来描述它的状态.

气体的压强是气体作用在容器壁单位面积上的正压力，是大量气体分子频繁碰撞容器壁的结果. 在国际单位制中，压强的单位是帕斯卡，用符号 Pa 表示. 常用的压强单位还有毫米汞柱、标准大气压等，它们与帕斯卡的关系是

$$1\text{mmHg}(\text{毫米汞柱})=1.333\times10^{2}\text{Pa}$$

$$1\text{atm}(\text{标准大气压})=760\text{mmHg}=1.013\times10^{5}\text{Pa}$$

气体的体积是指气体占据的空间体积，它与气体分子本身体积的总和是不同的. 由于分子的热运动，容器中的气体总是分散在容器中的各个空间部分，所以气体的体积即为气体容器的容积. 在国际单位制中，体积的单位是 m^3.

气体的温度，宏观上表现为气体的冷热程度，而从微观上看它是分子热运动剧烈程度的反映，这个概念将在后面阐述. 温度的数值表示法称为温标，常用的有热力学温标、摄氏温标等. 在国际单位制中采用热力学温标，温度的单位是开尔文，用符号 K 表示. 摄氏温标的温度 t 与热力学温标的温度 T 之间具有以下关系

$$t(℃)=T(\text{K})-273.15$$

3. 理想气体物态方程

实验表明，质量为 m 的理想气体，处于热力学温度为 T 的平衡态时，各状态参量之间满足关系

$$pV=\frac{m}{M}RT \tag{5-2}$$

式(5-2)称为理想气体物态方程. 其中，M 是气体的摩尔质量，$R=8.31\text{J}\cdot\text{mol}^{-1}\cdot\text{K}^{-1}$. 为摩尔气体常量. 严格遵守理想气体物态方程的真实气体可以看作理想气体.

理想气体状态方程还可以表示成另一种形式. 设质量为 m 的气体中总分子数为 N，代入式(5-2)，并作变换，可得

$$p=\frac{N}{V}\frac{R}{N_A}T=nkT \tag{5-3}$$

其中,玻尔兹曼常数 $k=\frac{R}{N_A}=\frac{8.31}{6.022\times10^{23}}\mathrm{J\cdot K^{-1}}=1.38\times10^{-23}\mathrm{J\cdot K^{-1}}$;分子数密度 $n=\frac{N}{V}$等于单位体积内气体的分子数.式(5-3)表示压强、温度相同的气体,单位体积内分子数相同,与气体种类无关,这就是阿伏伽德罗定律.

三、理想气体的压强公式

从气体分子动理论来看,容器内气体分子由于热运动的无规则性,而会不断地与容器壁碰撞.就某一个分子而言,它碰在器壁什么位置,带给器壁多大的冲量,都是随机的,碰撞也是断续的.但对整体来说,由于分子数量众多,每一时刻都有大量的分子与器壁碰撞,这样就可表现出恒定而持续的压强.也就是说,容器中气体施于器壁的宏观压强是大量分子无数次碰撞的统计效果.下面我们利用理想气体微观模型,推导气体的压强公式.

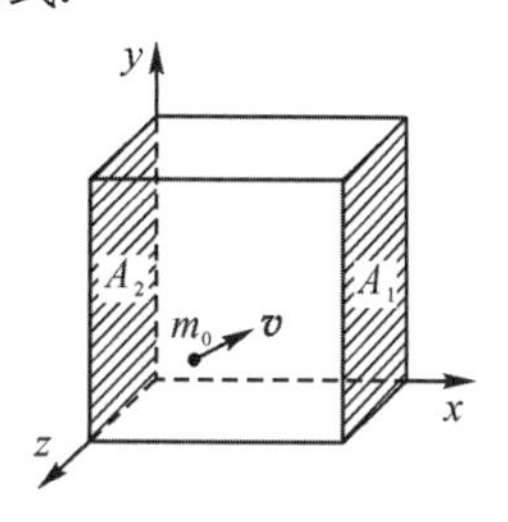

图 5-3 气体压强公式推导

如图 5-3 所示是一个边长为 L 的正方体容器,它的一个顶点位于直角坐标系的原点,内有 N(N 很大)个同种分子,分子的质量为 m_0.忽略重力作用,且不受其他外力的作用,系统处于热平衡状态,各个分子速率不等,分别为 v_1、v_2、v_3、…、v_N.先考虑第 1 个分子碰撞时对垂直于 x 轴的容器壁 A_1 和 A_2 面的作用.这个分子的速度在 x、y、z 轴上的分量分别是 v_{1x}、v_{1y}、v_{1z},当它与 A_1 面发生弹性碰撞时,它的 x 轴分速度 v_{1x}改变为$-v_{1x}$,而与 A_2 面碰撞时,再由$-v_{1x}$改变为 v_{1x},碰撞过程中该分子在 y 和 z 轴的分速度 v_{1y}和 v_{1z}不受影响.可见,每当这个分子与 A_1 面碰撞一次,其动量的改变量为$-2m_0v_{1x}$,方向垂直于 A_1 面.根据动量定理,分子动量的改变量等于 A_1 面给分子的冲量.根据牛顿第三定律,分子反作用给 A_1 面的冲量是 $2m_0v_{1x}$.该分子与 A_1 面连续两次碰撞之间,在 x 方向上经过的距离是 $2L$,需要时间为$\frac{2L}{v_1x}$.因此,单位时间内该分子与 A_1 面碰撞的次数为$\frac{v_{1x}}{2L}$,施加于 A_1 面的总冲量为

$$2m_0v_{1x}\frac{v_{1x}}{2L}=\frac{m_0v_{1x}^2}{L}$$

单位时间内 N 个分子施加于 A_1 面的总冲量,也就是施加于 A_1 面的冲力为

$$F=\frac{m_0}{L}(v_{1x}^2+v_{2x}^2+v_{3x}^2+\cdots+v_{Nx}^2)$$

故 N 个分子施加于 A_1 面的压强为

$$p=\frac{F}{L^2}=\frac{m_0}{L^3}(v_{1x}^2+v_{2x}^2+v_{3x}^2+\cdots+v_{Nx}^2)$$

又由于单位体积分子数(也称为分子数密度)$n=\frac{N}{L^2}=\frac{N}{L_3}$,则压强表达式又可写成

$$p=m_0n(\frac{v_{1x}^2+v_{2x}^2+v_{3x}^2+\cdots+v_{Nx}^2}{N})$$

其中,括号内是容器中所有分子在 x 轴方向速度分量平方的平均值,用$\overline{v_x^2}$表示.

对于任意一个分子来说,$v^2=v_x^2+v_y^2+v_z^2$.在平衡态下,气体的性质与方向无关,因而所有三个速度分量平方的平均值彼此相等，即$\overline{v_x^2}=\overline{v_y^2}=\overline{v_z^2}=\frac{1}{3}\overline{v^2}$. 压强公式可以写成

$$p=m_0 n \frac{1}{3}\overline{v^2}=\frac{2}{3}n\left(\frac{1}{2}m_0\ \overline{v^2}\right)=\frac{2}{3}n\bar{\varepsilon} \tag{5-4}$$

式(5-4)称为理想气体的压强公式，其中 $\bar{\varepsilon}=\frac{1}{2}m_0\ \overline{v^2}$表示气体分子的平均平动动能. 该式表明，气体的压强与单位体积内的分子数 n、分子的平均平动动能 $\bar{\varepsilon}$ 成正比. 它把宏观压强与微观分子的平均平动动能 $\bar{\varepsilon}$ 联系起来，是一个统计平均值. 离开了“大量分子”和“统计平均”，压强就失去了意义. 压强 p 可以由实验测定，而平均平动动能 $\bar{\varepsilon}$ 不能直接测定. 尽管理想气体压强公式不能直接验证，但从这个公式出发能够满意地解释或推证许多实验定律.

四、理想气体能量公式

由理想气体压强公式 $p=\frac{2}{3}n\bar{\varepsilon}$ 及理想气体物态方程，可得分子平均平动动能为

$$\bar{\varepsilon}=\frac{1}{2}m_0\ \overline{v^2}=\frac{3}{2}kT \tag{5-5}$$

式(5-5)称为理想气体能量公式，该式表明，理想气体分子的平均平动动能只与热力学温度成正比，而与气体的性质无关，即相同温度下各种理想气体分子平均平动动能都相等. 公式揭示了宏观量温度与微观量分子平动动能的统计平均值 $\bar{\varepsilon}$ 之间的联系. 温度是大量分子热运动的集体表现，是一个统计平均值；对于单个分子或少数分子，温度是没有意义的.

实际上，对于单原子分子以外的结构比较复杂的分子，除了有平动动能，还有转动动能等其他形式的能量. 为了确定分子各种形式的运动能量的统计规律，我们引入自由度的概念. 完整描述一个力学系统运动所需要独立参量的数目，称为这个系统的自由度.

单原子分子可视为质点，空间位置可用 3 个独立的坐标 x、y、z 来确定，故有 3 个平动自由度. 多原子分子，若忽略分子内原子之间的振动，可视作刚性分子. 刚性双原子分子可视为一个二体系统，原子处于中心连线两端，确定质心位置需 3 个独立坐标，另外还要 2 个坐标来确定连线的方位. 所以刚性双原子分子有 3 个平动自由度，2 个转动自由度，共 5 个自由度. 刚性三原子或三原子以上的气体分子，需 3 个平动自由度和 3 个转动自由度，共 6 个自由度.

因为在平衡态时，$\overline{v_x^2}=\overline{v_y^2}=\overline{v_z^2}=\frac{1}{3}\overline{v^2}$，代入式(5-5)可得

$$\frac{1}{2}m_0\ \overline{v_x^2}=\frac{1}{2}m_0\ \overline{v_y^2}=\frac{1}{2}m_0\ \overline{v_z^2}=\frac{1}{6}m_0\ \overline{v^2}=\frac{1}{2}kT \tag{5-6}$$

可见分子在每一个自由度上的平均平动动能都是$\frac{1}{2}kT$. 这一结论虽然是针对分子平动而言，但在平衡态下，分子无规则的热运动，任何一种可能的运动都不会比另一种可能的运动更占优势，机会是完全均等的. 因此，平均来说，不论气体分子的何种运动，相应在每一种可能的自由度的平均动能都应该相等，这一结论称为能量均分定理.

如果气体分子有 i 个自由度，则分子的平均动能为

$$\bar{\varepsilon}=\frac{i}{2}kT \tag{5-7}$$

因此 1mol 这种理想气体总动能为

$$E_{\text{mol}}=N_{\text{A}}\bar{\varepsilon}=N_{\text{A}}\ \frac{i}{2}kT=\frac{i}{2}RT \tag{5-8}$$

例如氧气分子是刚性双原子分子，有 5 个自由度，分子平均动能为 $\bar{\varepsilon}=\frac{5}{2}kT$，1mol 氧气分子总动能为 $E_{\text{mol}}=\frac{5}{2}RT$.

例题 5-1 当前真空技术可获得的极限真空度为 10^{-13} mmHg 的数量级，设空气的温度为 27℃. 问：在 1m^3 中有多少气体分子？这些分子总的平动动能及动能各是多少？

解：已知 $p=10^{-13}\text{mmHg}=1.33\times10^{-11}\text{Pa}$，$T=300\text{K}$

根据阿伏伽德罗定律 $p=nkT$，可得分子数密度为

$$n=\frac{p}{kT}=\frac{1.33\times10^{-11}}{1.38\times10^{-23}\times300}\text{m}^{-3}=3.21\times10^{9}\ \text{m}^{-3}$$

即容器内每立方米气体中仍有 3.21×10^{9} 个分子.

因为分子的平均平动动能 $\bar{\varepsilon}=\frac{3}{2}kT$，所以单位体积气体分子总的平动动能为

$$E=n\bar{\varepsilon}=\frac{3}{2}nkT=\frac{3}{2}\frac{p}{kT}kT=\frac{3}{2}p$$

经计算可得 $E=\frac{3}{2}\times1.33\times10^{-11}\text{J}=2\times10^{-11}\text{J}$.

事实上，空气的主要成分氮气和氧气都是双原子分子. 对刚性双原子分子，平动动能只是其动能的一部分，此外还有转动动能. 因平均动能 $\bar{\varepsilon}_2=\frac{5}{2}kT$，所以 1m^3 气体分子的动能为 $E_2=n\bar{\varepsilon}_2=\frac{5}{2}p=3.325\times10^{-11}\text{J}$.

五、混合气体的分压强

设有几种彼此不发生化学作用的气体混合在同一个容器中，它们的温度相同，它们的分子数密度分别为 $n_1,n_2,n_3,\cdots$，总分子数密度为 $n=n_1+n_2+n_3+\cdots$. 因为各种气体温度相同，由阿伏伽德罗定律可得混合气体产生的压强为

$$p=nkT=(n_1+n_2+n_3+\cdots)kT=n_1kT+n_2kT+n_3kT+\cdots \tag{5-9a}$$

其中，n_1kT 是第一种组元气体单独存在容器时的压强，称为第一种气体的分压强 p_1. 同理，$p_2=n_2kT$ 表示第二种气体的分压强…，则式(5-9a)可写成

$$p=p_1+p_2+p_3+\cdots \tag{5-9b}$$

式(5-9b)称为道尔顿分压定律. 它说明，混合气体的总压强等于各组元气体单独存在容器时的分压强之和. 实验表明，混合气体中某气体的扩散方向只决定于该气体分压的大小，且由分压大的地方向分压小的地方扩散，与总压强及其他气体的分压强无关.

表 5-1 是海平面空气和肺泡内空气的各种气体的分压. 由于呼吸道的调节，肺泡内

气体湿度比较大，水蒸气分压增大. N_2 不参与呼吸作用，分压下降是因为肺泡内水蒸气增加，O_2 和 CO_2 体积的变化，是气体总体积改变后的结果.

表 5-1　海平面空气、肺泡内空气中各种气体的分压　　(单位：kPa)

分压	p_{O_2}	p_{CO_2}	p_{N_2}	p_{H_2O}	合计
空气	21.2	0.04	79.6	0.5	101.3
肺泡气	13.9	5.3	75.8	6.3	101.3

例题 5-2　一容积为 5L 的容器内装有 8g 的氧气和 14g 的氮气组成的混合气体，平衡态时气体温度为 27℃，求混合气体的压强和分子数密度.（已知摩尔质量 $M_{O_2}=3.2\times10^{-2}\,\text{kg}\cdot\text{mol}^{-1}$，$M_{N_2}=2.8\times10^{-2}\,\text{kg}\cdot\text{mol}^{-1}$）

解：已知条件 $m_{O_2}=8\text{g}=8\times10^{-3}\,\text{kg}$，$m_{N_2}=14\text{g}=1.4\times10^{-2}\,\text{kg}$，$V=5\text{L}=5\times10^{-3}\,\text{m}^3$，$T=27℃=300\text{K}$

由理想气体物态方程可分别计算出氧气和氮气的分压强

$$p_{O_2}=\frac{m_{O_2}}{VM_{O_2}}RT=\frac{8\times10^{-3}}{5\times10^{-3}\times3.2\times10^{-2}}\times8.314\times300\,\text{Pa}\approx1.25\times10^{5}\,\text{Pa}$$

$$p_{N_2}=\frac{m_{N_2}}{VM_{N_2}}RT=\frac{1.4\times10^{-2}}{5\times10^{-3}\times2.8\times10^{-2}}\times8.314\times300\,\text{Pa}\approx2.49\times10^{5}\,\text{Pa}$$

由道尔顿分压定律，可得两种混合气体的总压强为

$$p=p_{O_2}+p_{N_2}=(1.25\times10^{5}+2.49\times10^{5})\,\text{Pa}\approx3.74\times10^{5}\,\text{Pa}\approx3.7\,\text{atm}$$

根据阿伏伽德罗定律 $p=nkT$，可得混合气体的分子数密度

$$n=\frac{p}{kT}=\frac{3.74\times10^{5}}{1.38\times10^{-23}\times300}\,\text{m}^{-3}\approx9.0\times10^{25}\,\text{m}^{-3}$$

第三节　热平衡的统计分布

处于热平衡的气体，由于分子频繁相互碰撞，每个分子的运动速度大小和方向都是偶然的；但从宏观、整体的角度来看，由大量分子组成的气体都具有一定的压强和温度. 这表明这些大量偶然事件存在一定的分布规律. 这种微观上完全随机，而宏观上具有一定规律的现象称为统计规律.

设容器中的理想气体处于平衡态，分子数为 N，设速率在 $v\sim v+\mathrm{d}v$ 的气体分子数为 $\mathrm{d}N$，占总分子数的百分比为 $\frac{\mathrm{d}N}{N}$. 这一数值在速率区间足够小的情况下，与区间的大小 $\mathrm{d}v$ 成正比；而且它在各速率区间是不同的，应是速率的函数. 即

$$\frac{\mathrm{d}N}{N}=f(v)\mathrm{d}v \tag{5-10}$$

其中，$f(v)$ 称为速率分布函数. 其物理含义是：从气体中任意取一个分子，该分子的速率在 v 附近的单位速率间隔内的可能性（概率）；或者说大量分子中速率处于 v 附近的单位速率间隔内的分子大约占总数的百分比. $f(v)$ 的数值越大，表示气体分子处在 v 附近单位速率区间内的概率或百分比越大.

一、麦克斯韦速率分布律

1859 年，英国物理学家麦克斯韦应用统计方法首先从理论上导出了气体分子按速率分布的统计规律，称为麦克斯韦速率分布律. 1920 年，德裔美国物理学家斯特恩从实验上予以了证实，但未能给出定量结果. 我国物理学家葛正权于 1934 年精确验证了麦克斯韦速率分布律.

设容器中的理想气体处于热力学温度为 T 的平衡态，分子数为 N，单个分子质量为 m_0. 在没有外力场作用下，平衡态时气体分子在空间分布是均匀的，各处分子数密度一致；各分子速率不同，满足麦克斯韦分布. 麦克斯韦速率分布函数的表达式为

$$f(v)=\frac{\mathrm{d}N}{N\mathrm{d}v}=4\pi\left(\frac{m_0}{2\pi kT}\right)^{3/2}\mathrm{e}^{-\frac{m_0v^2}{2kT}}v^2 \tag{5-11}$$

以速率 v 为横轴，速率分布函数为纵轴，画出 $f(v)$ 与 v 的关系曲线，如图 5-4 所示，称为麦克斯韦速率分布曲线.

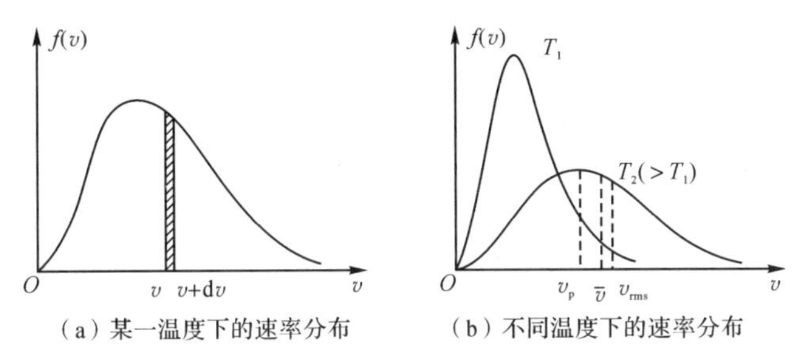

图 5-4 麦克斯韦速率分布曲线

麦克斯韦速率分布曲线可形象地描绘出分子按速率的分布规律：

(1) 每条曲线都是从原点出发，随速率增大而上升，经过一个最高点然后下降，逐渐趋于零. 这表明气体分子速率可以取大于零的一切可能有限值.

曲线最高点的速率称为最概然速率，用 v_{p} 表示，其物理意义是：如果把整个速率范围分成许多等间隔的区间，分布在 v_{p} 所在区间的分子数占总分子数的百分比最大，或分子速率分布在 v_{p} 所在区间的概率最高. 对式(5-11)进行求导，令 $\left.\frac{\mathrm{d}f(v)}{\mathrm{d}v}\right|_{v=v_{\mathrm{p}}}=0$，即得最概然速率为

$$v_{\mathrm{p}}=\sqrt{\frac{2kT}{m_0}}=\sqrt{\frac{2RT}{M}}\approx1.41\sqrt{\frac{RT}{M}}$$

显然，最概然速率 v_{p} 随分子质量增加而减小.

(2) 根据速率分布函数 $f(v)$ 的定义，可以得到分子速率分布在速率间隔 $v_1\sim v_2$ 内的分子数占总分子数的百分比为

$$\frac{\Delta N}{N}=\int_{v_1}^{v_2}f(v)\mathrm{d}v$$

由此可知，图 5-4(a) 中所示的阴影部分的面积所代表的物理意义为速率在 $v\sim v+\mathrm{d}v$ 内的分子数百分比(或概率). 由于全部分子肯定分布在 0 到∞的范围内，所以有

$$\int_0^{\infty}f(v)\mathrm{d}v=1 \tag{5-12}$$

这是任何速率分布函数 $f(v)$都必须满足的条件,称为归一化条件.

(3)当温度升高时,根据归一化条件,曲线将变得较平坦,并向高速区扩展,如图5-4(b)所示.即 v_p 的值增大,$f(v_p)$减小,整个气体中速率快的分子数增加,速率慢的分子数减少.这就是通常说的温度越高,分子热运动越剧烈的真正含义.

除了最概然速率外,还有平均速率和方均根速率.

平均速率 $\bar{v}$ 为

$$\bar{v} = \frac{N_1 v_1 + N_2 v_2 + \cdots + N_i v_i +}{N} = \frac{\int v \mathrm{d}N}{N} = \int_0^{\infty} v f(v) \mathrm{d}v$$

根据麦克斯韦速率分布函数 $f(v)$,可以求得

$$\bar{v}=\sqrt{\frac{8kT}{\pi m_0}}=\sqrt{\frac{8RT}{\pi M}}\approx 1.60\sqrt{\frac{RT}{M}}$$

方均根速率 v_{rms}或者$\sqrt{\overline{v^2}}$,是指分子速率平方平均值的平方根.首先求分子速率平方的平均值:

$$\overline{v^2} = \frac{v_1^2 N_1 + v_2^2 N_2 + \cdots + v_i^2 N_i + \cdots}{N} = \frac{\int v^2 \mathrm{d}N}{N} = \int_0^{\infty} v^2 f(v) \mathrm{d}v = \frac{3kT}{m_0}$$

即可得

$$v_{\mathrm{rms}} = \sqrt{\overline{v^2}} = \sqrt{\frac{3kT}{m_0}} = \sqrt{\frac{3RT}{M}} \approx 1.73\sqrt{\frac{RT}{M}}$$

例题 5-3 计算氧气分子和氢气分子在0℃时的方均根速率.

解:已知氧气和氢气的摩尔质量及热力学温度

$$M_{O_2}=32.0\times10^{-3}\mathrm{kg/mol}, M_{H_2}=2.0\times10^{-3}\mathrm{kg/mol}, T=273\mathrm{K}$$

可分别计算出氧气和氢气的方均根速率为

$$v_{\mathrm{rms},O_2}=\sqrt{\frac{3RT}{M_{O_2}}}=\sqrt{\frac{3\times8.31\times273}{32.0\times10^{-3}}}\ \mathrm{m/s}=461\ \mathrm{m/s}$$

$$v_{\mathrm{rms},H_2}=\sqrt{\frac{3RT}{M_{H_2}}}=\sqrt{\frac{3\times8.31\times273}{2.0\times10^{-3}}}\ \mathrm{m/s}=1845\ \mathrm{m/s}$$

计算表明,0℃时,氢气和氧气分子的方均根速率比同温度下空气中声音传播速度331m/s还要大.表 5-2 列出了几种常见气体在0℃时的三种速率值.

表 5-2 几种常见气体的三种速率

气体	$M/(\mathrm{kg\cdot mol^{-1}})$	$v_p/(\mathrm{m\cdot s^{-1}})$	$\bar{v}/(\mathrm{m\cdot s^{-1}})$	$\sqrt{\overline{v^2}}/(\mathrm{m\cdot s^{-1}})$
H_2	2.0×10^{-3}	1496	1698	1836
H_2O	18.0×10^{-3}	501	569	615
O_2	32.0×10^{-3}	376	426	461
CO_2	44.0×10^{-3}	320	364	393
空气	28.9×10^{-3}	395	449	485

室温下,以上三种速率数量级一般为几百米每秒,其中方均根速率最大,平均速率

次之，最概然速率最小，它们的大小关系不因温度及气体种类变化而变化.

应该注意的是，不论对哪一种气体来说，气体分子以各自不同的速率在运动. 三种速率不过是速率的一种统计平均值而已. 一般来说 v_{rms} 用来计算分子的平均平动动能，$\bar{v}$ 用来讨论分子的碰撞次数，v_p 在讨论速率分组时常被使用.

二、玻尔兹曼能量分布律

没有外力场作用下，平衡态时气体分子满足麦克斯韦分布. 如果气体分子处在外力场中，气体分子会如何分布呢？

下面先讨论重力场中粒子按高度的分布. 在重力场中的大气分子受到两种作用，分子热运动使得它们在空间趋于均匀分布，而重力的作用则使它们趋于向地面降落. 大气分子在重力作用和热运动两个因素同时影响下，在空间将形成一种非均匀的稳定分布：离地面越高处，单位体积内的分子数越小，各处气体分子数密度与分子所具有的势能有关.

对于热力学温度为 T 的气体，若以 n_0 表示势能 $E_p=0$ 处的分子数密度，则势能为 E_p 处的分子数密度满足

$$n=n_0 e^{\frac{E_p}{kT}} \tag{5-13a}$$

这个规律称为玻尔兹曼能量分布律.

在重力场中，高度为 h 处气体分子势能为重力势能 $E_p=m_0 gh$，代入(5-13a)，得

$$n=n_0 e^{\frac{m_0 gh}{kT}}$$

其中，分子质量 $m_0=\dfrac{M}{N_A}$，代入可得

$$n=n_0 e^{\frac{Mgh}{RT}} \tag{5-13b}$$

式(5-13b)表明，在重力场中，气体分子数密度随高度增加而减小.

根据阿伏伽德罗定律 $p=nkT$，可得玻尔兹曼分布下的气压-高度关系

$$p=p_0 e^{\frac{Mgh}{RT}} \tag{5-14}$$

其中，$p_0=n_0 kT$ 是 $h=0$ 处的压强. 式(5-14)表明在温度不变或温度改变可以忽略时，大气压强随高度按指数规律减小. 表 5-3 列出了大气压强、氧分压与海拔高度关系的数据.

表 5-3　大气压、氧分压与海拔高度的关系

高度/m	大气压强/mmHg	空气中氧分压/mmHg	肺泡内氧分压/mmHg
0	760	159	104
1000	674	140	90
2000	594	125	70
3000	526	110	62
4000	462	98	50
5000	405	85	45
6000	354	74	40
7000	310	65	35
8000	270	56	30

从表中可以看出，海拔越高，大气压强越低，空气中的氧分压也越低，肺泡内氧分压也随之下降. 一般来说，未经适应训练的人迅速进入海拔三千米以上的高原地区，由于大气压比平原低，吸入肺泡内空气的氧分压也相应降低，机体难以适应而造成缺氧. 由于供氧不足，人体会出现各种症状，产生一系列的高原反应症. 例如高度达 3000～4000m 时，登山者会出现呼吸和脉搏加快，严重者头痛脑晕、恶心呕吐. 高度达 4000～5000m 时，感到严重的呼吸困难、体力衰弱和疲劳，出现视力减退. 若高度达到 5000～7000m 时，由于空气中的氧分压不到海平面的一半，供氧严重不足，会出现中枢神经系统的机能障碍，判断力减退. 高空飞行中也有类似情况. 临床上的高山病和航空病，主要就是由于大气压强和空气中的氧分压急剧下降而缺氧引起的. 避免过快进入高海拔地区，为身体预留低气压适应时间，可以减轻高原反应的症状. 如果出现了比较严重的缺氧症状，吸氧及降低海拔高度是最有效的急救措施.

飞行器中气压式高度表的工作原理也是基于(5-14). 但由于大气的温度是随高度变化的，所以只有在高度变化不大的范围内，计算结果才与实际情况相符.

必须指出的是，玻尔兹曼能量分布律不仅对气体分子成立，对于所有微粒(气体、液体、固体的原子以及分子、离子、电子等做热运动的微粒)，在任何力场(重力场、电场)都成立. 例如研究膜电位时就遵循玻尔兹曼能量分布律，由于讨论的粒子是电场中的带电离子，E_p 则为电势能，离子的分布也服从式(5-13a). 玻尔兹曼能量分布律是一个运用广泛、具有普遍意义的统计规律.

三、气体分子的碰撞

室温下，气体分子运动的平均速率达几百米每秒，打开香水瓶，香味却要经过几秒或几十秒的时间才能传过几米的距离. 为什么分子平均速率很大但扩散过程却比较缓慢呢？德国科学家克劳修斯指出，气体分子的速率虽然很大，但大量分子运动是无规则的，并且单位体积内分子数非常巨大，一个分子在前进中要与其他分子做很多次的碰撞，所走的路程非常曲折，如图 5-5 所示. 气体的扩散、热传导等过程的快慢都取决于分子之间碰撞的频繁程度.

气体分子间的无规则碰撞对气体的平衡态的性质起着十分重要的作用. 气体分子的能量均分就是靠碰撞来实现的. 正是分子间的无规则碰撞引起了分子速度的不断改变，使气体由非平衡态到达平衡态.

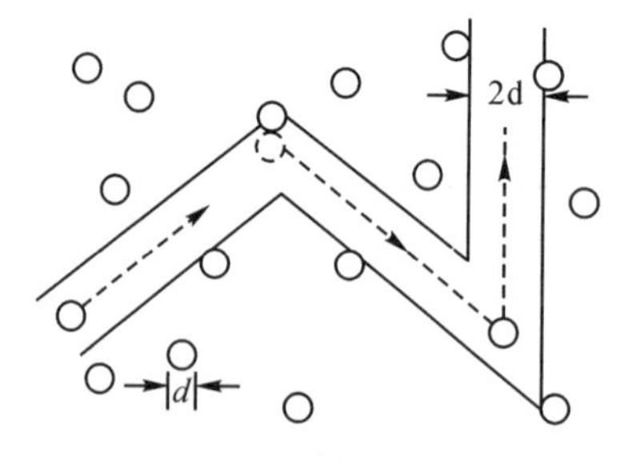

图 5-5　气体分子的碰撞

为描述分子的碰撞频繁程度，我们引入分子平均碰撞频率和平均自由程的概念.

单个分子在任意两次碰撞之间所经过的自由路程的长短及所需时间的多少，具有偶然性；但是在平衡态下，这些路程的平均值以及单个分子单位时间内与其他分子碰撞的平均次数都是一定的. 前者称为分子的平均自由程，以 $\bar{\lambda}$ 表示，后者称为平均碰撞频率，以 $\bar{Z}$ 表示，两者之间的关系为

$$\bar{Z}=\frac{\bar{v}}{\bar{\lambda}} \tag{5-15}$$

平均自由程和平均碰撞频率的大小反映了分子之间碰撞的频繁程度.

碰撞时分子等效于一个直径为 d 的小球.理论分析表明,分子平均碰撞频率及平均自由程与分子有效直径 d、分子热运动平均速率 $\bar{v}$ 以及分子数密度 n 有关,考虑到分子之间的相对运动,有如下关系

$$\bar{Z}=\sqrt{2}\pi d^2\bar{v}n \tag{5-16}$$

$$\bar{\lambda}=\frac{1}{\sqrt{2}\pi n d^2} \tag{5-17}$$

式(5-17)表明:分子平均自由程只与分子有效直径、分子数密度有关,与分子热运动的平均速率无关.这个结论是可以理解的,气体单位体积分子数越多,引起的碰撞频率越频繁,使平均自由程缩短;分子有效直径越大,分子之间碰撞的可能性越大,因而平均自由程就越小.而分子热运动的平均速率增大,同时也使分子到达下一次碰撞所花的时间减少,从而两次碰撞间经过的路程并没有变化.

如果已知理想气体的温度 T 和压强 p,根据阿伏伽德罗定律 $p=nkT$,则上式可写成

$$\bar{\lambda}=\frac{1}{\sqrt{2}\pi n d^2}=\frac{kT}{\sqrt{2}\pi d^2 p}$$

表 5-4 列出了几种气体在标准状态下(1atm,0℃)的分子有效直径、平均碰撞频率和平均自由程.

表 5-4 几种气体在标准状态下的分子有效直径、平均碰撞频率和平均自由程

气体	d /m	$\bar{Z}/(s^{-1})$	$\bar{\lambda}$/m	气体	d /m	$\bar{Z}/(s^{-1})$	$\bar{\lambda}$/m
H_2	2.7×10^{-10}	14.6×10^{9}	11.60×10^{-8}	N_2	3.7×10^{-10}	7.45×10^{9}	6.12×10^{-8}
O_2	3.6×10^{-10}	6.55×10^{9}	6.50×10^{-8}	空气	3.5×10^{-10}	6.53×10^{9}	6.88×10^{-8}

可以看到:在标准状态下各种气体分子的平均碰撞频率约 $10^{10}\,s^{-1}$,平均自由程约 10^{-7}m.分子的平均自由程是分子有效直径的数百倍,气体分子是相当自由的.另外,一个气体分子行进千万分之一米左右距离就要与其他分子碰撞一次,一秒钟内就要与其他分子发生数十亿次碰撞而改变运动速率和方向,可见气体分子总是在无规则热运动之中.

四、气体溶解 高压氧疗

1. 气体的溶解

如图 5-6 所示,容器下部为某种液体,上部为某种气体并保持其压强一定(气体与液体不发生化学反应).上部的气体分子会溶解进入液体中,溶解在液体中的气体分子也可以从液体中逸出.当溶解的气体分子数与从液体中逸出的分子数达到动态平衡时,溶解在液体内气体的体积不再变化.若改变气体的压强,或改变容器中液体的体积,上述动态平衡将被打破.例如,增大气体的压强,这时溶于液体中的气体分子数增多,而随

着液体中气体分子密度的增加，离开液体的分子数也增多，直至达到新的动态平衡.

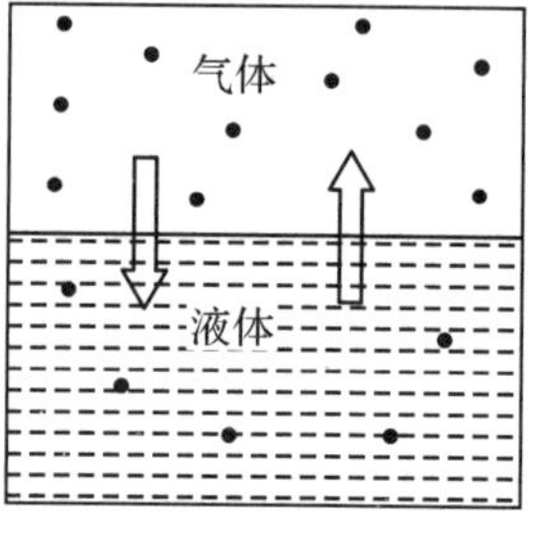

图 5-6　气体的溶解

实验表明，气体溶解平衡时，溶解在液体内气体的体积 V_g 与液面上该气体压强 p 以及液体体积 V_L 成正比

$$V_L = \sigma p V_g \tag{5-18}$$

式(5-18)称为亨利定律. 式中比例系数 σ 是气体溶解度，它与气体、液体种类和温度有关. 如果 p 的单位是 atm（标准大气压），则 σ 的单位是 atm^{-1}. 其值越大，相同压强下，液体体积一定时，溶解的气体就越多.

若液体上部的气体是混合气体，则 V_g 是混合气体中某一种气体溶解在液体内的体积，而 p 是该种气体的分压强，σ 则是该气体的溶解度. 表 5-5 列出了几种气体在人体正常体温时的溶解度.

表 5-5　37℃时几种气体的溶解度　（单位：atm^{-1}）

液体	水	血浆	全血
O_2	0.024	0.021	0.023
CO_2	0.57	0.52	0.48
N_2	0.012	0.012	0.013

气体的溶解度与温度有关，温度越高，溶解度越低. 所以升高水温可以减少水中溶解的气体. 气体溶解度随温度升高而降低也是造成热污染的一个重要原因. 如热电厂锅炉用水的随意排放，使得周围池塘水温升高，水中溶解氧减少，有机物就易被厌氧微生物分解，从而发生腐败现象.

2. 高压氧疗

高压氧舱是一个密闭耐压容器，通过向舱内输入高压氧气或高压空气，使舱内形成高于一个标准大气压的环境. 患者直接呼吸氧舱内高压氧气或使用密闭式呼吸面罩呼吸高压氧气，肺泡内氧分压增加，氧在血液中的溶解量也增大，缺氧机体能获得有效、充足的氧，促进新陈代谢过程. 高压氧疗对于因缺氧所导致的一系列疾病具有不可替代的作用，如一氧化碳中毒、急性减压病、急性脑缺氧等.

但是，氧压太高，或者氧压不高但使用时间过长，都可能引起氧中毒，出现面色苍白，出冷汗、头晕、恶心、咳嗽、呼吸急促甚至抽搐等症状. 这是由于在高压氧条件下，机体内氧代谢量增多，产生的氧自由基过多，并且超出机体的防御能力而造成的损害. 另外，氧压过高抑制了机体内多种酶的活性，引起葡萄糖有氧代谢障碍，造成组织和器官能量供给不足，功能受损. 所以在进行高压氧治疗时，一定要掌握好吸氧的压强和吸氧时间之间的阈限. 临床实践表明，采用间歇性的 1.5～3.0atm 的氧气进行高压氧治疗，既可以避免氧中毒，又能达到较好的治疗目的.

第四节　液体的表面现象

自然界中物体都是以固态、液态、气体三种基本形态存在. 我们在流体力学中已研究过液体机械运动的特性，即流动性. 这一节要研究的是由分子力作用而导致液体显示另外一个特性，即在液体和空气接触处有一个表面层，和固体接触处则有一个附着层，它们所表现出来的一系列所谓的液体表面现象，以及讨论同这一现象相关的一些生命过程、原因和规律.

一、表面张力和表面能

1. 表面张力

液体表面积具有收缩到最小的趋势. 如下落的雨滴、荷叶上的露珠和玻璃板上的水银珠都是呈近似圆球形状. 这是因为球面是包围给定体积的最小表面积. 我们把这个促使液体表面收缩的力叫作表面张力.

表面张力只存在于极薄的液体表面层内，它产生的原因是其分子间作用力. 我们把气体与液体接触面下方厚度等于分子有效作用用距离 $r=10^{-9}$ m 的液体薄层，称为液体表面层，如图 5-7 所示. 表面层内的液体分子 A 和液体内部的分子 B 受力情况是不同的. 如果以某分子为球心，以分子力有效作用距离 r 为半径作一球面，显然，只有分布在球内的分子才对球心的分子有吸引力，此球称为分子作用球. 在液体内部分子密度相同，分子作用球内位于球心的分子（如 B）受周围其他所有液体分子作用力的合力为零，处于平衡状态. 而液体表面层的分子（如 A）与液体内部分子相比，处于一个特殊状态，分子作用球内上边是气体分子，下边是液体分子. 由于气体分子密度较小，分子间距较大，作用力非常微弱，与液体内部分子相比，可忽略不计. 因此液体表面层的分子向外运动时，只受到下方液体分子的引力，而少了上方分子的斥力，这样液体表面层的分子比液体内部分子密度小些，分子距离大于平衡距离. 表面层的液体分子受到的分子作用力的合力为引力，方向垂直于液面并指向液面内侧. 分子离液面越近，合力越大，因此表面层的分子有被拉入液体内部的趋势，在宏观上就是液体表面层的表面张力.

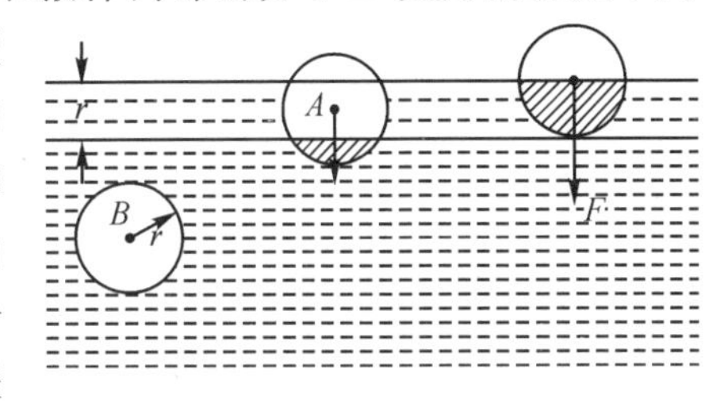

图 5-7 表面张力的形成

表面张力的大小与哪些因素有关呢？

实验结果表明，液体表面张力 F 的大小与液面分界线的长度 L 成正比，即

$$F=\alpha L \tag{5-19}$$

表面张力的方向跟液面相切并垂直于分界线. 式(5-19)中，α 叫作液体的表面张力系数，与液体的性质有关. 在国际单位制中，表面张力系数的单位为牛顿/米，符号为 $N \cdot m^{-1}$，数值上等于作用在液体表面单位长度分界线上的表面张力.

(1)在温度不变的情况下，液体的表面张力系数 α 的大小与液体的性质有关（种类和浓度）.

越易蒸发的液体，表面张力系数越小. 同种液体表面张力系数随着温度的升高而减小，随着温度的降低而增大.

(2)两种不同液体交界面处的表面张力系数 α 与两相邻物质的化学性质有关.

如在 20℃，与乙醚相邻时，水的表面张力系数 $\alpha=12.2\times10^{-3}\,N \cdot m^{-1}$，与苯相邻

时，水的表面张力系数 $\alpha=33.6\times10^{-3}\,N\cdot m^{-1}$，发生了明显的改变.

(3)液体的表面张力系数 α 还与其纯度有关.

纯净的某种液体中，只要掺入其他少量的杂质，就能使该液体的表面张力系数发生明显改变. 有的杂质能使液体的表面张力系数 α 增大，有的可使表面张力系数 α 减小.

凡是使液体表面张力系数变小的物质，称为表面活性物质(也称表面活性剂). 水的表面活性物质除肥皂外，还有胆盐、卵磷脂、樟脑和某些有机物. 表面活性物质在制药生产中能起到增溶、乳化、润湿、起泡和消泡作用. 能使液体的表面张力系数变大的物质，称为表面非活性物质(也称为表面非活性剂). 水的表面非活性物质常见的有食盐、糖类、淀粉、无机物等.

需要注意的是：同一物质对某一液体是表面活性物质，对另一种液体可能是表面非活性物质. 一种物质是否是表面活性物质不是绝对的，应由该物质和液体的性质共同决定. 表 5-6 列出了一些液体的表面张力系数.

表 5-6　几种液体的表面张力系数

液体	温度/℃	α/(N·m^{-1})	液体	温度/℃	α/N·m^{-1})
水	0	0.0756	苯	20	0.0288
水	20	0.0728	氯仿	20	0.0271
水	100	0.0589	甘油	20	0.0634
肥皂液	20	0.025	胆汁	20	0.048
甲醇	20	0.0266	全血	37	0.058
乙醚	20	0.017	尿(正常人)	20	0.066
汞	20	0.476	尿(黄疸患者)	20	0.055

2. 表面能

根据前述内容我们知道，液体内部的分子受周围其他液体分子的作用力的合力为零，处于平衡状态，故液体内部分子间的势能可看作零. 而液体表面层的分子间作用力表现为引力，所以液体表面层分子间存在着引力势能. 我们把液体表面层分子势能的总和称为表面能. 可见表面能的大小与表面层的大小即表面层液体分子数目成正比. 当液体表面层面积变化时，必然对应着表面能的变化，能量的变化一定对应着外力做功. 若将液体内部的分子移到表面层中来，液体表面积增大，表面能也增大，外力必然克服表面张力做功. 表面能的增量就等于外力克服表面张力所做的功. 据势能最低原理，一个系统总以势能最小的状态为最稳定，即系统处于稳定状态时，其势能总是取最小值. 液体要达到最稳定状态，势能就要尽量减小. 所以液体处于稳定状态时在表面张力的作用下，尽可能将其表面积收缩到最小，才能使其表面能为最小.

液体的表面张力系数还可以用表面能来定义. 如图 5-8 所示，$ABCD$ 为一金属丝框，BC、CD、AD 三边固定，AB 边可以沿 AD、BC 边无摩擦自由滑动. 将该框整体浸没入某液体中，然后取出，框上就蒙上了一层液体薄膜. 考虑液体薄膜有前后两个气-液接触面，即两个表面层在 AB 边上产生一个方向向左的作用力，表面张力合力为

$$F_{合}=2\alpha L$$

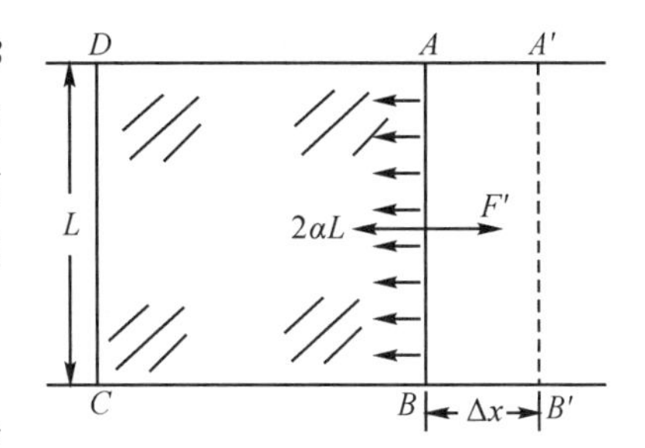

图 5-8 表面张力系数和表面能

由于表面张力要收缩其表面液膜，为了维持 AB 边的平衡，必须施加给 AB 边一个大小相等，方向向右的外力 F'. 若在 F' 的作用下使 AB 边匀速地向右运动了 Δx 的距离，到达 $A'B'$ 位置，这样液膜就增加了 $\Delta S=2L\Delta x$ 的面积，外力 F' 做功为

$$\Delta A=F'\Delta x=2\alpha L\Delta x=\alpha\Delta S$$

由于液体表面积增加了 ΔS，所以液体表面能相应地增加了 ΔE，表面能的增加是由于外力做功的结果；表面能的增量 ΔE 应等于外力所做的功 ΔA，即 $\Delta E=\Delta A=\alpha\Delta S$，于是

$$\alpha=\frac{\Delta E}{\Delta S}=\frac{\Delta A}{\Delta S} \tag{5-20}$$

式(5-20)表明，表面张力系数 α 还可以定义为：液体增加单位表面积时外力所做的功，或液体增加单位表面积时液体表面能的增量. 所以，表面张力系数又叫作比表面能.

例题 5-4 等温条件下，一半径 $r_0=0.5\text{cm}$ 的大水滴分裂成若干个半径均为 $r=0.1\text{cm}$ 的小水滴. 已知水的表面张力系数是 $\alpha=7\times10^{-2}\text{N}\cdot\text{m}^{-1}$，求所需做的功.

解：设大水滴可分裂成 N 个半径为 r 的小水滴 $\frac{4}{3}\pi r_0^3=N\,\frac{4}{3}\pi r^3$

可得小水滴数目为 $N=\frac{r_0^3}{r^3}=125$ 个

N 个小水滴的总表面积为 $S=N4\pi r^2=5\pi\times10^{-4}\text{m}^2$

大水滴的表面积为 $S_0=4\pi r_0^2=\pi\times10^{-4}\text{m}^2$

大水滴分裂成 N 个小水滴后，液体表面积增加了 $\Delta S=S-S_0$，所以外力所做的功为

$$\Delta A=\alpha\Delta S=\alpha(S-S_0)=7\times10^{-2}\times(5\pi-\pi)\times10^{-4}\text{J}=8.8\times10^{-5}\text{J}$$

二、弯曲液面下的附加压强

一般来说，由于液体具有流动性，静止液体的自由面是一个水平的液面. 但是在有些特殊的情况下，如靠近器壁处的液面常成弯曲状，在内径很小的容器里，液面则成为弯月面. 由于液体表面层相当于一个紧张的弹性薄膜，弯曲液面的表面张力有将弯曲液面拉平的趋势. 且拉力作用于整个周界，方向在弯曲液面的切面上，垂直于周界线，与水平方向有一定的夹角，指向液面的内侧.

弯曲液面与水平液面相比，液面内外的压强不相等. 只有在表面张力对弯曲液面下的液体产生压强的作用下，才能使弯曲液面处于平衡状态. 我们将维持弯曲液面平衡，作用于弯曲液面单位面积上的表面张力叫作附加压强，用 p_S 表示.

选一个面积为 S 的液面作为我们的研究对象，并规定液面外的压强用 $p_{外}$ 表示，液面内的压强用 $p_{内}$ 表示，周界表面张力的合力用 F 表示.

(1)当液面为平面时，表面张力方向在液体表面内与液平面平行. 平衡时，作用在周界的表面张力对称，相互抵消，其合力 $F=0$，这时

$$p_{内}=p_{外}$$

表明水平液面内外压强相等，附加压强 $p_S=0$. 如图 5-9(a)所示.

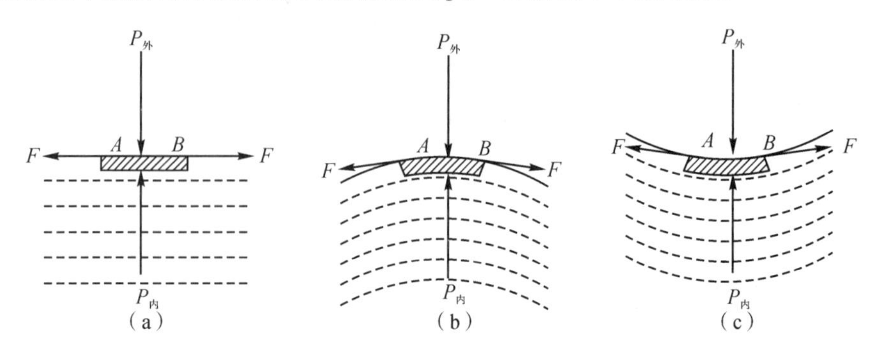

图 5-9 弯曲液面的附加压强

(2)当液面为凸液面时，作用于周界上的表面张力 F 的方向与凸液面相切、垂直于周界线. 表面张力水平方向上的分量由于对称性抵消，合力为零；而竖直方向的分量合力都指向液面的下方，如图 5-9(b)所示. 由力的平衡可得压强关系

$$p_内=p_外+p_S \text{ 即 } p_内>p_外$$

表明凸液面内部的压强大于外部的压强，附加压强 p_S 指向凸液面下方，即凹的一侧.

(3)当液面为凹液面时，如图 5-9(c)所示. 类似分析可知

$$p_内=p_外-p_S \text{ 即 } p_内<p_外$$

表明凹液面内部的压强小于外部的压强，附加压强 p_S 指向凹液面上方，依然为凹的一侧.

综上所述，由于表面张力的存在，弯曲液面内外压强不相等. 附加压强的大小由弯曲液面的弯曲程度和液体性质决定，数值上等于弯曲液面内外的压强差，方向总是指向弯曲液面曲率中心.

下面来计算球形曲面下的附加压强. 考虑凸球形液面上周界为圆的一小部分，如图 5-10 所示，球面曲率半径为 R，球心为 O，ϕ 为这部分球面所张的圆锥角，周界圆的半径为 r. 若取图中一小段周界弧 $\mathrm{d}l$，则它所受的表面张力为 $\mathrm{d}f=\alpha\mathrm{d}l$. 它可以分解成平行和垂直于轴线 OC 的两个分量 $\mathrm{d}f_1$ 和 $\mathrm{d}f_2$，其大小分别为

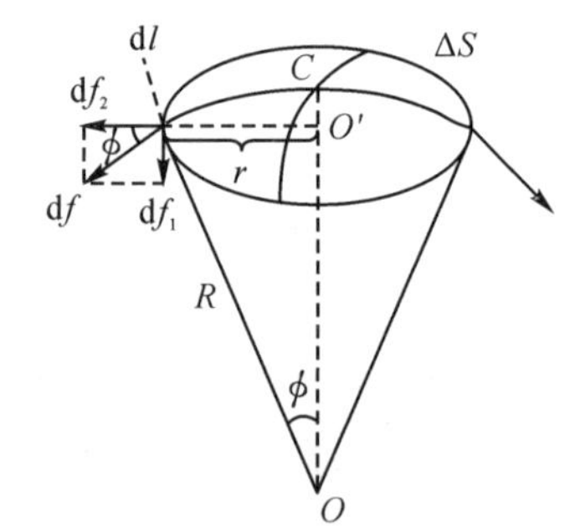

图 5-10 弯曲液面的附加压强推导

$$\mathrm{d}f_1=\mathrm{d}f\sin\phi=\alpha\mathrm{d}l\sin\phi$$

$$\mathrm{d}f_2=\mathrm{d}f\cos\phi=\alpha\mathrm{d}l\cos\phi$$

因为 $\mathrm{d}f_2$ 具有轴对称性，故垂直于轴线 OC 方向上各分力 $\mathrm{d}f_2$ 的合力为零；而平行于轴线 OC 方向的各个分力 $\mathrm{d}f_1$，方向均相同，其合力为

$$f_1=\oint\mathrm{d}f_1=\oint\alpha\mathrm{d}l\sin\phi=\alpha\sin\phi\oint\mathrm{d}l=2\pi r\alpha\sin\phi$$

从图 5-10 可知，$\sin\phi=\dfrac{r}{R}$，代入上式得 $f_1=\dfrac{2\pi r^2\alpha}{R}$

将 f_1 除以投影面积 $\Delta S=\pi r^2$，即得球形液面下的附加压强 p_S 的大小为

$$p_S=\frac{f_1}{\Delta S}=\frac{2\pi\alpha r^2}{R\cdot\pi r^2}=\frac{2\alpha}{R} \tag{5-21}$$

式(5-21)表明，球形液面的附加压强的大小与液体的表面张力系数 α 成正比，与液面的曲率半径 R 成反比.

如图 5-11 所示，空气中有一根带有阀门的连通管.关闭阀门，在两臂端分别连上两个半径大小不同的肥皂泡，两肥皂泡各自保持自己的平衡状态. 现打开阀门，连通两个肥皂泡. 两肥皂泡的表面张力系数相同，由于大泡的半径大，泡内压强反而比小泡内的压强小，故小泡内的气体将逐渐流入大泡. 于是大泡逐渐增大，小泡逐渐缩小，直至小泡液膜收缩变成附于连通器臂端管口处仅剩冠顶状部分球面膜，且与大气泡具有相同的曲率半径为止.

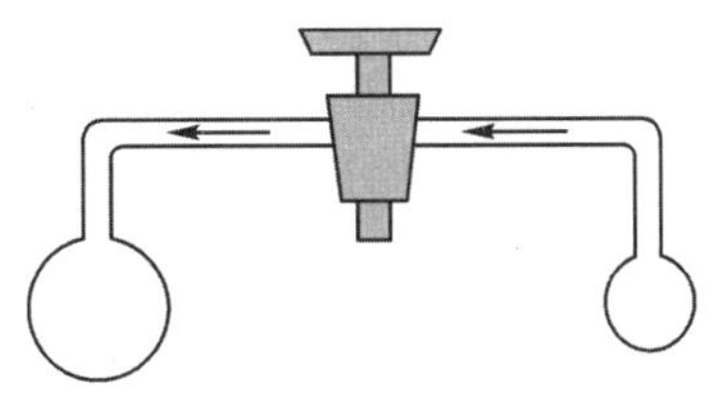

图 5-11 连通泡附加压强的比较

三、毛细现象

1. 润湿现象

液体和固体接触时，在接触处会发生两种不同的现象：如果接触面积趋于扩大，液体附在固体表面，称为润湿现象，如水滴在洁净的水平放置的玻璃板上；若接触面逐渐缩小，最后液体在固体表面收缩成近似球形，不能附在固体上，称为不润湿现象，如水滴在水平放置的石蜡或油脂板上，水银滴在洁净的水平放置的玻璃板上.

液体润湿或者不润湿固体，并不是由液体或固体单方面性质所决定的，而由液体和固体接触时形成的附着层的受力情况共同决定. 我们把附着层内的液体分子与固体分子间的相互吸引力称为附着力；液体分子之间的相互吸引力称为内聚力. 图 5-12(a)是附着力大于内聚力的情况，固体与液体接触处的液体分子受到一个指向固体的合力，液体分子将尽量挤向固体的方向，使接触界面有扩大的趋势，产生润湿现象. 在容器中，靠近器壁处的液面向上弯曲，在内径越细小的容器中，现象越明显，液面呈凹形. 图 5-12(b)是内聚力大于附着力的情况，固体与液体接触处的液体分子受到一个指向液体内部的合力，液体分子有尽量挤入液体内部的趋势，接触界面有收缩倾向，产生不润湿现象. 在容器中，靠近器壁处的液面向下弯曲. 在内径越细小的容器中，现象越明显，液面呈凸形.

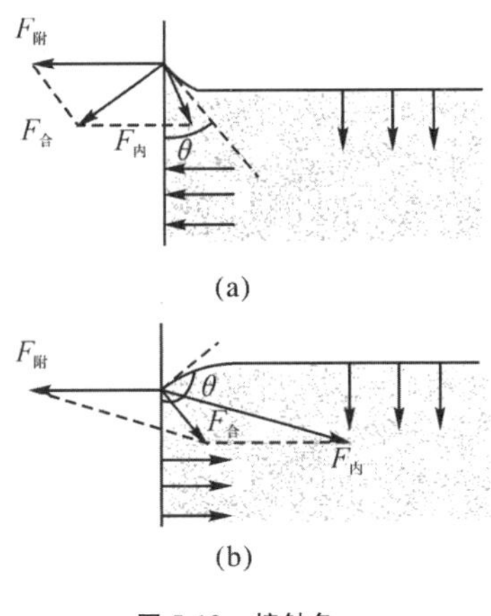

图 5-12 接触角

润湿和不润湿现象，通常用接触角来判断. 平衡时，在接触界面处作液体表面的切线和固体表面的切线，两切线通过液体内部所夹的角度 θ，如图 5-12 所示，叫作接触角. 附着力越大，θ 越小，液体就越能润湿固体. 在润湿的情况下，$\theta<90^\circ$；当 $\theta=0^\circ$时称为完全润湿. 在不润湿的情况下，$\theta>90^\circ$；当 $\theta=180^\circ$时称为完全不润湿. 接触角 θ 与液体和固体本身的性质以及固体表面的光滑和清洁程度有关. 水与清洁玻璃及乙醇与清洁玻璃接触时，$\theta=0^\circ$，是完全润湿的；汞与玻璃接触时，$\theta=140^\circ$，是不润湿的.

2. 毛细现象

通常把内径很小的管子叫作毛细管. 把毛细管插入液体内，若液体润湿管壁，管内液面上升，若液体不润湿管壁，管内液面下降，这种现象叫作毛细现象.

下面分析润湿时液面上升的情况. 当毛细管插入液体内，$\theta<90°$，液面呈凹面，如图 5-13 所示，所以液面内的压强比外面的压强小 p_S. 设液体的表面张力系数为 α，接触角为 θ. 管的内半径为 r，管内液面可看成是半径为 R 球面的一部分，由图可知 $R=r/\cos\theta$，据附加压强公式可得

$$p_S=\frac{2\alpha}{R}=\frac{2\alpha}{r/\cos\theta}=\frac{2\alpha\cdot\cos\theta}{r}$$

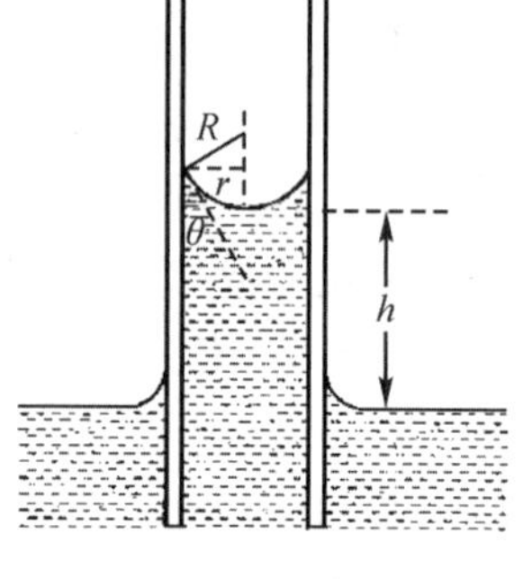

图 5-13 毛细现象

此压强差使得管内的液面上升. 根据液体静力学原理，当达到平衡时，管内液柱产生的静压强 ρgh 应等于上述的附加压强 p_S，即

$$\rho gh=\frac{2\alpha\cos\theta}{r}$$

其中，h 为平衡时管内与管外的液面高度差，ρ 是液体密度，g 是重力加速度. 由上式可得毛细管内液面上升的高度为

$$h=\frac{2\alpha}{\rho gr}\cos\theta \tag{5-22}$$

式(5-22)表明，毛细管中液面上升的高度与液体的表面张力系数成正比，与毛细管的内径和液体的密度成反比，管径越细，液面上升越高.

对于液体不润湿管壁的情况，毛细管内的液面为凸球面，液面内压强比球面外小 p_S，这时管内液面将低于管外液面，例如水银就是这种情形，它下降的高度也可用式(5-22)计算.

毛细现象在日常生活非常普遍，比如棉花或棉布的吸水，植物吸收和运输水分，血液在毛细血管中的流动等，都与毛细现象有着密切的关系.

毛细现象在医学中也有广泛的应用. 如用小吸管采血，用脱脂棉球或纱布吸附创伤面的液污，就是利用毛细管的作用. 外科手术用的缝合线必须先经过蜡处理，就是因为线中有无数缝隙，缝合伤口时，一部分缝合线露在体表外，体外细菌易通过这些缝隙(毛细管)进入体内，引起伤口的感染. 蜡处理就是为了封闭线中的缝隙，切断细菌进入体内的通道，以杜绝体外细菌从缝合线毛细管进入体内而引起的感染.

在制剂工作中，为了增加疗效，常常在药物中加入适量的物质降低接触角，以增加药物包衣上的润湿程度. 患者服药后，片剂到了胃里易被润湿，水分子通过药片包衣的毛细管进入片剂内部使其溃解溶化，药物更易被人体吸收.

例题 5-5 已知水与玻璃完全润湿，水的密度为 $1.0\times10^3\text{kg}\cdot\text{m}^{-3}$. 现将直径为 4cm 的清洁玻璃管插入温度为 20℃ 的水中，测得水在细管中上升得高度为 7.42mm. 试求水的表面张力系数.

解：水与玻璃完全润湿，即 $\theta=0°$. 由式(5-22)可知

$$h=\frac{2\alpha}{\rho gr}$$

可得水的表面张力系数为

$$\alpha=\frac{\rho grh}{2}=\frac{1.0\times10^{3}\times9.8\times2\times10^{-2}\times7.42\times10^{-3}}{2}\text{N}\cdot\text{m}^{-1}=7.27\times10^{-1}\text{N}\cdot\text{m}^{-1}$$

四、人体相关的表面现象

1.肺泡的吸气与稳定肺的结构与功能

人的肺大约由3亿～4亿大小不同的肺泡组成，肺泡就是气体进行交换的场所.肺泡的平均半径约为0.05mm，其内壁附有一层黏性组织液与肺泡内气体形成一个气、液分界面，这种黏性组织液在正常情况下的表面张力系数约为0.05N·m^{-1}.忽略组织液本身的张力作用，且把肺泡看成球状，则由肺泡内壁这层黏性组织液液膜的表面张力所产生的附加压强为

$$p_S=\frac{2\alpha}{R}=\frac{2\times0.05}{0.05\times10^{-3}}\text{Pa}=2\text{kPa}$$

所以要使肺泡能扩张吸气，肺泡内的压强应比肺泡外的压强(胸腔内)的压强高2kPa.人在呼吸过程中能够在肺泡中正常进行气体交换的理论条件是：要使肺泡扩张吸气，胸腔内压强要比肺泡内压强低出2kPa，肺泡内气压要比外界空气中气压大约低0.4kPa.因此吸气时要使空气进入肺泡内，胸腔内(肺泡外)压强要比外界气压低2.4kPa左右.但实际上胸腔内压强值一般比大气压低0.533kPa.再加上吸气时胸腔的膈肌下降和肋骨抬高，使胸腔的容积增大，压强降低，其压强值也只能比大气压低1.20k～1.33kPa.如图5-14所示.这样算来，肺泡内的压强值比大气压要高约1kPa.这样大气不但无法进入肺泡内，反而肺泡内的气体还要全部排出到大气中，肺泡不但不能吸气扩张而且还要一个个萎缩(称肺不张症).但为什么这种情况在正常人的肺中并没有发生呢？实际上健康人的肺泡是不会发生萎缩的.因为构成肺泡膜的上层细胞中，Ⅱ型细胞能分泌出一种表面活性物质，主要成分是二棕榈酰卵磷脂(DPPC)，正是由于这种表面活性物质的作用降低了肺泡内壁黏性组织液的表面张力系数，使肺泡的附加压强降低到理论值的$\frac{1}{15}$至$\frac{1}{7}$，胸腔内的压强值只要比大气压低0.55k～0.7kPa就可以吸气了.肺泡在胸腔的负压下能进行正常的呼吸，保证在肺泡内可以进行正常的气体交换，这是肺泡的表面活性物质的重要作用之一.

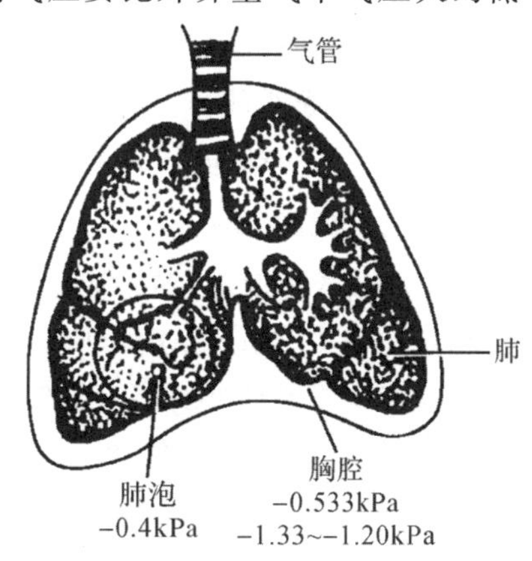

图5-14 肺泡及胸腔内压强

肺泡分泌的表面活性物质还有另一个重要作用，就是维持肺泡数目的稳定性.因为整个肺是由无数个大小不等且在同一室内、大多数又相通的肺泡构成，如果肺泡不能分泌表面活性物质，其肺泡内壁黏性组织液的表面张力系数大小不变，则小肺泡由于半径小附加压强大，泡内压强就大.这样大肺泡的压强值就小于小肺泡内的压强值，气体将由压强大的小肺泡不断地流向压强小的大肺泡，致使小肺泡逐渐萎缩，最后完全闭合.

而大肺泡逐渐膨胀，且在膨胀的过程中，内部压强越来越小，最后肺内合并成为数不多的若干个特大肺泡，肺也将无法进行正常呼吸.这种现象实际并没有发生，就是肺泡分泌的表面活性物质调节的结果.由于每个肺泡内壁黏性组织液中的表面活性物质的量相对保持一定，当肺泡扩张时，肺泡的表面积增大，肺泡单位面积上表面活性物质的含量（浓度）相对减少，表面张力系数增大，肺泡的附加压强不会减小，对肺泡的扩张起抑制作用，使其不至于过分膨胀.反之肺泡缩小时，单位面积上表面活性物质的含量（浓度）相对增加，抑制肺泡的过度收缩.正是表面活性物质和肺泡壁张力的共同调节，使肺泡处于一个相对稳定的状态，在呼吸过程中均能正常工作.

正常人的某些肺泡如果发生个别萎缩，一次深呼吸就可以使它们重新张开恢复正常.子宫内胎儿的肺泡被黏液所覆盖，它们不能分泌出表面活性物质，在较大附加压强的作用下，肺泡完全闭合，不能扩张和收缩，所以发不出声音来.临产时肺泡分泌出表面活性物质，降低了肺泡黏液的表面张力系数，减小了附加压强，这时肺泡可以收缩和扩张.即使这样，新婴儿刚出生时，仍需以大声啼哭的强烈力量进行第一次深呼吸，去克服肺泡黏液所产生过大的附加压强，撑开为数众多的肺泡，才能开始正常呼吸，从而获得生存.如果有些人肺泡的表面活性物质缺乏，则很多大小不等的肺泡将无法稳定，且因肺泡表面张力系数过大，表面张力过大，扩张功能就可能发生障碍，易发生肺不张症，给人呼吸带来困难，影响肺泡的气体交换和肺的正常功能.某些新生儿（特别是早产儿）的肺泡，由于表面活性物质的缺乏，而引起自发的呼吸困难综合征，导致因缺氧窒息，其死亡率比其他疾病都高.可见表面活性物质在呼吸过程中的重要作用.

2.气体栓塞

在润湿的情况下，如果液体在细管中流动时管中有气泡，液体的流动将受到阻碍，气泡多时可发生阻塞，这种现象叫作气体栓塞.

气体栓塞现象可以用弯曲液面下的附加压强来解释.在水平放置的细管中充满了润湿的液体，若管内液体处于不受力的静止状态时，管内液体各处压强相等.假设细管中有一气泡，当气泡左右两侧压强相等时，两端气、液分界面有同样曲率的弯月面，如图5-15(a)所示.两端的附加压强大小相等方向相反，液柱保持静止不流动.欲使管中液体从左向右流动，由于实际液体具有黏滞性，管两端必须维持一定的压强差 Δp.如果左侧的液柱压强增加一个不大的值 Δp，如图 5-15(b)所示，使气泡两端弯月面的弯曲程度发生变化，气泡左端的曲率半径变大，右端的曲率半径变小，让左侧弯曲液面的附加压强 $p_{左}$ 比右边的附加压强 $p_{右}$ 小，即 $p_{左}<p_{右}$，于是就产生一个与液体流动方向相反的附加压强差.如果 $p_{左}$ 与 $p_{右}$ 的差值正好等于 Δp，则气泡刚好处于平衡状态，液柱不会向右移动.只有当气泡两侧的压强差 Δp 超过某一临界值 δ 时，气泡才能移动，这个临界值 δ 与液体和管壁的性质及管径有关.如果管中有 n 个气泡，则只有当 $\Delta p \geqslant n\delta$ 时，液体才能带着气泡移动，如图 5-15(c)所示.否则就难以推动细管中的这段液体和这些气泡一起在细管中流动，液体的流动就会停止，即发生气体栓塞现象.

人体血管中一般是不允许有气泡存在的.若气泡少而小时，这些气泡可通过血液循环由肺部排出；若气泡多而大时，阻力较大，就会影响血液的流动，甚至造成血管完全堵塞，使血液循环停止流动.发生这样的情况，轻者会造成血液循环障碍，部分组织细胞坏死，重者会使血管发生破裂危及生命.静脉注射时，应注意排空以避免在注射器中留有气柱，防止气泡进入微血管中发生气体栓塞. 临床上输液时，也要经常注意防止输液管路中出现较大气泡，一旦出现就要及时排除. 当人体从高压环境到低压环境时，例如高压氧舱中的患者和深水潜水员若要回到正常环境中来，也要有一个缓冲的时间，避免在高压时溶于血液中的过量气体因压强突然降低而迅速释放出来. 若微血管中血液析出的气泡过多，将会造成气体栓塞而危及生命.

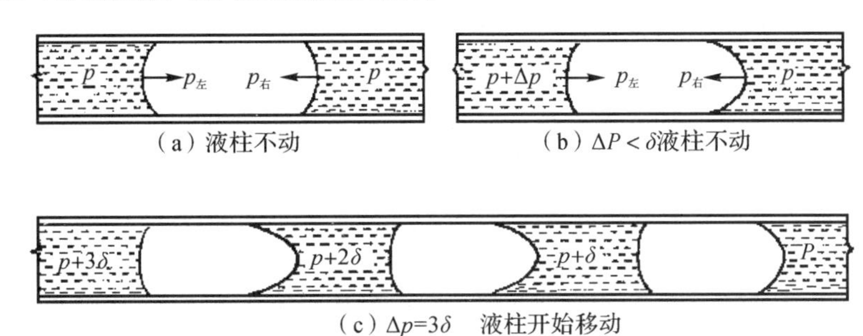

(a) 液柱不动　　(b) $\Delta P<\delta$液柱不动

(c) $\Delta p=3\delta$　液柱开始移动

图 5-15　气体栓塞

习题五

5-1　一氧气瓶的容积为 32L，其氧气压强是 130atm. 按规定瓶内氧气压强降到 10atm 时就得充气，以免混入其他气体而必须洗瓶. 今有一车间每天需用 1.0atm 氧气 400L，问一瓶氧气能用几天？

5-2　一个容积为 V_1 的烧瓶中有 N 个氮分子及质量为 m 的氮气，另一容积为 V_2 的烧瓶中有压强为 p 的氧气，将两烧瓶接通后，设保持温度始终为 T，问混合气体的压强为多少？

5-3　一容器用隔板分成等体积的两个部分，一侧装有氧气，另一侧装有氢气，两种气体的质量相等，温度相同. 若隔板可以自由移动，且与容器之间没有摩擦. 试问隔板是否会运动？为什么？

5-4　试计算 1atm、常温下的 1m^3 的空气中，约有多少个空气分子？

5-5　若室内取暖后温度从 15℃升高到 27℃，而室内气压不变，求此时室内的分子数减少了百分之几？

5-6　试区分并说明下列各量的物理意义.

(1) $\frac{1}{2}kT$；(2) $\frac{3}{2}kT$；(3) $\frac{i}{2}kT$；(4) $\frac{i}{2}RT$；(5) $\frac{i}{2}\frac{m}{M}RT$

5-7　设氢和氦的温度相同，摩尔数相同，那么这两种气体：

(1)分子的平均平动动能是否相等？(2)分子的总动能是否相等？

5-8　在容积为 $V=4\times10^{-3}\text{m}^3$ 的容器内密闭一定质量的氧气，若测得其压强为 $p=5\times10^2\text{Pa}$，试求分子平动的总动能.

5-9　试计算温度为 27℃时氢气的最概然速率、平均速率和方均根速率.

5-10　设空气温度 $t=0$℃，在什么高度时大气压强约是地面的 75%？

5-11　已知空气在标准状态(1atm，0℃)下的摩尔质量为 $M=28.9\times10^{-3}\text{kg/mol}$，分子有效直径为 $d=3.0\times10^{-10}\text{m}$，求平均自由程和平均碰撞频率.

5-12 有一毛细玻璃管中的凹液面最低点比容器中水面高出2cm，已知水和毛细玻璃管的接触角$\theta=0°$，水的密度和表面张力系数分别为$\rho=1.0\times10^{3}\text{kg}\cdot\text{m}^{-3}$，$\alpha=72.8\times10^{-3}\text{N}\cdot\text{m}^{-1}$. 求毛细玻璃管的直径.

5-13 将一直径为0.2mm的毛细管插入尿液中，尿液在毛细管中比容器液面高10.8cm，设接触角$\theta=0°$，已知尿液密度$\rho=1.018\times10^{3}\text{kg}\cdot\text{m}^{-3}$，取$g=10\text{m}\cdot\text{s}^{-2}$. 求尿液的表面张力系数，并判断尿液是否正常.

5-14 在流动血液的毛细血管中，出现若干个相同的气泡，气泡两侧液面的曲率半径极限分别为2mm、1mm. 若这段毛细管两端的压强差为900Pa，问有多少个这样的气泡即可造成气体栓塞？（设血液的表面张力系数$\alpha=50\times10^{-3}\text{N}\cdot\text{m}^{-1}$）

5-15 如果肺部胸腔负压为5.2mmHg，一肺泡充气时的半径为0.08mm，为使肺泡内压低于大气压3mmHg，肺泡黏液层的表面张力系数应小于多少？

5-16 用一半径为0.2mm的毛细管采血，如果接触角为零，求在该毛细管中血液上升的高度.（血液的密度$\rho=1.05\text{g}\cdot\text{cm}^{-3}$）

5-17 将毛细管垂直插入水中，在下面几种情况中，水在毛细管中上升的高度有什么变化：(1)将管子加长；(2)减少管的直径；(3)使水温升高；(4)水中滴入肥皂液.

5-18 在上一章中，我们采用计示压强来表示人体的动脉血压值，其真实血压值应为大气压再加上计示压强. 试从本章弯曲液面的附加压强产生机制分析计示压强的物理意义.

第六章　热力学基础

热力学的研究方法和分子动理论不同.热力学不考虑物质的微观结构和微观变化过程.它是从能量的观点出发,在观察和实验的基础上,采用严密的逻辑推理方法,研究物质热运动的宏观现象及有关规律,分析在物质状态变化过程中有关热、功转换关系和转换条件.

本章研究热力学过程的规律,包括热力学第一和第二定律.热力学第一定律实际上阐述跟热现象有关的能量转换和守恒定律,热力学第二定律则是关于热力学过程方向性的规律.人体作为一个特殊的热力学系统,也同样遵守热力学定律.

第一节　热力学的基本概念

一、热力学系统及准静态过程

1.热力学系统

热力学的研究对象叫作热力学系统,简称系统.系统与外界之间的联系包括物质和能量的交换,根据交换方式的不同可以把系统分为:系统与外界之间既没有能量交换又没有物质交换,叫孤立系统;系统与外界之间只有能量交换而没有物质交换,叫封闭系统;系统与外界之间既有能量交换又有物质交换,叫开放系统.人体不断地和环境交换物质与能量,是一个开放系统.

热力学的研究中一般不考虑系统的机械运动.

2.平衡态和准静态过程

热力学系统的宏观状态分为平衡态和非平衡态.当系统处于不变的外界条件下,一切宏观性质都不随时间变化的状态称为平衡态.反之称之为非平衡态.

热力学系统处于平衡态时,通常可用宏观参量来描述它的状态,这些参量叫作状态参量,系统的状态与参量之间存在着对应的关系称为系统的状态函数.例如,理想气体组成的系统处于某一平衡状态时,其压强、温度、体积等参量都有一定的数值,物态方程就是它满足的状态函数.对于液体和固体,状态参量则要多些,涉及化学性质时还要考虑有关的化学参量.

热力学系统从一个平衡状态到另一个平衡状态的变化过程中,其状态随时间变化,我们就说系统经历了一个热力学过程.热力学过程是由一系列的状态组成的,系统由某一平衡态开始变化，原有的平衡态被破坏，经过一段时间达到新的平衡态.在这个热力学过程中系统必然要经历一系列非平衡状态.非平衡态很难用确定的状态参量来表示.

我们假定这样一个理想的过程，热力学过程进行足够缓慢，系统在变化过程中每时每刻都处在接近于平衡态——准平衡态.系统状态的变化近似地由许多无限接近的平衡态组成，任意时刻都有确定的状态参量，这样的过程称之为准静态过程.在准静态过程中，由于系统所经历的每一个状态都可以当作平衡态，即都可以用一组状态参量来描写，所以每个过程原则上都可以用以状态参量为坐标轴的坐标平面上的一条平滑的过程曲线来表征，这就为热力学过程的研究工作提供了一个直观而方便的手段.如图 6-1 中所示，图中的每一点都对应着一个平衡态，所连成的曲线就代表一个准静态过程.

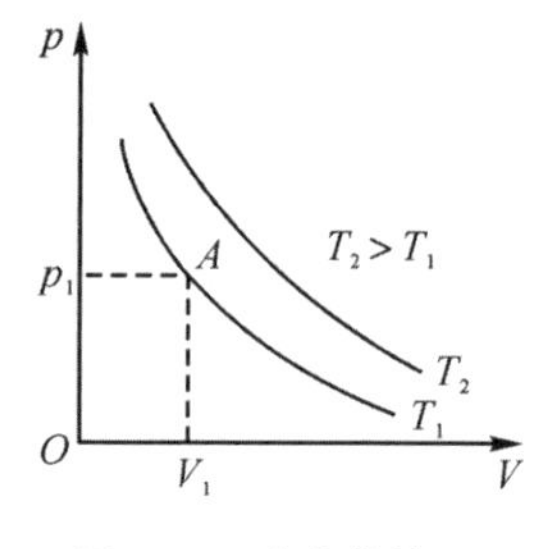

图 6-1 理想气体的 p-V 曲线

准静态过程是实际过程的抽象和理想化.本章讨论的过程，均指准静态过程.

二、内能 功和热

1.内能

根据分子运动论，我们知道组成气体的分子是在不停地运动着，分子热运动包括分子的平动、转动和振动，分子热运动动能就是这些运动动能之总和.除此以外，由于物质中分子间存在着相互作用力，所以存在与它们相对位置有关的势能.物体或系统内分子热运动的动能与势能的总和，叫作物体或系统的内能.内能一般用 U 表示，在国际单位制中，内能的单位为焦耳，符号为 J.

对于理想气体来说，由于不考虑分子力，它的内能就等于分子的动能.每个系统在一定的状态下，例如一定量的气体在状态参量 p、V、T 确定以后，相应的内能的值也就确定了.内能就只有一个量值，它是状态的单值函数.一定质量 m、温度为 T 的理想气体具有的内能为

$$U=N\bar{\varepsilon}=N\frac{i}{2}kT=\frac{m}{M}\frac{i}{2}RT \tag{6-1}$$

其中，i 为分子的自由度，M 为气体的摩尔质量，k 为玻尔兹曼常量，R 为普适气体常量.

2.功和热

功的概念在热力学中具有重要意义，它是能量转化的量度.

我们以气体膨胀对外做功来说明.图 6-2 为一充满气体的气缸，气缸活塞的横截面积为 S，气体膨胀推动活塞无摩擦地缓慢移动，位移为 $\mathrm{d}l$，缸内压强 p 近似看作不变，在此过程中气体所做的功为

$$\mathrm{d}W=F\mathrm{d}l=pS\cdot\mathrm{d}l=p\mathrm{d}V \tag{6-2a}$$

因此，在准静态过程中，若气体体积从 V_1 变化到 V_2 时，气体推动活塞所做的功为

$$W=\int\mathrm{d}W=\int_{V_1}^{V_2}p\mathrm{d}V \tag{6-2b}$$

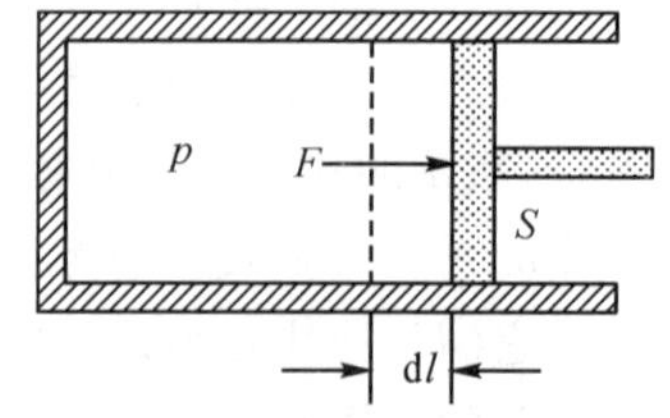

图 6-2 气体推动活塞做功

以 p 为纵坐标，V 为横坐标作 p-V 图，图 6-3 中曲线 AB，即为准静态曲线. 在实线 AB 所表示的过程中，总功 W 在数值上等于曲边梯形 AV_1V_2B(即阴影部分)的面积. 如果热力系统状态 A 变到状态 B 是由虚线 AB 直线表示的过程进行的，那么系统所做的功在数值上应等于虚线 AV_1V_2B 所围成的直边梯形的面积. 显然，这两个面积不相等. 可见，给定系统的初态和终态并不能确定功的数值，做功与过程有关.

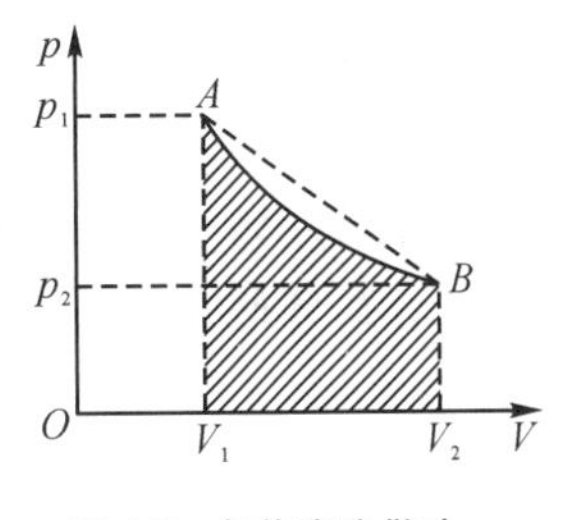

图 6-3 气体膨胀做功

当温度不同的两个物体相互接触时，能量将从高温物体传递到低温物体，两物体的热运动状态因热传递而发生变化(如温度升高、压强增大、体积膨胀等). 只要有足够长的时间，最后两物体都会达到热平衡. 我们把此过程中所传递的能量叫作热量，通常用符号 Q 表示.

热量传递和做功都是热力学系统与外界交换能量的方式. 过去习惯上功用 J 作单位，热量用 cal(卡). 自 1840 年起，英国物理学家焦耳在近 40 年的时间内，利用电热量热法和机械量热法进行了大量的实验，最终找出了热和功之间的当量关系：1cal＝4.1868J. 现在国际单位制中，功和热量单位都是 J.

做功和传热都可以改变系统的状态，从而改变系统的内能，但两者有本质的区别. 做功是通过系统与外界发生宏观的相对位移来完成的，将物体的有规则运动转化为系统内分子的无规则运动，从而改变其内能，故做功是能量传递的宏观形式. 而热传递是由系统与外界存在温度差引起的，它与物质的微观运动密切相关，通过分子的碰撞或热辐射完成外界的分子无规则运动与系统内分子的无规则运动之间的能量转换，从而改变系统的内能.

第二节 热力学第一定律

一、热力学第一定律

设系统由初状态(内能 U_1)经热力学过程变化到末状态(内能 U_2)，初末状态内能变化是 $\Delta U=U_2-U_1$. 由于系统的内能是状态的函数，因此内能的改变与中间所经历的过程无关. 热力学系统状态的变化，总是通过系统与外界间的热量传递和做功过程来实现的. 众多科学家进行的大量热学实验表明，系统由一状态变到另一状态，不管是以做功或热传递的方式，还是二者兼施，系统内能的增量都等于该过程中系统所吸收的热量和外界对系统所做的功的总和. 数学表述如下

$$\Delta U=Q+(-W)=Q-W \tag{6-3}$$

这就是热力学第一定律. 其中 Q 为系统所吸收的热量，W 为系统对外界做的功(等于外界对系统做功的负值). 各物理量的正负规定如下：系统内能增加 ΔU 为正，内能减少 ΔU 为负；系统从外界吸收热量 Q 为正，向外界放热 Q 为负；系统对外界做功 W 为正，而外界对系统做功 W 为负.

热力学第一定律说明：能量不能凭空产生或消失，只能从一种形式转换到另一种形式. 热力学第一定律实质上是包括热现象在内的普遍形式的能量转换和守恒定律. 十三

世纪时曾有人提出一个著名的永动机设计方案，企图设计一种无须提供任何能量而能不断对外做功的机器，虽经多次尝试，终归失败，因为它违背了热力学第一定律. 要使一个系统对外做功，就必须从外界吸收热量或消耗系统内能. 既不消耗系统内能，又不需外界对其传递热量的第一类永动机是不可能实现的. 热力学第一定律也可表述为：第一类永动机是不可能制成的.

二、热力学第一定律的应用

热力学第一定律揭示了系统在状态变化的过程中，做功、热传递和内能三者之间的关系. 这是自然界中的一条普遍规律，气体、液体、固体系统都能适用. 下面我们对理想气体状态变化的几个特定过程进行讨论.

1. 等容过程

系统的体积始终保持不变的过程称为等容过程. 例如一气缸的活塞固定不动，对气体加热，温度升高，压强增大，这就是一个等容过程. 该过程中，$\frac{p}{T}=$常量（与体积有关）. 由于体积不变 $dV=0$，气体对外做功为零，即 $W=0$. 热力学第一定律可写成

$$\Delta U=Q$$

即系统从外界吸收的热量被全部用来增加系统的内能. 如果系统在等容过程中温度升高，系统内能的增加，则必须从外界吸收热量，且吸收的热量等于系统内能的增加. 反之，系统放出热量，内能减少.

一定量的气体在等容过程中温度升高 1K 时所吸收的热量，称为等容热容. 1mol 气体的等容热容称为等容摩尔热容，记作 $C_{V,m}$. 设容器中气体的质量为 m，摩尔质量为 M，等容过程中温度升高 dT，则气体吸收的热量为

$$dQ=dU=\frac{m}{M}C_{V,m}dT \tag{6-4}$$

对理想气体，由内能的微分 $dU=\frac{m}{M}\frac{i}{2}RdT$，可得 $C_{V,m}=\frac{i}{2}R$，其中 i 为气体分子的自由度. $C_{V,m}=\frac{i}{2}R$ 只在一定的温度范围内成立. 实际气体的 $C_{V,m}$ 与温度有关.

2. 等压过程

等压过程是指压强始终不变（$p=$恒量，$dp=0$）的过程，$\frac{V}{T}=$常量（与压强有关）. 等压过程系统所做的功为

$$W=\int_{V_1}^{V_2}pdV=p(V_2-V_1) \tag{6-5}$$

所以热力学第一定律表示为

$$\Delta U=Q-p(V_2-V_1)$$

对于等压膨胀过程，$V_2>V_1$，$W>0$，系统对外做正功. 故等压膨胀过程中，系统所吸收的热量 Q 一部分用于增加系统的内能，另一部分则转化为对外界所做的功.

一定量的气体在等压过程中温度升高 1K 时所吸收的热量，称为等压热容. 1mol 气体的等压热容称为等压摩尔热容，记作 $C_{p,m}$. 设容器中气体的质量为 m，摩尔质量为 M，

等压过程中温度升高 dT,则气体吸收的热量为

$$dQ=\frac{m}{M}C_{p,m}dT \tag{6-6}$$

根据数学推导,可得出

$$C_{p,m}=C_{V,m}+R=(\frac{i}{2}+1)R \tag{6-7}$$

式(6-7)即迈耶公式,它说明理想气体的等压摩尔热容比等容摩尔热容大 R. 也就是说,在等压过程中,温度每升高 1K 时,1mol 的理想气体要多吸收 8.31J 的热量,用来转化为膨胀时对外所做的功.

在实际应用中,通常定义摩尔热容比

$$\gamma=\frac{C_{p,m}}{C_{V,m}} \tag{6-8}$$

这个比值也称泊松系数,它是一个无量纲的参数. 理论上 $\gamma=\frac{i+2}{i}$,显然有 $\gamma>1$. 一定范围内,对单原子分子理想气体 $i=3,\gamma=1.67$;对刚性双原子分子 $i=5,\gamma=1.40$;对多原子分子理想气体 $i=6,\gamma=1.33$. 因为空气的主要成分氮气和氧气都是双原子分子气体,通常近似地取 $\gamma=1.40$.

3. 等温过程

在一个密闭的气缸内贮有理想气体,气缸壁由绝热材料制成,气缸底部是热的良导体并与温度为 T 的恒温热源相接触,如图 6-4 所示. 缓缓减小作用于活塞上的外界压力,缸内气体随之缓慢膨胀,热源的热量经气缸底部缓慢向气缸内传递,缸内气体的温度近似不变. 在这种条件下,系统所进行的过程叫作等温过程. 等温过程中,系统的温度 T 为常数,$pV=$常量(与温度有关),等温过程的 p-V 曲线如图 6-5 所示. 温度越高,曲线越远离坐标轴.

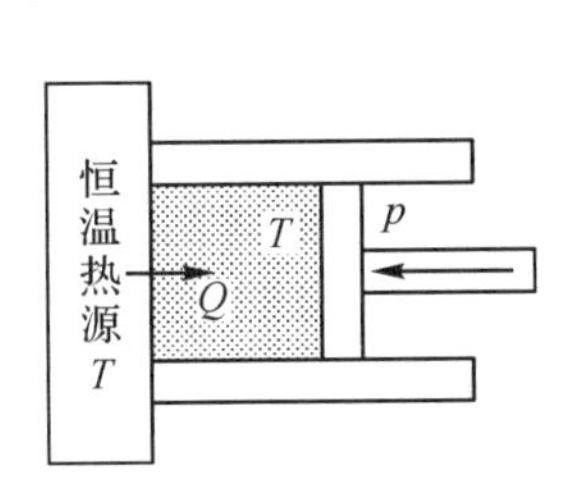

图 6-4 等温过程

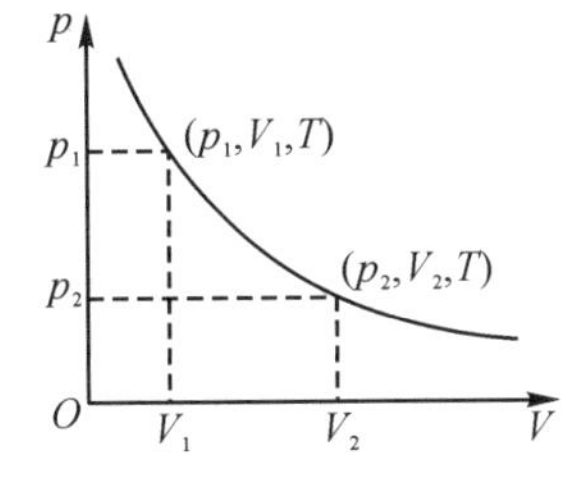

图 6-5 等温过程的 p-V 曲线

对一定量的理想气体,其内能只是温度的单值函数. 等温过程温度保持不变,因此系统的内能也不变,即 $\Delta T=0,\Delta U=0$. 气体吸收的热量全部用来做功,图 6-5 曲线所包围的曲边梯形的面积为气体所做的总功. 设气体的初状态为(p_1,V_1,T),终状态为(p_2,V_2,T),则该过程中气体做功

$$W=\int dW=\int_{V_1}^{V_2}\frac{m}{M}RT\frac{dV}{V}=\frac{m}{M}RT\ln\frac{V_2}{V_1} \tag{6-9a}$$

对理想气体而言,等温变化时 $p_1V_1=p_2V_2$,上式又可写成

$$W=\frac{m}{M}RT\ln\frac{p_1}{p_2} \tag{6-9b}$$

根据热力学第一定律，在等温过程中 $Q=W$. 对等温膨胀过程 $V_2>V_1$，即 $W>0$，系统对外界做功，其内能要保持不变，需从外界吸收热量，且吸收的热量全部对外做功；而等温压缩时，外界对系统做多少功，系统就向外界放出多少热量.

4. 绝热过程

系统与外界无热量交换的过程，叫作绝热过程，其特征是 $Q=0$. 理想的绝热过程在自然界中不存在，但如果过程进行得非常迅速，系统与外界还没来得及进行热量交换，过程就已基本结束，该过程可近似认为是绝热过程.

由于绝热过程中不考虑热传递，$Q=0$，则热力学第一定律应写成

$$\Delta U=-W$$

设有摩尔质量为 M、质量为 m 的理想气体，由初状态 (p_1,V_1,T_1) 经绝热过程变化到终状态 (p_2,V_2,T_2). 由于理想气体的内能改变只与温度有关，即

$$\Delta U=\frac{m}{M}C_{V,\mathrm{m}}(T_2-T_1)$$

根据热力学第一定律，可知气体对外做功为

$$W=-\frac{m}{M}C_{V,\mathrm{m}}(T_2-T_1)=\frac{m}{M}C_{V,\mathrm{m}}T_1\left(1-\frac{T_2}{T_1}\right)$$

可见，在绝热过程中只有系统的内能发生变化时才能做功. 如气体快速膨胀时，系统对外做功，一定伴随着气体内能减少，温度降低；而气体被快速压缩时，外力对气体做功，气体的内能增加，温度升高.

下面我们来讨论绝热过程状态参量之间的关系方程. 由前面的讨论可知，当气体的体积改变一微小量 $\mathrm{d}V$ 时，气体对外做功 $\mathrm{d}W=p\mathrm{d}V$；同时温度也有微小改变量 $\mathrm{d}T$，相应内能改变为 $\mathrm{d}U=\frac{m}{M}C_{V,\mathrm{m}}\mathrm{d}T$. 在绝热过程中 $\mathrm{d}W=-\mathrm{d}U$，于是有

$$p\mathrm{d}V=-\frac{m}{M}C_{V,\mathrm{m}}\mathrm{d}T$$

理想气体物态方程的微分形式为 $p\mathrm{d}V+V\mathrm{d}p=\frac{m}{M}R\mathrm{d}T$

上两式消去 $\mathrm{d}T$，则有

$$(C_{V,\mathrm{m}}+R)p\mathrm{d}V=-C_{V,\mathrm{m}}V\mathrm{d}p$$

考虑到等压摩尔热容与等容摩尔热容之间的关系 $C_{p,\mathrm{m}}=C_{V,\mathrm{m}}+R$，及摩尔热容比 $\gamma=\frac{C_{p,\mathrm{m}}}{C_{V,\mathrm{m}}}$，上式变为 $\frac{\mathrm{d}p}{p}+\gamma\frac{\mathrm{d}V}{V}=0$，积分可得

$$pV^{\gamma}=\text{常量 }C_1 \tag{6-10a}$$

式(6-10a)是理想气体在准静态绝热过程中压强与体积变化的关系式，叫作泊松公式. 考虑到一定量的理想气体物态方程可写为 $\frac{pV}{T}=$常量，绝热过程还可表达成其他状态参量的关系

$$V^{\gamma-1}T=\text{常量 }C_2 \tag{6-10b}$$

$$p^{\gamma-1}T^{-\gamma}=\text{常量 }C_3 \tag{6-10c}$$

式(6-10a)～式(6-10c)均称为理想气体的绝热过程方程，注意其中的常量各不相

同，与 m,M 等不在式中的其他三个物理量有关. 运用时可按问题的需要，选择其中之一.

在 p-V 图上画出理想气体绝热过程所对应的曲线，称为绝热线，如图 6-6 所示. 可以看出，绝热膨胀过程随着体积的增大，压强逐渐减小. 这个规律类似于等温过程，但对于同一理想气体，其等温线和绝热线有明显不同，绝热线比等温线更陡.

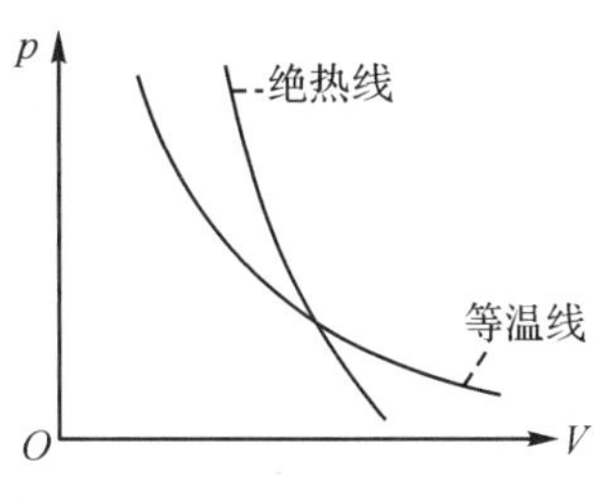

图 6-6 绝热过程的 p-V 曲线

下面来证明这个规律. 分别写出等温过程和绝热过程的微分形式，应有

$$\left(\frac{\mathrm{d}p}{\mathrm{d}V}\right)_T=-\frac{p}{V}$$

$$\left(\frac{\mathrm{d}p}{\mathrm{d}V}\right)_Q=-\gamma\frac{p}{V}$$

下标 T 和 Q 分别表示等温过程和绝热过程. 对比二者的斜率，由于 $\gamma>1$，显然有

$$\left|\left(\frac{\mathrm{d}p}{\mathrm{d}V}\right)_Q\right|>\left|\left(\frac{\mathrm{d}p}{\mathrm{d}V}\right)_T\right|$$

这是因为根据理想气体状态方程 $p=nkT$，同一气体的绝热过程与等温过程相比，等温膨胀过程中随着体积的增大，分子数密度 n 减少，压强 p 降低，但温度 T 不变. 绝热膨胀过程中分子数密度 n 也减小，且因为对外做功使得内能减小，温度 T 也减小. 因此绝热膨胀过程比等温膨胀过程压强 p 降低更多，即体积的改变对压强的影响更快，斜率更大.

例题 6-1 温度为 300K、压强为 10^5 Pa 的氮气，经绝热压缩使其体积变为原来的 20%. 试求压缩后的压强和温度，并将这个压强与等温压缩的压强进行比较.

解：已知 $T_1=300\text{K}, V_1=5V_2$，由于是氮气，$\gamma=1.40$

由绝热方程得 $p_2=p_1\left(\frac{V_1}{V_2}\right)^\gamma=10^5\times5^{1.4}\,\text{Pa}=9.5\times10^5\,\text{Pa}$

$$T_2=T_1\left(\frac{V_1}{V_2}\right)^{\gamma-1}=300\times5^{0.4}\,\text{K}=571\text{K}$$

对等温过程：$p_2=p_1\left(\frac{V_1}{V_2}\right)=5\times10^5\,\text{Pa}, T_2=T_1=300\text{K}$

可见，绝热压缩后温度显著升高，压强几乎超过等温压缩时压强的一倍.

三、循环过程 热机和制冷机

1. 循环过程

热力学理论的形成和发展与热机的研究分不开. 热力学对各种过程研究的主要目的之一，就是探索如何提高热机的效率. 所谓热机，就是通过某种工作物质(如气体)不断地把吸收的热量转变为机械功的装置，如蒸汽机、内燃机、汽轮机等. 在各种热机中，需要将热与功之间的转换持续地进行下去，这就需要利用循环过程. 系统经过一系列状态变化过程以后，又回到原来状态的过程叫作热力学循环过程，简称循环.

现考虑以气体为工作物质的循环过程. 如图 6-7 所示，设理想气体吸收热量推动气

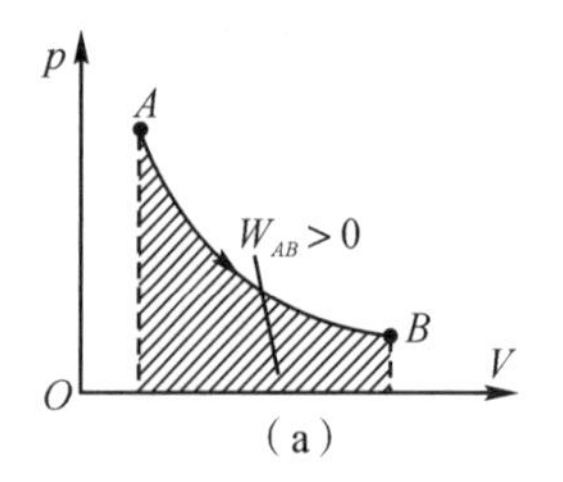

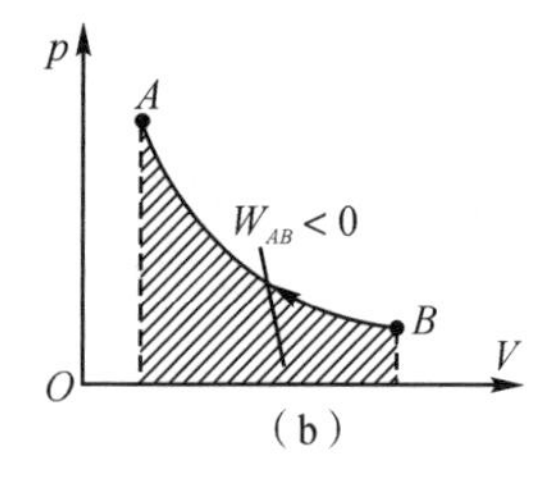

图 6-7 重复膨胀和压缩构成循环过程

缸的活塞而膨胀，经准静态过程从状态 A 到状态 B，在此膨胀过程中，气体所做的功为 W_{AB}. 若使气体从状态 B 沿原来的路径压缩到状态 A，则气体所做的功为 $W_{BA}=-W_{AB}$. 对于上述从状态 A 出发又原路回到状态 A 的过程，也为一循环过程. 在这个循环过程中，系统所做的净功为零，即 $W=W_{AB}+W_{BA}=0$.

若气体在压缩过程中所经过的路径，与在膨胀过程中所经过的路径不重复，如图 6-8(a)所示，那么，气体在经历这样一个循环后就要做净功. 设有一定量的气体，先由较高温度的初状态 $A(p_A,V_A,T_A)$，沿过程 AaB 吸收热量膨胀到较低温度的状态 $B(p_B,V_B,T_B)$. 在此过程中，气体对外所做的功 W_a 等于曲线 AaB 下阴影部分的面积，如图 6-8(b)所示. 然后再将气体由状态 B 沿过程 BbA 放出热量压缩到初状态 A，外界对气体所做的功 W_b 等于曲线 BbA 下阴影部分的面积，如图 6-8(c)所示. 按照图中所选定的过程，$W_a>0$，$W_b<0$，且 $|W_a|>|W_b|$. 因此，气体经历这样一个循环过程时，既从高温热源吸热，又向低温热源放热并做功，而对外所做的净功 W 应是 W_a 与 W_b 之和，即 $W=W_a+W_b>0$. 显然，在 p-V 图上，W 是由 AaB 和 BbA 两个过程组成的循环所包围的面积，如图 6-8(d)所示.

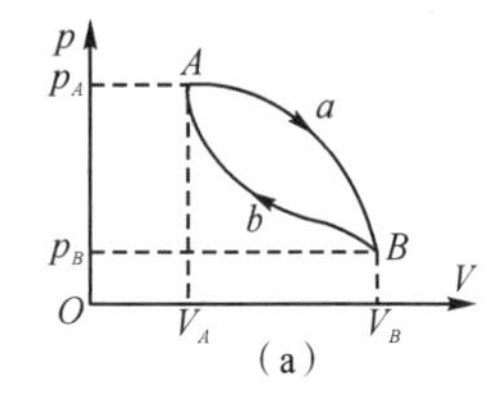

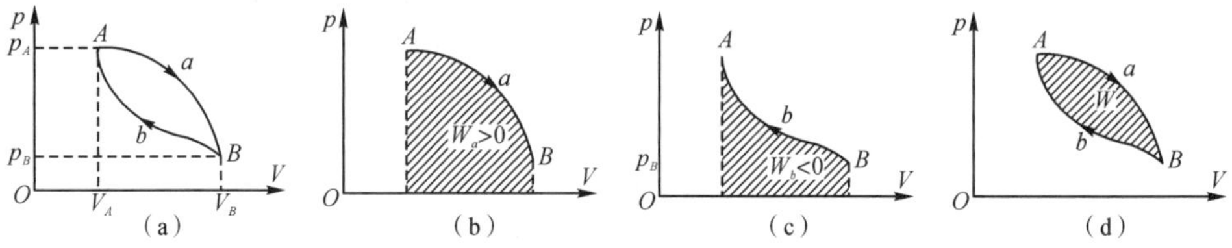

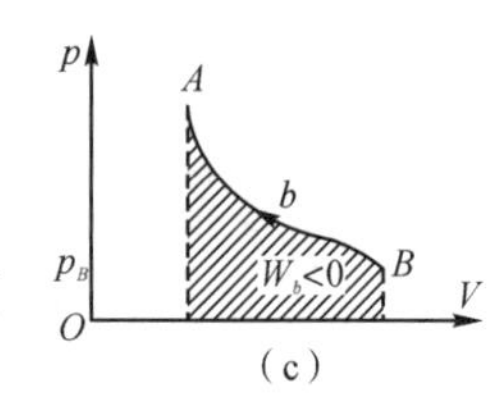

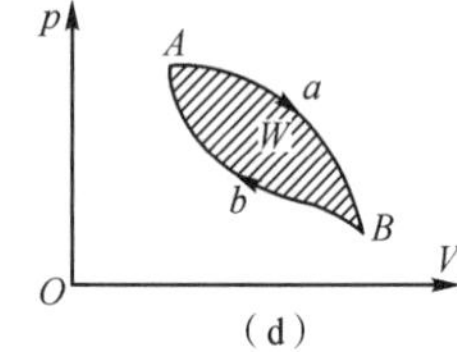

图 6-8 循环过程所做的功

应当指出，在任何一个循环过程中，系统所做的净功都等于 p-V 图上所示循环所包围的面积. 因为内能是系统状态的单值函数，所以系统经历一个循环过程之后，它的内能没有改变. 这是循环过程的重要特征.

2. 热机

按循环过程进行的方向可把循环过程分为两类. 在 p-V 图上按顺时针方向进行的循环过程叫作正循环，其净功 $W>0$，如图 6-8(d)所示. 在 p-V 图上按逆时针方向进行的循环过程叫作逆循环，其净功 $W<0$. 工作物质做正循环的机器叫作热机(如内燃机)，它是能把热量持续地转变为功的机器. 工作物质做逆循环的机器叫作制冷机(也叫热泵)，它利用外界做功使热量由低温处流入高温处，从而获得低温.

如图 6-9 所示，热机经过一个正循环后，其内能不变. 因此，它从高温热源吸收的热量 Q_1，一部分用于对外做功 W，另一部分 Q_2 则向低温热源释放(注意：和热力学第一定律符号规定不同的是，在讨论热机和制冷机时，由于已说明了 Q_1、Q_2 的性质，故取 $Q_1>0$，$Q_2>0$）。这就是说，在热机经历一个正循环后，吸收的热量 Q_1 不能全部转变为功，转变为功的只是 $Q_1-Q_2=W$. 通常定义

$$\eta=\frac{W}{Q_1}=\frac{Q_1-Q_2}{Q_1}=1-\frac{Q_2}{Q_1} \tag{6-11}$$

叫作热机效率或循环效率.

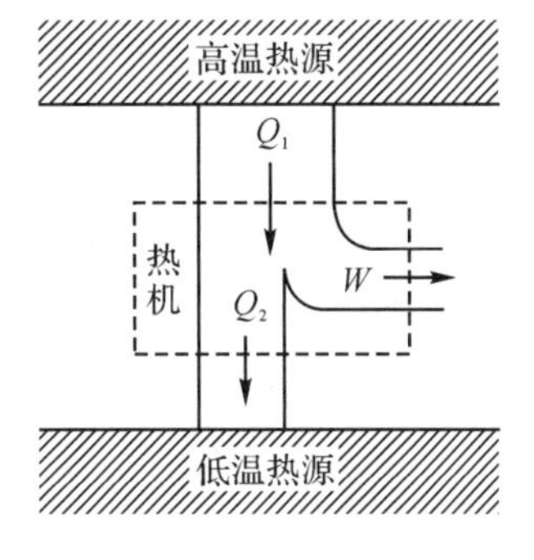

图 6-9 热机工作原理

19 世纪初，一般热机的效率只有 3%～5%，即 95%以上的热量都未得到有效利用. 为了提高热机的效率，人们进行了大量研究. 1824 年法国青年工程师卡诺研究了一种理想的在两个恒定的热源之间工作的循环过程（也称为卡诺循环），并从理论上证明了它的效率最高，为提高热机效率指明了方向. 卡诺的研究成果为热力学第二定律的建立起了奠基作用.

例题 6-2 卡诺循环由两个等温过程和两个绝热过程组成，如图 6-10 所示. 一热机以理想气体为工作物质按卡诺循环进行，试求此热机的效率.

解：在 AB 等温（温度为 T_1）膨胀过程中，气体对外做功，从高温热源吸收热量

$$Q_1=\frac{M}{\mu}RT_1\ln\frac{V_2}{V_1}$$

而在 CD 等温（温度为 T_2）压缩过程中，外界对气体做功，气体向低温热源放出热量

$$Q_2=\frac{M}{\mu}RT_2\ln\frac{V_3}{V_4}$$

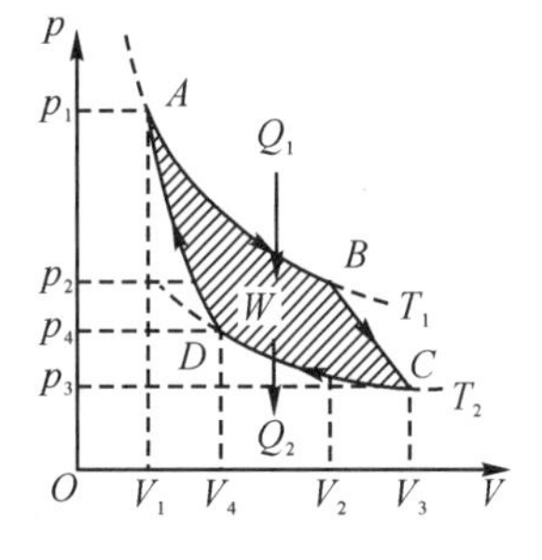

图 6-10 卡诺热机循环

对于 BC 和 DA 两个绝热过程，绝热过程方程有

$$T_1V_2^{\gamma-1}=T_2V_3^{\gamma-1}, T_1V_1^{\gamma-1}=T_2V_4^{\gamma-1}$$

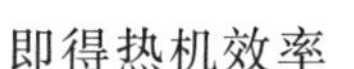
即得热机效率

$$\eta=\frac{W}{Q_1}=1-\frac{Q_2}{Q_1}=1-\frac{T_2}{T_1}$$

整个循环中，工作物质只在两个等温过程分别与两个热源有热量交换，卡诺循环的效率只与高、低温热源的温度有关. 高温热源与低温热源温度差别越大，卡诺循环的效率越高.

3. 制冷机

逆循环也称制冷循环. 图 6-11 是一个制冷机的示意图，它从低温热源吸取热量而膨胀，并在压缩过程中把热量放给高温热源. 为实现这一点，外界必须对制冷机做功. 图中 Q_2 为制冷机从低温热源吸收的热量，W 为外界对它做的功，Q_1 为它放给高温热源的热量，制冷机完成一个逆循环后有 $W=Q_1-Q_2$. 这就是说，制冷机经历一个逆循环后，由于外界对它做功，可把热量由低温热源传递到高温热源. 因此外界不断做功，就能不断地从低温热源吸取热量，传递到高温热源，这就是制冷机的工作原理. 定义制冷机的制冷系数

$$w=\frac{Q_2}{W}=\frac{Q_2}{Q_1-Q_2} \tag{6-12}$$

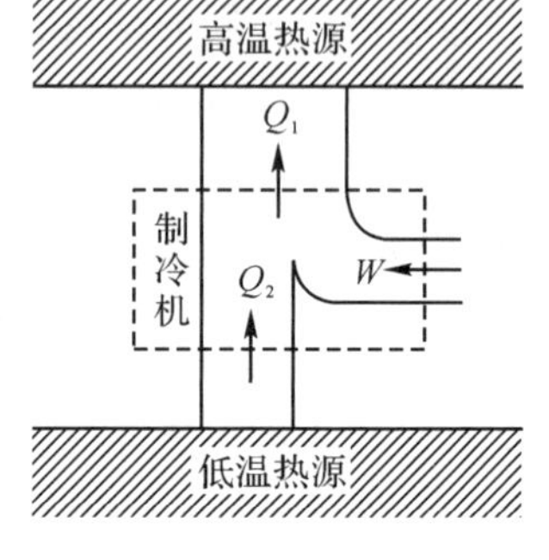

图 6-11　制冷机工作原理

由式(6-12)可知，当外界对工作物质做功相同时，制冷机从低温热源吸收的热量 Q_2 越多，其制冷系数越高，即制冷效果越好. 值得注意的是，热机的效率必定小于 1，而制冷机的制冷系数则可能大于 1.

进行与卡诺正循环类似的推导，可以得到卡诺逆循环的制冷系数为

$$w_C=\frac{T_2}{T_1-T_2}$$

在一般的制冷机中，高温热源的温度 T_1 通常是大气温度. 制冷温度 T_2 越低，制冷系数越小，即制冷效果愈差.

4. 低温的医疗应用

低温用于医疗可分下述三方面：

(1) 冷冻手术

在极低温度下，利用极低温度的金属表面和潮湿组织间的黏着特性，破坏病变组织的手术叫冷冻手术.

Boyle(1683)首先利用冷凝杀死活组织，后来有人于 1784 年证实，不是所有活细胞都被杀死，这一点后来在低温保存中得到利用. Arnott(1851)用盐冰混合产生 的低温，限制癌细胞的生长，特别是在破坏乳腺癌以减轻疼痛方面取得部分成功. White(1899)将棉花球置于液态空气中，并用已冷冻的棉球治某些皮肤病变. 此后常用干冰(−80°)、干冰和丙酮混合液作喷射剂治疗皮肤和眼的病变. 1959 年 Rowbotham 用较笨重的插管(用干冰和酒精冷却)治脑肿瘤. Cooper(1961)将经过液氮冷却、真空绝缘的金属尖端用于神经外科. 金属温度由热电偶检测，以便控致冷冻程度，该仪器是现代冷冻探头或“冷刀”的前身.

组织冷冻的方法通常有：用干冰或液氮直接作用于病变组织，或用液态气体冷却置于待冻部位的金属探头. 通常用干冰冷冻皮肤非常有效，可将小块干冰直接放在待冻部位；液态氮则可喷射或用棉球沾一点置于待冻部位. 这种冷冻技术控制难，受冻组织少，冷冻潜力不大，但方法简单，在临床上仍有技术应用.

目前，冷冻探头已成功地用于破坏皮肤血管异常，如微血管瘤、基底细胞癌、表皮瘤，因冷冻有即时麻醉作用，治疗几乎无痛，痊愈极佳，不留疤痕. 由于冷冻到 0℃以下的金属板和湿组织间可牢固的黏着，在眼科已用于摘除白内障，在耳鼻喉科已广泛应用于冷冻手术，患病的耳膜、神经、血管、上皮组织都得到成功的治疗，有易麻醉和愈合好的特色. 扁桃体截除本来出血多，用冷冻手术可不出血. 在神经外科，冷冻手术已成功地用于治疗帕金森病、皮层痛、癫痫和某些心理失调、运动困难之类的疾病. 此外，冷冻手术已成功地用于妇科、大块损害、痔疮、直肠肿瘤等多方面.

(2) 冷冻免疫

临床实践证实，许多肿瘤经冷冻破坏后，它们转移到远处的病灶也随之缩小或消失. 再给动物接种同种肿瘤也不会生长，可见产生了冷冻免疫.

冷冻一块组织，然后再解冻.细胞受伤，但可能新生血管(烧伤后不会再生血管，因为血管全毁了).当冷冻解冻、组织恢复血循环时，理论上靠近新生血管的诸受伤细胞的产物可能进入血管，而某些产物可能是抗原性的，因而能在血液内刺激抗体的产生，这些抗体的转移能抑制同种肿瘤的生长.冷冻损伤后机体产生抗体的能力叫冷冻免疫反应.在一定的低温范围内，冷冻损伤范围越大，释放出的抗原性产物越多，冷冻免疫反应也就越强.

(3) 低温保存生命

并非所有细胞都可用低温冻杀，这一事实后来被用于低温保存活组织.目前，国内外已在用低温保存种子、精液、红细胞、白细胞、皮肤、骨骼、胰岛、肾脏、胚胎、心脏等方面取得某些成功.当然器官冷藏比细胞冷藏要困难得多.

低温(如-80℃)保存细胞组织之所以可能，是因为甘油等防冻剂，如处理过的大肠菌虽反复冷冻—解冻8次，也不能使之失活.当然对不同细胞、组织，应使用不同的防冻剂、保存温度、降温—复温速率.

对低温保存生命，最乐观者认为:可将目前尚无药剂治疗的绝症患者“冷藏起来”，等未来有药治疗时再使之复温，重活过来加以治疗.目前已有一些动物部分器官冷冻后复活的报道，但对人来说，尚难预测这种设想是否能实现.

四、人体的能量交换

人体是一个开放系统，它与外界之间既有能量交换(散失热量、对外做功)，又有物质交换(摄取食物、氧气、排出废物).为了保证各个器官的正常活动，维持恒定的体温以及对外做功，人体必须从食物中获取能量.在整个人体的生命活动中，其能量的变化也是服从热力学第一定律.对于微小的变化过程，式(6-3)可以写成

$$\Delta U=\Delta Q-\Delta W$$

其中，ΔU包括摄入的食物和体内脂肪等的能量变化，ΔQ则是人体从外界吸收的热量(若$\Delta Q<0$表示散热)，ΔW是人体对外所做的功.

假设在所考虑的时间Δt内，人体没有饮食和排泄，这时为了维持正常的生命活动，要不断地将食物或体内脂肪所储存的化学能转化为所需要的其他形式的能量，这个过程叫作分解代谢.因为在这一过程中，人体要经常向外散发热量和对外做功，所以其内能将不断减少，即ΔU为负.在人体能量代谢的研究中，常用到ΔU、ΔQ、ΔW随时间的变化率，它们之间有以下关系

$$\frac{\Delta U}{\Delta t}=\frac{\Delta Q}{\Delta t}-\frac{\Delta W}{\Delta t} \tag{6-13}$$

其中，$\frac{\Delta U}{\Delta t}$叫作分解代谢率，$\frac{\Delta Q}{\Delta t}$为人体向外散热的速率，$\frac{\Delta W}{\Delta t}$则是人体对外做功的功率.后两者原则上可以直接测定，而分解代谢率则只能通过氧的消耗率来间接测定，因为食物在分解代谢过程中需要氧，同时产生热量.例如，完全氧化1mol(约180g)的葡萄糖需要134.4L的氧气，产生2871.6kJ的热量，即1L氧气产生的热量为21.3kJ.代谢率$\frac{\Delta U}{\Delta t}$要受到对外输出功率$\frac{\Delta W}{\Delta t}$大小的影响，与人体的健康状况以及进行各类体力活动的剧

烈程度有关.表6-1给出了人类从事不同活动时的代谢率和耗氧率.

表6-1 各种活动的代谢率和耗氧率

活动水平	代谢率/(J·h^{-1})	耗氧率/(L·min^{-1})
完全休息(睡眠)	~293×10^3	0.23
轻微活动(听、讲、漫步)	~837×10^3	0.65
中等活动(骑自行车16km/h)	~1674×10^3	1.30
剧烈活动(踢足球)	~2093×10^3	1.63
甚剧烈活动(篮球赛、快速游泳)	~2512×10^3	1.93
极剧烈活动(自行车竞赛时速度达43km/h)	~5860×10^3	4.65

可以看到,当人体处于完全休息状态(睡眠)时,代谢率仍达到2.93×10^5J/h,该代谢率在生理学上叫作基础代谢率,记作$b_0=2.93\times10^5$J/h.基础代谢率是人体处于基础状态,维持心跳、呼吸等最基本的生命活动所消耗的能量.因为此时对外没有做功,$\Delta W=0$,故有$\Delta U=\Delta Q$,即体内储存能量的减少量,等于人体向外散失的热量.

五、体温的恒定和控制

1.体温的恒定

体温恒定,是指人体体温保持在37℃附近,并不是绝对不变的.实际上身体各处的温度不完全一样,体内温度比皮肤温度高.正常人一天的体温也常有较小的起伏,早晚体温最大可相差0.5℃之多.新生儿的体温较成年人约高0.5~1℃,且波动性较大.在检查患者体温时,应特别注意这些变化.

人体绝大多数酶的最适温度是36~37℃,过高或过低,都将敏感地影响到体内新陈代谢的正常进行.如果体内温度过高,与人体生命有关的重要化学过程和物理过程进行加快,尤其是酶催化作用加快.如果体温过低,酶的催化作用可能完全被阻止.临床实践表明,当体温高到41℃时,中枢神经系统功能开始衰退,且会出现惊厥;到45℃便会造成蛋白质的变性和死亡.另一方面,体内中心温度下降到33℃以下,神经功能会受到抑制,知觉消失;降到30℃以下,引起人体调温系统失灵;若降到28℃,会引起心室纤颤,甚至死亡.可见,恒温对于维持机体的生存是至关重要的.

2.体温的控制

严寒酷暑变化,环境温度也各不相同,人类仍保持体温相对恒定在(37±2)℃的范围.人类在室外生活和工作的环境温度可从-30~40℃大范围地变化;人体各种活动的代谢将不断地产生热量,极剧烈活动中其热量可达基础代谢的20多倍,但体温仍可保持在37℃附近,主要是通过控制体热的散失和体内温控系统的调节实现.

(1)控制体热的散失

人体在不同的活动中代谢产生的热量是不同的.为了表示体内生热的快慢,我们引进生热率$\left(\frac{dQ}{dt}\right)_P$.生热率可根据人体活动的剧烈程度,以及表6-1所列的基础代谢率来近似地估算,m为活动强度系数(无量纲纯数),则不同活动时的生热率表示为

$$\left(\frac{\mathrm{d}Q}{\mathrm{d}t}\right)_{\mathrm{P}}=mb_0 \tag{6-14}$$

式(6-14)中的 m 值越大,活动越剧烈.从表 6-1 中的数据可知,当轻微活动时 $m=3$,中等活动时 $m=6$,极剧烈活动时 $m=20$.

生热同时,对流、辐射、传导等将使人体的热量被动散失(不包括出汗等调控的主动散热),对应的综合失热率用 $\left(\frac{\mathrm{d}Q}{\mathrm{d}t}\right)_{\mathrm{D}}$ 表示.实验表明,综合失热率和皮肤温度 T_s 与环境温度 T_a 之差成正比,即

$$\left(\frac{\mathrm{d}Q}{\mathrm{d}t}\right)_{\mathrm{D}}=\lambda(T_s-T_a) \tag{6-15}$$

式(6-15)中散热系数 λ 越大散热越快,λ 越小散热越慢.当衣服穿得多,且保温性能好,环境风速较小时人体向外散热慢,λ 值小.

在仅有活动代谢生热和被动散热而无体内温度调控的情况下,人体若要保持37℃,则生热率应等于失热率,即 $mb_0=\lambda(T_s-T_a)$,代入基础代谢率,整理后可得

$$T_s=2.93\times10^5\ \frac{m}{\lambda}+T_a \tag{6-16}$$

从式(6-16)可知,在活动水平(即 m)一定的情况下,当环境温度 T_a 下降时,为保持体温 $T_s=37$℃不变,应减小散热系数 λ,多穿衣服.当环境温度 T_a 上升时,应增大散热系数 λ,少穿衣服.在环境温度 T_a 一定时,如果活动量大,体内热量增多,为使体温 $T_s=37$℃不变,这时应增大散热系数 λ,减少衣着.这表明,在环境温度或活动量变化时,可以通过改变散热系数 λ(即增减穿衣)来维持体温恒定.当穿衣较少,而环境温度又较低时,通过加大活动量(即增大 m),增加体内生热,也能维持体温恒定.

(2)体内温控系统的调节

从上述的讨论可知,为使体温保持在37℃附近,在活动水平一定的情况下,可以调节散热系数 λ,即改变所穿的衣服达到稳定体温的目的.但是在很多情况下,如夏天环境温度很高,天冷时衣着不足,环境温度不断地波动等,这时靠单纯地调节散热系数 λ 不足以也不可能快速地使体温恒定.此时就需要借助体内的温控系统进行自动调节.如要使体温升高,可增加代谢活动及运动元的活动(如天冷时的颤抖等),产生热量,使热量进入机体深部及肌肉,借助血管的舒缩,增加深部到外周之间的热传导,控制表面血流量,减少体表的散热.而要使体温下降,可通过出汗及汗液的蒸发散热,借助血管的舒张,增加表面血流量,加快散热,从而使体温快速地控制在37℃附近.

第三节 热力学第二定律

一、热力学第二定律

热力学第一定律揭示了自然界变化过程中能量的转换和守恒关系,但没有涉及过程进行的方向问题.自然界中有许多变化可以不依靠外界作用而自动地进行,称为自发过程.例如,不同温度的物体互相接触时,热量总是从高温物体自发地传递给低温物体,最后达到温度平衡,但从未发现热量能自发地从低温物体传递给高温物体的现象;两种

气体 A 和 B 能自发地形成混合气体，但混合气体不能自发地分离成气体 A 和 B……可以看出，热现象中的自发过程都具有一定的方向性，与自发过程相反的过程，尽管它也遵循热力学第一定律的能量转换和守恒关系，但它不能自动进行，这正是热力学第二定律要解决的问题.

热力学第二定律是从大量的事实中总结出来的，由于历史的原因，有多种表达形式，这里给出最常见的两种.

（1）克劳修斯表述

大量的实践表明，在制冷机工作过程中，外界必须对制冷机做功. 于是，克劳修斯在1850 年提出了有名的论断：热量不可能自动地从低温物体传到高温物体.

在克劳修斯的表述中，应注意“自动”两字，意思是热量直接、自发从低温物体传向高温物体是不可能的. 如果借助于某种循环动作的机器，使热量间接地从低温物体向高温物体传递，而不发生任何变化，同样是不可能的. 当然在一定条件下，通过外界做功将热量从低温物体转移到高温物体，是可以实现的，但空调、电冰箱等制冷装置是消耗了电能的，并不是自发进行的过程.

（2）开尔文表述

任何情况下热机都不可能只有一个热源. 热机要不断地把吸取的热量变为有用的功，就不可避免地要将一部分热量传给低温热源. 在总结这些及其他一些实践经验的基础上，开尔文于 1851 年以下列形式提出了一条新的普遍原理：在一个循环中不可能从单一热源吸取热量使之全部转化为功而不引起其他变化.

在开尔文的表述中，应注意“循环过程”. 如果工作物质进行的不是循环过程，那么使一个热源冷却做功而不放出热量是完全可能的. 如等温膨胀中，工作物质只能从一个热源吸取热量，全部转变为功而不放出任何能量，但工作物质就不可能回到初始状态. 所以，任何系统吸取热量做功，总要放出一部分热量给予低温热源，工作物质才能回到初始状态. 我们可以设想，如果这个过程能够进行的话，那么就可以从周围环境中吸收热量直接做功或转变为电能，可以说能源取之不尽. 曾有人设想并计算过，若有十亿立方千米的海水，以海水作单一热源，把海水的温度只要降低 0.25℃，放出的热量变成一千万亿度的电能足够全世界使用一千年（当然，随着社会能量需求增大，这一结果将会越来越小）. 但这是不可能的，因为上述过程违反热力学第二定律.

表面上看两种表述似乎毫不相关，开尔文已经证明，两种表述是完全等价的. 两种表述的等价性说明它们有着共同的内在本质. 下面我们即将看到，这两种表述的等价性实质上反映出自然界与热现象有关的宏观过程的一个极其重要的特征：热力学过程具有方向性.

二、可逆过程与不可逆过程

一个系统从初始状态开始，经过某一过程到达另一状态，如果存在某过程能使系统和外界完全回到初始状态，该过程叫作可逆过程. 如果利用任何方法都不能使系统和外界都恢复到初始状态，此过程即为不可逆过程.

无摩擦的单纯力学过程都可认为是可逆过程. 如无摩擦的弹簧振子伸长后，可以收缩回到原来的长度而对外界不产生任何影响. 在热力学中只有准静态过程才是可逆过程,因为准静态过程中经历的每一个状态都是平衡态.

不可逆过程不是指过程不能沿相反方向进行,而是在沿相反方向进行后,外界不能恢复到原来的状态.热传导过程、摩擦生热过程、理想气体自由膨胀过程都是不可逆过程.热量可从高温物体自动地传递到低温物体,其逆过程是自动地从低温物体传递到高温物体,这显然违背了热力学第二定律.

一般情况下,自然界中的不可逆过程普遍存在.可逆过程在现实生活中很难实现,因为几乎不可能找到完全无摩擦的力学过程或真正意义上的理想气体.

三、热力学第二定律的统计意义

热力学第二定律指出,热量传递方向和热功转化方向的不可逆性与大量分子的无规则运动密切相关.这种不可逆性是由实验中总结出来的,也可以从统计的意义予以解释.

下面用概率的概念来说明理想气体自由膨胀过程的不可逆性.假定一容器,用隔板将容器分为容积相等的A、B两室,A中充满气体,B中保持真空.气体中有任一分子a,在抽掉隔板后,它在A、B两室出现的机会是均等的,所以返回到A室的概率是1/2.

再假设隔板未抽前A室气体中有三个分子a、b、c.表6-2列出了这3个分子的宏观态与微观态数的对应关系.当隔板抽掉后,每个分子出现在A、B两室中的机会是均等的,每个分子返回A室的概率都是1/2.任一时刻这三个分子在A、B室中的分布就有$2^3=8$种可能,三个分子同时返回A室的可能性是存在的,其概率为$\frac{1}{2^3}=\frac{1}{8}$,比只考虑一个分子时小得多.

表6-2　宏观态与微观态数的对应关系

分子分布		微观态数	宏观态数
A	B		
abc		1	1
ab bc ca	c a b	3	1
a b c	bc ac ab	3	1
	abc	1	1
合计		2^3	4

根据概率理论,如果分子数为N,上述自动收缩的概率应为$1/2^N$,分子数N愈大,自动收缩的概率愈小.对于1mol气体来说,分子总数为$N_A=6.02\times10^{23}\ \text{mol}^{-1}$,自动收缩的概率为$1/2^{N_A}$,这个概率是微不足道的,实际上是不可能观察到的.因此,宏观的气体膨胀是一个不可逆过程,气体自动膨胀后是不可能自动收缩的.

热力学第二定律本质上是一条统计学规律.对于热量传递,两物体接触时,能量从高温物体传到低温物体的概率要比能量从低温物体传到高温物体的概率大得多. 对于热功转换问题,功转换为热是在外力作用下,宏观物体的有规则的运动转变为分子的不规则运动的过程,这种转换的概率大. 反之,热转换为功,则是分子的无规则运动转变为宏观物体的有规则运动的过程,这种转换的概率很小.

第四节 熵增加原理

一、熵的概念

热力学第二定律指出,自然界一切与热现象有关的实际宏观过程都是不可逆的. 克劳修斯根据卡诺定理引入态函数熵,来定量地表述热力学第二定律.

通过热力学第二定律可知,系统可以由初状态自发地向末状态过渡,而处在末状态时系统不能自发地向初状态过渡. 这种特性说明初末状态之间有着巨大的差异,正是这种差异性决定了过程进行的方向. 如前所述,两种气体会自动混合,出现另一种更混乱更无序的状态. 可见,物质系统在自发过程中,其混乱度或无序性倾向增加.

热力学中采用物理量熵来量度系统的混乱度,符号为 S. 系统处于确定的状态下,就有一定的混乱度,也就有一个确定的熵值,且混乱度越大,熵值也越大. 熵与内能一样,是一个状态函数. 当系统状态变化时,熵值也随之发生变化,其变化量 ΔS 简称为熵变. 在可逆过程中,如果系统温度 T 保持不变,则熵变 ΔS 可由系统在状态变化过程中吸收的热量 ΔQ 除以系统的绝对温度 T 来衡量,即

$$\Delta S=S_2-S_1=\frac{\Delta Q}{T} \tag{6-17a}$$

式(6-17a)中 S_1、S_2 分别表示初状态和末状态的熵. 当系统吸收热量时,ΔQ 为正;反之为负. 如果 T 是变量,可将过程分成许多小段. 每一小段过程中,温度 T 近似看作不变,吸收的热量为 $\mathrm{d}Q$,其熵变 $\mathrm{d}S$ 为

$$\mathrm{d}S=\frac{\mathrm{d}Q}{T}$$

整个过程总的熵变为

$$\Delta S=S_2-S_1=\int\frac{\mathrm{d}Q}{T} \tag{6-17b}$$

若系统中物质的质量为 m,比热为 c,$\mathrm{d}T$ 为温度增量,则 $\mathrm{d}Q=mc\mathrm{d}T$,代入式(6-17b)得

$$\Delta S=S_2-S_1=mc\int_{T_1}^{T_2}\frac{\mathrm{d}T}{T}=mc\ln\frac{T_2}{T_1} \tag{6-17c}$$

若一个大系统由许多子系统组成,大系统的熵变应等于各子系统同一过程的熵变之和.

应当注意:当系统的平衡态确定后,熵就完全确定了,与通过什么路径达到这一平衡态无关. 熵是描述平衡态的函数,国际单位是 J/K.

二、熵增加原理

1877 年玻尔兹曼首先论证了系统的熵与其微观上的混乱程度相关,并定量地指出

它与某一宏观态所对应的微观状态数之间的关系.一个系统的某一宏观状态都有一个热力学概率值与之对应,因而也就有一个熵值与之对应.熵是系统状态的函数,系统所含微观状态数目越多,则其熵就越大.因此,我们可以把熵看成是系统无序性大小的量度,这就是熵的微观意义.基于熵的微观定义,目前熵的应用已远远超出了物理学的领域,而为信息、控制、决策、生物、医学乃至社会学等许多学科所应用.

理论上可以证明,在孤立系统中,熵永远不会减少,这就是熵增加原理,即

$$\Delta S \geqslant 0 \tag{6-18}$$

对于可逆过程,$\Delta S=0$,系统的熵不变.对于不可逆过程,例如自发过程,$\Delta S>0$,系统的熵总是增加的.

熵增加原理是热力学第二定律的另一种表述形式.它在本质上说明,自然界中自发过程进行的方向总是从有序趋向无序,从概率小的宏观状态向概率大的宏观状态进行.

我们用一个具体例子的计算结果来验证熵增加原理.假设 1kg、0℃的水与 1kg、20℃的水在一个绝热的容器中混合,最后达到平衡状态时的温度是 10℃.对于这个过程中系统的熵变问题,考虑到系统由冷水和热水两部分组成,混合过程中,温度 T 是变量,因此要用公式(6-17c)计算,其中冷水的熵变为

$$\Delta S_1 = mc\ln\frac{T_2}{T_1} = 1000\times 4.186\times \ln\frac{283}{273} = 151(\mathrm{J/K})$$

热水的熵变为

$$\Delta S_2 = mc\ln\frac{T_2}{T_1} = 1000\times 4.186\times \ln\frac{283}{293} = -146(\mathrm{J/K})$$

因此,系统的总熵变为两部分的熵变之和

$$\Delta S = \Delta S_1 + \Delta S_2 = 5(\mathrm{J/K}),$$

可以看到,热水的熵减少了,但这个减少是以冷水熵的增加为代价的.从整个系统来看,在热水与冷水混合的自发过程中,总熵是增加的.

三、人体中的熵变问题

1943 年奥地利物理学家薛定谔写了一本生物学的经典巨著——《生命是什么?》,他在该书中提出了生命密码和生命过程负熵的概念.薛定谔的思想影响了一代生物学家,开创了信息生物学研究之先河,对 20 世纪的生物学革命起到了不可估量的作用.

人体是一种生命系统,由活的组织构成,能生长、发育、繁殖和新陈代谢.人体中的各种组织、物理过程、化学反应、生理活动都是高度有序的.例如,蛋白质分子是由成千上万个原子按一定的顺序和结构组合而成的,其有序性高而熵值低;细胞的结构比蛋白质分子更复杂,有序性更高则熵值更低.因此,机体的组织和结构在生长时其有序性增加,熵值减少,整个人体是一个远离平衡态的高度有序系统.如果破坏了这种有序性,使它的熵值不断增加,生命将无法维持.可以认为,人体在生命期间,永远不处于热力学平衡态,也不会趋于平衡态,直至死亡.

人体的生命过程违背了热力学第二定律吗?理解问题的关键在于我们必须明确所研究系统的范围.热力学第二定律的熵增加原理只适用于孤立系统.人体不是一个孤立系统,而是一个开放性热力学系统,它与周围环境既有能量交换又有物质交换.维持机

体的有序结构所需要的能量来自外界供给的食物，其结构也是高度有序的，当食物的化学能在体内释放后，有序结构也就解体为简单的排泄物. 各种排泄物的化学结构比原来的营养食物要简单得多，即排泄物的无序程度比食物的无序程度大得多，即熵增加了. 但是如果把人体与它周围的环境(包括环境供给的食物、空气、水分等)都考虑在一起，组成一个包括人体和环境在内的复合系统，总熵值也是增加的. 也就是说，人体熵值的减少是以周围环境的熵增加得更多为代价的，人体生命过程是不违反热力学第二定律的.

习题六

6-1 一热源给封闭的理想气体加热，总共传递给气体 200cal 的热量，气体膨胀对外做功为 600J，则该气体内能的变化是多少？其温度如何变化？

6-2 一定量的理想气体在如图所示的 a、b、c 过程中，试讨论 ΔT、ΔU、Q 和 W 的符号变化.

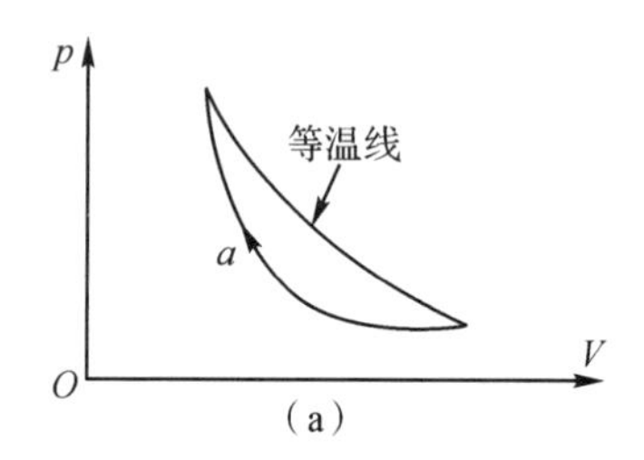

(a)

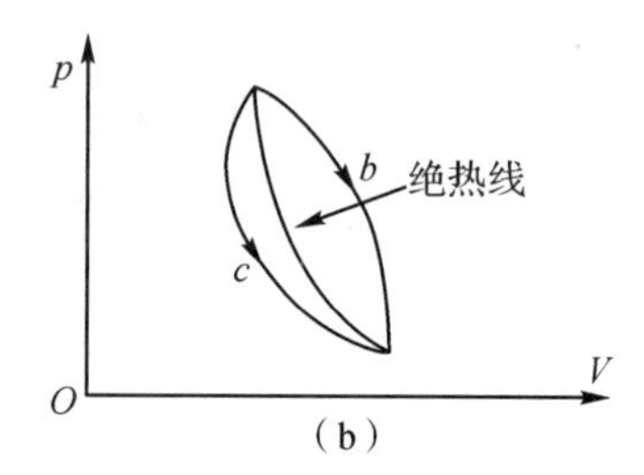

(b)

图 6-12 习题 6-2

6-3 试讨论一定量的理想气体在下述过程中 ΔT、ΔU、Q 和 W 的符号变化.

(1) 等容过程压力减小；(2) 等压压缩；(3) 等温压缩；(4) 绝热膨胀.

6-4 把质量为 1kg 的氮气等温压缩到原体积的一半，问此过程放出多少热量？设盛氮的容器浸没于冰水池中，使温度保持 0℃.

6-5 0.04mol 氦气经过如图 6-13 所示的热力学过程，从初状态 A 到末状态 B(AB 为一段直线)，已知 $p_A=3p_B=3\times10^5\,\text{Pa}$，$V_B=3V_A=10^{-3}\,\text{m}^3$，求气体在该过程中温度变化、内能变化、对外做功、吸收热量各是多少？

6-6 如图 6-14 所示，某一定量的理想气体由状态 A 沿路径 a 变化到状态 B，在此过程中气体吸收热量 800J，对外做功 500J，试求气体的内能改变了多少？当气体从状态 B 沿路径 b 回到状态 A 时，外界对气体做功 300J，求气体放出多少热量？如果这是一个热机工作过程示意图，那么该热机经过一个循环对外做功多少？

6-7 一气缸内贮有 10mol 的单原子理想气体，在压缩过程中，外力做功 80J，气体温度升高了 1℃. 计算气体内能增量和所吸收的热量，及在此过程中气体的摩尔热容 C_{m}.

6-8 一卡诺热机工作在温度为 800K 与 300K 的两个热源之间，如果进行以下改变，试问理论上热机的效率各增加多少？为了提高热机效率哪一种方案更好？

(1)将高温热源的温度提高 100K；(2)将低温热源的温度降低 100K.

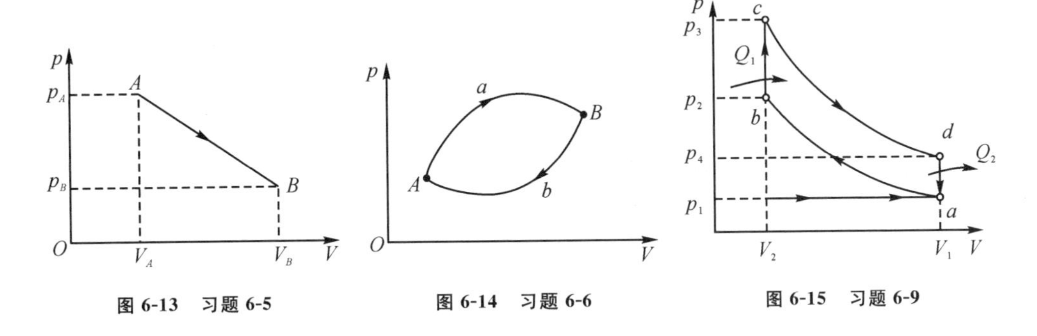

图 6-13　习题 6-5　　图 6-14　习题 6-6　　图 6-15　习题 6-9

6-9　汽油机可近似看成如图 6-15 所示的理想循环，这个循环也叫奥托循环．这种内燃机的工作物质是汽油和空气的混合气体，其循环由四个过程组成．当混合气体进入气缸后，由初状态 $a(p_1,V_1)$ 经过绝热压缩达到状态 $b(p_2,V_2)$；这时点火燃烧，由于燃烧非常迅速而气体还来不及膨胀，故可视为是在等体条件下进行的，这一过程中气体的温度和压强迅速上升，达到状态 $c(p_3,T_3)$；接着气体绝热膨胀对外做功，达到状态 $d(p_4,T_4)$；最后经等体放热回到初状态，完成一个循环．设混合气体的摩尔热容比为 γ，试求该热机的循环效率．

6-10　利用卡诺循环制成的制冷机（即卡诺热机的逆循环），试求：下述两种情况下的制冷系数；以及制冷机每做功 1000J 能把多少热量从低温热源传递到高温热源？

(1) $T_1=27℃$，$T_2=7℃$；(2) $T_1=27℃$，$T_2=-173℃$．

6-11　有人说，因为在循环过程中，工作物质对外界所做净功的值等于 p-V 图中闭合曲线包围的面积，所以闭合曲线的面积越大，循环的效率就越高，对吗？

6-12　设某人只穿一件薄的单衣，其散热系数近似为 $1.0\times10^5\mathrm{J\cdot h^{-1}\cdot ℃^{-1}}$，而环境温度为 17℃．为了保持体温 37℃不变，其活动强度系数是多少？属何类活动水平？

6-13　一个系统在恒温 27℃下吸收热量为 1000cal，但没有做功，求系统的熵变和内能的变化．

6-14　把温度为 100℃，2kg 的铝块，放入温度为 0℃，1kg 的水中，求混合的温度和系统的总熵变（铝的比热 $0.215\mathrm{cal\cdot g^{-1}\cdot ℃^{-1}}$）．

6-15　1kg 温度 0℃的冰（设冰的熔解热为 $3.35\times10^5\mathrm{J\cdot kg^{-1}}$）吸热后融化成 0℃的水，继续吸热变为 10℃的水，求其熵变．

6-16　为什么体温要保持在 37℃附近？人体主要通过哪两种方式来严格控制体温恒定？

6-17　热力学中，熵与混乱度有什么关系？

第七章　静电场

静电场是电磁场的一种特殊形式.本章研究的是真空中相对观察者静止的电荷及其产生的静电场,探讨其基本性质与规律,从静电场的两条最基本的实验规律——库仑定律和场强叠加原理出发,推导出反映静电场性质的两条基本定理——高斯定理和环路定理,并从电荷在电场中受力和电场力对电荷做功两方面引入了电场强度和电势的概念,通过讨论电介质的极化,理解静电场的能量.

在生物医学研究中,电磁学占有很重要的地位,我们将在讨论静电场的研究方法和基本规律、建立静电场基本方程的基础上,介绍细胞膜电位并阐明心电图的电学原理.

第一节　库仑定律　电场强度　高斯定理

一、库仑定律

1.电荷

正常情况下,物质是由电中性的原子组成的,其整体也呈电中性,即正、负电荷的代数和为零.当一个物体通过摩擦或别的方法失去一些电子而带正电时,必然有另一个物体因获得这些电子而带负电.电荷没有也不可能被制造,只能从一个物体迁移到另一物体,整个系统的电荷总量(正负电荷的代数和)保持不变,这就是电荷守恒定律.无论是在宏观领域里,还是在原子、原子核和粒子范围内,电荷守恒定律都是成立的.

物体能产生电磁现象,都归因于物体带上了电荷以及这些电荷的运动.物体所带过剩电荷的总量称为电荷量,简称电荷或电量,常用 Q 或 q 表示.在国际单位制中,电量的单位为库仑,符号为C.

1913年,美国物理学家密立根从实验中测定所有电子都具有相同的电荷,而且带电体的电荷是电子电荷的整数倍,即

$$q=\pm ne \quad (n=1,2,\cdots) \tag{7-1}$$

式(7-1)中电量的基本单元 $e=1.60217733(49)\times10^{-19}\,\text{C}$,电量只能取分立的、不连续数值的性质,称为电量的量子化.电荷量子化已在相当高的精度下得到了检验.基本电荷 e 是不是最基本的呢? 20世纪60年代有物理学家提出夸克模型,理论预言每一个夸克或反夸克可能带有 $\pm\frac{1}{3}e$ 或 $\pm\frac{2}{3}e$ 的电量,然而至今单独存在的夸克尚未在实验中

发现. 即使人们发现了单个夸克，也只是把基本电量缩小到目前的$\frac{1}{3}$，电荷的量子化依然存在.

2. 库仑定律

带电物体相互间有作用力，除了和它们所带电量有关外，还和它们的大小、形状、电荷在带电体上的分布以及周围介质的性质有关，情况很复杂. 当带电体自身的大小与带电体之间的距离相比很小时，我们可以把这种带电体看作点电荷.

1785 年，法国科学家库仑根据悬丝扭力矩与扭角成正比的关系设计了一台精巧的扭秤，对两个带电小球之间的相互作用力进行了定量研究，总结出了电荷相互作用的基本规律. 库仑定律开创了电学史上定量研究的首例，为静电学的建立奠定了基础. 库仑定律表述如下：

在真空中两个静止点电荷 q_1 和 q_2 间的静电作用力与这两个点电荷所带电量的乘积成正比，与它们的距离 r 的平方成反比，作用力的方向沿着它们连线的方向.

$$\boldsymbol{F}=k\frac{q_1q_2}{r^2}\boldsymbol{e}_r=\frac{1}{4\pi\varepsilon_0}\frac{q_1q_2}{r^2}\boldsymbol{e}_r \tag{7-2}$$

式(7-2)中为了使电磁学中大多数公式的形式更为简化，令静电引力常量 $k=\frac{1}{4\pi\varepsilon_0}$，其中 $\varepsilon_0=8.8542\times10^{-12}\ \mathrm{C^2\cdot N^{-1}\cdot m^{-2}}$，称为真空电容率或真空介电常数，是电学中常使用的一个常数；$\boldsymbol{e}_r$ 为施力电荷指向受力电荷的矢径方向的单位矢量.

库仑定律是从宏观带电体的实验结果中总结出来的，但它的正确性不断经历着实验的考验. 现代高能粒子散射实验进一步证实，在 r 小到 $10^{-17}\,\mathrm{m}$ 的范围内，库仑定律仍然精确地成立；通过人造地球卫星研究地球的电磁场时，发现库仑定律精确地适用于大到 $10^7\,\mathrm{m}$ 的范围.

二、电场强度

1. 电场强度

为了定量描述电场，我们在电场中引入检验电荷 q_0. 当然，q_0 的引入必须在误差范围内，不影响原有的电场，故其所带电量必须充分小，几何线度也须足够小. 定义

$$\boldsymbol{E}=\frac{\boldsymbol{F}}{q_0} \tag{7-3}$$

称为电场强度，简称场强，其方向与正电荷在该处所受的电场力方向一致. 上式表明，电场中某点处的电场强度在数值上等于单位电荷在该处所受的电场力，在国际单位制中，电场强度的单位为牛顿/库仑(或伏特/米)，符号为 $\mathrm{N\cdot C^{-1}}$(或 $\mathrm{V\cdot m^{-1}}$).

下面我们求真空中点电荷 q 形成的场强. 引入检验电荷 q_0 到 q 产生的电场中的任一点处，将 q_0 受到的电场力代入式(7-3)，可得点电荷 q 在该点产生的场强为

$$\boldsymbol{E}=\frac{1}{4\pi\varepsilon_0}\frac{q}{r^2}\boldsymbol{e}_r \tag{7-4}$$

可知，电场强度与检验电荷无关，它反映了电场在该点的力的性质. 点电荷形成的电场是球对称分布的，球心为场源电荷 q 所在的位置. 若 q 为正电荷，$\boldsymbol{E}$ 沿 $\boldsymbol{e}_r$ 的方向，即

从正的场源电荷指向场点；若 q 为负电荷，$\boldsymbol{E}$ 沿 $\boldsymbol{e}_r$ 的反方向，即从场点指向负的场源电荷.

2. 场强的叠加原理

如果电场由一组点电荷 q_1、q_2、…、q_n 所组成的点电荷系产生，则检验电荷在电场中任一点所受的电场力 $\boldsymbol{F}$ 等于各个点电荷单独存在时对 q_0 的作用力 $\boldsymbol{F}_1$、$\boldsymbol{F}_2$、…、$\boldsymbol{F}_n$ 的矢量和. 因此该点的场强为

$$\boldsymbol{E}=\frac{\boldsymbol{F}}{q_0}=\frac{\boldsymbol{F}_1+\boldsymbol{F}_2+\cdots+\boldsymbol{F}_n}{q_0}=\boldsymbol{E}_1+\boldsymbol{E}_2+\cdots+\boldsymbol{E}_n=\sum_{i=1}^{n}\boldsymbol{E}_i \tag{7-5}$$

其中，$\boldsymbol{E}_1$、$\boldsymbol{E}_2$、…、$\boldsymbol{E}_n$ 分别表示点电荷 q_1、q_2…q_n 单独存在时在场点所产生的场强. 点电荷系形成的电场中某一点的场强等于各个点电荷单独存在时在该点产生场强的矢量和，此即为场强叠加原理.

若场源电荷为任意形状的连续带电体，我们可以把场源电荷视为由无数个微小的电荷元 $\mathrm{d}q$ 组成. 每个 $\mathrm{d}q$ 都可看作点电荷，在空间形成的场强为

$$\mathrm{d}\boldsymbol{E}=\frac{\mathrm{d}q}{4\pi\varepsilon_0 r^2}\boldsymbol{e}_r \tag{7-6a}$$

由场强叠加原理可知，整个带电体的场强为 $\mathrm{d}\boldsymbol{E}$ 的矢量和，即矢量积分

$$\boldsymbol{E}=\int\mathrm{d}\boldsymbol{E} \tag{7-6b}$$

每个电荷元在给定点产生的场强 $\mathrm{d}\boldsymbol{E}$ 的方向 $\boldsymbol{e}_r$ 是各不相同的. 对于不同方向的矢量做积分运算时，一般采用的方法和多矢量合成的正交分解法相似：将 $\mathrm{d}\boldsymbol{E}$ 正交分解，先对每一方向的分量进行积分后，再将各方向的矢量合成，从而求出合场强 $\boldsymbol{E}$.

例题 7-1 如图 7-1 所示，电量 $q(>0)$ 均匀分布在半径为 a、圆心为 O 的圆环上，求圆环轴线上任意点(到圆心的轴线距离为 x)的场强.

解：产生电场的是连续的带电体，电量 q 均匀分布在圆环上，电荷线密度为$\lambda=\dfrac{q}{2\pi a}$. 在环上任取一线元 $\mathrm{d}l$，带电量 $\mathrm{d}q$ 为

$$\mathrm{d}q=\frac{q}{2\pi a}\mathrm{d}l$$

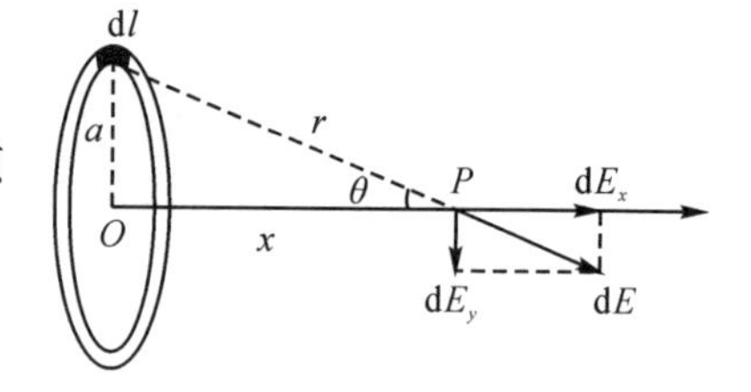

图 7-1 例题 7-1

电荷元 $\mathrm{d}q$ 可看成点电荷，到 P 点距离为 r，在该点产生的场强大小为

$$\mathrm{d}E=\frac{1}{4\pi\varepsilon_0 r^2}\frac{q}{2\pi a}\mathrm{d}l=\frac{1}{4\pi\varepsilon_0(x^2+a^2)}\frac{q}{2\pi a}\mathrm{d}l$$

方向如图 7-1 所示，与轴线的夹角为 θ，圆环上所有电荷元产生的电场强度矢量 $\mathrm{d}E$ 构成以 P 点为顶点的圆锥. 根据矢量积分的原则，我们把 $\mathrm{d}E$ 分解为沿轴方向的分量 $\mathrm{d}E_x$ 和垂直于轴线的分量 $\mathrm{d}E_y$(注意：$\mathrm{d}E_y$ 是在一个平面内，并不在一条直线上). 由于对称性，分量 $\mathrm{d}E_y$ 互相抵消. P 求点的场强就是圆环上所有轴向分量 $\mathrm{d}E_x=\mathrm{d}E\cos\theta$ 的积分. 则

$$E=E_x=\int\mathrm{d}E_x=\int\mathrm{d}E\cos\theta=\int\frac{1}{4\pi\varepsilon_0(x^2+a^2)}\frac{q}{2\pi a}\frac{x}{(x^2+a^2)^{\frac{1}{2}}}\mathrm{d}l$$

积分式中的 x 与积分变量无关，可以看作常数. 该积分的范围是整个圆环，积分

可得

$$E = \frac{1}{4\pi\varepsilon_0 (x^2 + a^2)} \frac{q}{2\pi a} \frac{x}{(x^2 + a^2)^{\frac{1}{2}}} \int_0^{2\pi a} \mathrm{d}l = \frac{q}{4\pi\varepsilon_0} \frac{x}{(x^2 + a^2)^{\frac{3}{2}}}$$

轴线上各处的场强与场点到圆心的轴向距离 x 有关，方向沿轴线向外. 注意到圆心及无穷远处的电场强度都为 0，令 $\frac{\mathrm{d}E}{\mathrm{d}x}=0$，可得 $x=\pm\frac{\sqrt{2}}{2}a$ 处电场有极大值.

若 $x \gg a$，有 $(x^2+a^2)^{\frac{3}{2}} \approx x^3$，则

$$E=\frac{q}{4\pi\varepsilon_0}\frac{x}{(x^2+a^2)^{\frac{3}{2}}}\approx\frac{q}{4\pi\varepsilon_0 x^2}$$

该结果与点电荷场强公式一致. 说明在距离圆环足够远的地方，带电圆环的大小和形状可以被忽略而视为点电荷.

根据电场叠加原理，原则上可以计算任何电荷系统产生静电场的场强，但因点电荷(或电荷元)产生的分场强是矢量，在叠加时运算往往较复杂.

三、高斯定理

1. 电通量

为了形象直观地描述电场的分布，1838 年，英国物理学家法拉第最早提出力线思想来解释电磁现象. 这是物理学史上的一次重大突破，为经典电磁学理论的建立奠定了基础. 虽然电场中并不存在电场线，但引入电场线概念可以形象地描绘出电场的总体情况，对于分析某些实际问题很有帮助.

静电场的电场线有以下特点：电场线从正电荷(或从无穷远处)出发，终止于负电荷(或延伸到无穷远处)；任何两条电场线不会相交. 电场线上每一点的切线方向都与该点的场强方向一致，规定通过垂直于场强方向上单位面积的电场线的条数等于该点场强的大小. 通过电场中任一给定面电场线的总条数叫作通过该面的电场强度通量，简称电通量，用 Φ_e 表示.

下面我们来讨论几种情况下的电通量. 如图 7-2(a)所示，匀强电场 E 中通过任意一平面的电通量，平面面积为 S. 若平面与电场方向垂直，则通过该平面的电通量 $\Phi_e=ES$.

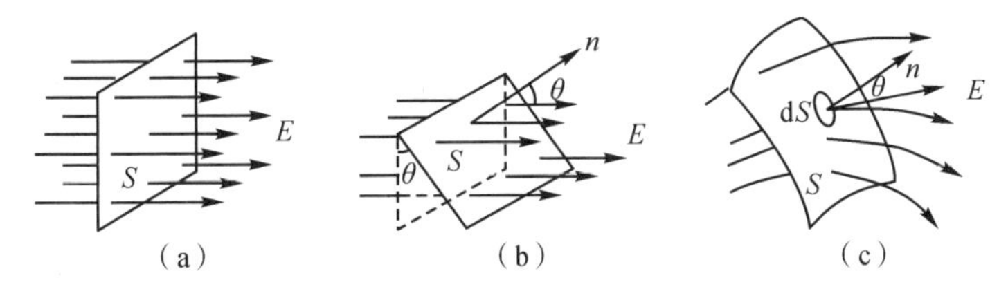

图 7-2 电通量的计算

若平面的法线方向 $\boldsymbol{n}$ 与场强 E 成一夹角 θ，如图 7-2(b)所示，规定 $\boldsymbol{n}$ 为平面 S 的方向，即矢量 $\boldsymbol{S}=S\boldsymbol{n}$. 则通过该平面的电通量为

$$\Phi_e = ES\cos\theta = \boldsymbol{E}\cdot\boldsymbol{S} \tag{7-7a}$$

对非匀强电场中通过任意曲面的电通量，如图 7-2(c)所示，可以将曲面分割成无

穷多个小面积元.每个面积元足够小时,曲面可看作平面,电场也认为是均匀的,通过 dS 的电通量为

$$d\Phi_e = \boldsymbol{E} \cdot d\boldsymbol{S} = E\cos\theta dS$$

通过整个曲面的电通量为通过每个面积元电通量之和

$$\Phi_e = \int_S \boldsymbol{E} \cdot d\boldsymbol{S} = \int_S E\cos\theta dS \tag{7-7b}$$

当积分区域 S 为闭合曲面时,通常在积分号上加圆圈表示,即

$$\Phi_e = \oint_S \boldsymbol{E} \cdot d\boldsymbol{S} = \oint_S E\cos\theta dS \tag{7-7c}$$

并规定:闭合曲面上任一面积元 dS 的法线 $\boldsymbol{n}$ 以向外为正方向.电场线在闭合曲面某一面元 dS 处由内向外穿出时,该处 $\theta < \frac{\pi}{2}$,通过该面积元的电通量为正;反之电场线由外向内穿入时 $\theta > \frac{\pi}{2}$,该面积元的电通量为负.尤其需要注意的是,电场线与曲面相切(或平行)时 $\theta = \frac{\pi}{2}$,电通量为零.

例题 7-2 三棱柱体放置在如图 7-3 所示的匀强电场中,求通过此三棱柱体的电场强度通量.

解:通过三棱柱的电通量等于各面上电通量之和.设左侧面▱$NPOM$ 面积为 S,通过它的电通量为

$$\Phi_{e1} = \int_{S_{左}} \boldsymbol{E} \cdot d\boldsymbol{S} = ES\cos\pi = -ES$$

斜面▱$NPRQ$ 法线与电场夹角为 θ,电通量为

$$\Phi_{e2} = \int_{S_{斜}} \boldsymbol{E} \cdot d\boldsymbol{S} = ES_{斜}\cos\theta = ES$$

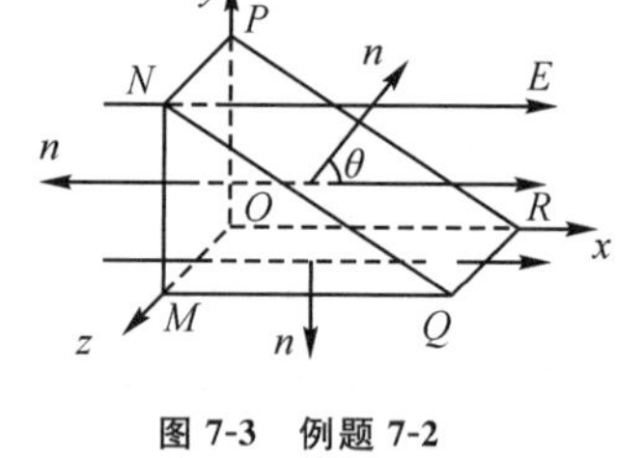

图 7-3 例题 7-2

其余三个面▱$ORQM$、△NMQ 和△POR 皆与电场平行,电通量为 0.因此,三棱柱体的总电通量为

$$\Phi_e = \sum_{i=1}^{5} \Phi_{ei} = 0$$

2.高斯定理

现在我们来研究通过闭合面的电通量与场源电荷的关系.如图 7-4(a)所示,在点电荷 q(以正电荷为例)形成的电场中,闭合面 S_1 是以点电荷 q 为球心、半径为 r 的球面.由于球面上各点的场强大小均相等,方向沿半径向外,即球面的法线方向与场强方向一致,则

$$\Phi_e = \oint_{S_1} \frac{q}{4\pi\varepsilon_0 r^2} dS = \frac{q}{4\pi\varepsilon_0 r^2} \oint_{S_1} dS = \frac{q}{4\pi\varepsilon_0 r^2} 4\pi r^2 = \frac{q}{\varepsilon_0}$$

通过球面的电通量是一个与球面大小无关的量.若 q 为负电荷,则电场线是由外向内穿入曲面的,Φ_e 应为负值.

对任意闭合曲面 S_2 而言,因为曲面包围了场源电荷 q,那么场源电荷发出的所有电场线一定全部穿过该曲面,当然也一定通过规则球面 S_1,也就是说,两者电通量是相等的.可见,只要是闭合曲面,并且包围了电荷 q,则不论闭合面大小、形状如何,场源电

荷是否处于曲面所围区域的几何中心，电通量都是$\frac{q}{\varepsilon_0}$.

对闭合曲面 S_3，由于该曲面未包围场源电荷，如图 7-4(b)所示，显然电场线从一侧穿入该闭合面，必从另一侧穿出；通过 S_3 的电通量等于零.

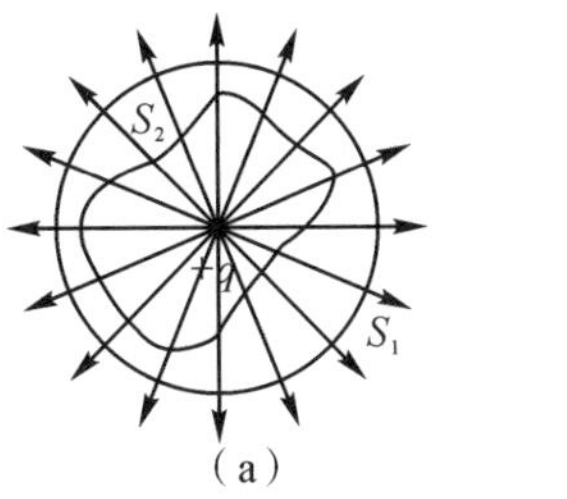

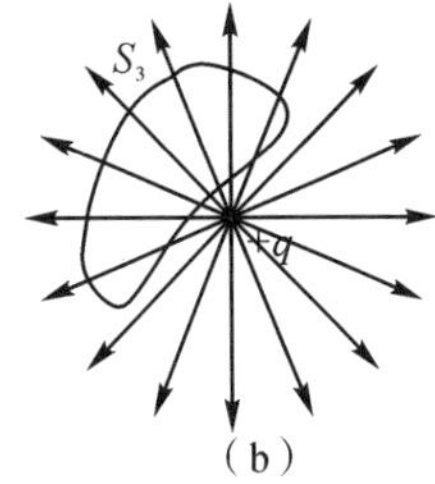

图 7-4　高斯定理的推导

上述结果可以推广到任何带电系统的电场. 根据电场叠加原理，可以证明：当闭合曲面内不只包围一个点电荷时，净穿入(或穿出)闭合曲面的电场线条数为$\frac{1}{\varepsilon_0}\sum_S q_i$. 其中 $\sum_S q_i$ 应为闭合曲面所包围的电荷的代数和. 它表明：真空静电场中，通过任一闭合面的电通量等于该曲面所包围电荷的代数和除以 ε_0，这就是高斯定理. 数学表达式为

$$\oint_S \boldsymbol{E} \cdot \mathrm{d}\boldsymbol{S} = \frac{1}{\varepsilon_0}\sum q_i \tag{7-8}$$

高斯定理中，常把所选取的闭合曲面称作高斯面. 对高斯定理的理解应注意以下几点：

(1)高斯定理表达式中的场强 $\boldsymbol{E}$ 是高斯面上各点的场强，它是由高斯面内、外的全部电荷共同产生的合场强，并非只由高斯面内的电荷 $\sum q_i$ 产生.

(2)通过高斯面的总电通量只取决于它所包围的电荷，即只有高斯面内部的电荷 $\sum q_i$ 才对总电通量有贡献. 高斯面外部电荷对总电通量无贡献，因为它发出的电场线从一侧穿入后又从另一侧穿出，代数和为零.

(3)若高斯面内有正电荷，则它的电通量是正的，即有电场线从高斯面内的正电荷发出并穿出高斯面；反之电通量为负值，电场线穿入高斯面而终止于负电荷. 由此可见，正电荷是发出电场线的源，负电荷是汇聚电场线的闾(负源)，静电场是具有这种性质的有源场.

3. 高斯定理的应用

应用高斯定理可以求电通量、电场强度或电荷分布情况. 但高斯定理很难直接确定任意电场中各点的场强，只有当电荷分布具有某些特殊对称性时，用高斯定理计算场强要比用积分法求场强要简便得多. 而这些特殊情况，在实际中还是很有用的. 应用高斯定理求场强的方法与步骤是：

(1)根据电荷分布的对称性，分析场强分布的对称性.

(2)选取适当的高斯面，使穿过该面的电场强度通量的积分易于计算. 例如使高斯面的一部分或全部与场强垂直，而且大小处处相等；或者使高斯面的一部分与场强平行，因而通过这部分面积的电场强度通量为零.

(3)计算高斯面上穿过的电场强度通量，以及高斯面内包围的电荷量的代数和，最后再根据高斯定理求出场强的表达式.

下面我们通过例题来说明应用高斯定理如何求解具有对称性的带电体的空间场强分布.

例题 7-3　设真空中有一半径为 R，带电量为 $+Q$ 的均匀带电球面，试求该球面外的场强分布.

解:场源电荷均匀分布于球面上,电场分布应具有球对称性,即垂直于球面沿半径向外.若求球面外某点处的场强,则选择半径为 $r(>R)$的同心球面 S 作为高斯面,如图 7-5 所示.高斯面 S 上的场强 E 处处大小相等;方向均沿半径向外,与球面的法线方向一致,即 $\theta=0$,因此有 $\cos\theta=1$.通过 S 面的电通量为

$$\Phi_e=\oint_S \boldsymbol{E}\cdot \mathrm{d}\boldsymbol{S}=\oint_S E\cos\theta \mathrm{d}S=E\oint_S \mathrm{d}S=E\cdot 4\pi r^2$$

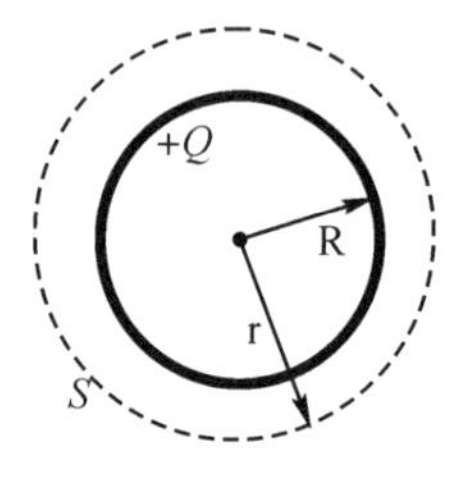

图 7-5　例题 7-3

高斯面包围了所有电量 Q,根据高斯定理

$$\Phi_e=\frac{1}{\varepsilon_0}\sum_{S_{面内}} Q=\frac{Q}{\varepsilon_0}$$

可得 $E=\dfrac{Q}{4\pi\varepsilon_0 r^2}$ (其中 $r>R$)

结果与点电荷场强公式相同.同理,我们还可以求得该球面内部的场强为 $E=0$(其中$r<R$).

例题 7-4　设真空中有一无限大均匀带电平面,其电荷面密度为 $\sigma(>0)$,试求该平面周围空间的电场分布.

解:电荷均匀分布在无限大的平面上,电场的分布具有平面对称性,即与平面距离相等的各点处的场强大小相等,方向垂直于平面.作如图 7-6 所示的高斯面 S,该闭合柱形面包括上、下底面和侧表面.其中上、下底面 S_1、S_2 位于平面两侧,与平面等距平行,S_1、S_2 上各点场强大小相等,方向与面的外法线方向一致(即 $\theta=0$).设 $S_1=S_2=\Delta S$,通过的电通量都等于 $E\Delta S$.侧面 S_3 与平面垂直,侧面 S_3 上的各点电场方向与 S_3 外法线垂直(即 $\theta=90°$),通过的电通量为零.

因此,通过高斯面的总电通量为

$$\Phi_e=\oint_S \boldsymbol{E}\cdot \mathrm{d}\boldsymbol{S}=\int_{S_1}\boldsymbol{E}\cdot \mathrm{d}\boldsymbol{S}+\int_{S_2}\boldsymbol{E}\cdot \mathrm{d}\boldsymbol{S}+\int_{S_3}\boldsymbol{E}\cdot \mathrm{d}\boldsymbol{S}=2E\Delta S$$

由高斯定理 $\Phi_e=\dfrac{1}{\varepsilon_0}\sum Q_i=\dfrac{1}{\varepsilon_0}\sigma\Delta S$

联立解得 $E=\dfrac{\sigma}{2\varepsilon_0}$

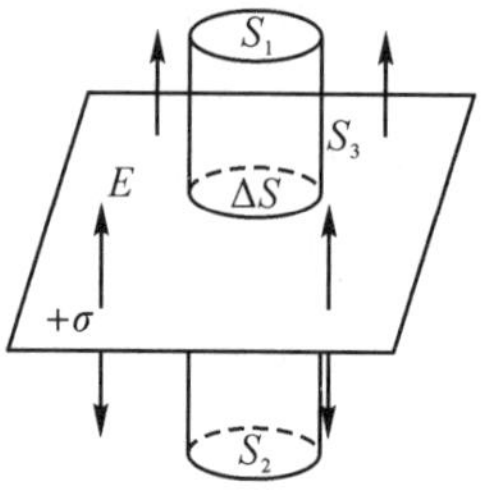

图 7-6　例题 7-4

这一结果表明,电场强度与场点到带电平面的距离无关.无限大均匀带电平面两侧是匀强电场.场强的方向垂直于带电平面,当 $\sigma>0$ 时,场强垂直平面指向两侧;当 $\sigma<0$ 时,场强由两侧垂直指向平面.

真空中两块分别带等量异号电荷的无限大平行板,在空间产生的电场就是两个无限大平行板独立产生电场的矢量和.利用场强叠加原理,即得两板之间的场强为 $E=\dfrac{\sigma}{\varepsilon_0}$,而平行板之外的场强为 0.平行板电容器在板面的线度远大于两板间距时,除了边缘附近外,匀强电场全部集中于两板之间.

由上面的各例子可以发现,利用高斯定理计算具有某种对称性分布的带电体产生的电场是很方便的.当带电体上的电荷分布对称性较差时,利用高斯定理是无法求出场强的.这不能说高斯定理不成立,只是无法选取合适的高斯面并写出积分的具体表达式,从而求出场强.高斯定理是真空静电场的普适规律.

第二节 电势能 电势

一、静电场力做功

自由电荷在电场力的作用下，发生位移时，电场力要做功．电场除了能传递作用力以外，还具有做功的本领．现在我们通过研究电场力做功的特点，进一步揭示静电场的性质．

考虑点电荷 Q 的静电场力对检验电荷 q_0 做的功．如图 7-7 所示，q_0 在电场力的作用下从 a 点沿路径运动到 b 点，在此过程中 q_0 受到的电场力 $\boldsymbol{F}$ 为变力，故把整个路径分成许多位移元 $\mathrm{d}l$，每个 $\mathrm{d}l$ 段中场强 $\boldsymbol{E}$、电场力 $\boldsymbol{F}$ 看作不变，则做功 $\mathrm{d}A$ 为

$$\mathrm{d}A=q_0\boldsymbol{E}\cdot\mathrm{d}\boldsymbol{l}=q_0E\cos\theta\mathrm{d}l \tag{7-9a}$$

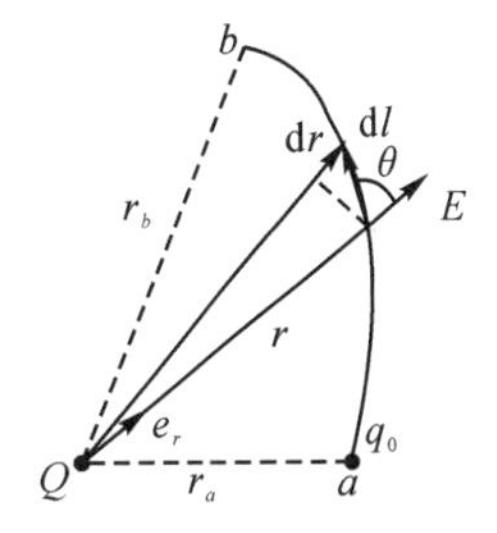

图 7-7 电场力做功

那么从 a 到 b 的过程中，电场力做功为

$$A_{ab}=\int_a^b q_0\boldsymbol{E}\cdot\mathrm{d}\boldsymbol{l}=\int_a^b q_0E\cos\theta\mathrm{d}l \tag{7-9b}$$

由图可知 $\mathrm{d}l\cos\theta=\mathrm{d}r$，将 $E=\dfrac{Q}{4\pi\varepsilon_0 r^2}$ 代入上式得

$$A_{ab}=\frac{Qq_0}{4\pi\varepsilon_0}\int_{r_a}^{r_b}\frac{1}{r^2}\mathrm{d}r=\frac{Qq_0}{4\pi\varepsilon_0}\left(\frac{1}{r_a}-\frac{1}{r_b}\right)$$

其中，r_a、r_b 分别表示起点 a、终点 b 到场源电荷 Q 的距离．可见，

在点电荷形成的电场中，电场力对检验电荷所做的功只与 q_0 以及它移动的始末位置有关，与路径无关．

对于任意带电体系的静电场，可以看作是许多点电荷的场叠加的结果．根据场强叠加原理，可得总功为各点电荷单独存在时，移动检验电荷 q_0 电场力做功之代数和．由于每个场源点电荷单独存在时的静电场力所做的功与路径无关，则它们的代数和也必然与路径无关．在任何静电场中移动试探电荷，电场力做功都与路径无关．

若移动路径为闭合回路，即起、止位置是同一点，必然得到电场力做功为零，即

$$A=\oint q_0\boldsymbol{E}\cdot\mathrm{d}\boldsymbol{l}=\oint q_0E\cos\theta\mathrm{d}l=0$$

因为 $q_0\neq0$，所以

$$\oint\boldsymbol{E}\cdot\mathrm{d}\boldsymbol{l}=\oint E\cos\theta\mathrm{d}l=0 \tag{7-10}$$

这表明，在静电场中电场强度沿任意闭合路径的线积分等于零，这是静电场的一个重要特性，叫作静电场的安培环路定理．因为具有这种特点，所以静电场力是保守力，静电场是保守场．静电场的电场线不可能闭合，请读者自行应用静电场环路定理证明．

二、电势 电势差

根据高中知识，我们知道重力做功也与路径无关，因此重力是保守力，重力场是保守场．物体在重力场中具有重力势能，重力做功等于势能的减少量．同样是保守场中，电荷在静电场中某一位置处也具有势能，称为电势能．当电荷从一个位置移动到另一位置

时，电场力做功就等于电势能的减少量.

设检验电荷 q_0 在电场力的作用下从 a 点移到 b 点，其电势能由 W_a 变为 W_b，在此过程中电场力做功 A_{ab}，则 $W_a-W_b=A_{ab}$. 结合式(7-9b)可得

$$W_a - W_b = A_{ab} = \int_a^b q_0 E\cos\theta \mathrm{d}l \tag{7-11}$$

与重力势能相似，电势能是一个相对量. 为了确定电荷 q_0 在电场中某点电势能的大小，必须选定一个电势能为零的参考位置. 在此我们选择 b 处的电势能为零，即 $W_b=0$. 则电荷 q_0 在电场中 a 点的电势能，等于从 a 点移到 b 点(零电势能点)时电场力所做的功

$$W_a = \int_a^{(0)} q_0 E\cos\theta \mathrm{d}l \tag{7-12}$$

电势能是检验电荷 q_0 与电场之间相互作用的能量，与 q_0 的大小成正比，不能直接用来描述电场中某一给定点 a 处的能量特性.

为此我们引进电势这一物理量. 电场中某一点的电势定义为：单位正电荷在该点所具有的电势能，即

$$U_a = \frac{W_a}{q_0} = \int_a^{(0)} E\cos\theta \mathrm{d}l \tag{7-13}$$

式(7-13)中积分上限(0)代表零电势能点，同时也是电势零点. 电势是一个标量. 在国际单位制中，电势的单位为伏特，符号为 V. 它在数值上等于单位正电荷从 a 点经过任意路径移到电势零点时电场力所做的功. 对于有限带电体的电场，如不做特殊规定，电势零点一般选在无穷远处即电场“外”. 而无限大带电体的电场，电势零点不能选在无穷远处，而应选带电体本身或附近一个已知点为电势零点. 在实际应用中，常取大地为电势零点. 任何导体接地后，就认为它的电势也为零.

电场中两点的电势之差，称为电势差或电压 $U_{ab}=U_a-U_b$，则

$$U_{ab} = \frac{A_{ab}}{q_0} = \int_a^b E\cos\theta \mathrm{d}l \tag{7-14}$$

改变参考点，各点电势的数值将随之而变，但两点之间的电势差不会改变，电势差与参考点的选择无关.

下面应用式(7-13)计算点电荷形成的电场中任一点的电势.

设点电荷 Q 位于坐标原点 O，所形成的电场具有球对称性，场强为 $E=\frac{Q}{4\pi\varepsilon_0 r^2}$. 电场中某点 a 到原点距离为 r_a. 选取无穷远作为电势零点，既然结果与积分路径无关，我们选择最简单的路径：从 a 点沿径矢 $\boldsymbol{r}$ 方向到无穷远，则在此路径上任意一点处的场强方向都与积分路径的方向相同，即 $\theta=0$，$\cos\theta=1$. 所以

$$U_a = \int_{r_a}^{\infty} \boldsymbol{E}\mathrm{d}\boldsymbol{r} = \int_{r_a}^{\infty} \frac{Q}{4\pi\varepsilon_0 r^2}\mathrm{d}r = \frac{Q}{4\pi\varepsilon_0 r_a}$$

因为点 a 是任意的，可以略去下标，得到点电荷 Q 形成的电场中任意点的电势公式

$$U = \frac{Q}{4\pi\varepsilon_0 r} \tag{7-15}$$

当 $Q>0$ 时，$U>0$，空间各点电势为正，U 随 r 增大而降低；当 $Q<0$ 时，$U<0$，空间

各点电势为负，U 随 r 增大而升高.

如果电场是由多个点电荷 $Q_1, Q_2, \cdots, Q_n$ 共同形成的，那么电场中某一点的电势就是各点电荷单独存在时的电场在该点电势的代数和，即

$$U = U_1 + U_2 + \cdots + U_n = \sum_{i=1}^{n} U_i = \sum_{i=1}^{n} \frac{Q_i}{4\pi\varepsilon_0 r_i} \tag{7-16a}$$

式(7-16)中 U_i 表示第 i 个点电荷单独存在时的该点电势，r_i 表示该点到第 i 个点电荷的距离.这就是电势叠加原理.

对于电荷连续分布的带电体所产生电场的电势，可将式(7-16a)中的求和符号改为积分.以 $\mathrm{d}Q$ 表示带电体上的任一电荷元，r 表示该点到电荷元 $\mathrm{d}Q$ 的距离，则电场中电势为

$$U = \int \frac{1}{4\pi\varepsilon_0 r}\mathrm{d}Q = \frac{1}{4\pi\varepsilon_0}\int \frac{\mathrm{d}Q}{r} \tag{7-16b}$$

例题 7-5 如图 7-8 所示，有一半径为 R 的均匀带电薄圆盘，所带总电量为 $q(q>0)$，求圆盘轴线上(与盘心距离为 x)任意点的电势分布.

解：由于薄圆盘均匀带有电荷 $q(q>0)$，其电荷面密度为 $\sigma=\frac{q}{\pi R^2}$.我们把薄圆盘分割成许多个小细圆环，其中取一个半径为 r，宽为 $\mathrm{d}r$ 的细圆环，则该圆环上的电荷为

$$\mathrm{d}q=\sigma 2\pi r \mathrm{d}r$$

电荷元 $\mathrm{d}q$ 在轴线上 P 点产生的电势为

$$\mathrm{d}U=\frac{1}{4\pi\varepsilon_0}\frac{\mathrm{d}q}{\sqrt{x^2+r^2}}=\frac{\sigma}{2\varepsilon_0}\frac{r\mathrm{d}r}{\sqrt{x^2+r^2}}$$

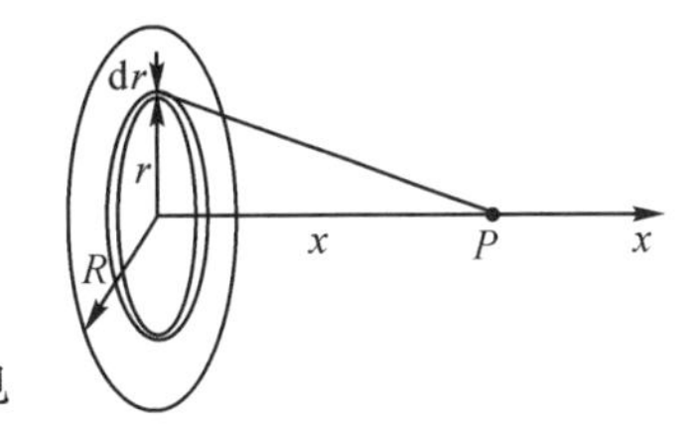

图 7-8 例题 7-5

将上式积分，可得到均匀带电薄圆盘轴线上 P 点的电势为

$$U=\frac{\sigma}{2\varepsilon_0}\int_0^R \frac{r\mathrm{d}r}{\sqrt{x^2+r^2}}=\frac{\sigma}{2\varepsilon_0}(\sqrt{x^2+R^2}-x)$$

当 $x \gg R$ 时，$\sqrt{x^2+R^2}\approx x+\frac{R^2}{2x}$，由上式可得

$$U\approx\frac{\sigma}{2\varepsilon_0}\frac{R^2}{2x}=\frac{1}{4\pi\varepsilon_0}\frac{\sigma\pi R^2}{x}=\frac{q}{4\pi\varepsilon_0 x}$$

由这个结果可以看出，在距离薄圆盘很远处，可以把整个带电薄圆盘看成一个点电荷.

1. 电偶极子电场的电势

两个相距很近的等量异种点电荷所组成的带电系统叫作电偶极子，如图 7-9 所示.所谓相距很近是指这两个点电荷的间距 l 比要研究的场点到它们的距离 r 小很多($l \ll r$).从电偶极子的负电荷到正电荷作一矢量 $\boldsymbol{l}$，叫作电偶极子的电轴，矢量 $\boldsymbol{l}$ 与电量的乘积叫作电偶极矩，简称为电矩，以 $\boldsymbol{P}$ 表示.电矩是一个矢量，方向从负电荷指向正电荷，即

$$\boldsymbol{P}=q\boldsymbol{l} \tag{7-17}$$

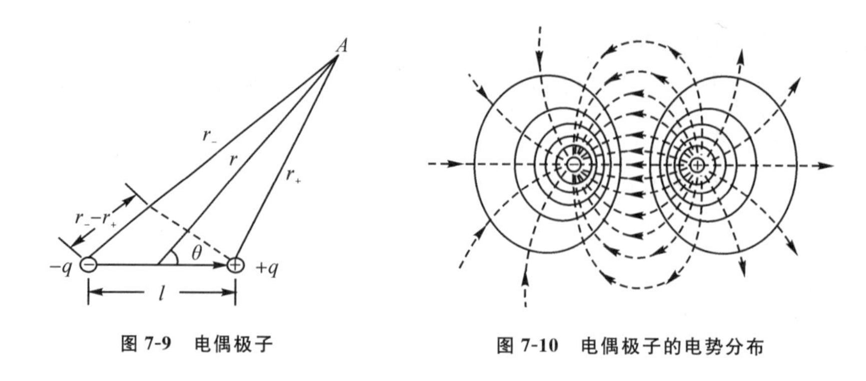

图 7-9 电偶极子

图 7-10 电偶极子的电势分布

下面我们来讨论电偶极子电场中任意一点 A 的电势. 设 $+q$、$-q$ 到 A 点的距离分别为 r_+ 和 r_-，电偶极子的中心到点距离为 r，r 与 $\boldsymbol{P}$ 之间的夹角为 θ，则两个点电荷在 A 点产生的电势为

$$U=U_+ + U_- = \frac{q}{4\pi\varepsilon_0}\left(\frac{1}{r_+}-\frac{1}{r_-}\right)=\frac{q}{4\pi\varepsilon_0}\frac{r_- - r_+}{r_+ r_-}$$

因为 r_+、r_- 和 r 都远大于 l，因此可近似得到 $r_+ r_- \approx r^2$，$r_- - r_+ \approx l\cos\theta$，代入上式，得电偶极子的电势

$$U=\frac{1}{4\pi\varepsilon_0}\frac{ql\cos\theta}{r^2}=\frac{P\cos\theta}{4\pi\varepsilon_0 r^2} \tag{7-18}$$

从上式可见，电偶极子电场中任意一点的电势与电矩成正比，与距离 r 的平方成反比，且与方位有关. 根据余弦函数的性质可知，电偶极子形成的电场中，电势被中垂面分为两个正负对称的区域，中垂面上各点的电势为零，在中垂面靠正电荷一侧的电势为正，另一侧为负. 图 7-10 是电偶极子电场的电势分布的某一平面图，其中实线是等势线，虚线是电场线，等势线与电场线互相正交.

医学上，心脏的电活动可以等效成一个电矩随心动周期而变化的电偶极子，因此电偶极子的电势公式对于理解心电图的形成是非常重要的.

为了解释心电图的发生原理，爱因多芬于 1913 年提出假设：人体的左肩、右肩、左下肢三处之间等距离，构成等边三角形的三个顶点；心脏的电活动等效为电偶极子，居于等边三角形的中心，且与此三角形位于同一平面. 我们称之为爱氏等边三角形假设.

例题 7-6　在一个平面内，与电偶极子 P 中心等距离有三个对称点 R、L、F，如图 7-11 所示. 试证明：它们的电势的代数和为零.

证明：设 R、L、F 三点到电偶极子中心的距离为 r；点 L 到电偶极子 P 的角度为 θ，则另两点的角度分别为 $\theta-120°$ 和 $\theta+120°$. 根据电偶极子电势公式，R、L、F 的电势分别为

$$U_L=\frac{P\cos\theta}{4\pi\varepsilon_0 r^2},U_R=\frac{P\cos(\theta+120°)}{4\pi\varepsilon_0 r^2},U_F=\frac{P\cos(\theta-120°)}{4\pi\varepsilon_0 r^2}$$

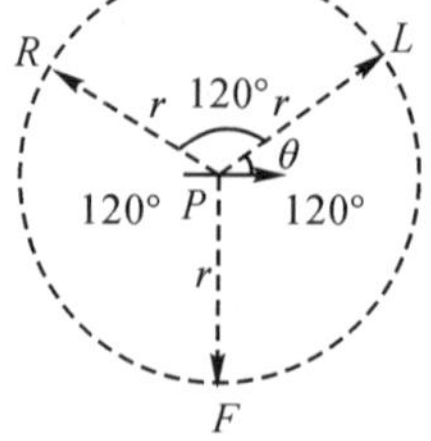

设三点电势的代数和为 U_T，则

$$\begin{aligned}U_T &= U_L+U_R+U_F\\ &=\frac{P}{4\pi\varepsilon_0 r^2}[\cos\theta+\cos(\theta+120°)+\cos(\theta-120°)]=0\end{aligned}$$

图 7-11 例题 7-6

这就是心电图中心端电位为零的证明. 心电图测量时安放在

R、L、F 的三个电极各自经一相等阻值的高电阻接到同一点 T，即设定了 T 为电势的零参考点. 在此基础上我们进行延伸计算，对于 LT 两点，其电势差为

$$U_{LT}=U_L-U_T=\frac{P}{4\pi\varepsilon_0 r^2}\cos\theta$$

可见：LT 两点间的电势差 U_{LT} 和电矩在 LT 连线上的分量 $P\cos\theta$ 成正比；相似地，U_{RT} 和 U_{FT} 也与对应的分量成正比.

2. 电偶层电场的电势

(1)立体角

平面角 φ 的大小可以用弧度来量度. 任意长度为半径作圆，如图 7-12(a)所示，以 φ 角的顶点 O 为中心，则 φ 角所对的弧长与半径 r 之比即为 φ 角的弧度

$$\varphi=\frac{l}{r}(\text{弧度，符号：rad})$$

平面角的大小与所取的半径 r 无关.

在三维空间中，在球面上取一曲面 S，从它的边缘上各点引直线到球心 O，构成一个中空锥体，如图 7-12(b)所示. 这锥体的顶角是立体的，称为立体角. 参照平面角的度量办法，用面积 S 和半径 r 的平方之比来量度它在球心所张立体角 Ω 的大小，即

$$\Omega=\frac{S}{r^2}(\text{球面度}) \tag{7-19}$$

立体角的大小与半径 r 无关. 整个球面的面积是 $4\pi r^2$，它对球心所张的立体角是 4π(球面度). 任意曲面 S' 对某点 O 所张的立体角的大小，需将该曲面投影在以 O 点为球心的球面上，投影面积 S 与半径 r 的平方的比值为所求立体角的大小.

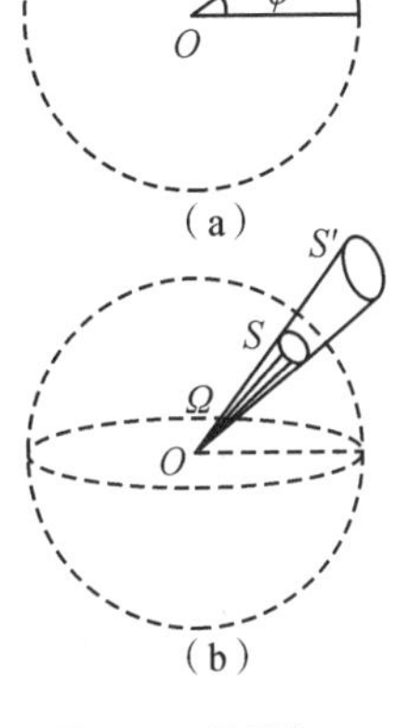

图 7-12 平面角与立体角

(2)电偶层电场的电势

电偶层是生物体中一种特别重要的电荷分布形式，它是由两个平行的、相距很近的、带等值异号的面电荷组成的，两面一般是弯曲面. 讨论电偶层电场中各点的电势时，可以把它看成是由许多相互平行排列的电偶极子(即电偶层元)组成的，因此电偶层的电势是所有电偶极子的电势叠加.

设电偶层两表面的电荷面密度分别为 $+\sigma$ 和 $-\sigma$，间距为 δ，如图 7-13 所示. 取一面积为 $\mathrm{d}S$ 的电偶层元，它可以看作是电矩为 $\sigma\mathrm{d}S\cdot\delta$ 的电偶极子，电矩方向由 $-\sigma\mathrm{d}S$ 指向 $+\sigma\mathrm{d}S$，方向沿面元 $\mathrm{d}S$ 的法线 $\boldsymbol{n}$. 由式(7-18)得该电偶极子在 A 点产生的电势为

$$\mathrm{d}U=\frac{1}{4\pi\varepsilon_0}\frac{\sigma\delta\mathrm{d}S\cos\theta}{r^2}=\frac{1}{4\pi\varepsilon_0}\frac{P_s\mathrm{d}S\cos\theta}{r^2}$$

其中，电偶层的层矩定义 $\boldsymbol{P}_s=\sigma\delta\boldsymbol{n}$，层矩的大小即为单位面积的电偶层对应的电偶极矩大小. 式中 r 为面积元 $\mathrm{d}S$ 到 A 点的距离；θ 为面元法向单位矢量 $\boldsymbol{n}$ 与 r 的夹角，显然 $\frac{\mathrm{d}S\cos\theta}{r^2}$ 就是面元 $\mathrm{d}S$ 对 A 点所张的立体角 $\mathrm{d}\Omega$，故上式可写为

$$\mathrm{d}U=\frac{P_s\mathrm{d}\Omega}{4\pi\varepsilon_0}$$

若电偶层的层矩 P_s 处处相同，则整个电偶层在 A 点的电势为

$$U=\int_{s}\frac{P_{s}}{4\pi\varepsilon_{0}}\mathrm{d}\Omega=\frac{P_{s}}{4\pi\varepsilon_{0}}\Omega \tag{7-20}$$

Ω 为整个电偶层对 A 点所张的立体角. 这表明，当电偶层各处的层矩 P_s 相同时，其周围任一点的电势只决定于电偶层对该点所张立体角的大小，与电偶层的形状无关.

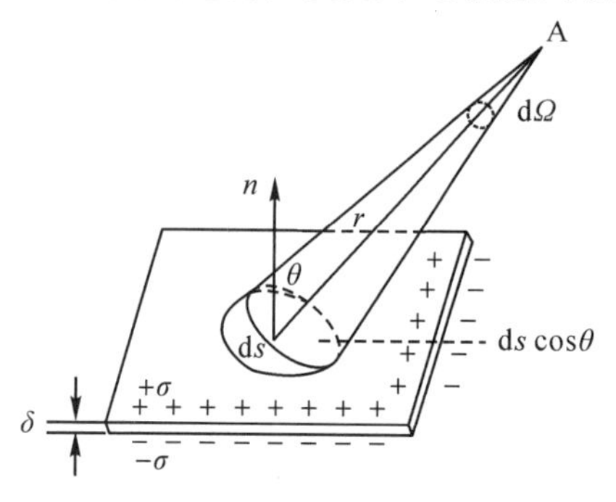

图 7-13　电偶层的电势

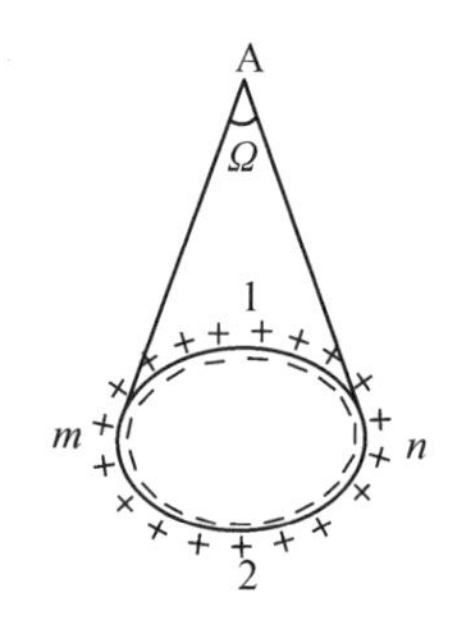

图 7-14　闭合曲面的电偶层

可以推知，若电偶层是一闭合曲面且各处的层矩 P_s 相同时，如图 7-14 所示，闭合曲面外任一点的电势为零. 这是因为对闭合曲面外的任意一点 A，整个电偶层闭合曲面可以分为 $m1n$ 和 $m2n$ 两部分，这两部分对 A 点所张的立体角相等，但它们的层矩 P_s 大小相等、符号相反，所以两部分在该点产生的电势叠加结果为零. 若闭合曲面状的电偶层上的电荷分布不均匀，或同一表面的不同部分带有异种电荷，那么闭合电偶层外部空间各点的电势一般不为零.

三、电场强度与电势的关系

对给定的静电场，我们既可以用场强矢量，也可以用电势标量来描述电场中各点的性质，这两个物理量之间必然有某种确定的联系. 式(7-13)以积分形式表示了电势与场强积分关系. 反过来，场强与电势的关系也应该可以用微分形式表示出来. 但由于场强是一个矢量，这样的微分关系会显得复杂一些.

1. 等势面

电场中场强的分布可借助电场线来形象地描绘，电势分布是否也可以形象地描绘出来呢?

我们把电场中电势相同的各点构成的曲面，叫作等势面. 规定：任何两个相邻等势面间的电势差值都相等. 等势面形象地描绘了静电场中电势的分布状况，其疏密程度表示电场的强弱. 在等势面上移动电荷时，由于电荷的电势能没有改变，静电场力所做的功为零，所以电场力方向一定与位移方向垂直，即电场线与等势面处处正交.

2. 电场强度与电势梯度

等势面与电场线一样并不是真实存在的，而是对电场的一种形象直观的描述. 不同的电场具有不同的等势面，如点电荷产生电场的等势面就是以点电荷为中心的一组同心球面，且间距逐渐增大.

为了量度电势随空间位置增加快慢的程度，我们引入电势梯度概念. 数学上，梯度就是变量函数对空间坐标的微分. 电势梯度就是电势的空间变化率，即电势对坐标的微分.

如图 7-15 所示，设 1 和 2 为相距很近的两个等势面，电势分别为 U 和 $U+\mathrm{d}U$. 由前面讨论可知，场强 $\boldsymbol{E}$ 由 2 指向 1，并与两等势面垂直. 在两等势面上沿任意的 l 方向，分别取相距很近的两点 A 和 C，从 A 到 C 的微小位移矢量为 $\mathrm{d}\boldsymbol{l}$. 这两点间的电势差为

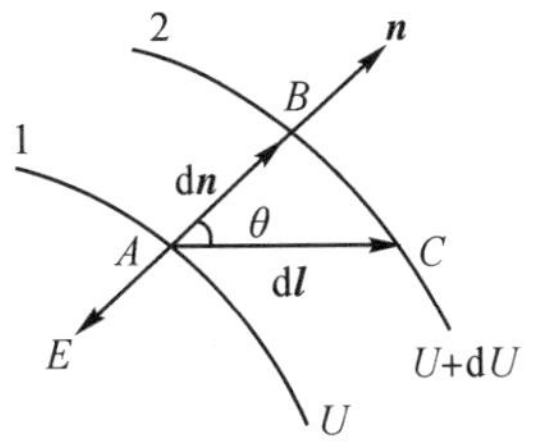

$$U-(U+\mathrm{d}U)=-\mathrm{d}U=\boldsymbol{E}\cdot\mathrm{d}\boldsymbol{l}=E\mathrm{d}l\cos\theta$$

图 7-15 场强与电势的关系

其中，θ 为 $\boldsymbol{E}$ 与 $\mathrm{d}\boldsymbol{l}$ 之间的夹角，可得

$$E\cos\theta=E_l=-\frac{\mathrm{d}U}{\mathrm{d}l} \tag{7-21a}$$

式(7-21a)说明，电场中某点场强沿某方向的分量等于电势沿此方向的空间变化率的负值. 电势沿不同方向随距离的变化率一般是不等的. 设等势面 1 的 A 和等势面 2 的 B 为法线方向上的两点，其距离 $\mathrm{d}n$ 就是两等势面之间最短距离. 等势面上各点的电势是相等的，因此电势沿法线方向的变化率$\frac{\mathrm{d}U}{\mathrm{d}n}$就是电势空间变化率的最大值.

我们定义电势空间变化率的最大值$\frac{\mathrm{d}U}{\mathrm{d}n}$为 A 点的电势梯度，方向沿法线方向 $\boldsymbol{n}$. 在国际单位制中，电势梯度的单位为伏特/米，符号为 $\mathrm{V\cdot m^{-1}}$. 由于电场强度与等势面正交，即电场在 $\boldsymbol{n}$ 方向上的分量实际就是电场强度 $\boldsymbol{E}$ 本身，所以

$$\boldsymbol{E}=-\frac{\mathrm{d}U}{\mathrm{d}n}\boldsymbol{n} \tag{7-21b}$$

这表明，电场中某一点的场强在数值上等于该处电势梯度值，方向与电势梯度方向相反. 由图 7-15，易得场强 $\boldsymbol{E}$ 沿任意 l 方向上的分量 E_l 之间的大小关系为

$$E_l=-\frac{\mathrm{d}U}{\mathrm{d}l}=-\frac{\mathrm{d}U}{\mathrm{d}n}\cos\theta=E\cos\theta$$

当电势函数用直角坐标表示，即 $U=U(x,y,z)$时，求各方向的导数可得电场强度沿三个坐标轴方向的分量，采用矢量表示即为

$$\boldsymbol{E}=-\left(\frac{\partial U}{\partial x}\boldsymbol{i}+\frac{\partial U}{\partial y}\boldsymbol{j}+\frac{\partial U}{\partial z}\boldsymbol{k}\right) \tag{7-21c}$$

在直角坐标系中，梯度用 grad 或∇算符表示，定义∇算符

$$\nabla=\frac{\partial}{\partial x}\boldsymbol{i}+\frac{\partial}{\partial y}\boldsymbol{j}+\frac{\partial}{\partial z}\boldsymbol{k}$$

因此，电场强度常写作

$$\boldsymbol{E}=-\mathrm{grad}U=-\nabla U \tag{7-21d}$$

式(7-21d)就是电场强度与电势的微分关系，由它可方便地根据电势的空间分布求出场强表达式.

第三节　静电场中的导体与电介质

一、静电场中的导体

1. 导体的静电平衡条件

金属导体的内部具有可以自由移动的电子和带正电的晶体点阵. 当导体不带电也不受外电场的作用时,两种电荷在导体内均匀分布. 从微观的角度来说,电荷的热运动依然存在,但宏观上电荷并没有做定向运动. 在导体中任意选取的微小体积元内,自由电子的负电荷和晶体点阵上的正电荷的数目是相等的,整个导体或其中任一部分都不显现电性,呈中性.

当金属导体放入静电场中时,其内部的自由电子受电场作用定向运动,使得导体表面的电荷重新分布——在迎着电场的一侧集结出现负电荷,而另一侧出现正电荷,这就是静电感应现象,集结的电荷称为感应电荷. 感应电荷的出现将反过来改变导体内部以及周围的电场分布,直至导体达到静电平衡状态为止,如图 7-16 所示.

所谓导体的静电平衡状态是指导体的内部和表面均没有电荷定向移动,电荷分布不随时间改变的状态. 达到和维持此平衡状态,具有以下两个特征:①导体内部场强处处为零;②表面场强垂直于导体表面,导体是等势体,其表面是等势面.

导体的静电平衡状态均与导体的形状无关.

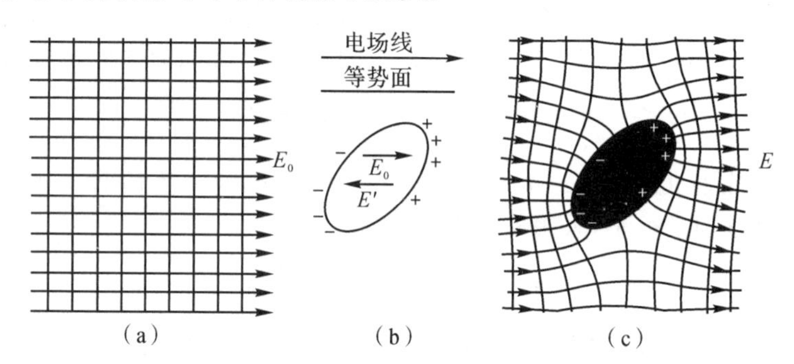

图 7-16　静电平衡的导体的电荷和电场的分布

2. 静电平衡的导体上的电荷分布

处于静电平衡的导体上的电荷分布遵守以下规律:

①导体内部无电荷. 若为实心导体,电荷只分布在导体的表面. 若为空心导体,可分两种情况讨论:当导体空腔内无带电体时,内表面无电荷,电荷只分布在外表面;当导体空腔内有带电体时,腔体内表面所带的电量和腔内带电体所带的电量等量异号,腔体外表面所带的电量由电荷守恒定律决定.

②导体表面各处的面电荷密度与该处表面紧邻处的电场强度的大小成正比.

以上两条规律均可以利用高斯定理予以证明,本书从略.

③孤立导体处于静电平衡时,其表面各处的面电荷密度与该处表面的曲率有关,曲率越大(尖端)处,表面面电荷密度也越大. 由于尖端上电荷面密度很大,其周围的电场

很强，将有可能达到周围空气的击穿阈值，使周围的空气电离而产生尖端放电现象.

避雷针、静电复印机、范德格拉夫起电机、场离子显微镜(FIM)、场致发射显微镜(FEM)以及扫描隧道显微镜(STM)等就是利用尖端放电效应来工作的. 而高压输电中把电极做成光滑球状、集成电路板上的焊点要求圆滑等则是避免产生尖端放电，在使用高灵敏度仪器仪表时更要注意避免产生尖端放电.

3. 静电屏蔽

在静电平衡状态下，腔内无其他带电体的导体壳和实心导体一样，腔外电场不能穿入腔内，腔内电场恒为零. 这样，导体壳的表面就"保护"了它所包围的区域，使之不受导体壳外表面上的电荷或外界电场的影响，这个现象称为静电屏蔽. 为了使一些精密的电磁测量仪器不受外界电场的干扰，可在仪器外面加上金属罩. 实际上金属外壳并不一定要严格封闭，用金属网就能起到相当好的屏蔽作用.

二、静电场中的电介质

1. 电介质的极化

所谓电介质是指绝缘的物质，例如玻璃、橡胶、塑料、石蜡以及绝大部分矿物质晶体都是电介质. 与金属导体的分子不同的是，在电介质的分子内部，原子核和电子之间的引力相当大，使得电子和原子核结合得非常紧密，电子处于束缚状态，因而在电介质中几乎没有可自由移动的电荷，所以不具有导电性. 静电场不仅与导体存在相互作用，与电介质同样也存在相互作用. 例如，用和皮毛摩擦过的塑料棒吸引小纸片，就是静电场对小纸片这种电介质产生作用的结果. 电介质有各向同性与各向异性之分，在此主要讨论各向同性的均匀电介质.

当中性的电介质处在外电场 $\boldsymbol{E}_0$ 中时，有极分子的每个分子固有电矩将在一定程度上转向外电场的方向，即不是完全均匀的混乱，结果均匀介质表面会出现电荷，这种现象叫作电介质极化，如图 7-17 所示. 这种极化称为取向极化，这样产生的电荷叫作极化电荷. 由于这些电荷不能离开电介质，也不能在电介质内部自由移动，故又称之为束缚电荷.

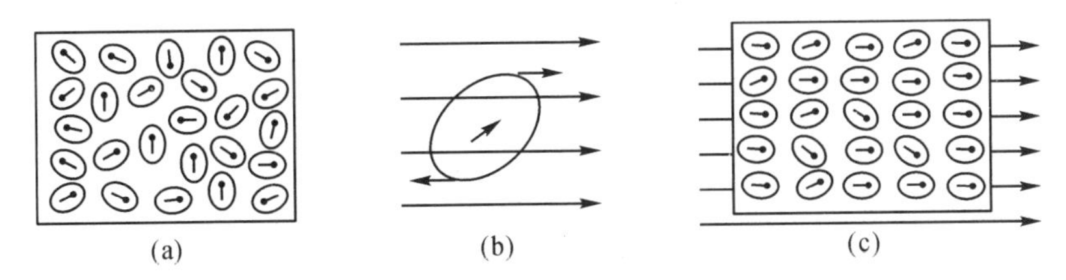

图 7-17 有极分子电介质的极化

对于有些电介质的分子而言，这两个正、负电荷的"重心"是重合的. 在电场作用下，无极分子的正、负电荷被拉开一定距离. 由于电子质量很小，所以主要是由于电子的位移，导致电荷"重心"不再重合. 分子电矩也不再为零，其电矩方向与外电场方向一致，因此在垂直于外电场方向的介质端面上出现束缚电荷，如图 7-18 所示，这种极化称为位移极化.

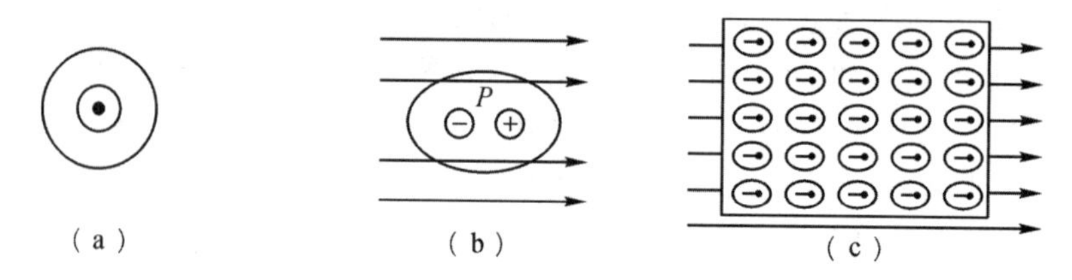

图 7-18 无极分子电介质的极化

上述两类电介质极化的微观过程虽有所不同，但宏观效果是相同的，因此对电介质极化做宏观描述时，无须区别两类极化. 电介质的极化程度与外电场的强弱有关，在一定范围内，外电场越强，极化程度越高. 当外电场撤销后，极化现象随之消失.

2. 电介质中的电场强度

电场可以使电介质极化，而电介质极化又会反过来影响电场. 电介质极化后，两个端面出现的束缚电荷将产生一个极化电场 $\boldsymbol{E}_{\mathrm{p}}$，因此电介质内部的电场 $\boldsymbol{E}$ 是外电场 $\boldsymbol{E}_0$ 与极化电场 $\boldsymbol{E}_{\mathrm{p}}$ 的矢量和，即

$$\boldsymbol{E}=\boldsymbol{E}_0+\boldsymbol{E}_{\mathrm{p}} \tag{7-22}$$

在匀强外电场中，$\boldsymbol{E}$、$\boldsymbol{E}_{\mathrm{p}}$、$\boldsymbol{E}_0$ 三者平行. 实验表明，在大多数各向同性的电介质中，极化电场 $\boldsymbol{E}_0$ 与总电场 $\boldsymbol{E}$ 成正比，因此可得

$$\boldsymbol{E}_{\mathrm{p}}=-\chi_e\boldsymbol{E} \tag{7-23}$$

其中，χ_e 为一个无量纲的比例常数，称为电极化率. 因此可得

$$\boldsymbol{E}=\frac{1}{1+\chi_e}\boldsymbol{E}_0=\frac{1}{\varepsilon_{\mathrm{r}}}\boldsymbol{E}_0 \tag{7-24}$$

式(7-24)中令 $\varepsilon_{\mathrm{r}}=1+\chi_e$，称为电介质的相对介电常数，它是一个由电介质本身性质决定的物理量，是无量纲的纯数，其大小反映了电介质极化对原电场影响的程度. 不同的电介质有不同的 ε_{r}，表 7-1 列出了一些电介质的相对介电常数，可以看到，纯水、生物组织的介电常数都较大.

表 7-1 一些电介质的相对介电常数

电介质	ε_{r}	电介质	ε_{r}	电介质	ε_{r}
真空	1	塑料	3～20	脂肪	5～6
空气	1.00059	二氧化钛	100	皮肤	40～50
玻璃	5～10	纸	3.5	血液	50～60
纯水	80	乙醇	25	肌肉	80～85

相对介电常数 ε_{r} 的值越大，表明电介质极化越强，对原电场削弱越厉害. 例如，点电荷 Q 在真空中形成的场强为 $E_0=\dfrac{Q}{4\pi\varepsilon_0 r^2}$，在电介质中形成的场强则为

$$E=\frac{1}{\varepsilon_{\mathrm{r}}}E_0=\frac{Q}{4\pi\varepsilon_{\mathrm{r}}\varepsilon_0 r^2}=\frac{Q}{4\pi\varepsilon r^2} \tag{7-25}$$

式(7-25)中 $\varepsilon=\varepsilon_{\mathrm{r}}\varepsilon_0$ 为电介质的绝对介电常数. 以电荷处于电介质中的常见情形为例，离子化合物溶解时最常见的溶剂是水，水的相对介电常数 $\varepsilon_{\mathrm{r}}\approx 80$，因而离子在水中

形成的场强大约只是其在真空中形成的电场的 1/80，各离子之间的库仑力也相应地减小. 静电场力越小，正负离子就越容易解离，因此溶剂 ε_r 的大小对离子化合物的溶解度有重要的影响，如氯化钾在水中的溶解度远大于在乙醇（$\varepsilon_r \approx 25$）中的溶解度.

当然，由于电介质在外场中产生极化电荷，会对原有电场强度存在影响，因此，有介质时的高斯定理以及电势都要做出相应的改变，我们就不一一讨论了.

三、电容器 静电场的能量

1. 电容

电容器是电子和电工技术中一种非常重要的、常用的电子器件. 它被用在电路中和电阻、电感等构成电路，实现一定的功能，如整流电路中的滤波、电子线路中的时间延迟等. 任何两个彼此绝缘又相隔很近的导体系统称为电容器，其中两个导体叫作电容器的极板.

定义电容器所带的电荷量 Q（任一极板带电量的绝对值）与两极板间的电势差 U 的比值，叫作电容器的电容，用 C 表示，即

$$C=\frac{Q}{U} \tag{7-26}$$

电容是电学中一个重要的物理量，数值上等于导体每升高单位电势所需的电量，反映了导体储存电能的本领. 在国际单位制中，电容的单位为法拉，符号为 F. 这是一个较大的单位，实际常用 μF 或 pF，数量级关系为 $1\text{F}=10^6\mu\text{F}=10^{12}\text{pF}$.

平行板电容器是最常见的. 如图 7-19 所示，设平行板电容器每一极板的面积为 S，板间距离为 $d(\ll\sqrt{S})$，两板间充满介电常数为 ε 的电介质. 当电容器带电量为 Q 时，两板之间的电场可视为无限大. 两平行板间的场强

$$E=\frac{Q}{\varepsilon S}$$

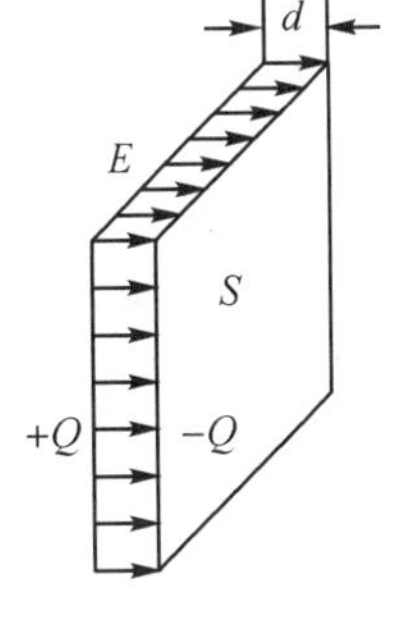

图 7-19 平行板电容器

将匀强电场的电势差关系 $U=Ed$ 代入电容定义式，可得平行板电容器的电容为

$$C=\frac{\varepsilon S}{d} \tag{7-27}$$

可见，电容器的电容取决于电容器本身的结构（形状、大小）及极板间的电介质，与极板是否带电、电容器极板的材料无关. 某些可变电容器，如收音机通过旋进或旋出其接收电路的电容器两极板的方式，改变极板的正对面积来改变电容的大小.

在生物细胞的细胞膜上，脂类物质是绝缘的，膜的两侧为电解质溶液，因此细胞膜具有电容性质，大部分细胞的单位面积上的电容约 $0.5\sim1.3\mu\text{F}\cdot\text{cm}^{-2}$.

2. 带电电容器中的电能

当电容器充电时，电源提供的外力需克服极板间的电场力将正电荷从低电势的负极板移到高电势的正极板. 在此做功过程中两极板间的电压逐渐升高，电容器的能量逐渐增加. 任意时刻，两极板间电压为 u，外力克服电场力将正电荷 dq 由负极板移到正极

板时,电场力所做元功为

$$dA=udq$$

它应等于电势能的增加量,即 $udq=dW$,因为 $u=q/C$,所以

$$dW=\frac{q}{C}dq$$

在整个放电过程中,外力做功就是将电源的能量(如化学能)转化为电容器存储的能量

$$W=\int dW=\frac{1}{C}\int_0^Q q dq=\frac{1}{2}\frac{Q^2}{C} \tag{7-28a}$$

将 $Q=CU$ 代入上式,可得

$$W=\frac{1}{2}CU^2=\frac{1}{2}QU \tag{7-28b}$$

式(7-28b)中 Q 为充电结束时任一极板所带电量,U 为两极板的电势差(如电源电动势).从式中还可看出,当两个电容器的极板间电势差相等时,电容器储存的能量与其电容成正比,说明电容 C 是表征电容器储能本领的物理量.

3.电场的能量与能量密度

一个带电系统带电的过程,也就是这个带电系统的电场建立的过程,带电系统的能量是储存在有电场的空间里.这里以平行板电容器为例讨论电场的能量.将平行板电容器的电容关系式和匀强电场电势差公式 $U=Ed$ 代入电容器存储的能量表达式(7-28b)中,得

$$W=\frac{1}{2}CU^2=\frac{1}{2}\frac{\varepsilon S}{d}(Ed)^2=\frac{1}{2}\varepsilon E^2 V$$

其中,电容器两平行板间的体积 $V=Sd$,也是电场所占空间的体积.由于平行板电容器中电场是均匀分布的,所以所储存的电场能量也应该是均匀分布的.由上式可得单位体积中的能量,即电场的能量密度为

$$w=\frac{W}{V}=\frac{1}{2}\varepsilon E^2 \tag{7-29}$$

在国际单位制中,能量密度 w 单位为焦耳/米^3,符号为 $J\cdot m^{-3}$.上式虽是从匀强电场这一特例中推出,但在静电场中是普遍成立的.在非均匀电场中,能量密度随空间各点而变化,如果要计算某一区域中的电场能,可采用积分的方法,即

$$W=\int_V w dV=\int_V \frac{1}{2}\varepsilon E^2 dV \tag{7-30}$$

第四节　细胞膜电位

生物电是生物组织普遍存在的生理现象,是生命活动的一种标志.包括人在内的多数动物的肌肉细胞和神经细胞在不受外界干扰时,细胞膜内外液体中的离子浓度不同,且细胞膜对不同种类的离子通透性不一样,造成了细胞膜内外之间存在着电势差.这种电势差称为膜电势(静息电位),各种生物电都起源于这种细胞的细胞跨膜电势差.

一、能斯特方程

为了说明跨膜电位的产生，我们先考虑一种简单的情况. 在如图 7-20 所示的容器内，有两种浓度不同的 KCl 溶液，左侧的浓度 C_1 大于右侧的浓度 C_2；中间由一个半透膜隔开. 假设半透膜只能通过 K^+，而不能通过 Cl^-. 由于浓度不同，K^+ 将从浓度大的左侧向浓度小的右侧扩散，使得右侧的正电荷逐渐增加，同时左侧出现过剩的负电荷. 这些电荷在膜的两侧积聚起来，就形成了一个阻碍 K^+ 继续扩散的电场 $\boldsymbol{E}$，场强随着 K^+ 在膜的右侧积累的增多而增强，当达到平衡时，膜的两侧具有一定的电势差，称为平衡电位.

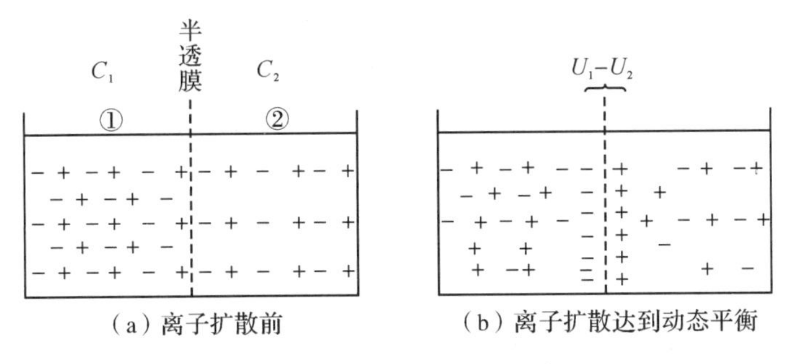

(a) 离子扩散前　　(b) 离子扩散达到动态平衡

图 7-20　浓度差产生能斯特电势（+表示 K^+，-表示 Cl^-）

在稀薄电解质溶液的条件下，可以把离子作为理想气体分子模型处理，平衡电位的计算可由玻尔兹曼能量分布定律推得. 如前所述，在温度相同的条件下，粒子的平均密度（单位体积的粒子数）n 与粒子的势能 E_p 有如下关系

$$n=n_0 e^{-E_p/kT}$$

其中，n_0 是零势能处的单位体积的粒子数，k 为玻尔兹曼常数，T 是绝对温度. 设电解质溶液中的离子价态数为 Z，若通透的离子为正离子，Z 取正；反之为负. 在平衡状态下，半透膜左右两侧的离子密度分别为 n_1 和 n_2，电势为 U_1 和 U_2. 则两侧离子的电势能分别为 ZeU_1 和 ZeU_2，分别代入上式，应有

$$n_1=n_0 \mathrm{e}^{-ZeU_1/kT},\quad n_2=n_0 \mathrm{e}^{-ZeU_2/kT}$$

两式相除并取自然对数，可得

$$\ln\frac{n_1}{n_2}=\frac{Ze}{kT}(U_2-U_1)$$

因为离子的密度与浓度成正比，即$\frac{n_1}{n_2}=\frac{C_1}{C_2}$，上式可改写成

$$U_2-U_1=\frac{kT}{Ze}\ln\frac{C_1}{C_2}=\frac{RT}{ZF}\ln\frac{C_1}{C_2} \tag{7-31a}$$

式(7-31a)称为能斯特方程，它给出了平衡电位与膜两侧离子浓度的关系. 其中法拉第常数 $F=N_A e$，普适气体常数 $R=N_A k$（N_A 为阿伏伽德罗常数）. 也可用常用对数表示

$$U_2-U_1=2.3\frac{RT}{ZF}\lg\frac{C_1}{C_2} \tag{7-31b}$$

二、静息电位

大量实验证明，动物细胞在没有受到刺激时，处于静息状态.此时电荷分布处于极化状态——膜内为负电，膜外为正电，因此活组织细胞的细胞膜两侧都存在电势差，且跨膜电位恒定，该电位也称为静息电位.

下面讨论静息电位的形成.细胞膜是一个半透膜，膜内外存在着多种离子，主要是K^+、Na^+、Cl^-和大蛋白质离子.当细胞处于静息状态即平衡状态时，这些离子的浓度如表7-2所示（其中A^-指大蛋白质离子）.K^+、Na^+和Cl^-都可以在不同程度上透过细胞膜，其他的则不能透过.只有能透过细胞膜的离子才能形成跨膜电位，运用能斯特方程即可计算出细胞静息电位.

表7-2　人体肌细胞膜内外离子浓度值

离子		细胞内浓度 C_1（mol·m^3）		细胞外浓度 C_2（mol·m^3）	
正	Na^+	0.010	共0.151	0.142	共0.147
	K^+	0.141		0.005	
负	Cl^-	0.004	共0.151	0.101	共0.147
	A^-	0.147		0.046	

生理学上通常将细胞膜外的电位U_0规定为零，即令式(7-31b)中的$U_1=0$，能斯特方程计算得到的U_2就是以U_0为参考电位的膜内电位U_i，膜内、外的离子浓度分别为C_i、C_0，则

$$U_i=2.3\frac{RT}{ZF}\lg\frac{C_0}{C_i} \tag{7-32}$$

从表7-2中找出K^+在人体肌细胞中对应的膜外、膜内浓度，将人体体温37℃即310K，普通气体常数$R=8.31\text{J}\cdot\text{mol}^{-1}\cdot\text{k}^{-1}$，法拉第常数$F=9.65\times10^4\text{C}\cdot\text{mol}^{-1}$，代入式(7-32)可得$K^+$膜内相对于膜外的平衡电位$U_i=-98\text{mV}$，负号代表膜内电势比膜外低.而实际的静息电位测量值总是比计算出的K^+平衡电位略低，究其原因是静息时细胞膜对Na^+有少许的通透性，且Na^+的流向与K^+相反.

以同样的方法，可以计算出细胞膜单独对Na^+或Cl^-通透时的平衡电位分别是$+67\text{mV}$和-91mV.如果把这个理论计算结果和实验测量所得的数值（神经静息电位$U=-86\text{mV}$）相比较，可以发现，对于K^+离子来说，结果差别不大，但对于Na^+离子来说，差距是很大的.这说明，在静息状态下细胞膜对于K^+离子是通透的，而对Na^+离子来说通透性却很差.

正是K^+离子从高浓度向低浓度的扩散，使得K^+离子容易从细胞膜内向细胞膜外移动，形成细胞外正内负的电荷分布，这就是静息电位产生的物理机制.

第五节　心电图和心向量图的电学原理

一、心电的产生和心电偶

心肌细胞与其他细胞一样，含有大量的正离子和负离子. 因为正、负离子总的数量相等，所以心肌细胞是中性的电荷体系. 心肌细胞对外所产生的电场可以归结为细胞膜内外的正负电荷形成的电偶层所产生的电场.

心肌细胞处于静息状态时的电学模型，可视为细胞膜内（负）外（正）电荷均匀分布而形成的闭合电偶层，且各处层矩相同. 此时细胞所处状态称为极化，如图 7-21(a)所示. 如前所述，膜外空间各点的电势为零. 就整个细胞而言，对外是不显电性的.

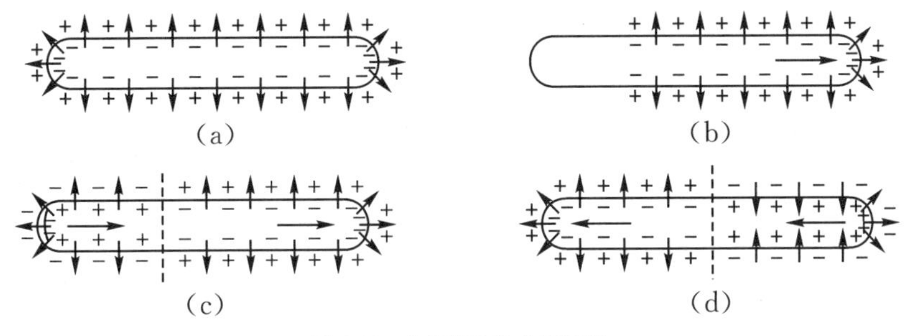

图 7-21　心肌细胞的电偶极矩

心肌细胞兴奋时，细胞膜对各种离子的通透能力发生变化，兴奋处膜外的正电和膜内的负电开始消失，如图 7-21(b)所示，这个过程称为除极. 除极由兴奋处开始，沿着细胞向周围传播（图 7-21 表示的是从左向右传播的过程）. 随着除极的深入，结果反过来膜内带正电，而膜外带负电，如图 7-21(c)所示. 在除极过程中，由于电荷分布不再均匀、对称，整个心肌细胞可等效为一个电偶极子，电矩的大小随除极的进程而变化，方向与除极的传播方向相同.

除极其实是一个极其迅速、短暂的过程，随后细胞又将恢复到原来内负外正的带电状态，恢复的过程称为复极. 在复极的过程中，细胞同样相当于一个电偶极子，只是电矩方向与除极时相反，如图 7-21(d)所示. 复极结束后细胞恢复到极化状态，下一个心动周期又将重复除极、复极过程，周而复始. 可见，心肌细胞在除极和复极过程中，相当于一个周期性变化的电矩，在周围空间引起规律性的电势变化. 这一结论是分析心电产生的基础.

心脏是由大量的心肌细胞组成的. 整个心脏的除极和复极，实际上是许多心肌细胞除极和复极的综合结果. 心脏的电活动可以等效成电矩的大小和方向随时间而不断地变化的电偶极子，简称为心电偶. 心电偶在体内形成心电场，使得人体体表周期性随时间的电势变化. 通过一定的方式将体表某两点之间的电势差变化记录下来，就是大家熟悉的心电图.

1903 年，荷兰生理学家爱因多芬应用弦线电流计以光学的方法记录心脏电位变化，至今心电图在临床上已作为心脏疾病的重要诊断依据. 爱因多芬也因为对心电图学的开创性工作和无与伦比的贡献而被誉为“心电图之父”.

二、心电导联

心电图机是一种用来描记心电图的装置，是临床诊断心脏病的重要工具之一. 它通过在体表上安放电极而测量体表两点之间的电势差. 临床上，通常选择的测量点有四肢和胸部的六个特定位置. 电极以不同的方式与心电图机相连，在心电图学上，称为心电导联. 一般心电图机均有五根不同颜色的导联线，分为红、黄、绿、白、黑，分别连接在右上肢 R(RA)、左上肢 L(LA)、左下肢 F(LL)、胸部 V(CH)、右下肢 (RL).

常用的心电导联有：标准导联、加压单极肢体导联、单极胸导联.

1. 标准导联

如图 7-22 所示，标准导联包括以下三个导联：

Ⅰ导联：心电图机正极接左上肢 L，负极接右上肢 R；

Ⅱ导联：心电图机正极接左下肢 F，负极接右上肢 R；

Ⅲ导联：心电图机正极接左下肢 F，负极接左上肢 L.

可以看到，每个导联中仪表分别测量的是相应两点之间电压的变化，因此也称为双极导联.

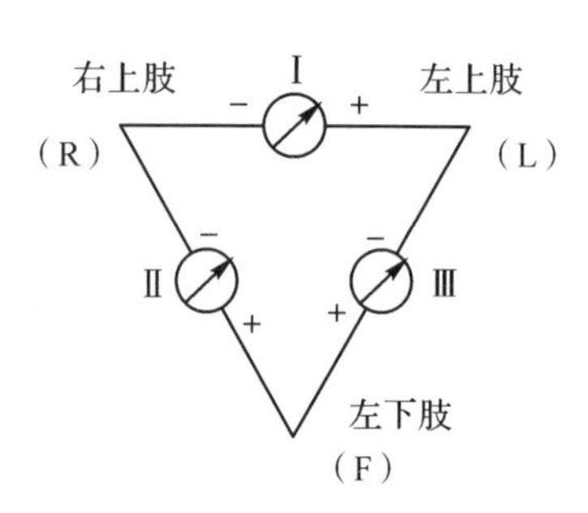

图 7-22　标准导联

2. 加压单极肢体导联

将安放在 L、R 和 F 的三个电极各自经一只高电阻 R_0 后，再接到同一点 T，前面我们已经证明在心电场中该点电势为零. 因此，心电图机的负极接到 T 点，正极接要测量的部位的电极，可以直接得到该部位的电势值，这种导联方式称为单极导联. 但这样测得的左、右上肢和左下肢等肢体的心电图波幅较小.

在描记某一肢体单极导联心电图时，将该肢体与 T 的联线截断，得到的心电图波形与相应的单极导联得到的波形完全相同，但电压幅度增加了 50%，请读者自行证明. 由于此时 T 点电势不再为零，因而称为加压单极肢体导联. 该导联也包括三种联接方式：

右上肢加压单极肢体导联 aVR：R 点接心电图机的正极，L 点和 F 点分别通过电阻 R_0 后接心电图机的负极，如图 7-23(a)所示；

左上肢加压单极肢体导联 aVL：L 点接心电图机的正极，R 点和 F 点分别通过电阻 R_0 后接心电图机的负极，如图 7-23(b)所示；

左下肢加压单极肢体导联 aVF：F 点接心电图机的正极，R 点和 L 点分别通过电阻 R_0 后接心电图机的负极，如图 7-23(c)所示.

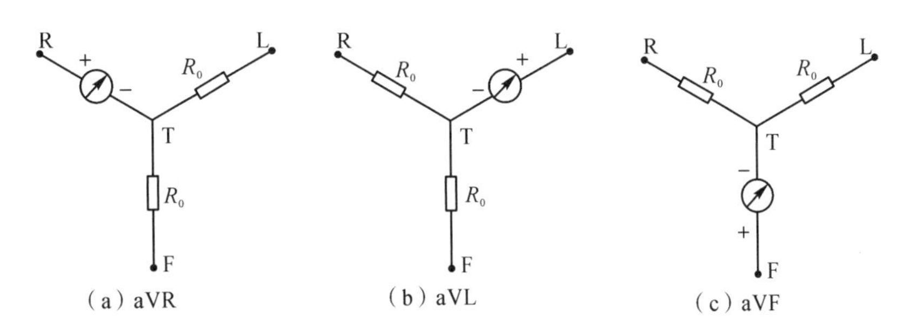

图 7-23 加压单极肢体导联

3. 单极胸导联

心电图机的正极依次接到胸壁的 6 个不同位置，负极接中心电端 T 点，测量的是胸壁的 6 个特定位置与参考点 T 之间的电势差，即它们的电势，这种导联方式也是一种单极导联. 单极胸导联有对应的 V_1、V_2、V_3、V_4、V_5、V_6 六个导联，如图 7-24 所示. 该导联方式由于探查电极与心脏非常接近，所以测得的心电图波幅较大，有利于临床观察测量.

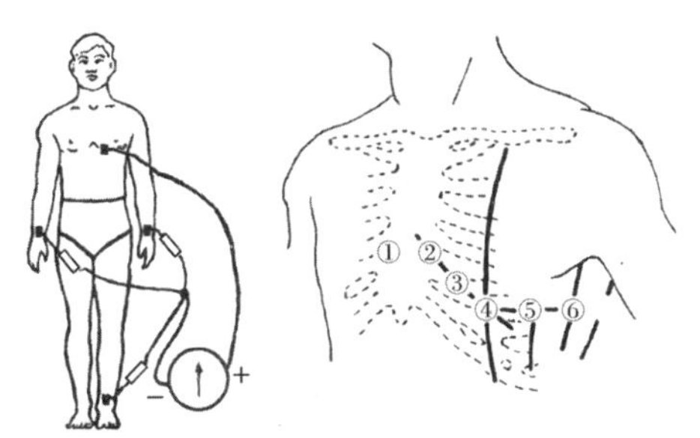

图 7-24 单极胸导联

应当说明的是，在所有导联中，接右下肢的黑线不参与心电图的导联测量，它与心电图机的机壳以及大地相连，作为地线避免 50Hz 干扰信号和确保安全.

自问世一百多年来，心电图机不断被改进，心电检查内容及临床经验不断丰富，心电图已成为现代化医院四大常规(心电图、临床检验、放射、超声)诊疗技术之一.

三、空间心电向量环及其投影

1. 空间心电向量环

所有心脏细胞在某时刻的电矩的矢量和，称为瞬时综合心电向量. 瞬时综合心电向量的大小和方向，按心脏各部分心肌细胞除极和复极的先后顺序，随时间做周期性的变化. 为了描述瞬时心电向量随时间和空间位置的变化，我们将各瞬间的瞬时心电向量平移，使它们的箭尾收拢到一点，并按时间顺序连接所有瞬时心电向量的箭头，所形成的三维闭合曲线叫作空间心电向量环，如图 7-25 所示.

心脏在一个心动周期内，按时间先后有三个心电向量环 P 环、QRS 环、T 环，如图 7-26 所示，分别对应心房除极、心室除极、心室复极过程. 给定一个心电向量环，我们就可以确定任意一个瞬间的心电向量.

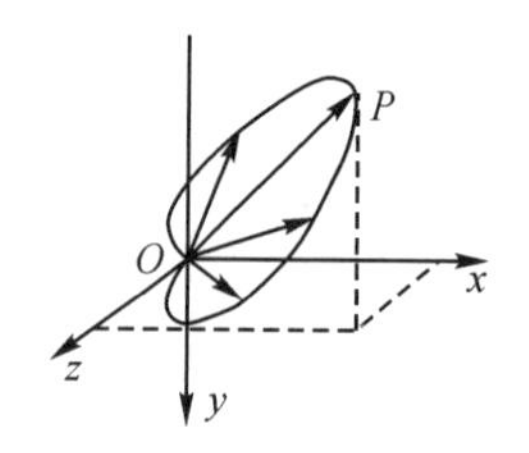

图 7-25 空间心电向量环

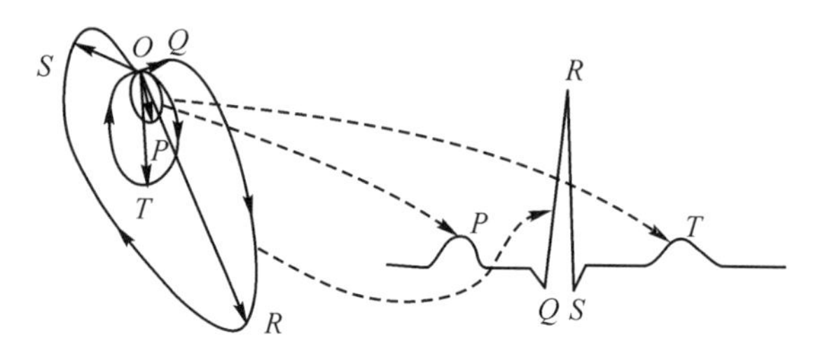

图 7-26 空间三个向量环与心电图三个波的对应关系

2. 心电导联轴

心电导联轴指心电导联的负极端到正极端的假想连线，其方向由负到正. 它反映了该导联心电波的特性，同时具有幅度大小和正负极性的性质. 例如，标准Ⅰ导联，如图 7-27(a)所示，其导联轴是连线 RL，方向由 R 到 L. 据此可以得到标准导联和加压单极肢体导联的六个导联轴，都基本处于同一平面，即额面上，如图 7-27(a)所示.

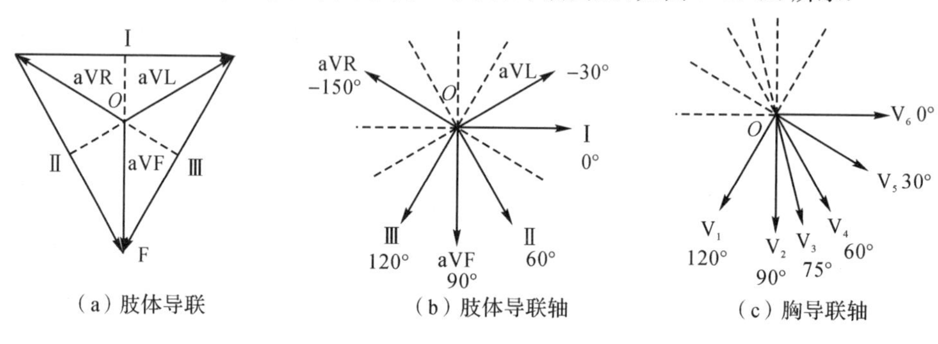

图 7-27 心电图导联轴系统

为了更清楚地表现这六个导联轴之间的方向关系，可将三个标准导联轴保持原有方向不变，平移到加压导联轴的零电位点，这样画在一起就形成了额面上的六轴系统，如图 7-27 (b)所示. 其中实线代表导联轴的正侧，它的延长虚线代表该轴的负侧. 图中角度的正负，以Ⅰ导联水平导联轴为基准(0°)，顺时针旋转为正，逆时针旋转为负，例如，Ⅱ导联轴的方向为+60°，aVR 导联轴的方向为−150°. 胸前导联各电极基本上在同一水平面上，单极胸前导联也可以构成上述类似的导联轴系统，如图 7-27(c)所示.

3. 心电图与心向量的关系

根据爱氏等边三角形假设，我们前面已经推导：LT 两点间的电势差 U_{LT} 和电矩(即心电向量)在 LT 连线(即肢体导联的 aVL 导联轴)上的分量 $P\cos\theta$ 成正比，其他导联方向测得的电压也有对应的关系. 因此，心电图与心向量之间的关系可以概括成一句话：由某一导联得到的心电图反映的是心向量在该导联轴上的投影随时间的变化情况. 临床上常用的十二导心电，也就是心电图机测得几个心电导联中体表特定两点的电压随时间的变化曲线，可以反映心电向量在这十二个导联轴方向的分量是如何随时间变化的. 当然，对于同一平面心电向量环，在不同导联轴上投影得到的心电图波形是不同的，如图 7-28 所示.

由于计算机的推广，心电向量环的重建技术日益成熟，有着心电图无法比拟的直观特性,越来越受到临床应用的重视.在实际测量中,三个心向量环是借助从体表检测的反映 x、y、z 方向的心电信号 U_x、U_y、U_z,利用示波或计算机采集和作图的方法得到.

同时,随着电子技术的飞速发展,人们先后开发了大量行之有效的方法来采集和分析心电(ECG),脑电(EEG),肌电(EMG),胃电(EGG)等人体生物电信号,为医生的诊断提供了大量有意义的参考数据.

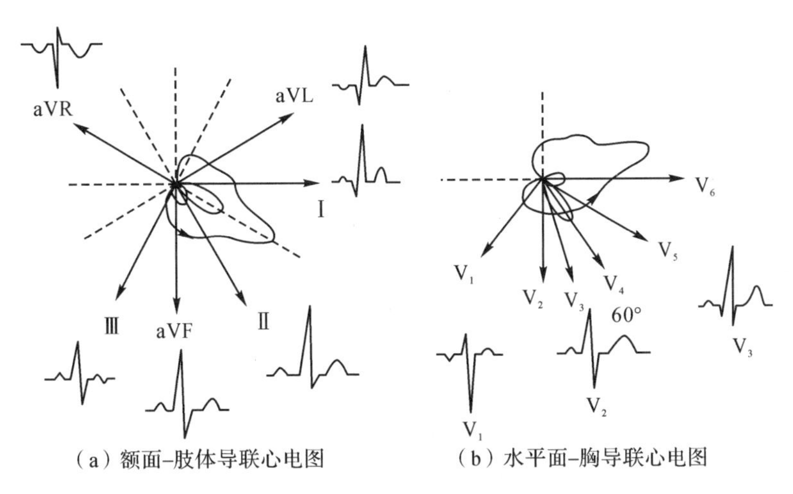

图 7-28　各导联的心电图

习题七

7-1　两个点电荷分别带有+1.0C和-2.0C的电量,相距40m,求场强为零的点的位置及该点处的电势(取无穷远处为电势零点).

7-2　一长为 L 的均匀带电直线带电荷量为 Q,另一点电荷 q_0 放在距离其端点距离为 a 的 A 点,求它受到的库仑力.若把 q_0 改放在垂直平分线上距离为 a 的 B 点,结果如何?

7-3　在电场强度为 E 的匀强电场中放置一半球面,已知球心为 O,半径为 R,电场强度竖直向下,试求如图 7-29 所示的两个放置方式时通过半球面的电通量.

(1)半球面的周界线围成的大圆面水平;

(2)半球面的周界线所在的大圆面与水平面夹角为 θ.

7-4　设有一无限长均匀带电直线,单位长度上的电荷(即电荷线密度)为 λ,求距直线中心轴 r 处的电场强度.

7-5　真空中有两块带等量异种电荷的无限大平行板.已知每板带电量为 Q,面积为 S,两板间距为 d.试求两板间的相互作用力.

7-6　A、B 为真空中两个平行的"无限大"均匀带电平面.已知两平面间的电场强度大小为 E_1,两平面外侧电场强度大小都为 E_2,方向如图 7-30 所示.试求 A、B 两平面上的电荷面密度各是多少?

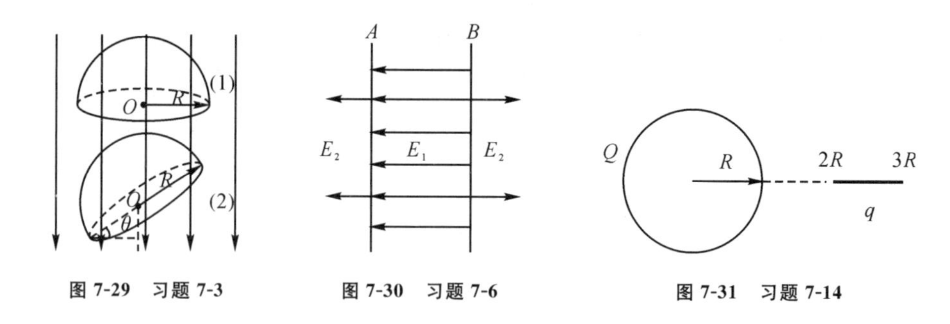

图 7-29　习题 7-3　　图 7-30　习题 7-6　　图 7-31　习题 7-14

7-7　一均匀带电的半圆环，已知其半径为 R，带电量为 $+Q$，求圆心处的场强和电势.

7-8　两个均匀带电的同心球面，内球半径为 R_1，电荷面密度为 σ_1；外球面半径为 R_2. 取无穷远处为电势零点，已知外球面外各处的场强、电势强均为零. 试求：(1) 外球面上的电荷密度 σ_2；(2) 两球面之间离球心为 r 处的场强；(3) 内球面的电势.

7-9　将一电量为 10^{-7}C 的点电荷，从电场中的 a 点移到 b 点，已知电场力对它做的功为 3×10^{-5}J，试求：(1) a、b 两点的电势差是多少？(2) 两点中哪一点的电势较高？

7-10　带等量异号的两个点电荷，相距 1cm，其带电量均为 10^{-9}C，试求该电偶极子的电矩，并求该带电系统在其垂直平分线上距中心 1m 处产生的电场强度及电势.

7-11　一曲率半径为 10cm 的球壳状电偶层，面积为 10cm^2，层间距为 1mm. 已知其带电量为 3×10^{-7}C，试问电偶层在曲率中心处产生的电势是多少？

7-12　地球和电离层可当作一个球形电容器，它们之间的距离约为 100km，试估算地球-电离层系统的电容，设地球与电离层之间为真空.

7-13　圆柱形电容器是由内外两个同轴圆柱导体面 A 和 B 构成. 设两圆柱导体的半径分别为 R_A 和 R_B，圆柱的长度为 $l(\gg R_B)$，试求其电容.

7-14　如图 7-31 所示，真空中一半径为 R、电量 Q 均匀分布的导体球外，沿径向放置一长度为 R 的导线. 已知导线均匀带电量为 q，两端点到球心的距离分别为 $2R$ 和 $3R$. 试求两带电体相互作用对应的电势能.

7-15　一球形电容器的内、外半径分别为 R_1 和 R_2，两球之间未填充任何电介质. 给电容器充电后，两球面分别带电 $\pm Q$，试求此电容器的电容及电场的能量.

7-16　温度 37℃ 时，某一价正离子在细胞膜内外的浓度分别为 $10\text{mol}\cdot\text{m}^{-3}$ 和 $160\text{mol}\cdot\text{m}^{-3}$，试求膜内外平衡电位，并指出哪侧电位高？

7-17　在某细胞中，Cl^- 离子在 37℃ 时的平衡电位为 -80mV，已知细胞外 Cl^- 的浓度为 $110\text{mol}\cdot\text{m}^{-3}$，试求细胞内 Cl^- 的浓度是多少？

7-18　试证明加压单极肢体导联测得的电压幅度比单极肢体导联高 50%.

第八章 电流与电路

本章讨论稳恒电流的基本概念和基本定律、电路的基本定律、电容器充放电及直流电在医学中的应用.

第一节 稳恒电流

一、电流 电流密度

1. 电流的产生

自由移动的带有电荷的物质微粒称为载流子. 载流子在电场的作用下的定向宏观移动形成电流. 产生电流的必要条件:

(1)存在可以自由移动的载流子. 存在大量载流子的物体称为导体,不同导体内部的载流子可能是不同的,如金属导体中的载流子是电子,气体和电解质溶液中的载流子是正、负离子. 在生物体中,起主要作用的导体是电解质,载流子是各种离子.

(2)导体内必须有电场,使载流子定向移动. 若导体内部的电场为零,载流子只做无规则的热运动,没有定向移动则不形成电流.

在金属导体内,自由电子定向移动的方向是由低电势到高电势. 但在历史上,人们把正电荷移动的方向定义为电流的方向,因而电流的方向与自由电子移动的方向相反.

2. 电流强度

为了描述导体中电流的强弱,定义单位时间内通过导体任一横截面的电量为电流强度,用 I 表示. 设在时间 $\mathrm{d}t$ 内,通过导体任一横截面的电量为 $\mathrm{d}q$,则

$$I=\frac{\mathrm{d}q}{\mathrm{d}t} \tag{8-1}$$

如果导体中的电流不随时间改变,则称这种电流为恒定电流. 在国际单位制中,电流强度的单位为安(培),符号为 A. $1\mathrm{A}=1\mathrm{C}\cdot\mathrm{s}^{-1}$. 电流强度是标量.

电流强度能表示出导体中电流强弱,但只能描述导体中通过某一截面的电流的整体特性,并不能完全反映导体中各点的分布情况. 为了形象地表示导体中的电流分布,可以在导体中画许多曲线,使每条线上任意一点的切线方向与“正电荷”在该点的定向移动方向一致,称为电流线. 图 8-1 为几种不同形状的均匀导体中电流线的分布. 当电流沿一粗细均匀的导体流动时,电流在整个导体内的分布是均匀的. 而在不规则和不均匀的导体(如人体的躯干、四肢、容器中的电解质溶液等,称为容积导体)中,不同的截面

上电流的大小和方向并不相同.

3. 电流密度

我们需要引入一个物理量来描述导体中各点电流的分布规律. 电流密度是一矢量,用 $\boldsymbol{j}$ 表示,其大小和方向规定如下:导体中任一点电流密度的方向为该点正电荷的运动方向(场强方向);大小等于通过垂直于电流方向的单位截面积上的电流强度. 一般情况下,容积导体中不同点处, $\boldsymbol{j}$ 的大小和方向都可能不同. 电流密度的大小可用电流线的疏密程度来表示. 电流线密的地方,电流密度大,反之则小.

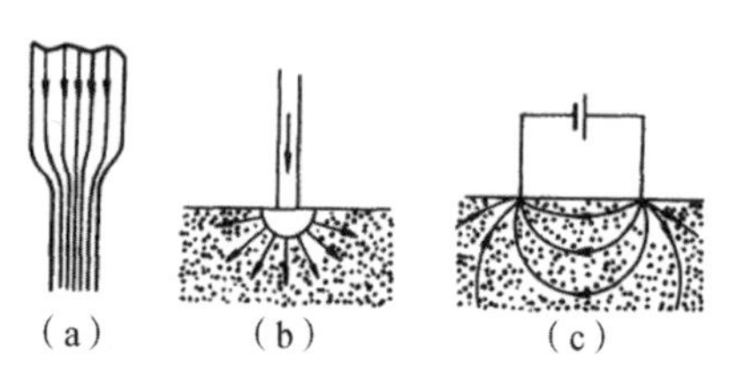

图 8-1 不同导体中的电流线分布

如图 8-2 所示,在通有电流的导体内任一点 A 处,取一垂直于电流的小面积元 $\mathrm{d}S$,设通过该面元的电流强度为 $\mathrm{d}I$,则该点电流密度大小为

$$j=\frac{\mathrm{d}I}{\mathrm{d}S} \tag{8-2}$$

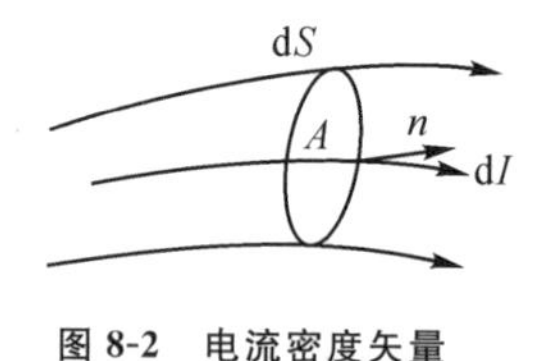

图 8-2 电流密度矢量

其中, j(电流密度)的单位是 $\mathrm{A}\cdot\mathrm{m}^{-2}$,方向与 $\mathrm{d}S$ 处场强 E 的方向相同.

我们考虑一种简单的情况,导体中只有一种载流子. 设单位体积导体中的载流子数为 n,每个载流子带电量为 q,在电场中定向运动的速度大小为 v,又可称为漂移速度. 在导体中取一个垂直截面 $\mathrm{d}S$,在 $\mathrm{d}t$ 时间内通过该截面的载流子应是处于底面积为 $\mathrm{d}S$、长为 $v\mathrm{d}t$ 的柱体内的所有载流子,则电流密度

$$j=\frac{\mathrm{d}I}{\mathrm{d}S}=\frac{qn(\mathrm{d}Sv\mathrm{d}t)/\mathrm{d}t}{\mathrm{d}S}=qnv \tag{8-3}$$

如果同时有多种载流子运动,则电流密度为各载流子的电流密度的叠加.

4. 电流的连续性方程

类比电场强度通量的计算,我们可以把在电流场中通过某一面积的电流称为通过该面积的电流密度的通量. 考虑如图 8-3 所示的闭合曲面 S,通过闭合曲面的电流可以表示为

$$I=\oint\mathrm{d}I=\oint_S\boldsymbol{j}\cdot\mathrm{d}\boldsymbol{S} \tag{8-4}$$

单位时间内从闭合曲面内向外流出的电荷,即为电流强度. 根据电荷守恒定律,在单位时间内从闭合曲面内向外流出的电荷,应当等于此闭合曲面相同时间内电荷的减少,即有

$$\oint_S\boldsymbol{j}\cdot\mathrm{d}\boldsymbol{S}=-\frac{\mathrm{d}q_i}{\mathrm{d}t} \tag{8-5}$$

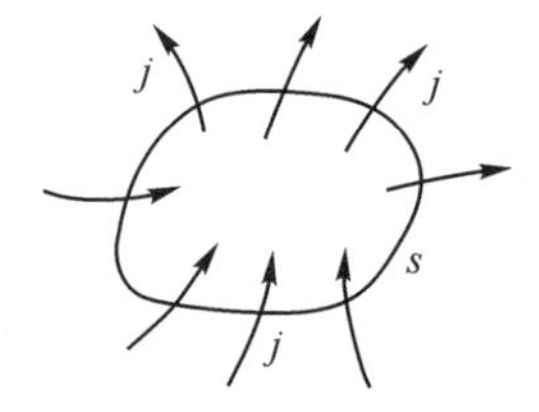

图 8-3 电流的连续性

式(8-5)中 q_i 表示闭合曲面内的电荷,此即为电流的连续性方程,它是电荷守恒定律的体现.

前面提到,所谓恒定电流是指导体内各处的电流密度都不随时间变化的电流,这要求导体内的电荷分布也不随时间变化. 因此,在恒定电流条件下,式(8-5)右边等于零,于是有

$$\oint_S \boldsymbol{j} \cdot \mathrm{d}\boldsymbol{S} = 0 \tag{8-6}$$

式(8-6)即恒定电流的条件,对恒定电流场中的闭合曲面 S,通过它一侧流入的电量等于从另一侧流出的电量,因此整个导体的电荷分布不随时间变化,保持了电流的稳定性.

二、欧姆定律的微分形式

1. 欧姆定律

当导体的两端有电势差时,导体中就有电流流过.实验表明:一段导体中的电流强度 I 与其两端的电势差 U 成正比,这个规律称为欧姆定律,即

$$I=\frac{U}{R} \tag{8-7}$$

R 为此段导体的电阻,它与导体的材料及几何形状有关.在国际单位制中,电阻的单位为欧姆,符号为 Ω,$1\Omega=1\mathrm{V}\cdot\mathrm{A}^{-1}$.令电导 $G=\frac{1}{R}$,在国际单位制中,电导的单位是西门子,符号为 S.对于给定材料、粗细均匀的导体,其电阻与导体的长度 l 成正比,与其的横截面积 S 成反比,即

$$R=\rho\frac{l}{S} \tag{8-8}$$

其中,ρ 是电阻率,是描述材料导电性能的物理量.电阻率只与导体本身的性质有关,与导体的形状和大小无关.在国际单位制中,电阻率的单位为欧姆·米,符号为Ω·m.
$\sigma=\frac{1}{\rho}$为电导率,在国际单位制中,电导率的单位是 $\mathrm{S}\cdot\mathrm{m}^{-1}$.

2. 欧姆定律的微分形式

理论和实验都表明,导体中的电流是导体中的电场推动的.可以推断,电流密度必然与导体内的电场强度分布函数存在着确定的关系.下面我们从欧姆定律出发来导出这种关系.

如图 8-4 所示,在导体中取一个柱形体积元,使其轴线方向与该位置的电流密度方向一致,该圆柱体两端的电势差为 $-\mathrm{d}U$(负号代表顺着电流方向电势降低),其长度为 $\mathrm{d}l$,截面积为 $\mathrm{d}S$,电阻为 $\mathrm{d}R$,由于体积元很小,其内部的场强、电流密度和电阻率可以视为是均匀的.通过截面积 $\mathrm{d}S$ 的电流 $\mathrm{d}I$ 可表达为

$$\mathrm{d}I=-\frac{\mathrm{d}U}{\mathrm{d}R}$$

由于导体中场强 E 的方向与该点电流密度 j 的方向一致.根据电场强度与电势的微分关系 $\mathrm{d}U=-E\cdot\mathrm{d}\boldsymbol{l}$,以及电阻定律 $\mathrm{d}R=\rho\frac{\mathrm{d}l}{\mathrm{d}S}$,可得

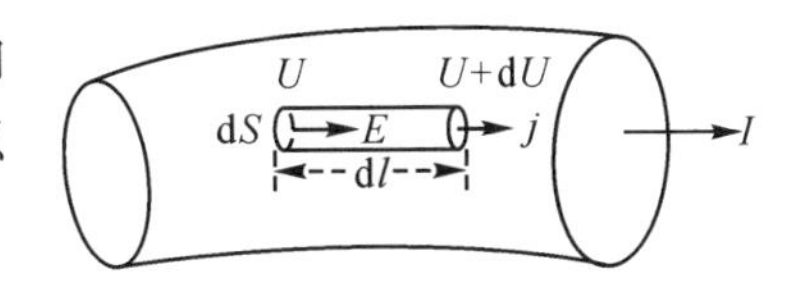

图 8-4 欧姆定律的微分形式

$$\mathrm{d}I=\frac{E\mathrm{d}S}{\rho}$$

已知电流密度的大小为 $j=\frac{\mathrm{d}I}{\mathrm{d}S}$，代入上式可得

$$j=\frac{E}{\rho} \tag{8-9a}$$

式(8-9a)即为欧姆定律的微分形式. 考虑到电流密度的矢量性，电流密度的方向与场强的方向处处相同，欧姆定律微分形式可写为

$$\boldsymbol{j}=\frac{1}{\rho}\boldsymbol{E}=\sigma\boldsymbol{E} \tag{8-9b}$$

欧姆定律的微分形式定量描述了导体中任意点处的电流密度和电场之间的关系，即电场分布决定电流密度的分布. 它不仅适用于不规则形状的容积导体，也适用于电导率 σ 变化、电场变化等一切非稳恒情况，因此比欧姆定律 $I=\frac{U}{R}$ 有更深刻的意义和更广泛的应用.

三、电解质导电

酸、碱、盐溶液都是电解质溶液，也是生物体体液的重要组成部分. 电解质溶液中存在着能自由移动的正负离子，它是通过离子在外电场作用下的定向移动来导电的.

电解质离子在整个运动过程中都被溶剂分子紧密包围着. 在没有电场的情况下，电解质溶液中的离子做热运动，服从统计规律，从宏观上看电解质溶液的总电流为零. 有外加电场存在时，热运动依然存在，但正离子获得与电场方向一致的附加漂移速度 v_+，负离子具有反向的附加速度 v_-. 从宏观上看，溶液内的电荷沿着一定方向迁移，有电流产生.

离子产生定向迁移时受到两个力的作用：一个是静电力 ZeE（其中，Z 为离子价数，e 是电子电量）；另一个是溶剂分子对其的摩擦力. 一般来说，离子定向迁移时所受的摩擦力与漂移速度的大小成正比，方向与离子的速度方向相反，记作 $-k_+v_+$（k_+ 为正离子的摩擦系数）. 速度较小时静电力 Z_+eE 起主要作用，离子速度 v_+ 将增加，摩擦力也随之增加；直到与离子所受的静电力相等时，离子漂移速度保持不变. 即

$$Z_+eE-k_+v_+=0$$

对应的漂移速度为

$$v_+=\frac{Z_+e}{k_+}E=\mu_+E$$

可以看到，离子的漂移速度与电场强度 E 成正比. 比例系数 $\mu_+=\frac{Z_+e}{k_+}$ 在数值上等于单位场强的离子漂移速度，称为离子迁移率. 同理，负离子的漂移速度也有同样的关系

$$v_-=\frac{-Z_-e}{k_-}E=-\mu_-E$$

其中，k_- 为负离子的摩擦系数，负号代表负离子漂移速度与电场强度方向相反. 对应的离子迁移率为 $\mu_-=\frac{Z_-e}{k_-}$.

设单位体积电解质溶液中的正、负离子数分别为 n_+ 和 n_-，显然，离子数密度是和

正负离子的价态 Z_+ 和 Z_- 有关，根据电荷数守恒，应有

$$n_+ Z_+ = n_- Z_-$$

由于正、负离子都参与定向移动形成电流，总的电流密度等于沿电场方向漂移的正离子，和逆着电场方向漂移的负离子产生的电流密度之和. 令 $n_+ Z_+ = n_- Z_- = nZ$，考虑到电流密度的矢量性，则

$$j = j_+ + j_- = n_+ Z_+ e v_+ + (-n_- Z_- e v_-) = nZe(v_+ - v_-)$$

把 v_+ 和 v_- 代入上式，则总电流密度为

$$j = nZe(\mu_+ + \mu_-)E \tag{8-10}$$

式(8-10)中的 $nZe(\mu_+ + \mu_-)$ 是和电解质溶液有关的物理量. 将上式与欧姆定律的微分形式对比可知，它就是电解质溶液的电导率. 电解质的电导率与单位体积中的离子数、离子所带的电量以及正负离子的迁移率的代数和成正比.

第二节 电路的基本定律

一、含源电路的欧姆定律

1. 电源

不难设想，如果在导体两端维持稳定的电势差，导体中就会有恒定的电流流过. 那么，怎样才能维持恒定的电势差呢?

我们先考虑电容器放电过程，充电后的电容器两极之间存在着电势差，因此当用导线把电容器两极连接起来时，导线中有电流通过，两极的电荷迅速减少. 显然，电容器放电过程中所产生的电流是非常短暂的，也就是说不能形成持续的电流. 要产生恒定的电流，必须设法使流到负极上的正电荷重新回到正极板上去，这样就可以在极板上保持恒定的电荷分布，在导体内产生恒定的电场.

把两板之间的电场方向由高电势的正极指向低电势的负极，它是阻碍正电荷回到正极板的. 要使正电荷由负极回到正极，靠静电力不可能实现，只能是其他类型的力使正电荷逆着静电场的方向运动. 这种与静电场力类型不同的力，称为非静电力. 我们把能够提供非静电力而把其他形式的能转化为电能的装置称为电源.

电源的电动势只与电源的性质有关，与外电路是否接通及外部电路的性质无关，电动势反映的是电源内部非静电力做功的能力. 在国际单位制中，电动势的单位为伏特(V)，并规定：电动势的方向在电源内部从电源的负极指向正极.

2. 含源电路的欧姆定律

如图 8-5 所示的闭合电路由一个电源(电动势$\mathscr{E}$，内阻 r)和一个负载电阻 R 组成，回路中电流沿逆时针方向，由全电路欧姆定律可得

$$I = \frac{\mathscr{E}}{R+r} \tag{8-11a}$$

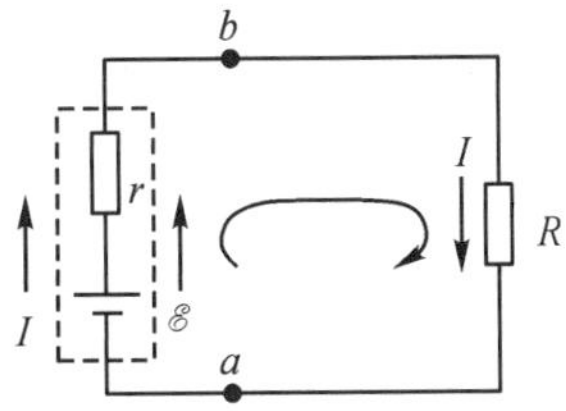

如果我们从 a 点出发沿电流方向绕电路一周：通过电源时，由负极到正极，电势增量 $+\mathscr{E}$；经过内阻 r 和外电阻 R 时，顺着电流方向电势降低，即电势增量分别为 $-Ir$ 和 $-IR$；最

图 8-5 简单含源电路

后回到 a 点.把闭合回路各段的电势增量相加,可得

$$\mathscr{E}-IR-Ir=0 \tag{8-11b}$$

实际计算时,电流方向及绕行方向都可以任意选择,并规定,电势升高时电势增量为“+”,反之为“-”.具体可按以下规律确定电势增量:

(1)当电阻 R 中电流方向与选定绕行的方向相反时,则电势增量为 $+IR$;相同为 $-IR$;

(2)若从负极到正极通过电源,电势增量为 $+\mathscr{E}$,反之取 $-\mathscr{E}$.

一般情况下,在电路图中标出的电源极性和电流方向均为参考方向.若根据参考方向求得的电流或电动势为负值,说明假设的参考方向与实际方向相反.

电路分析中,对于一段非闭合的含源电路,也可以用上述方法来计算两点间的电压.如图 8-5 所示的电路中,若要计算 ab 间的电压,由于两点间电势差的定义 $U_{ab}=U_a-U_b$,应沿着 $b\rightarrow a$ 的绕行方向进行计算,即 $U_{ab}=Ir-\mathscr{E}$或 $-IR$.

可见:一段含源电路中任意两点间的电势差等于这两点间所有电阻电势差和所有电源电动势的代数和,这就是一段含源电路的欧姆定律.

二、基尔霍夫定律

在实际电路中,有些电阻电路比较复杂,不能通过串、并联等效变换的方法化为简单电路,这时就不能使用欧姆定律来分析和计算电路中的电压和电流.

1845 年,德国物理学家基尔霍夫提出电路中电压和电流所遵循的基本规律.基尔霍夫定律包括电流定律(KCL)和电压定律(KVL),既可以用于直流电路的分析,也可以用于交流电路的分析,还可以用于含有电子元件的非线性电路的分析.

1.基尔霍夫电流定律

电路中 3 条或 3 条以上的支路相连接的点称为节点.在任一瞬间,流入某节点的电流之和应等于流出该节点的电流之和.若取流入节点的电流为正,则流出电流为负,节点上的电流的代数和恒为零.这就是基尔霍夫电流定律,也叫节点电流方程.基尔霍夫电流定律的数学式可表达为

$$\sum_{k=1}^{n} I_k=0 \tag{8-12}$$

在图 8-6 中,a、b、c、d 各点都是节点.如在 a 节点处电流关系:$I-I_1-I_3=0$;而在 d 节点处有:$I_1+I_5-I_2=0$.

基尔霍夫电流定律也可以推广到电路中任一闭合面,表述为:在任一瞬间,流入任一闭合面的电流之和等于流出该闭合面的电流之和,即通过闭合面电流的代数和恒为零.由于电流描述的是单位时间通过导体横截面的电量,节点电流代数和为零实际上是电荷守恒的必然结果.

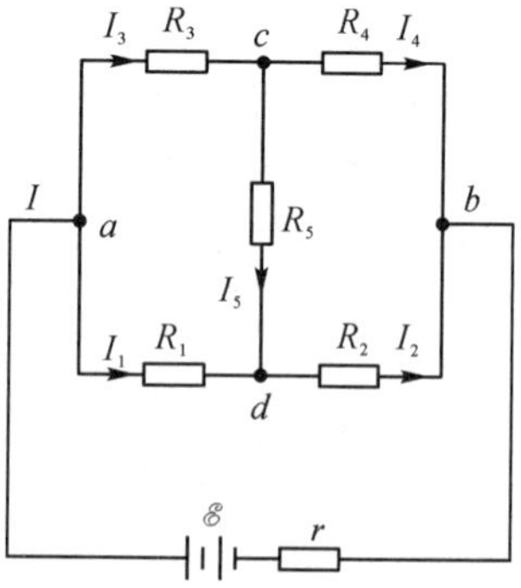

图 8-6　基尔霍夫电流定律

2.基尔霍夫电压定律

在电路中,从回路任一点出发,沿回路绕行一周(回到出发点),回路中电势增量的代数和恒为零.这就是基尔霍夫电压定律,也叫回路电压方

程.其数学表示为

$$\sum_{j=1}^{n}\mathscr{E}_j+\sum_{k=1}^{m}I_kR_k=0 \tag{8-13}$$

应用基尔霍夫电压定律时应注意:

(1)$\mathscr{E}_j$ 表示该回路中所包含的任一电源电动势,且回路中电阻 R_k 不能全为零.

(2)回路的绕行方向可以任意选定,电源电动势和电阻电势前的正负号与一段含源电路欧姆定律中规定的符号取法相同:

对任一闭合回路,选定一绕行方向,当电阻(包括电源内阻)中的电流参考方向与所选循行方向相同时,电势增量为 $-IR$,反之为 $+IR$;若电源电动势的方向(电源内部由负极指向正极)与选定绕行方向相同时,则电势增量为 $-\mathscr{E}$,反之为 $+\mathscr{E}$.

基尔霍夫定律,是分析较复杂电路的基础.利用基尔霍夫定律计算电路的一般步骤为:

①设未知量个数为 m,判定最大独立方程数.

②复杂电路由多条支路组成,由于节点电流方程简单,故一般先列全部独立的节点电流方程.若有 n 个节点,任意设定每个支路的电流方向,最多能列出 $(n-1)$ 个独立节点电流方程.

③列回路电压方程时,应尽量选用简单回路,若涉及电源也可先任意设定电源的正负极;任意选定每个回路的绕行方向,补列 $m-(n-1)$ 个独立回路电压方程.

④代入数据,联立求解.若所求结果为负,则代表实际的电流或电动势的极性与设定的相反.

尤其要注意的是,建立每个方程时,无论是列节点还是回路方程,都必须包含新的电流或电压未知量,否则就不是独立的方程了.

例题 8-1 在图 8-6 所示的电路中,已知电源电动势为 $\mathscr{E}=9\text{V}$,内阻 $r=1\Omega$,电阻值分别为 $R_1=1\Omega$,$R_2=2\Omega$,$R_3=2\Omega$,$R_4=4\Omega$,$R_5=0.5\Omega$.试求图中各电流值.

解:电路中共有 4 个节点,根据基尔霍夫电流定律可列出 3 个独立的节点方程

对 a 节点: $I-I_1-I_3=0$

对 b 节点: $I_2+I_4-I=0$

对 d 节点: $I_1+I_5-I_2=0$

取顺时针方向为绕行方向,根据基尔霍夫电压定律,可知

对电源和电阻 R_1、R_2 构成的回路:$\mathscr{E}-I_1R_1-I_2R_2-Ir=0$

对电源和电阻 R_3、R_4 构成的回路:$\mathscr{E}-I_3R_3-I_4R_4-Ir=0$

对电阻 R_1、R_3、R_5 构成的回路:$-I_3R_3-I_5R_5+I_1R_1=0$

联立以上 6 个方程,并代入题目所给数据,可得

$$I=3\text{A},I_1=2\text{A},I_2=2\text{A},I_3=1\text{A},I_4=1\text{A},I_5=0\text{A}$$

实际上,电阻 R_1、R_2、R_3、R_4 构成的惠斯通电桥,在满足 $\dfrac{R_1}{R_2}=\dfrac{R_3}{R_4}$ 时达到平衡,故有 $I_5=0$,如果把 R_5 换成检流计,检流计指针指零.

惠斯通电桥是一种测量电阻的精密仪器,是英国发明家克里斯蒂在 1833 年发明的,但由于惠斯通第一个用它来测量电阻,人们习惯称其为惠斯通电桥.

第三节　电容器的充放电过程

电容器 C 能以电场能的形式储存电能. 图 8-7 所示的电路是用以说明电容器充放电过程的原理图. 电容器的充放电过程统称为 RC 电路的暂态过程.

一、充电过程

在如图 8-7(a)所示的充电电路中，开关置于位置 1 时，由电动势为$\mathscr{E}$的直流电源(内阻不计)通过电阻 R 及电容器 C 组成的闭合回路，对电容器 C 充电. 在充电过程中，由基尔霍夫定律可得

$$\mathscr{E}=u_c+iR$$

因为充电电流 $i=\frac{\mathrm{d}q}{\mathrm{d}t}=C\frac{\mathrm{d}u_c}{\mathrm{d}t}$

代入上式，可得

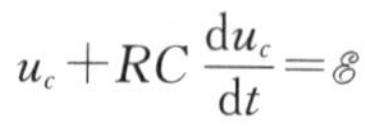

$$u_c+RC\frac{\mathrm{d}u_c}{\mathrm{d}t}=\mathscr{E}$$

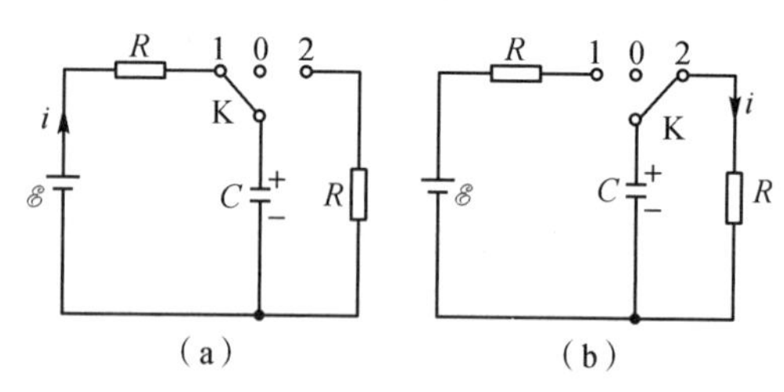

图 8-7　电容器充放电原理

分离变量，并积分

$$\int_0^{u_c}\frac{\mathrm{d}u_c}{\mathscr{E}-u_c}=\int_0^t\frac{\mathrm{d}t}{RC}$$

可得充电过程中电压的表达式

$$u_c=\mathscr{E}-\mathscr{E}\,\mathrm{e}^{-\frac{t}{RC}} \tag{8-14}$$

求导得电流的表达式

$$i=C\frac{\mathrm{d}u_c}{\mathrm{d}t}=\frac{\mathscr{E}}{R}e^{-\frac{t}{RC}} \tag{8-15}$$

在电容器的充电过程中，电容器两端的电压不能突变，如图 8-8(a)所示；电流是按指数规律衰减的，如图 8-8(b)所示.

二、放电过程

当电容器已充满电后，将开关 K 置于位置 2，如图 8-7(b)所示，则电容器 C 立即通过电阻 R 放电，由基尔霍夫第二定律得

$$u_c=iR$$

由于 $i=-C\frac{\mathrm{d}u_c}{\mathrm{d}t}$，式中的负号是因为电容电压和放电电流参考方向相反. 则

$$u_c=iR=-RC\frac{\mathrm{d}u_c}{\mathrm{d}t}$$

移项，电路方程为

$$u_c+RC\frac{\mathrm{d}u_c}{\mathrm{d}t}=0$$

分离变量，并积分得

$$u_c=\mathscr{E}\,\mathrm{e}^{-\frac{t}{RC}} \tag{8-16}$$

上式求导后可得电流表示式

$$i=\frac{dq}{dt}=-C\frac{du_c}{dt}=\frac{\mathscr{E}}{R}e^{-\frac{t}{RC}} \tag{8-17}$$

由式(8-16),(8-17)可知,在电容器的放电过程中,电容器两端的电压、电路中的电流都是按指数规律衰减的.

显然,电容器充、放电方程中的参量 RC 应具有时间的量纲:秒(s).电路确定时,其值为常数,称为时间常数,以希腊字母 τ 表示,即

$$\tau=RC \tag{8-18}$$

时间常数 τ 决定了电容器充(放)电的快慢,τ 越小电容器充(放)电越快,τ 越大电容器充(放)电越慢,如图 8-8(c)所示.一般来说,经过 $4\tau\sim5\tau$ 就可以认为充放电过程基本结束了.

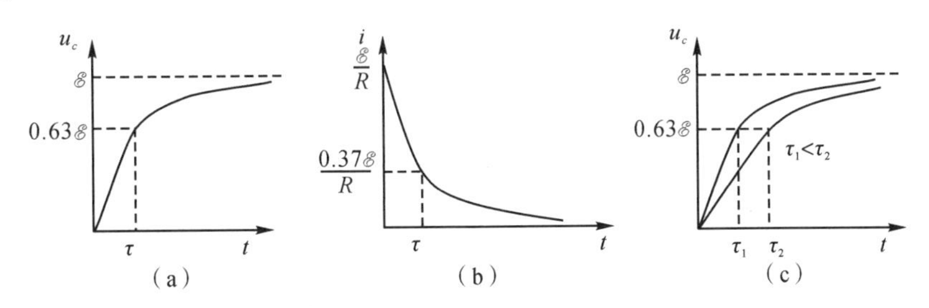

图 8-8　电容器的充电曲线

例题 8-2　求 RC 电路放电时,电容上的电压减小到最大值的一半所需的时间,以及 $t=\tau$ 时刻电容器两端的电压.

解:由放电方程的积分形式　　$u_c=u_0e^{-\frac{t}{\tau}}$

即知电压减半时应有　　$\frac{u_c}{u_0}=e^{-\frac{t}{\tau}}=\frac{1}{2}$

可得 $t=\tau\ln2=0.693\tau$

在 $t=\tau$ 时刻,$u_c=u_0e^{-1}=0.37u_0$

在正常情况下,心脏有节律地搏动,以维持全身血液的供应.由于某种原因,心脏产生的一种微弱的不规则颤动,称为纤维性颤动.这种颤动若不及时清除,将造成心脏停搏.心脏除颤器就是利用瞬间释放的高能量脉冲电流,通过短暂的电击去除心脏的室颤和房颤,使其恢复正常心率的一种医疗救护仪器.

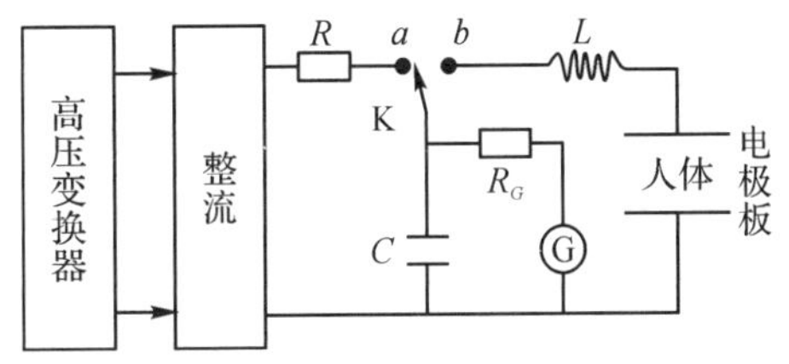

图 8-9　除颤器的基本原理

除颤器实际上是一种电容器放电电路,其工作原理如图 8-9 所示.其中电压变换器是将直流低压变成脉冲高压,经整流后给储能电容 C 充电.除颤治疗时高压继电器 K 动作,切断充电电路,接通放电电路,使电容器 C 储存的电能经由电感 L、电极及人体构成的放电回路产生高压放电脉冲.理论和临床实践证明,在放电回路串接电感 L 比单纯 RC 放电电路的除颤效果更好,对心肌组织损伤更小.

当体外除颤时,因部分能量消耗于皮肤、胸壁,所需要的能量较大,一般为 100～400J,这时除颤电容器上的电压较高,为 3k～7kV.当体内除颤时,只需体外除颤能量的

十分之一，电容器两端的电压较低. 医学上除颤用的电能单位常用 W · s，控制电容器的充电时间，可以控制除颤能量的大小. 一般心脏除颤放电时间以 4～10ms 为宜，适当选择 L 值，可满足除颤所需要的脉冲周期.

第四节　电泳、电渗与电疗

电能应用于人体防治疾病已有很长的历史，电疗是物理治疗方法中最常见的方法之一. 电作用于机体时，先发生一系列的物理变化，再引起多种多样复杂的生理变化. 因此我们需要进一步学习电对机体的生物学作用机制，正确利用它为医学服务.

一、电泳现象

人体内的组织液是由水、蛋白质、纤维蛋白和盐等组成的，人体组织液中除了有正、负离子，还有带电或不带电的胶体粒子. 在电场的作用下，液体中这些带电粒子在电场作用下定向漂移的现象叫作电泳.

根据我们前面讨论的漂移速度 $v=\frac{Ze}{k}E=\mu E$，可知：在同一电场的作用下，不同的带电粒子的迁移速度一般是不同的，因此可以利用电泳现象将不同的带电粒子分开，这种技术叫作制备电泳术.

此外还可通过测定溶液中带电粒子的迁移速度来确定微粒的不同带电性，从而推断粒子的生物、化学等特性，这种技术叫作分析电泳术.

电泳已日益广泛地应用于生物医学的很多领域，不论是常规医学检测还是生物医学研究，都要使用各种类型的电泳技术. 如图 8-10 所示的是人体血浆的电泳曲线，可以把血浆中的各种不同的成分分离，并测出各成分的浓度比例.

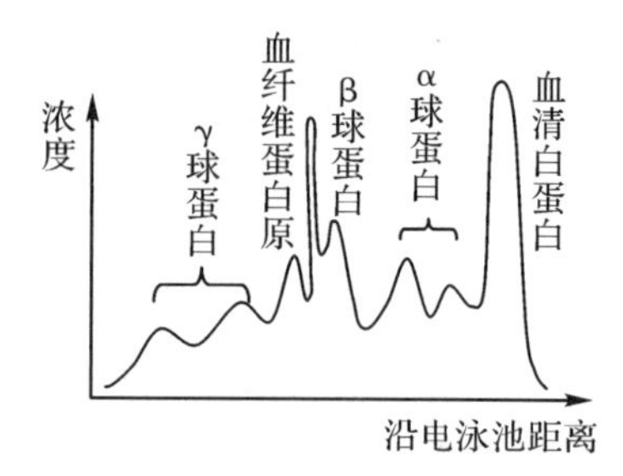

图 8-10　人体血浆的电泳曲线

二、电渗现象

如图 8-11 所示的装置，在 U 形管底部放入多孔物质，两臂注入等量的水，分别在两端加上正负电极并通以直流电. 多孔物形成毛细管，在电极提供的电场作用下，水将通过毛细管流动. 这种液体（例如水）在电场的作用下通过毛细管的运动叫作电渗.

火棉胶制成的膜、组织膜和羊皮纸等都含有大量微孔结构，这些微孔就相当于上述的毛细管. 若形成的毛细管带负电，则水带正电，在电场作用下，正电极附近带正电的水将通过多孔物质形成的毛细管流向负电极处. 平衡后，U 形管的两臂中将形成与外加电压有关的液面高度差. 若多孔物质带正电，则水带负电，将发生相反方向的电渗现象. 酸（H^+）可使带负电的微孔壁的负电性减弱，带正电的微孔壁的正电性加强；碱（OH^-）具有与酸相反的效应. 盐类也能改变微孔壁与流动液体之间的相对电荷，

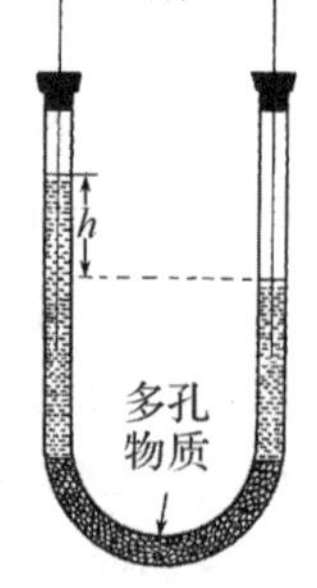

图 8-11　电渗现象

这种变化是因为微孔壁对盐离子的选择吸附作用.当微孔壁与流动液体之间的相对电荷改变时,电渗效应的方向也随之改变.

三、直流电对机体的作用

人体内除含大量水分,还有很多能导电的电解质和非导电的电介质.因此人的机体实际上是一个既有电阻又有电容性质的复杂导体,这是电疗的物质基础.在直流电作用下,组织内的离子将分别向异性电极方向移动,引起体内一系列的理化反应,并通过神经-体液作用,影响组织和器官的功能,进而产生一定的生理作用.

1.离子浓度变化

离子浓度变化是引起生理作用的主要因素之一.直流电作用于人体,会引起细胞膜上离子浓度的变化(电极化).除此之外,直流电还会导致各种离子的迁移速率发生变化,从而改变组织间的离子浓度.例如,H^+离子和OH^-离子浓度的变化,会直接影响机体内的pH,而pH的微小变化,会影响蛋白质胶体结构,从而影响细胞机能.另外,H^+和OH^-离子的浓度变化还会影响细胞孔壁的电性质,改变膜的电渗效应.

直流电阴极能改善局部水肿或脱水现象,促进组织血液循环和营养、代谢功能,并可通过电刺激反射,改善内脏活动功能.

2.离子导入疗法

利用直流电能将药物离子导入人体,达到治疗目的,称为直流电离子导入疗法.此法综合利用直流电和药物两者的治疗作用,比单纯用直流电效果更好,临床应用广泛.它是利用电荷同性相斥的原理,将药物离子或荷电微粒经皮肤汗腺导入人体.导入的药物不仅能对作用处局部组织起作用,还可通过体液循环把药物送到远端器官起治疗作用.药物导入量取决于电量大小、药物浓度、电极面积和通电时间.通电时间过长,局部组织内离子堆积而产生极化现象,使导入量明显减少,故临床上一般通电20~30min.

除上述作用以外,直流电对机体还有以下作用:

电解作用:直流电使组织电解,常用于电解拔毛,电解除赘.

消炎、促进伤口愈合:直流电在临床上具有消肿、刺激组织再生、软化瘢痕、促进溃疡愈合,对静脉血栓也有治疗作用.

刺激神经:直流电阳极能降低组织兴奋性,具有镇静、镇痛、止痒的功能.直流电阴极能提高组织兴奋性,具有兴奋刺激作用.

断续直流电能引起肌肉收缩,可用来增强肌肉收缩功能,防止肌萎缩.

电疗和其他治疗方法一样,也有其特定的副作用和并发症.现代改良电休克治疗常见的并发症主要是头痛、恶心、呕吐和可逆性的记忆减退.记忆减退出现的比例较高,国外研究发现至少有1/3的患者表示在接受电疗之后,出现了明显的记忆衰退.但是,一般认为电休克治疗对记忆的影响是有限的,并且通常只是暂时的,临床上这些症状一般在治疗后都会自行好转而无须处理.现代电疗除了上述副作用以外,还有不少缺点.电休克治疗实施起来较为复杂且有一定的危险性,需要全麻和吸氧,基层医院很难开展.

习题八

8-1 在直流电疗时，通过人体的电流为2.0mA，如果电疗电极的面积为$8cm^2$，求均匀地通过电极的电流密度的大小.

8-2 神经纤维组织可以近似地看成是细长的圆柱导线，设它的直径为10^{-5}m，电阻率为2Ω·m，有一段3m长的神经，试求该神经纤维组织的电阻值.

8-3 一段含源电路如图8-12所示，试写出A、B两点之间的U_{AB}.

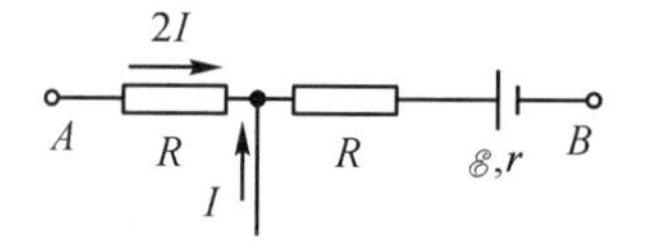

图8-12 习题8-3

8-4 在如图8-13所示的电路中，$\mathscr{E}_1=4.4$V，$\mathscr{E}_2=3.7$V，$R_1=1\Omega$，$R_2=3\Omega$，$R=2\Omega$，求各支路的电流I_1，I_2，I_3.

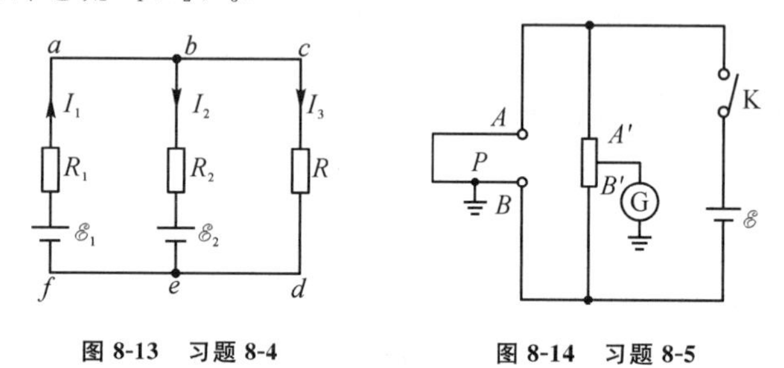

图8-13 习题8-4 图8-14 习题8-5

8-5 用惠斯通电桥检测电缆故障点的原理如图8-14所示，A′B′是均匀电阻，长1m，APB是待测电缆，总长7.8km，故障点为P. 当电阻下半部分长度$B'G=0.4$m时电桥达到平衡，试求电缆故障点的距离PB.

8-6 在如图8-15所示的电路中，已知各电源电动势及电阻值分别为$\mathscr{E}_1=15$V，$\mathscr{E}_2=10$V，$\mathscr{E}_3=8$V，$r_1=r_2=r_3=1\Omega$，$R_1=R_3=R_4=2\Omega$，$R_2=1\Omega$，$R_5=3\Omega$. 试求：

(1) U_{ab}；

(2)用导线将a、b联通后，各支路电流为多少？

(3)若使$R_2=2\Omega$，U_{ab}变为多少？

8-7 在如图8-16所示的电路中，已知$\mathscr{E}_2=12$V，$\mathscr{E}_3=4$V，安培表的读数为0.5A，所有电源及电表内阻均可忽略不计，电流方向如图所示，求电源$\mathscr{E}_1$的电动势.

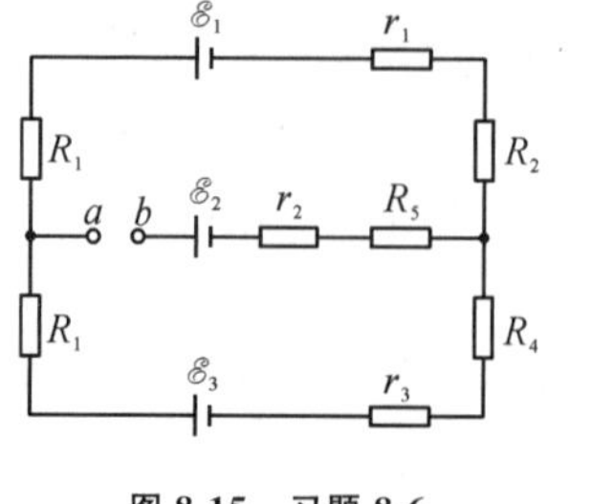

图8-15 习题8-6

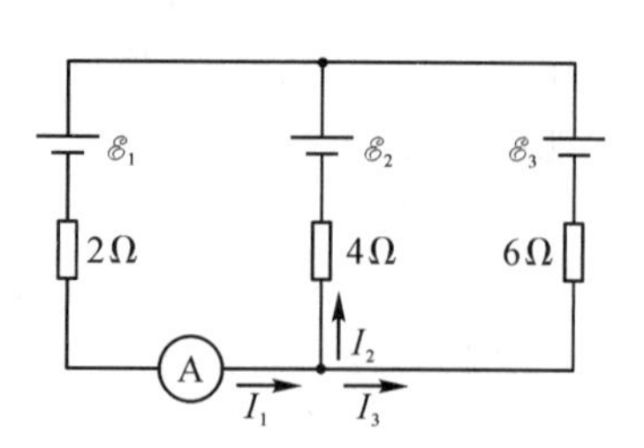

图8-16 习题8-7

8-8 在如图8-17所示的电路中，已知$\mathscr{E}_1=1.5\mathrm{V}$，$\mathscr{E}_2=1.0\mathrm{V}$，电源内阻可忽略不计，若通过$R_3$中的电流为零，则两电阻的比值$\frac{R_1}{R_2}$是多少？

8-9 将1000Ω的电阻器和1μF的电容器串接到100V的直流电源上，电源内阻可忽略不计. 试求：

(1)电路接通2.3ms时，电容器上的电荷是多少？(2)电容器上最后电荷是多少？

8-10 在如图8-18所示的电路中，$R_1=1\mathrm{k}\Omega$，$R_2=2\mathrm{k}\Omega$，$C=1\mu\mathrm{F}$，$\mathscr{E}=10\mathrm{V}$，问：

(1)当开关K置于位置1时，电容器充电，电容器两端电压最大为多少？

(2)待电容器充电完毕后，开关置于位置2，当电容器两端电压为6.3V和0.1V时，放电各经过了多长时间？

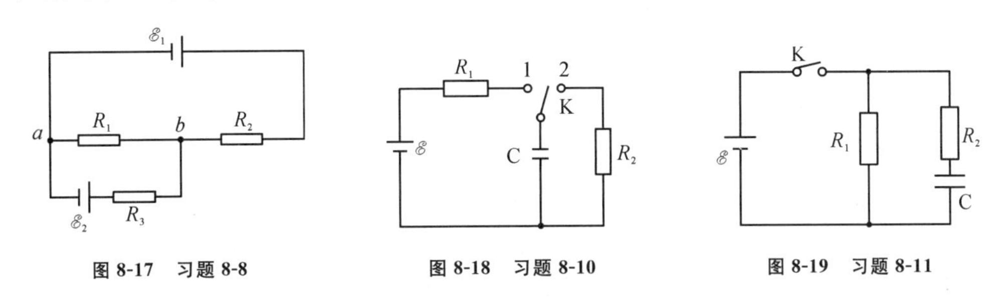

图8-17 习题8-8　　图8-18 习题8-10　　图8-19 习题8-11

8-11 在如图8-19所示的电路中，试问下列情况时，电源$\mathscr{E}$的输出电流各是多少？

(1) K刚闭合的瞬间；(2)开关接通ts后；(3)当K接通足够长的时间后.

8-12 某一心脏除颤器，电容器为18μF，其直流高压为6kV，试求：

(1)除颤器输出的最大电能；

(2)当电能为144J时，电容极板上带的电量为多少？

第九章　磁场

现代文明社会中，磁现象存在于每一个角落. 如人们随身携带的银行卡，家庭中烹饪菜肴的电磁炉，出门乘坐的交通工具——磁悬浮列车，记录和存储信息的载体——电脑硬盘，等，这些都与物体磁性有关.

磁与电有着密切的关系，两者可以互相转化，又有着本质的区别. 本章首先从稳恒电流基本磁现象出发，引入描述磁场的基本物理量——磁感应强度. 然后介绍电流产生磁场的基本规律：毕奥-萨伐尔定律，以及反映磁场性质的两条基本定理：磁场的高斯定理及安培环路定理，最后讨论磁场对运动电荷和电流的作用，并简要介绍人体生物磁场和磁场的生物效应、生物磁场的测定和磁场疗法等.

磁场和电场虽然是两种不同的场，但在探讨思路和研究方法上却有类似之处. 因此，我们在学习时可对照静电学中的有关内容，通过类比和借鉴，更好地掌握本章内容.

第一节　磁场　磁感应强度

一、磁感应强度

人类很早就发现天然磁现象，到但一直 19 世纪初，才发现磁现象与电现象之间有密切关系. 1820 年丹麦科学家奥斯特发现，放置在通电直导线周围的磁针会受到力的作用而发生偏转. 为了解释磁的本质，1822 年法国物理学家安培提出了分子电流假说：一切磁现象的根源是电流，即电荷的运动.

与静止电荷间的相互作用类似，磁体或电流之间的相互作用也是通过磁场来传递的. 也就是说，运动电荷在其周围会产生磁场，而磁场对处于其中的运动电荷（或电流）有磁力作用.

在磁场中，规定小磁针 N 极所指的方向为该点磁场的方向. 为了描述磁场的强弱，我们引入检验电流元 $I\mathrm{d}\boldsymbol{l}$. 电流元 $I\mathrm{d}\boldsymbol{l}$ 是一矢量线元，$\mathrm{d}\boldsymbol{l}$ 的大小是所选取的一小段导线长度，方向沿该线元中的电流方向.

实验中发现：电流元 $\boldsymbol{I}\mathrm{d}\boldsymbol{l}$ 在磁场 $\boldsymbol{B}$ 中任意一点处被放置的空间方位不同，所受到磁场力的大小不同，数学表达式为

$$\mathrm{d}\boldsymbol{F}=I\mathrm{d}\boldsymbol{l}\times\boldsymbol{B} \tag{9-1}$$

式(9-1)也称安培定律，电流元在磁场中受到的磁场力，称为安培力. 显然：当 $\boldsymbol{I}\mathrm{d}\boldsymbol{l}$ 的方向与磁场的方向垂直时，所受的磁场力最大，且与 $\boldsymbol{I}\mathrm{d}\boldsymbol{l}$ 成正比，用 $\mathrm{d}F_{\max}$ 表示. 实验

证明，dF_{max}与 Idl 的比值与电流元无关. 因此，定义磁感应强度 $\boldsymbol{B}$ 来描述磁场强弱，其大小为

$$B=\frac{dF_{max}}{Idl} \tag{9-2}$$

磁场方向可采用小磁针的指向来确定. 若磁场中各点的磁感应强度均不随时间变化，这种磁场称为稳恒磁场. 若磁场中某一区域内各点的磁感应强度都相同，则称为匀强磁场. 在国际单位制中，磁感应强度的单位为特斯拉，符号为 T，$1T=1N\cdot A^{-1}\cdot m^{-1}$. 实际应用中曾经使用较小的单位高斯(G)，$1G=10^{-4}T$.

常见磁场的数值大小：一般永久磁铁为 0.4～0.7T；变压器铁芯中 0.8～1.4T；医学磁共振成像设备中 0.2～2.0T；地磁场约 0.5G；人体的生物磁场非常微弱，仅为$10^{-6}\sim10^{-8}$G.

二、毕奥-萨伐尔定律

电流在周围空间产生磁场，磁场的磁感应强度大小和方向是如何的呢？奥斯特实验结果表明，长直载流导线对磁极的作用力是横向力；法国物理学家毕奥和萨伐尔认为电流元对磁极的作用力也应垂直于电流元与磁极构成的平面. 他们通过长直和弯折载流导线对磁极作用力的实验，在数学家拉普拉斯的帮助下，经过适当的分析，得到了电流对磁极作用力的普遍定量规律.

下面介绍由实验总结出的毕奥-萨伐尔定律，它给出了电流元在真空中某点产生的 $d\boldsymbol{B}$. 如图 9-1 所示，假设在真空中某一载流导线中的电流强度为 I，在导线上任意取一线段元 dl，则 Idl 称为场源电流元，其方向与线段元中的电流强度方向一致. r 表示由电流元到磁场中某一点 P 的矢径，θ 表示 r 与 Idl 之间的夹角，则电流元 Idl 在 P 点产生的磁感应强度大小为

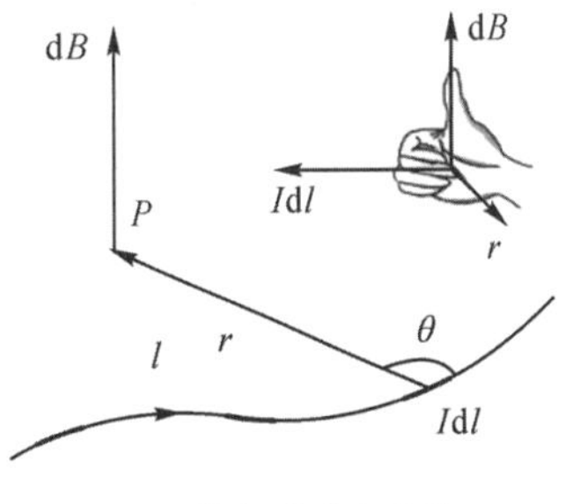

图 9-1 毕奥-萨伐尔定律

$$dB=\frac{\mu_0}{4\pi}\frac{Idl\sin\theta}{r^2} \tag{9-3a}$$

其中，真空磁导率 $\mu_0=4\pi\times10^{-7}T\cdot m\cdot A^{-1}$. 毕奥-萨伐尔定律的矢量表达式为

$$d\boldsymbol{B}=\frac{\mu_0}{4\pi}\frac{Id\boldsymbol{l}\times\boldsymbol{e}_r}{r^2} \tag{9-3b}$$

其中，$\boldsymbol{e}_r$ 表示电流元 $Id\boldsymbol{l}$ 到 P 点的单位径矢. $d\boldsymbol{B}$ 的方向垂直于 $Id\boldsymbol{l}$ 与 $\boldsymbol{r}$ 所构成的平面，且 $Id\boldsymbol{l}$、$\boldsymbol{r}$ 和 $d\boldsymbol{B}$ 三者的方向满足右手螺旋法则，即右手四指从 $Id\boldsymbol{l}$ 方向经小于 180°的角转向 $\boldsymbol{r}$，伸直的大拇指所指方向即为 $d\boldsymbol{B}$ 的方向，如图 9-1 所示.

为了计算任意形状的电流分布产生的磁场，可以把电流分割成无数的电流元 $Id\boldsymbol{l}$，先根据毕奥-萨伐尔定律求每个电流元产生的磁场，然后将它们进行矢量叠加，就可得到任意电流产生的磁场. 求解步骤如下：

①根据已知电流的分布与待求场点的位置，选取合适的电流元 $Id\boldsymbol{l}$；

②根据电流的分布与磁场分布的特点来选取合适的坐标系；

③根据所选择的坐标系，按照毕奥-萨伐尔定律写出电流元产生的磁感应强度 $d\boldsymbol{B}$；

④由叠加原理求出整个载流导线在场点的磁感应强度 $\boldsymbol{B}$ 的分布.

一般来说，需要将磁感应强度的矢量积分变为标量积分，并选取合适的积分变量，来完成积分过程. 下面我们利用毕奥-萨伐尔定律和叠加原理计算几种简单形式的电流产生的磁场.

1. 长直电流的磁场

如图 9-2 所示，在纸平面内有一长直载流导线 A_1A_2，通有由下向上的电流 I，试求该电流周围磁场中距离导线为 a 的 P 点处的磁感应强度 B.

在长直载流导线上任取电流元 $I\mathrm{d}\boldsymbol{l}$，根据毕奥-萨伐尔定律可知，它在 P 点产生的磁感应强度大小为

$$\mathrm{d}B=\frac{\mu_0}{4\pi}\frac{I\mathrm{d}l\sin\theta}{r^2}$$

方向都垂直于纸面向里，即所有电流元在 P 点的磁场方向都相同. 因此在求总磁感应强度 $\boldsymbol{B}$ 时，只需要求 $\mathrm{d}\boldsymbol{B}$ 的代数和，即

$$B=\int_{A_1}^{A_2}\mathrm{d}B=\frac{\mu_0}{4\pi}\int_{A_1}^{A_2}\frac{I\mathrm{d}l\sin\theta}{r^2}$$

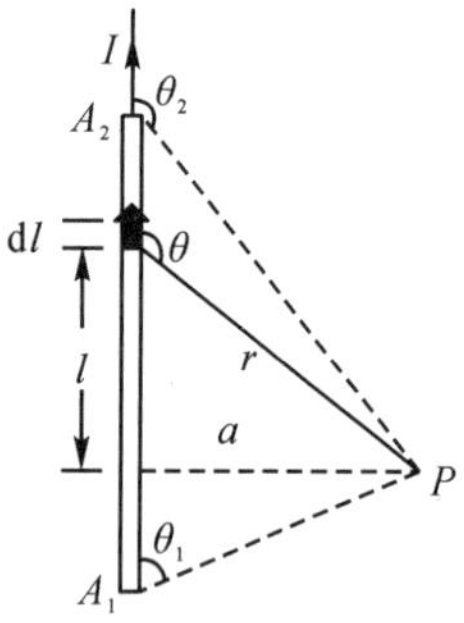

图 9-2　长直电流的磁场

由图 9-2 中的几何关系，改变积分变量，可得

$$B=\frac{\mu_0}{4\pi}\int_{\theta_1}^{\theta_2}\frac{I\sin\theta}{a}\mathrm{d}\theta=\frac{\mu_0 I}{4\pi a}(\cos\theta_1-\cos\theta_2)$$

若导线为无限长，令 $\theta_2=\pi$，则 $B=\frac{\mu_0 I}{2\pi a}$. 即无限长直电流周围某点的磁感应强度的大小与导线中的电流 I 成正比，与该点到导线的距离 a 成反比.

磁场的方向用右手螺旋法则确定：右手握住直导线，使大拇指指向电流方向，则四指的环绕方向就是磁感应强度的方向.

2. 圆形电流的磁场

如图 9-3 所示，半径为 R 的圆形线圈内通过电流为 I，圆心为 O，求轴线上与圆心距离为 x 的 P 点处的磁感应强度.

在载流圆形线圈上任取一电流元 $I\mathrm{d}\boldsymbol{l}$，该电流元到 P 点的位矢为 $\boldsymbol{r}$，因为 Ox 是圆形线圈的轴线，圆环上任一电流元 $I\mathrm{d}\boldsymbol{l}$ 与半径 R 垂直，显然有 $I\mathrm{d}\boldsymbol{l}\perp\boldsymbol{r}$. 由毕奥-萨伐尔定律，电流元在 P 点产生的磁感应强度

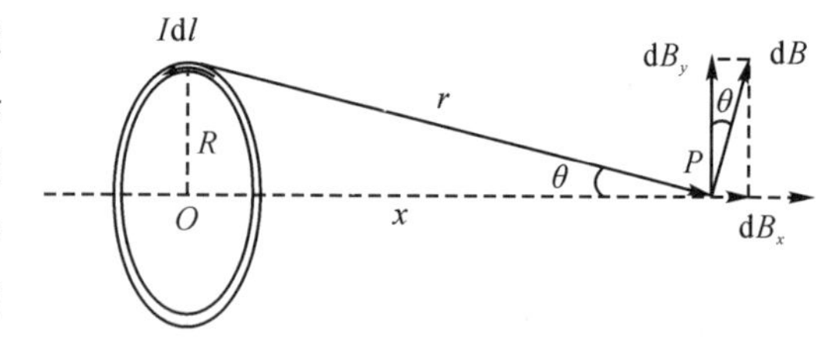

图 9-3　圆形电流的磁场

$$\mathrm{d}B=\frac{\mu_0}{4\pi}\frac{I\mathrm{d}l\sin 90^\circ}{r^2}=\frac{\mu_0}{4\pi}\frac{I\mathrm{d}l}{r^2}$$

由几何关系 $r=\sqrt{R^2+x^2}$ 可知各电流元与 P 点距离相等，产生的 $\mathrm{d}\boldsymbol{B}$ 大小相等，方向不同；所有电流元产生的 $\mathrm{d}\boldsymbol{B}$ 形成一个以 P 为顶点以 Ox 为轴线的圆锥.

把 $\mathrm{d}\boldsymbol{B}$ 分解为平行于轴线的分量 $\mathrm{d}B_x$ 和垂直于轴线的分量 $\mathrm{d}B_y$. 平行分量 $\mathrm{d}B_x=\mathrm{d}B\sin\theta$，其中 $\sin\theta=\frac{R}{r}=\frac{R}{\sqrt{R^2+x^2}}$，对固定的 P 点来说是一个常量. 由于轴对称性，垂直于轴的分量 $\mathrm{d}B_y$ 相互抵消所以平行分量的代数和就是磁感应强度，方向沿轴线方

向.即

$$B=\oint dB_x=\oint\frac{\mu_0}{4\pi}\frac{Idl}{r^2}\sin\theta=\frac{\mu_0 I\sin\theta}{4\pi r^2}2\pi R=\frac{\mu_0}{2}\frac{IR^2}{(R^2+x^2)^{\frac{3}{2}}}$$

在圆心 O 处,取 $x=0$,则 $B=\frac{\mu_0 I}{2R}$

上式表明,圆心处的磁感应强度的大小与电流 I 成正比,与圆的半径 R 成反比;磁场的方向与电流的环绕方向满足右手螺旋法则:四指环绕方向为电流方向,大拇指所指方向为磁场方向.

3.载流直螺线管电流磁场

半径为 R,长为 L 的螺线管,已知单位长度内绕有 n 匝线圈,总匝数 N,线圈中电流为 I,如图 9-4 所示.试求其管内轴线上一点 P 处的磁感应强度.

绕在圆柱表面上的螺线形线圈叫作螺线管.设在真空中有一个密绕直螺线管,即整个螺线管可以近似地看成由一系列半径相同的圆线圈同轴密排而成,绕线的螺距可以忽略.以 P 为原点,沿轴线方向建立坐标轴,由于直螺线管为密绕的,所以每匝线圈可近似看作是一闭合的圆电流,P 点的磁感应强度可以看成各匝线圈在该点产生的磁感应强度的矢量和.假设螺线管每单位长度上的线圈匝数为 n,在螺线管上距 P 点 x 处取一段 dx,则在这一小段相当于一个电流强度为 $ndxI$ 的圆形电流,它在 P 点产生的磁感应强度为

$$dB=\frac{\mu_0}{2}\frac{nIdxR^2}{(R^2+x^2)^{\frac{3}{2}}}$$

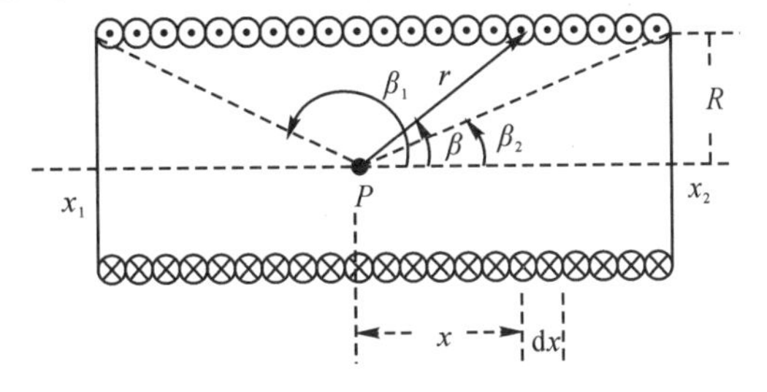

图 9-4 载流螺旋管的磁场

方向沿轴线.整个螺线管在 P 点的磁感应强度为

$$B=\int dB=\int_{x_1}^{x_2}\frac{\mu_0}{2}\frac{nIR^2dx}{(R^2+x^2)^{\frac{3}{2}}}$$

由图 9-4 得 $x=R\cot\beta$,于是 $dx=-R\csc^2\beta d\beta$,代入上式得

$$B=-\int_{\beta_1}^{\beta_2}\frac{\mu_0}{2}nI\sin\beta d\beta=\frac{\mu_0}{2}nI(\cos\beta_2-\cos\beta_1)$$

对无限长或 $l\gg R$ 的螺线管,上式变为 $B=\mu_0 nI$.表明长直螺线管内部的磁感应强度是均匀的,其大小与单位长度上的匝数和通过的电流成正比.磁场方向可用右手螺旋法则确定:四指沿电流方向绕行,大拇指所指方向即为磁场方向.

三、磁场中的高斯定理

1.磁感线

为了形象地描述磁场的分布情况,在磁场中作一系列的曲线,曲线上每一点的切线方向都与该点的磁感应强度方向一致,这些曲线称为磁感线.规定:通过磁场中某一点且与 B 矢量垂直的单位面积上磁感应线的条数等于该点磁感应强度的大小.因此,磁感应线密集表示磁感应强度大,稀疏表示磁感应强度小.值得注意的是,不同于静电场

中的电场线那样起始于正电荷终止于负电荷，磁感应线是无始无终的闭合曲线，因此磁场又称为涡旋场.

2.磁通量

通过某一给定面积的磁感应线的总数称为通过该面积的磁通量，用 Φ_m 表示. 磁通量与电通量的计算方法类似. 在磁场中任意曲面 S 上任取一面元 $d\boldsymbol{S}$，其法线 $\boldsymbol{n}$ 的方向与该点 $\boldsymbol{B}$ 的方向夹角为 θ，则通过 $d\boldsymbol{S}$ 的磁通量

$$d\Phi_m=\boldsymbol{B}\cdot d\boldsymbol{S}=B\cos\theta dS \tag{9-4a}$$

积分即得通过整个 S 面的磁通量

$$\Phi_m=\int_S \boldsymbol{B}\cdot d\boldsymbol{S}=\int_S B\cos\theta dS \tag{9-4b}$$

在国际单位制中，磁通量的单位为韦伯，符号为 Wb，$1\text{Wb}=1\text{T}\cdot\text{m}^2$.

3.磁场中的高斯定理

由于磁感应线是闭合曲线，如果在磁场中选取一闭合曲面，可以想象，由闭合曲面的一侧穿入的磁感应线必从曲面的另一侧穿出. 设穿入的磁通量为负，穿出的为正，则通过磁场中任意闭合曲面的磁通量为零，即

$$\oint_S \boldsymbol{B}\cdot d\boldsymbol{S}=\oint_S B\cos\theta dS=0 \tag{9-5}$$

式(9-5)称为磁场中的高斯定理，它描述了磁场是涡旋场这一重要特性.

四、安培环路定理

除毕奥-萨伐尔定律以外，另一个反映电流和磁场内在联系的重要规律是安培环路定理，它也是电磁场理论的基本方程之一. 安培环路定理可以利用无限长载流直导线的磁场来验证，推导过程从略. 表述如下：

在稳定电流的磁场中，磁感应强度 $\boldsymbol{B}$ 沿任意闭合曲线 L 的线积分，等于该闭合曲线所围绕的所有电流强度代数和的 μ_0 倍，即

$$\oint_L \boldsymbol{B}\cdot d\boldsymbol{l}=\oint_L B\cos\theta\, dl=\mu_0\sum I_i \tag{9-6}$$

其中，$\boldsymbol{B}$ 是闭合曲线内外所有电流产生的磁感应强度的矢量和，而 $\sum I_i$ 只是包围在回路内的电流的代数和. 电流符号的规定：当穿过回路的电流 I 的方向与回路 L 的绕行方向符合右手螺旋法则时，I 为正；反之，I 取负.

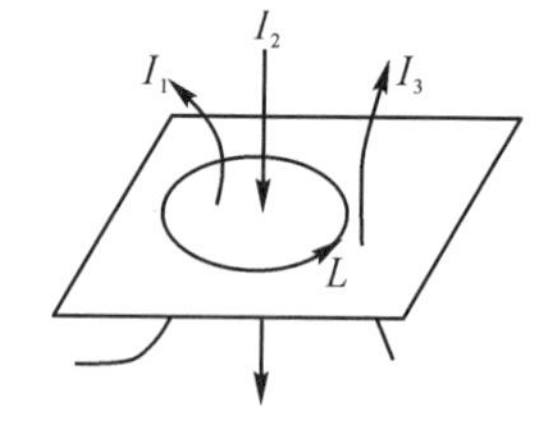

图 9-5　安培环路定理

如图 9-5 中三条载流导线在空间中产生磁场，闭合回路 L 中包围的电流只有 I_1 和 I_2，其中 I_1 与回路绕行方向成右手系取正，I_2 相反为负；由安培环路定理可知：磁感应强度 $\boldsymbol{B}$ 沿闭合回路 L 的线积分等于两者的代数和. 因此磁感应强度 $\boldsymbol{B}$ 沿闭合回路 L 的线积分为

$$\oint_L \boldsymbol{B}\cdot d\boldsymbol{l}=\oint_L B\cos\theta dl=\mu_0(I_1-I_2)$$

虽然电流 I_3 对磁感应强度 $\boldsymbol{B}$ 也有贡献，但不被包围在闭合回路内，它产生的磁感应强度对闭合回路积分的结果为零.

安培环路定理对于研究恒定磁场有重要意义. 应用安培环路定理计算一些具有一

定对称性的磁场时，首先用磁场叠加原理对载流体的磁场做对称性分析；再根据磁场的对称性和特征，选择合理的积分路径，然后利用安培环路定理即可求出磁感强度.

下面我们就应用安培环路定理来计算长直螺线管电流的磁场. 密绕的长直螺线管，通过的电流为 I，由于它很长，故管内中间部分的磁场是均匀的，方向与管轴平行，如图 9-6 所示. 管外磁场很弱，可忽略不计. 在螺线管内任取一点 P，过 P 点作一矩形闭合回路 $abcd$，对回路应用安培环路定理，有

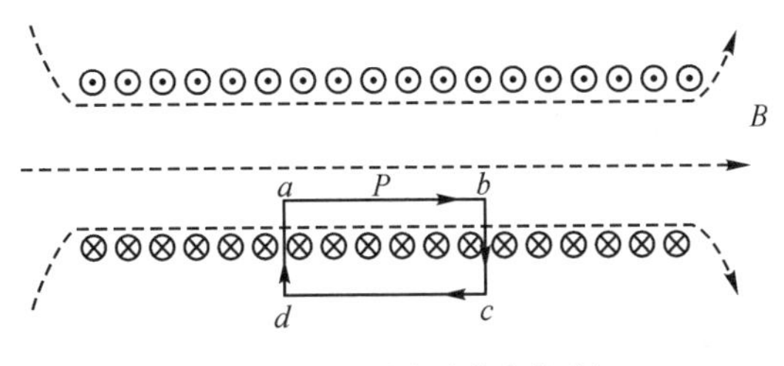

图 9-6 载流长直螺线管内的磁场

$$\oint B\cos\theta \mathrm{d}l = \int_a^b B\cos\theta \mathrm{d}l + \int_b^c B\cos\theta \mathrm{d}l + \int_c^d B\cos\theta \mathrm{d}l + \int_d^a B\cos\theta \mathrm{d}l = \mu_0 \sum I_i$$

由于 cd 段在管外，$B=0$，所以 $\int_c^d B\cos\theta \mathrm{d}l = 0$；$bc$ 和 da 两段线上各对应点的 $\boldsymbol{B}$ 与积分路径垂直，积分为零. ab 段在管内，设其长度用$\overline{ab}$ 表示，管内为匀强磁场，且 $\boldsymbol{B}$ 的方向与绕行方向一致（$\theta = 0°, \cos\theta = 1$），故

$$\oint B\cos\theta \mathrm{d}l = \int_a^b B\cos\theta \mathrm{d}l = \int_a^b B \mathrm{d}l = B\,\overline{ab}$$

根据安培环路定理

$$\oint B\cos\theta \mathrm{d}l = \mu_0 \sum I = \mu_0 n\,\overline{ab} I$$

由此可得长直螺线管内的磁感应强度为

$$B=\mu_0 nI$$

这一表达式与之前采用毕奥-萨伐尔定律矢量积分所得结果相同，而计算过程显然简单得多.

第二节 磁场对运动电荷和电流的作用

一、带电粒子在磁场中的运动 磁聚焦

运动电荷在磁场中要受到一个磁场力的作用，这个力叫作洛伦兹力. 实验结果表明，洛伦兹力的大小与运动电荷的电量、速度、磁感应强度之间的关系为

$$\boldsymbol{F}=q\,\boldsymbol{v}\times\boldsymbol{B} \tag{9-7}$$

式中$\boldsymbol{v}\times\boldsymbol{B}$ 是矢积的表示形式，洛伦兹力 $\boldsymbol{F}$ 的方向，垂直于运动速度$\boldsymbol{v}$与磁感应强度 $\boldsymbol{B}$ 所确定的平面. 如果 q 是正电荷，可用右手螺旋法则确定 $\boldsymbol{F}$ 的方向：将右手大拇指竖起，使它和其他四指垂直，四指先由$\boldsymbol{v}$的方向上沿着小于 180°的一侧转到 $\boldsymbol{B}$ 的方向，大拇指所指的方向就是洛伦兹力 $\boldsymbol{F}$ 的方向. 如果 q 是负电荷，则洛伦兹力的方向与上述方向

相反．由于洛伦兹力始终与运动电荷的速度方向垂直，所以磁场力对运动电荷不做功．下面我们讨论三种情况下带电粒子在磁场中的运动情况．

1．带电粒子沿着磁场方向运动时

带电粒子受到的洛伦兹力为零；粒子保持匀速直线运动．

2．带电粒子沿垂直磁感应强度方向进入磁场时

粒子受到洛伦兹力达到最大，即 $F_{\max}=qvB$，洛伦兹力的方向与粒子速度方向垂直，只改变粒子的运动方向，不改变其速度的大小．因此带电粒子将在一个固定的平面内做匀速圆周运动，如图 9-7(a)所示（磁场方向指向纸面向里），粒子运动轨迹的圆周半径 R 和回旋周期 T 分别为

$$R=\frac{mv}{qB},T=\frac{2\pi m}{qB}$$

其中，m 为带电粒子的质量．

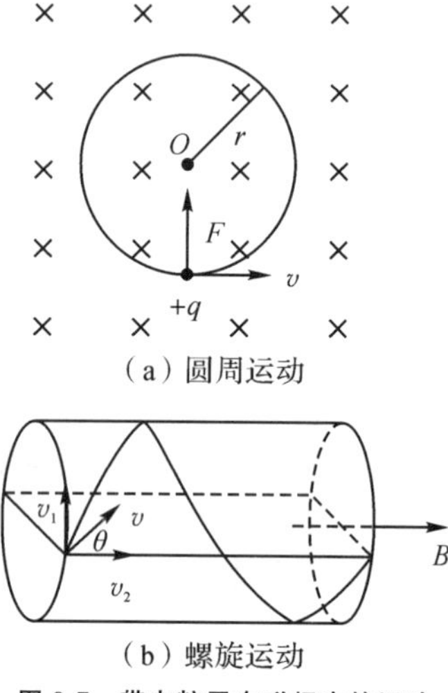

(a) 圆周运动

(b) 螺旋运动

图 9-7　带电粒子在磁场中的运动

3．带电粒子速度 v 与 B 之间成 θ 角进入均匀磁场时

由于平行于 B 的速度分量为 $v_{/\!/}=v\cos\theta$，粒子在该方向不受洛伦兹力，因此粒子在该方向以 $v_{/\!/}$ 的速度做匀速运动；同时，与 B 垂直的速度分量为 $v_{\perp}=v\sin\theta$，带电粒子受到洛伦兹力为 $f=qv_{\perp}B=qvB\sin\theta$，匀速圆周运动的半径 $R=\frac{mv_{\perp}}{qB}$．两种运动合成的结果使粒子的运动轨迹为一螺旋线，如图 9-7(b)所示．粒子在磁场中回旋一周前进的距离称为螺距，用 h 表示，则

$$h=v_{/\!/}T=\frac{2\pi m}{qB}v\cos\theta$$

如果从磁场中某一点 A 沿着磁场方向发射出一束很窄的带电粒子流，粒子流速度为 v，各粒子速度方向与磁感应强度 B 的方向偏角 θ 很小，则

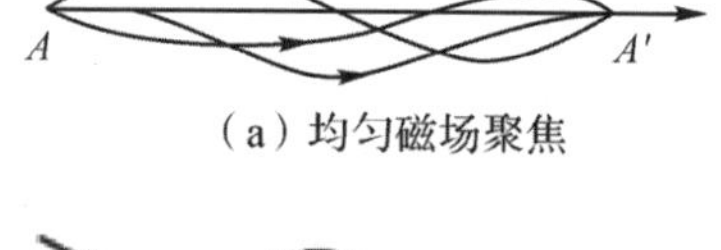

(a) 均匀磁场聚焦

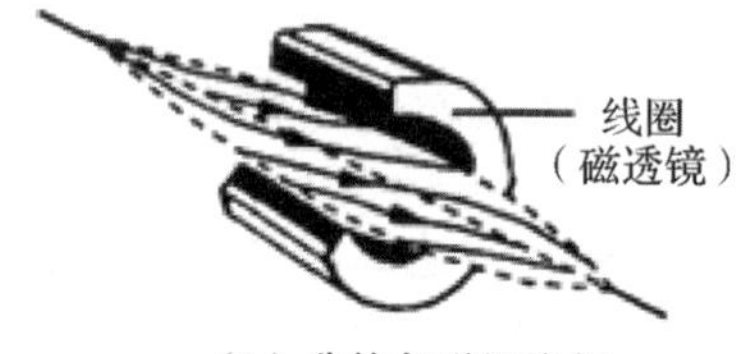

(b) 非均匀磁场聚焦

图 9-8　磁聚焦

$$v_{/\!/}=v\cos\theta\approx v,v_{\perp}=v\sin\theta\approx v\theta$$

可以看到，尽管各粒子的 θ 不同，它们在磁场中沿着不同半径的螺旋线前进，但由于它们的 $v_{/\!/}$ 几乎相等，因此经过一个螺距 h 后，这些粒子又将重新会聚在同一点 A'，如图 9-8(a)所示．这与光通过凸透镜后聚焦相类似，故称为磁聚焦．实际应用的磁透镜，例如在电子显微镜、电视显像管中，通常采用特殊设计的非均匀磁场，如图 9-8(b)所示．

二、带电粒子在磁场中的运动效应与应用

1．质谱仪

质谱分析是一种测量离子质荷比的分析方法，其基本原理是使试样中各组分在离

子源中生成不同质荷比的带电离子，利用磁场对运动电荷的作用力，将电量相等而质量不同的带电粒子分离. 质谱仪的工作原理如图 9-9 所示.

假设离子经过电场加速区后，垂直进入由互相正交的磁场 B_s 和电场 E 组成的速度选择区. 正离子通过速度选择区时，受到的洛伦兹力和电场力的方向相反. 当二力满足平衡条件 $qvB_s=qE$ 时，才能无偏转地通过狭缝，即离子的速度必须为 $v=E/B_s$. 这个过程称为离子速度选择.

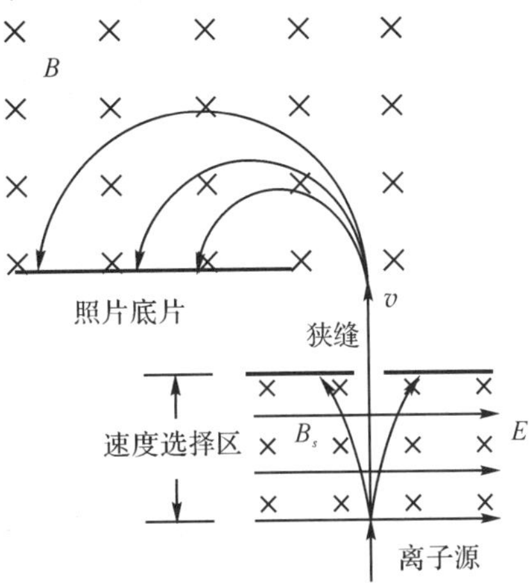

图 9-9 质谱仪的工作原理

正离子通过狭缝后进入另一匀强磁场 B 中，在该区域内，离子在洛伦兹力的作用下做圆周运动. 将速度代入圆周运动的半径公式，可得

$$R=\frac{mE}{qBB_s}$$

当电场 E、磁场 B 和 B_s 以及离子电量 q 一定时，离子的回旋半径 R 与其质量 m 成正比，即不同质量的离子做圆周运动的半径不同，这样就将电量相等而质量不同的带电粒子分开了. 分开的离子，最终射在照相底片的不同位置，形成线状条纹，称为质谱. 负离子情况类似，但偏转方向相反，讨论从略.

第一台质谱仪是由英国科学家阿斯顿于 1919 年制成的. 他用这台装置发现了天然存在的 287 种核素中的 212 种，第一次证明原子质量亏损. 阿斯顿为此获得了 1922 年诺贝尔化学奖. 质谱仪是研究同位素的重要工具，现已广泛应用于实验室和医学研究中. 利用它可以分离不同质荷比的离子，质量的测量精度可达到千万分之一.

2. 霍尔效应

霍尔效应是电磁效应的一种，是由美国物理学家霍尔于 1879 年在研究金属导电机制时发现的. 如图 9-10 所示，一导电薄片在 yOz 平面上放置，沿 y 轴正方向通以电流 I，外加均匀磁场 B(假设沿 x 轴负方向)垂直通过导体. 结果由于载流子在磁场中发生偏转，从而在垂直电流及磁场的方向产生一横向附加电场，使得导电片的上下侧(z 方向)出现电势差 $U_{aa'}$. 这一现象称为霍尔效应，这个电势差也被称为霍尔电压.

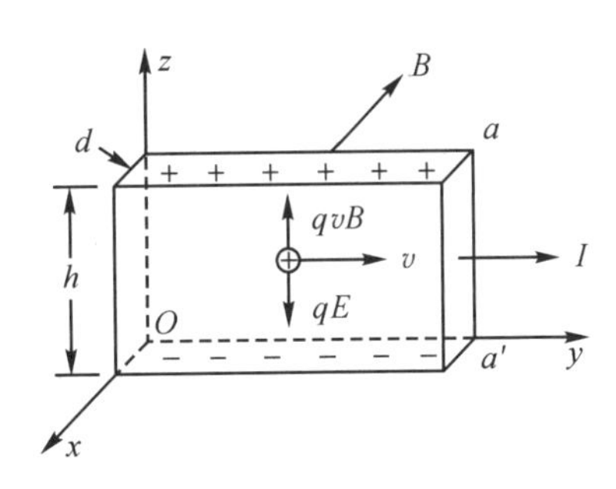

图 9-10 霍尔效应

下面我们来讨论决定霍尔电势差大小和正负的因素. 设载流子的数密度为 n，电量为 q. 在高度为 h，宽度为 d 的导电薄片中通以沿 y 轴正向的电流 I，载流子的平均漂移速度为 v. 以载流子为正电荷为例，加上如图 9-10 所示的磁场后，带正电的载流子将受到向上的洛伦兹力作用，偏离原运动方向，使导电片的上方堆积正电荷，薄片中因此形成一个向下的电场，称为霍尔电场. 载流子在此电场中受到向下的电场力作用，显然是阻碍载流子的偏离移动. 当电场力与洛伦兹力达成平衡时，电荷不再堆积，薄片上下两侧的电势差 $U_{aa'}$ 达到稳定，载流子继续沿电流方向运动，漂移速度 v 保持不变. 应有

$$qvB=qE$$

考虑到场强和电势差的关系，有 $qvB=q\frac{U_{aa'}}{h}$

将电流与漂移速度的关系式 $I=nqhdv$ 代入，可得

$$U_{aa'}=\frac{1}{nq}\frac{IB}{d}=k\frac{IB}{d} \tag{9-8}$$

其中，$k=1/nq$，称为霍尔系数. 由式(9-8)可见，霍尔电压 $U_{aa'}$ 与电流及磁感应强度成正比，与导电薄片的厚度成反比. 在其他条件相同的情况下，材料的载流子浓度 n 越大，霍尔系数 k 越小，产生的霍尔电势差越小. 因此一般金属中载流子(自由电子)的浓度很大，所以霍尔效应不显著；而半导体材料的载流子浓度小得多，能产生较大的电势差，故实用的霍尔器件都是由半导体材料做成的. 由测定半导体的霍尔电压的正负可以判断半导体的载流子种类，并计算出载流子浓度.

根据霍尔效应，还可以制造一种测量磁感应强度的仪器——特斯拉计. 它的探头为霍尔器件，霍尔系数 k 和厚度 d 固定. 当通过的电流一定时，霍尔电势差与探头所在处的磁感应强度 B 成正比，这样通过测量霍尔电势差就可得出磁场.

例题 9-1 三种不同材料的导电薄片，它们的自由电子浓度之比为 1∶2∶3，厚度之比为 1∶3∶5，通过它们的电流之比为 2∶3∶5，放置于同一垂直磁场中，求它们的霍尔电压之比.

解：由已知条件 $n_1:n_2:n_3=1:2:3$，$d_1:d_2:d_3=1:3:5$，$I_1:I_2:I_3=2:3:5$

载流子为电子，则霍尔电压表达式应为 $U_{aa'}=\frac{1}{nq}\frac{IB}{d}=\frac{IB}{ned}$

可得三种材料的霍尔电压之比为

$$U_1:U_2:U_3=\frac{I_1}{n_1d_1}:\frac{I_2}{n_2d_2}:\frac{I_3}{n_3d_3}=\frac{2}{1\times1}:\frac{3}{2\times3}:\frac{5}{3\times5}=12:3:2$$

3. 电磁流量计

电磁流量计是二十世纪五六十年代随着电子技术的发展而迅速发展起来的新型流量测量仪表，其原理是利用霍尔效应，根据导电流体通过外加磁场时产生的电动势来测量导电流体的流量.

图 9-11 是电磁流量计测量血流速度的示意图. 设含有正、负离子的血液在直径为 D 的血管中流动，血流平均流速为 v，方向沿 y 轴正向. 励磁线圈在电源接通后，将在铁芯的间隙处产生一个沿 z 轴方向的磁场 B，它与血流方向垂直. 血液中的正、负离子由于洛伦兹力的作用而分别积聚在血管壁的两侧，在血液中形成电场. 电场可以近似地看成是匀强电场，这时离子同时受到电场力和反方向的洛伦兹力的作用. 当两力互相平衡时，若血管两侧的电势差为 U，可得

$$v=\frac{U}{DB}$$

上式说明，血流平均速度 v 与血管壁两侧的电势差成正比（测量时 D、B 是不变的）. 考虑到血管的横截面积为 $S=\frac{\pi D^2}{4}$，因此血流量为

$$Q=\frac{\pi D^2}{4}v=\frac{\pi DU}{4B} \tag{9-9}$$

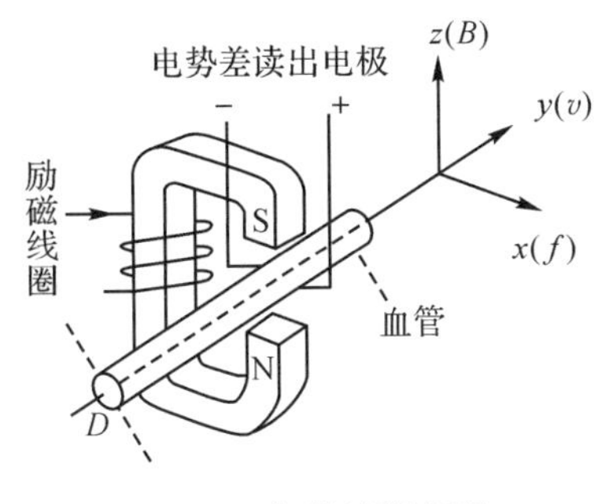

图 9-11　电磁流量计原理

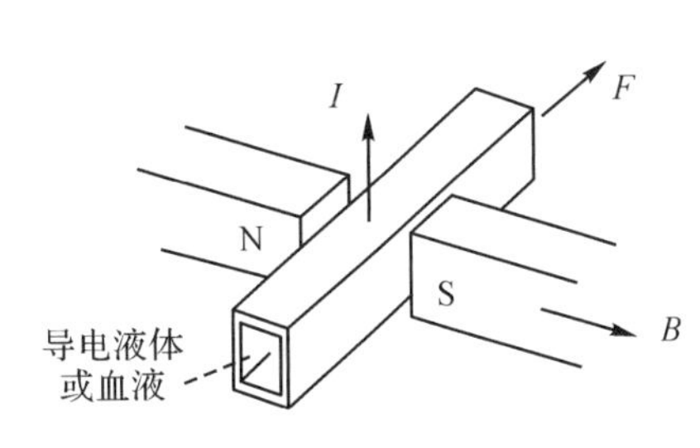

图 9-12　电磁泵

若已知磁感应强度 B 和血管直径 D，只要测出血管壁两侧的电势差 U，即可求出流过血管的血流量. 电磁流量测量是一种损伤性的方法，使用时要将被测血管暴露在外，常用于动物实验和心脏、动脉手术中测定血流速度和血流量.

4. 电磁泵

电磁泵是一种利用磁场和导电流体中电流的相互作用，使流体受电磁力作用而产生压力梯度，从而推动流体运动的一种装置. 工作原理如图 9-12 所示，给导电液体通以电流，并使电流 I 的方向与磁感应强度 B 的方向垂直，则液体受到一个沿管子方向的推力 F 的作用(洛伦兹力)，使液体向前流动. 由于电磁泵没有转动部件，结构紧凑，运转可靠，密封性好，特别适用于输送一些有毒的重金属(如汞、铅等)和化学性质活泼的金属(如钾、钠、钾钠合金等). 在一些核能反应堆，特别是快中子堆中都使用电磁泵. 而在医学上，如人工心肺机和人工肾装置中，电磁泵常被用来输送血液或其他电解质溶液. 这种装置没有任何机械运动部件，不会使血液中的细胞受到损害，而且可以全部密封，避免了被污染的机会.

三、磁场对电流的作用

1. 磁场对载流导线的作用

导线中电荷做定向运动形成电流，定向运动的电荷所受到洛伦兹力的合力，就是载流导线在磁场中所受的力，通常称为安培力.

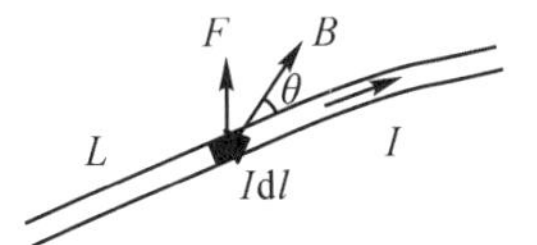

图 9-13　安培力

如图 9-13 所示，设载流导线通过的电流为 I，自由电子电量为 e，定向移动的平均速度为 v，且 v 与磁场 B 的夹角为 θ，则每个电子所受的洛伦兹力为 $evB\sin\theta$. 若导线中自由电子的数密度为 n，导线的横截面积为 S，在载流导线 L 上取一小段 $\mathrm{d}l$，则该段导线包含的电子数为 $nS\mathrm{d}l$，因此 $\mathrm{d}l$ 段导线所受的力 $\mathrm{d}F$ 为

$$\mathrm{d}F=evB\sin\theta nS\mathrm{d}l$$

因为 $I=neSv$，故上式可写成

$$\mathrm{d}F=IB\sin\theta\mathrm{d}l \tag{9-10a}$$

受力方向由右手螺旋法则确定. 上式也可以写成矢量形式

$$\mathrm{d}\boldsymbol{F}=I\mathrm{d}\boldsymbol{l}\times\boldsymbol{B} \tag{9-10b}$$

磁场作用在整个载流导线 L 上的力应等于各电流元所受力的矢量和，即

$$\boldsymbol{F}=\int_L \mathrm{d}\boldsymbol{F}=\int_L I\,\mathrm{d}\boldsymbol{l}\times\boldsymbol{B} \tag{9-10c}$$

如果载流导线是一长为 L 的直导线，与匀强磁场 B 成 θ 角，则该载流导线受到安培力大小为

$$F=IBL\sin\theta$$

显然，当载流直导线与匀强磁场垂直时，安培力大小为 $F=BIL$，方向与磁场和电流的方向均垂直.

2. 磁场对载流线圈的作用

如图 9-14 所示，设有一矩形的载流线圈，长、宽分别为 l_1、l_2，线圈中通过的电流强度为 I，置于匀强磁场中，线圈平面与 B 夹角为 θ，则作用在 ab 和 cd 两段导线上的安培力大小为

$$F_1=F_1'=BIl_1\sin\theta$$

它们大小相等，方向相反，且沿同一条直线作用在线圈上，两者互相抵消. 因为线圈中 bc 和 da 两段导线均与 B 垂直，故作用在 bc 和 da 上的安培力大小为

$$F_2=F_2'=BIl_2$$

二者大小相等，方向相反，但并不作用在同一直线上，而是形成一对力偶，产生力矩作用在线圈上，力矩大小为

$$M=IBl_2l_1\cos\theta=IBS\cos\theta \tag{9-11a}$$

其中，$S=l_1l_2$ 为载流线圈的面积.

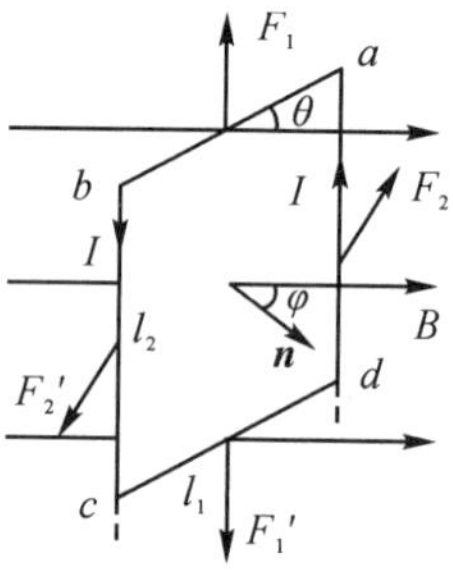

图 9-14 磁场中的载流线圈

载流线圈的方位常用线圈的法线方向 $\boldsymbol{n}$ 来描述. 线圈法线的正方向由右手螺旋法则确定：右手四指沿线圈内电流方向弯曲，则大拇指所指方向为线圈平面法线的正方向. 若法线 $\boldsymbol{n}$ 与 $\boldsymbol{B}$ 的夹角为 φ，由图 9-14 可知：$\varphi+\theta=\pi/2$，则式(9-11a)可改写为

$$M=IBS\sin\varphi \tag{9-11b}$$

如果线圈有 N 匝，则它所受的力矩为

$$M=NIBS\sin\varphi=P_mB\sin\varphi \tag{9-11c}$$

其中，$P_m=NIS$，称为载流线圈的磁矩. 磁矩是一个重要的物理量. 它是用来描述载流线圈特性的物理量，取决于载流线圈本身，与外磁场的情况无关. 在原子中，核外电子的绕核运动，可以等效成一个环形电流，这个电流与环形电流所包围面积的乘积，就是电子的轨道磁矩. 此外，电子、原子核都有自旋运动，也相应地有电子自旋磁矩和原子核磁矩. 这些概念在研究物质的磁性、原子与分子光谱以及核磁共振现象中，都要经常用到.

磁矩是一个矢量，方向为线圈平面的法线方向. 根据磁矩的定义，式(9-11c)也可以写成

$$\boldsymbol{M}=\boldsymbol{P}_m\times\boldsymbol{B} \tag{9-11d}$$

上面的结果虽然是从矩形线圈导出的，但它完全适用于任何形状的平面线圈.

由上述讨论可知，当 $\varphi=\pi/2$ 时，线圈平面的法线 $\boldsymbol{n}$ 与磁场 $\boldsymbol{B}$ 垂直，线圈受到的力矩最大. 当 $\varphi=0$ 时，线圈平面的法线 $\boldsymbol{n}$ 与磁场 $\boldsymbol{B}$ 相同，通过线圈的磁通量最大，线圈受到的力矩为零，这个位置是线圈的稳定平衡位置. 当 $\varphi=\pi$ 时，线圈平面的法线 $\boldsymbol{n}$ 与磁场 $\boldsymbol{B}$ 相反，虽然线圈受到的力矩也为零，但这个平衡位置是不稳定的，稍有一点扰动，线圈

就会转到 $\varphi=0$ 的稳定平衡位置. 也就是说，线圈在力矩 $\boldsymbol{M}$ 作用下转动，将使法线 $\boldsymbol{n}$ 旋转到与磁场 $\boldsymbol{B}$ 一致的方向上去.

例题 9-2 在玻尔的氢原子模型中，电子绕原子核做圆周运动，已知圆周的半径 $R=5.3\times10^{-11}\,\mathrm{m}^2$，电子的速度 $v=2.2\times10^6\,\mathrm{m/s}$. 试求：(1)电子的轨道磁矩；(2)轨道中心处的磁感应强度.

解：(1)做圆周运动的电子相当于一环形电流，它绕核运动一周所需的时间为

$$T=\frac{2\pi R}{v}$$

故电子绕核运动所形成的等效电流为 $I=\dfrac{e}{T}=\dfrac{ev}{2\pi R}$

电子绕核运动轨道面积为 $S=\pi R^2$，其轨道磁矩 P_m 为

$$P_m=IS=\frac{1}{2}evR=\frac{1}{2}\times1.6\times10^{-19}\times2.2\times10^6\times5.3\times10^{-11}\,\mathrm{A\cdot m^2}=9.3\times10^{-24}\,\mathrm{A\cdot m^2}$$

(2) 电子轨道中心处即为圆形电流圆心，轨道中心处的磁感应强度为

$$B=\frac{\mu_0 I}{2R}=\frac{\mu_0}{2R}\frac{ev}{2\pi R}=10^{-7}\times\frac{1.6\times10^{-19}\times2.2\times10^6}{(5.3\times10^{-11})^2}\,\mathrm{T}=13\,\mathrm{T}$$

第三节 磁介质和超导体

前面所讨论的电流磁场均是在真空(或空气)中建立的，其磁感应强度应称为真空中的磁感应强度. 当磁场中有其他介质时，情况将有所不同，处于磁场中的介质将被磁化而产生附加磁场. 附加磁场会影响原磁场，使介质中的磁场不同于真空中的磁场.

一、物质的磁性和磁化

磁性是物质最基本的属性之一，各种物质都有不同程度的磁性. 不过绝大多数物质的磁性都很弱，只有少数物质才有显著的磁性. 物质的磁性是由物质的原子、分子等微观粒子内电子运动产生的. 原子或分子中的每个电子不仅绕原子核的运动，而且还有自旋运动，两种运动都会产生一定的磁效应. 把分子(或原子)作为一个整体来看，该分子的所有电子对外产生的磁效应的总和等效为一个圆电流，叫作分子电流，它所具有的磁矩叫作分子磁矩. 当物质处于外磁场中时，会因分子磁矩与外磁场的相互作用而产生附加磁场，这种现象叫作物质的磁化. 能对磁场产生影响的物质叫作磁介质.

设磁介质因磁化而产生的附加磁感应强度为 $\boldsymbol{B}'$，则磁介质中的总磁感应强度 $\boldsymbol{B}$ 等于真空中的磁感应强度 $\boldsymbol{B}_0$ 与附加磁场 $\boldsymbol{B}'$ 的矢量和，即 $\boldsymbol{B}=\boldsymbol{B}_0+\boldsymbol{B}'$. 为了说明磁介质被磁化后对原磁场影响的程度，我们引入 μ_r 表示 $\boldsymbol{B}$ 与 $\boldsymbol{B}_0$ 之比，即

$$\mu_r=\frac{B}{B_0} \tag{9-12}$$

其中，μ_r 称为磁介质的相对磁导率. 相对磁导率是一个无量纲的纯数，由磁介质的性质决定. 表 9-1 是一些物质的相对磁导率. 真空的 $\mu_r=1$，绝大部分物质的 μ_r 值都非常接近于 1.

表 9-1 一些物质的相对磁导率

顺磁质($\mu_r>1$)		抗磁质($\mu_r<1$)		铁磁质($\mu_r\gg1$)	
空气	1.000001	氢	0.999999937	铁	500～100000
氧	1.0000019	水	0.999991	钴	80～100
硬橡胶	1.00014	玻璃	0.999981	磁性合金	10000～20000
铂	1.000360	铜	0.999991	高磁导合金	100000

磁介质可按其在磁场中被磁化的程度不同分为顺磁质、抗磁质和铁磁质三类.

1.顺磁质

相对磁导率 $\mu_r>1$ 的磁介质称为顺磁质.顺磁质处于外磁场中时,表现出十分微弱的磁性,磁化后其附加磁场与外磁场具有相同的方向,对外磁场有微弱的加强作用.顺磁质所具有的磁性称为顺磁性.绝大部分物质都属于这一类,如氧、锰、铬等.

2.抗磁质

相对磁导率 $\mu_r<1$ 的磁介质称为抗磁质.抗磁质在外磁场中也表现出微弱的磁性,但它的附加磁场与外磁场的方向相反,对外磁场有微弱的抵消作用.抗磁质所具有的磁性称为抗磁性.如铜、铋、水及惰性气体等属于这一类物质.

3.铁磁质

相对磁导率 $\mu_r\gg1$ 的磁介质称为铁磁质,数量级可达 $10^2\sim10^5$,且不是常数.铁磁质在外磁场中能产生很强的、与外磁场方向相同的附加磁场,电工技术上常常利用它来产生强大的磁场.铁磁质所具有的磁性称为铁磁性.铁、钴、镍及这三种元素的合金,如硅钢、镍铝、镍铜及铁的合金等均是铁磁质.当外磁场撤销后,铁磁质物质仍能保留一定的磁性.

对于各种铁磁质来说,都存在一特定的温度,当铁磁质的温度高于该值时,铁磁性完全消失,变为普通的顺磁质,这一温度叫作铁磁质的居里点.例如:铁的居里点为770℃,镍的居里点为360℃.

通过对各种生物大分子磁导率的测定发现,绝大多数生物大分子呈现微弱的抗磁性,少数为顺磁性(如含 Fe 的血红蛋白),只有极少数分子呈铁磁性.正常人体组织为微弱的抗磁质,部分原因是含有大量的水,而水具有微弱的抗磁性.铁磁性分子在生物体内仅局部存在,且浓度极低,对组织的磁导率贡献极小.因此,就整体而言,相对磁导率 $\mu_r\approx1$,只有某些植物和鸟类的特定组织例外.

二、超导体及其抗磁性

1.超导体

通常物质的电阻与温度有关,例如金属的电阻率随温度的降低而变小.1911 年,荷兰物理学家昂尼斯在研究物质的电阻随温度变化的实验中,发现水银在 4.2K 的低温下,电阻突然变为零,呈现零电阻现象或超导现象.具有超导电性的物质叫作超导体,物质处于零电阻的状态叫作超导态.电阻突然为零时的温度叫超导转变温度或临界温度,

用 T_c 表示.超导电性的存在相当普遍,目前已发现 28 种金属元素,上千种的合金和化合物具有超导电性.表 9-2 给出了一些典型超导材料的临界温度 T_c 的值.从表中可以看出,合金和化合物质的超导临界温度一般比金属元素的要高.

表 9-2 一些超导材料的临界温度 T_c

材料	T_c/K	材料	T_c/K
Hg(α)	4.15	Nb_3Ge	23.2
Pb	7.20	$YBaCu_3O_7$	90
Nb	9.25	$Bi_2Sr_2Ca_2Cu_3O_{10}$	105
V_3Si	17.1	$TI_2Ba_2Ca_2Cu_3O_{10}$	125
Nb_3Sn	18.1	$HgBa_2Ca_2Cu_3O_8$	134

为了证明超导体电阻为零,可将一超导圆环放在磁场中,然后使之冷却到临界温度 T_c,再将磁场突然撤销.由于电磁感应的作用,超导圆环内会出现一感应电流.如果圆环的电阻确实为零,那么这个电流将没有任何损耗地长期持续下去.实验证实,这个电流持续的时间可达数年之久而没有丝毫减弱.近代超导实验观测表明,超导态即使有电阻,其电阻率也在 $10^{-28}\ \Omega\cdot m$ 以下,远小于正常金属迄今所能达到的 $10^{-15}\ \Omega\cdot m$.因此,可以认为超导态的直流电阻确实为零.

2.超导体的抗磁性

超导体处于超导状态时,不仅具有电阻为零的特性,而且具有抗磁性,外界磁场不能渗入超导体内,这一现象称为迈斯纳效应.1933 年,德国物理学家迈斯纳在测量球形导体(单晶锡)的磁场分布的实验中发现:对于超导体,不管是先冷却成为超导体后加外磁场,还是先加磁场后冷却成超导体,只要锡球转变成了超导状态,在锡球周围的磁场都会发生突然变化,磁感应线会被立即排斥到锡球之外,如图 9-15 所示.也就是说,当超导体样品从正常态转变到超导态后,无论是在这之前有没有外加磁场,只要 $T<T_c$,超导体内的磁感应强度 $\boldsymbol{B}$ 总是零,即超导体具有完全的抗磁性.因此,人们常根据超导体的这一磁学性质,来判断物质是否具有超导性.

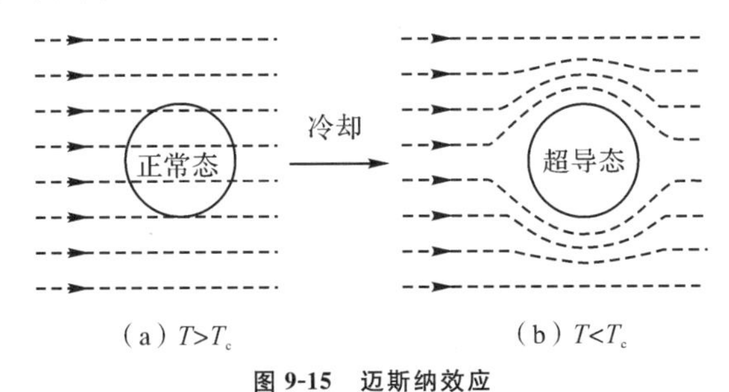

(a) $T>T_c$　　(b) $T<T_c$

图 9-15 迈斯纳效应

三、超导磁体

超导体处于超导态时没有直流电阻,一根很细的超导线可以通过很大的电流而不会发热.因此人们设想,利用超导体做电磁铁的线圈,通以大电流就能获得很强的磁场.

超导磁体在很多方面比常规磁体优越.第一,超导磁体可获得很强的磁场,在稳定运行时本身没有焦耳热的损耗.例如,用常规磁体要获得10T的强磁场,需用良导体铜并加水冷却,磁体本身需供电1600kW,冷却水用量为每分钟4500L.而用超导磁体,消耗电能只需10kW,主要用于获得低温条件,使氦液化.第二,超导磁体可以有很高的电流密度(10^5 A·cm^2),比普通铜线(10^2 A·cm^2)要高很多.因此,超导磁体不仅磁场很强而且体积小,重量轻.第三,超导磁体稳定性好、均匀度高,还可获得常规电磁体根本无法达到的磁场梯度.目前,中小型超导磁体已成为很多实验室的基本设备,在核磁共振成像装置中所用的磁体90%以上为超导磁体.但许多超导体只要通过很小电流就失超了,即超导体从电阻为零的超导态转变到电阻较高的正常态.超导材料虽有上千种,但能制成超导磁体的材料却为数不多.

第四节 电磁感应

既然电流能产生磁场,那么磁场能否反过来激发产生电流呢?不少科学家开始研究电流磁效应的逆现象.从1822年起,英国实验物理学家法拉第就开始对这一问题进行了大量的实验研究,终于在1831年发现了电磁感应现象,并总结出电磁感应定律.

事实上,电磁感应就是变化的磁场产生电场的现象.电磁感应现象的发现,阐明了变化磁场能够激发电场这一关系,进一步揭示了电与磁之间的内在联系.电磁感应定律使人们对电磁现象的本质有了更深入的了解,促进了电磁理论的发展,是麦克斯韦电磁理论的基本组成部分之一.实践中,电磁感应现象的发现为人类获取巨大而廉价的电能开辟了道路,标志着一场重大的工业技术革命的到来.

一、电磁感应定律

电磁感应定律是建立在广泛的实验基础上的.在这些实验中,引起闭合导线回路中产生电流的原因都有一个共同的特点:当通过一个闭合导体回路所包围面积的磁通量发生变化时,回路中就产生电流.这种现象叫作电磁感应现象,所产生的电流称为感应电流.

1833年,俄国科学家楞次总结出了判断感应电流方向的定律:闭合回路中,感应电流的方向总是使得它自身所产生的磁通量反抗引起感应电流的磁通量的变化.楞次定律后来实际上包含在法拉第电磁感应定律中了,但它在确定感应电流方向时比较简捷直观,所以仍保留为一条独立的定律.

感应电流的产生说明回路中有电动势的存在,这种电动势称为感应电动势.应当注意,电流的大小取决于回路中的电动势和回路电阻的大小.如果电路不闭合就没有感应电流,但感应电动势仍存在,感应电动势方向与闭合回路的感应电流方向一致.

1845年,德国物理学家纽曼在法拉第的工作基础上,从理论上导出了电磁感应定律的定量表达式.它可以表述为:回路中所产生的感应电动势$\mathscr{E}_i$的大小与通过回路的磁通量对时间的变化率$\frac{\mathrm{d}\Phi_m}{\mathrm{d}t}$成正比,即

$$\mathscr{E}_i = -\frac{\mathrm{d}\Phi_m}{\mathrm{d}t} \tag{9-13a}$$

这是法拉第电磁感应定律的一般表达式.式中的负号表示感应电动势的方向总是抵抗引起电磁感应的磁通量的变化,这也是楞次定律的数学体现.需要指出:式(9-13a)是针对单一回路,即单匝线圈的;如果有 N 匝线圈,并且它们之间是串联关系,那么当磁通量发生改变时每匝线圈中都会产生感应电动势,N 匝线圈中总的感应电动势为所有感应电动势之和.若每匝线圈中通过的磁通量为 Φ_m,则 N 匝线圈中总的感应电动势为

$$\mathscr{E}_i=-N\frac{\mathrm{d}\Phi_m}{\mathrm{d}t}=-\frac{\mathrm{d}(N\Phi_m)}{\mathrm{d}t} \tag{9-13b}$$

习惯上,把 $N\Phi_m$ 叫作线圈的磁链,或磁通匝链数,记作 Ψ.在国际单位制中,Φ_m 或 Ψ 的单位是韦伯,符号 Wb.法拉第电磁感应可以表达为

$$\mathscr{E}_i=-\frac{\mathrm{d}\Psi}{\mathrm{d}t} \tag{9-13c}$$

下面以导线在磁场中移动产生感应电动势为例,来说明法拉第电磁感应定律和楞次定律.如图 9-16 所示,矩形回路 $abcd$ 处于磁感应强度为 B 的均匀磁场中,磁场垂直纸面向内.其中 ab 段为可移动的金属棒,长度为 l,当它以速度 v 向右移动时,金属棒在 $\mathrm{d}t$ 时间内移动距离为 $\mathrm{d}x$,则闭合回路面积的变化为 $l\mathrm{d}x$.因此回路磁通量的变化 $\mathrm{d}\Phi_m=Bl\mathrm{d}x$,由法拉第电磁感应定律,可求出这时感应电动势的大小为

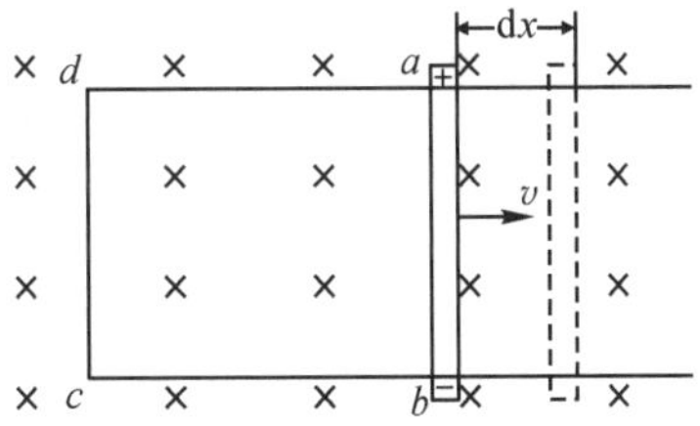

图 9-16 导体在磁场中运动

$$\mathscr{E}_i=\left|\frac{\mathrm{d}\Phi_m}{\mathrm{d}t}\right|=Bl\frac{\mathrm{d}x}{\mathrm{d}t}=Blv$$

回路中垂直纸面向内的磁通量由于金属棒的移动而增加,根据楞次定律,感应电流在回路中产生的磁场方向与原磁场方向相反,应为垂直纸面向外.采用右手定则:右手拇指伸直指向纸面向外,四指弯曲的方向即为感应电流的方向,应由 b 到 a.考虑到 ab 段相当于电源,在电源内部电流的方向是从负极到正极,从而判断出 a 点电势高于 b 点.

按照使磁通量发生变化的不同原因,感应电动势可分为两类:

1.动生电动势

磁场不变,由于导体或导体回路在磁场中运动而产生的感应电动势称为动生电动势.图 9-16 中的导体棒 ab 垂直于磁场方向运动,导体棒中的每个自由电子都会受到向下的洛伦兹力的作用沿棒向 b 端运动,使棒 ab 两端出现了上正下负的电荷堆积,相当于一个具有一定电动势的电源.一旦将 ab 两端联结起来,就产生闭合回路中的电流.显然,洛伦兹力是此"电源"的非静电力,它不断地在"电源"内部把电子从高电势处搬移到低电势处,维持导体棒两端的电势差,即在运动的导体棒内形成动生电动势.

2.感生电动势

导体或导体回路不动,由于磁场变化产生的感应电动势称为感生电动势.用洛伦兹力能很好地解释动生电动势产生的机制,但不能解释导体回路不动时,由于磁场变化产生的感生电动势的机制.麦克斯韦在分析和研究了这类电磁感应现象后,于 1861 年提出了以下假设:不论有无导体或导体回路,变化的磁场都将在其周围空间产生具有闭合电力线的非静电场.这是一种无源感应场(非保守场),称为感生电场或涡旋电场.若此

空间内有闭合导体回路存在，自由电子就会在感生电场力的作用下，形成感应电流（涡流）. 感生电场的存在，已经由大量实验所证实并在现代科技中得到广泛应用，其中典型的例子是涡流的存在及电子感应加速器的应用.

动生电动势和感生电动势的求法我们就不一一介绍了，它们都是满足法拉第电磁感应定律的.

二、自感现象

由电磁感应现象可知，在任何情况下，当通过回路所包围面积的磁通量发生变化时，回路就产生感应电动势. 如果回路中通有电流，则该电流会产生磁通量通过回路本身，当回路的电流发生改变，引起的磁通量变化同样产生感应电动势. 这种由回路自身电流变化而在回路中产生感应电动势的现象叫作自感现象，所产生的感应电动势叫作自感电动势.

设回路中的电流强度为 I，根据毕奥-萨伐尔定律，在空间任意一点所产生的磁感应强度和回路中的电流强度 I 成正比，因此通过回路所包围面积的磁通量 Φ_m 也与 I 成正比，即

$$\Phi_m = LI \tag{9-14}$$

其中，比例系数 L 称为回路的自感系数，简称自感或电感. 根据法拉第电磁感应定律，回路中的自感电动势为

$$\mathscr{E}_L = -\frac{\mathrm{d}\Phi_m}{\mathrm{d}t} = -\frac{\mathrm{d}(LI)}{\mathrm{d}t} \tag{9-15a}$$

若回路的形状和磁介质保持不变，L 为常量，则

$$\mathscr{E}_L = -L\frac{\mathrm{d}I}{\mathrm{d}t} \tag{9-15b}$$

其中，负号是楞次定律的数学表示，因为自感电动势是反抗回路中电流变化的. 若所考虑的回路是一个 N 匝串联的线圈，通过每一匝的磁通量均为 Φ_m，则

$$\mathscr{E}_L = -\frac{\mathrm{d}(N\Phi_m)}{\mathrm{d}t} = -L\frac{\mathrm{d}I}{\mathrm{d}t} \tag{9-15c}$$

线圈的自感系数 L 在数值上等于回路中通有单位电流时线圈的磁链. 它的大小由回路的几何形状和周围的磁介质的磁导率决定. 在国际单位制中，自感系数的单位是亨利，符号为 H.

由式(9-15c)可以看出，自感系数 L 也等于当回路中电流变化率为一个单位时回路中产生的自感电动势. 当电流变化率 $\frac{\mathrm{d}I}{\mathrm{d}t}$ 一定时，回路 L 越大，产生的自感电动势越大，即回路保持自身中电流不变的能力越强. 自感系数 L 描述了线圈电磁惯性的大小.

例题 9-3 一长直螺线管，截面积为 S，长度为 l，已知线圈的总匝数为 N，试求这螺线管的自感系数.

解：长直螺线管管内真空，现给螺旋管通以电流 I，产生的磁感应强度为

$$B = \mu_0 nI = \mu_0 \frac{N}{l} I$$

通过螺线管每一匝的磁通量 $\Phi_m = BS$，则通过 N 匝线圈的磁链为

$$\Psi = N\Phi_m = \mu_0 \frac{N^2}{l} IS$$

由于 $\Psi=N\Phi_m=LI$，可得 $L=\frac{N\Phi_m}{I}=\mu_0\frac{N^2}{l}S$

由于螺线管单位长度的匝数 $n=N/l$；螺线管的体积 $V=Sl$，则上式可写成

$$L=\mu_0 n^2 V$$

提高螺线管自感系数最有效的途径是用较细的导线绕制螺线管，可增加单位长度匝数；或在螺线管内放置磁导率大的磁介质. 密绕的多匝线圈常称为自感线圈，它是电子技术中的基本元件之一，多用于稳流、滤波及产生电磁振荡等电路中. 某些情况下，可能出现线圈两端感生电动势远远大于原来电源电压的情况，如大功率的发电机、电动机等，其线包的自感很大. 断电时，由于电流变化率过大，会产生很强的自感电动势，甚至击穿电闸的空气间隙，发生火花放电，引起严重事故，必须避免.

第五节　生物磁现象

一、人体生物磁场

生命活动离不开电荷的运动和电流的传导. 人体的许多功能都是通过电子、离子的运动及神经系统的电活动完成的. 生物电产生的磁场称为生物磁场.

人体中生物磁信号的产生主要来源于以下四个方面：

1. 生物电荷运动产生的磁信号

以生物电流方式产生一定的磁场，这是生物磁场产生的一种主要方式. 在人体的各种生命活动中，例如心脏搏动、肺呼吸、大脑活动等都有电子传递、离子转移、神经活动等生物电的变化，而变化的生物电信号会产生频率、波形、强度不同的生物磁信号.

2. 由生物磁性材料产生的感应场

人体中的某些物质具有一定的磁性，称其为生物磁介质. 生物磁介质可分为抗磁物质和顺磁物质. 如脱氧核糖核酸分子和占人体 70% 的水具有弱抗磁性. 人体中含有的顺磁物质主要包括：人体中的过渡族金属离子的分子，如含有铁、钴、锰、钼等的生物分子；在氧化还原等生命过程中产生自由基的人体分子，如含铁的血红蛋白、肌红蛋白和铁蛋白等生物分子.

3. 侵入人体的磁性物质所产生的剩余磁场

自然界含有铁性成分及某些磁性物质（如 Fe_3O_4 粉尘等）经呼吸道吸入或经消化道食入人体内而形成的磁场（Fe_3O_4 粉尘在肺泡表面积存所产生的生物磁信号的强度可达 $10^{-10}\sim10^{-8}$ T）.

4. 在外界的刺激下所产生的诱发磁场

如 10^{-5} V 的诱发脑电位对应 10^{-13} T 的诱发脑磁场.

二、磁场的生物效应

由于生物磁场的存在，外加磁场对生物体必然有作用. 大量实验和临床实践表明，外磁场对生命机体的活动及其生理、生化过程都存在影响.

1. 磁场对生物体的物理作用

生物体在磁场中运动时，产生感应电动势，使体液中的带电粒子漂移形成电流，产生热效应. 体液中带电粒子在外磁场中运动，受到洛伦兹力的作用，从而改变原来的运动方向，导致体内物质的重新分布.

2. 磁场引起的化学或生化反应

磁场对生物体作用一段时间后，可引起生化反应速率降低，高分子的转动扩散减弱，化学反应有关的键角改变，影响生物细胞的分裂和生长等.

研究表明，磁场的强弱、方向、频率、均匀性、作用时间等都是影响生物效应的因素. 另外，相同的磁场对于不同的生物，以及从活体到生物大分子不同的生物层次，产生的生物效应也不同. 比如强磁场抑制细菌生长，极弱磁场可以抑制某一类细菌繁殖，却可以加速某些藻类繁殖、成长. 地球是一个大磁体，生物在长期演化过程中已经适应了这个环境，磁环境的变化也可以引起不良的生物效应.

应该指出，关于磁场生物效应的资料目前还不充分. 磁场到底通过什么样的微观机制来影响生物体，还有待于进一步的理论和实验研究. 但毫无疑问，阐明磁场对生物机体作用的过程，对于从微观上认识生命现象是十分有意义的.

三、生物磁场的测定

生物磁现象的研究与生物电的研究相比发展较慢，主要原因是生物磁场的强度太弱，它比地磁场或建筑物内电流导线周围产生的磁场要小得多，在测量上困难较大. 直到二十世纪六十年代后期，随着技术不断发展，陆续研制出了高灵敏度的磁场测量仪器，例如超导量子干涉仪，其灵敏度可达 10^{-11}G，这才使生物磁的研究向前迈进了一大步.

图 9-17 中的 MCG 是反映心肌在除极和复极过程中所产生的磁场变化曲线，即心磁图，和心电图(ECG)一样，也可以反映心脏活动是否正常. 图 9-18 是在屏蔽室内测量人体磁场的示意图. 心磁图还是一种无接触的测量，它不需要使用与皮肤接触的电极.

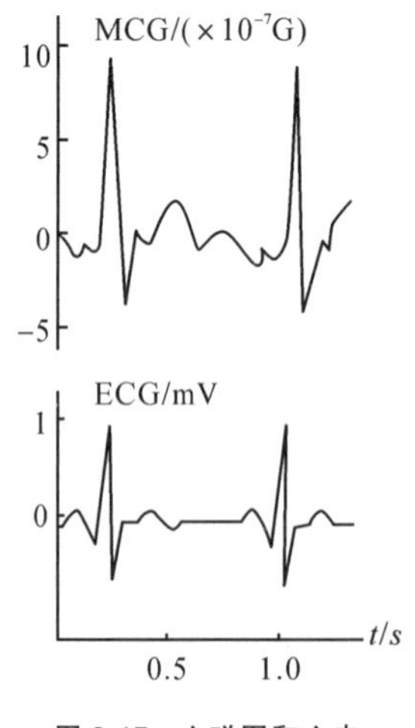

图 9-17 心磁图和心电

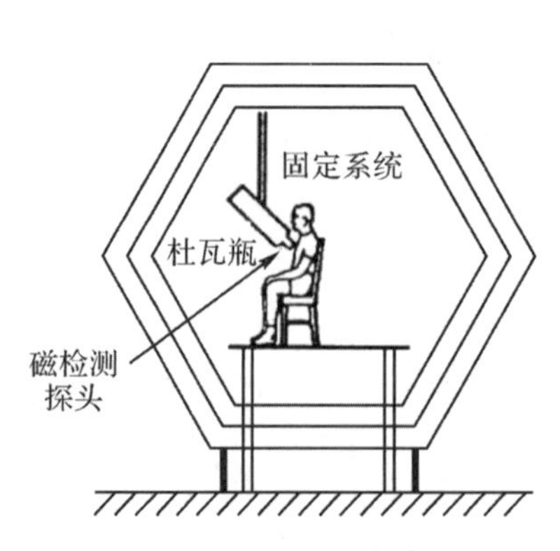

图 9-18 人体磁场的测量

四、磁效应在医学上的应用

磁效应在医学上的应用主要有诊断和治疗两个方面.

1. 诊断

近年来,随着对心磁图研究的不断深入,在对照研究了大量心脏病患者的心磁图和心电图的资料后发现,对某些心脏疾病的诊断,心磁图方法的灵敏度和准确度都优于心电图. 例如,对左心室肥厚和高血压病的正确诊断率心磁图可达 40%～50%,而心电图只有 14%～20%. 此外,心磁图的优点还在于它能测出肌肉、神经等组织损伤时所产生的直流电的磁场. 据此,可对早期小范围的心肌梗死及早做出诊断.

神经活动伴随着脑电活动,而微弱的电(磁)信号有波形、幅度、能量、频率、相位、频谱等特征,与特定的正常和异常生理活动过程相对应. 脑磁图是脑神经细胞的生物电流产生的磁场在头部表面的检测结果,测量的是体内神经电流源引发的瞬间磁场. 目前利用脑磁图来确定癫痫病患者的病灶部位明显优于脑电图. 脑磁图不受组织电阻的影响,无损伤,对脑内兴奋部位诊断有其独特的优点.

记录肺磁场随时间变化的曲线称为肺磁图(MPG). 多数粉尘是具有磁性的,通过呼吸进入肺并积蓄下来的粉尘,在外部强的稳恒磁场下将被磁化. 如果把外加磁场撤去,肺内被磁化的粉尘产生的附加磁场仍然存在,经测定可推测粉尘的量和分布情况. 它可比 X 射线更早发现肺受到磁污染的职业病患者.

除了上面介绍的几个方面,目前对磁诊断技术的研究还有眼磁场、神经磁场、肌肉磁场等,可望在不久的将来,这些方面也都能获得磁诊断技术的临床应用.

2. 治疗

磁场疗法即所谓磁疗,是依据中医经络理论,在人体经穴处施加磁场的作用以达到治疗目的的一种疗法.

利用磁场治病,我国已有两千多年的历史. 实践表明,磁疗具有活血化瘀、镇静止痛、消肿消炎、安神降压等作用. 能治疗高血压、神经衰弱、各种疼痛性疾病如肌劳损、扭挫伤、骨质增生、类风湿关节炎等多种疾病. 磁疗具有安全、方便、无痛苦的优点.

磁疗中使用的磁场强度约为 100～3000G,磁场的类型有恒定磁场、旋转磁场、脉冲磁场、交变磁场等. 对于磁疗的适应证、各种疾病的最佳磁场条件以及适用于磁疗的磁场类型、磁场强度、作用部位、治疗时间等还处于不断探索和实践中.

习题九

9-1 一半径为 0.2m、阻值为 200Ω 的圆形导线回路,接入 12V 的理想电源,求回路中心处的磁场.

9-2 如图 9-19 所示,已知地球北极地磁场磁感强度 B 的大小为 6.5×10^{-5} T. 若设此地磁场是由地球赤道上一源电流产生的,则该电流有多大? 流向如何?

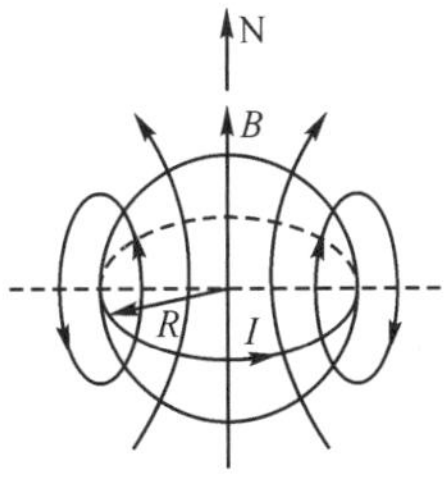

图 9-19 习题 9-2

9-3　一载有电流 I 的长导线弯折成如图 9-20 所示的形状，DE 为 1/4 圆弧，半径为 R，圆心 O 在 AC、EF 的延长线上. 求 O 点处的磁感应强度.

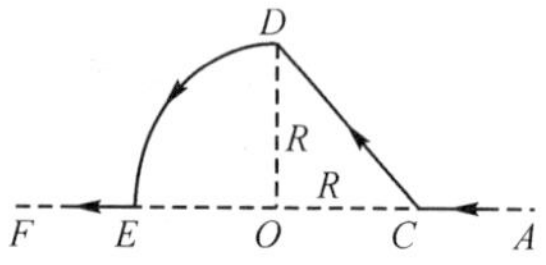

图 9-20　习题 9-3

9-4　已知 0.4m 长的细管上绕有 100 匝导线，其电阻为 3.14Ω. 欲在螺线管内获得 200G 的磁感应强度，需外加电压多少伏？

9-5　在垂直于地面向下 200G 的均匀磁场中，一电子的运动速度为 10^7m/s，方向水平向东. 现欲保持电子做匀速直线运动，则应加多大的电场，方向如何？

9-6　已知非匀强磁场中某点处的磁感强度为 $\boldsymbol{B}=0.40\boldsymbol{i}-0.20\boldsymbol{j}$，会有一电子以速度 $\boldsymbol{v}=0.50\times10^6\boldsymbol{i}+1.0\times10^6\boldsymbol{j}$ 通过该点，以上各物理量的单位均为国际单位制. 试求作用于该电子上的磁场力 $\boldsymbol{F}$.

9-7　如图 9-21 所示，载流长直导线内通以恒定电流 I，一单匝矩形线圈与导线处于同一竖直平面内. 已知两竖直边与导线的距离分别为 d_1 和 d_2，水平边宽度为 l，试求通过此矩形面积的磁通量.

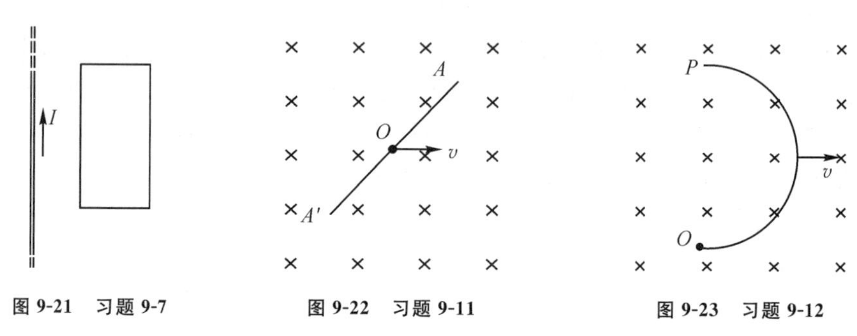

图 9-21　习题 9-7　　图 9-22　习题 9-11　　图 9-23　习题 9-12

9-8　一厚度为 1.0mm 的铜片放于 $B=1.5$T 的磁场中，磁场垂直通过铜片，如图 9-10 所示. 已知铜片载有 200A 的电流，铜片内自由电子密度为 $n=8.4\times10^{28}\,\text{m}^{-3}$，试求铜片两侧的霍尔电势差.

9-9　将一直径为 0.5cm 的血管放在电磁流量计的两磁极 N、S 之间，已知该处磁场的磁感应强度为 $B=300$G，测得感应电压为 1.5×10^{-5}V，试求：

(1) 血管中血流的平均速度；(2) 血液以平均速度流动时的血流量.

9-10　电量为 -10^{-3}C、质量为 10^{-2}kg 的带电粒子，沿 x 轴方向以 10^4m/s 的速度进入磁感应强度为 2T 的磁场，磁场的方向垂直于 xOy 平面并指向纸面向里，试求：

(1) 磁场对带电粒子作用力的大小和方向；

(2) 带电粒子做圆周运动时产生的磁矩大小和方向；

(3) 带电粒子的动能是否会发生变化？

9-11　在 $B=0.01$T 的磁场中，一根长为 20cm 的金属棒 AA' 平放在匀强磁场的垂直平面内，如图 9-22 所示. 试求

(1)当金属棒以 $v=1$m/s 沿棒之间的夹角为 30°的方向平动时，求棒两端之间的感应电势差；

(2)若金属棒绕自身的中点 O 转动，转速为 $n=5$rev/s，试求棒的两端 AA' 之间的感应电势差以及 A 端与中点 O 之间的感应电势差.

9-12 如图 9-23 所示，把一半径为 R 的半圆形导线 OP 置于磁感强度为 B 的均匀磁场中，磁场垂直于导线所在平面. 试求：

(1)当导线以速率 v 水平向右平动时，导线中感应电动势的大小，并判断哪一端电势较高？

(2)若它以角速度 ω 绕 O 在该平面内匀速转动，导线中感应电动势的大小及极性如何？

9-13 如图 9-24 所示，一边长为 a 的正方形线圈，在磁感应强度为 B 的匀强磁场中绕 OO' 轴以每秒 n 圈的角频率匀速转动，试求：

(1)线圈从图示位置转过 45°时的感应电动势大小；

(2)线圈转动时感应电动势最大值及该时刻的角位置；

(3)设线圈电阻为 R，求线圈从图示位置转过 180°这段时间内通过导线任一截面的电量.

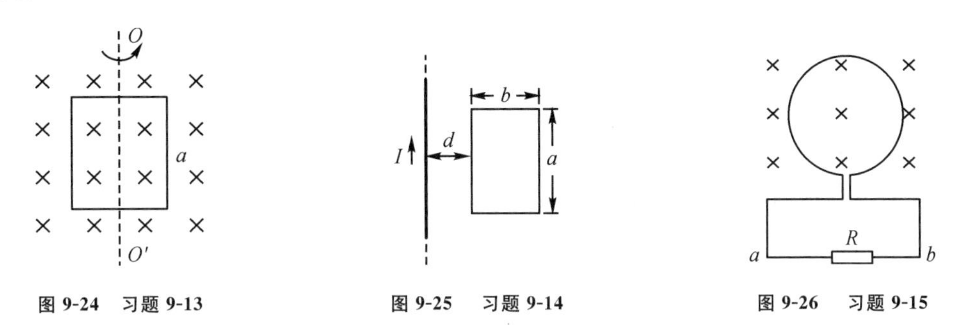

图 9-24 习题 9-13　　图 9-25 习题 9-14　　图 9-26 习题 9-15

9-14 如图 9-25 所示，长直导线中通以交变电流 $I=I_0\sin(2\pi t)$，旁边有一长为 a、宽为 b 的 N 匝矩形线圈. 已知线圈与导线共面，且长度为 a 的边与导线平行，左侧一边与导线之间的距离为 d. 求线圈中产生的感应电动势.

9-15 如图 9-26 所示，磁感应强度 B 垂直于线圈平面向里，通过线圈的磁通量随时间变化关系为 $\Phi_m=6t^2+7t+1$，式中时间 t 的单位为秒(s)，磁通量 Φ_m 的单位为毫韦伯(mWb). 试求：

(1)当 $t=2.0$s 时，回路中的感应电动势的大小是多少？

(2)若线圈电阻不计，电阻 $R=10\Omega$，求通过 R 的电流，方向如何？

9-16 已知一直径为 1.0cm，长 12cm 的长直螺线管上密绕着 500 匝细铜导线，试求该螺线管的自感系数.

第十章　波动光学

光学是一门古老而又持续发展的学科，具有悠久的历史，并在继续迅速发展着.目前，一般将光学分为几何光学、物理光学和现代光学三部分，物理光学又分为波动光学和量子光学.

光既有波动性又有粒子性.光在传播过程中主要表现出波动性，与物质相互作用时则主要表现为粒子性.波动光学主要用光的波动性研究光传播过程中出现的宏观现象及规律；而量子光学则用光的粒子性研究光与物质相互作用的规律及其微观机制.

本章主要介绍光的波动性，包括光的干涉、衍射、偏振和吸收.波动光学的衍射技术在医学研究领域的应用，例如DNA的双螺旋结构的发现，实现了医学史上的飞跃，使人们对微观世界的认识进入更深层次.波动光学在生产、科研、医学、药学及医学检验中发挥着越来越重要的作用.

第一节　光的干涉

光是电磁波，从图10-1中的电磁波谱可见，光辐射包括紫外辐射、可见光和红外辐射三部分.尽管与整个电磁波谱相比光辐射谱的区域并不大，然而在对辐射体进行研究的过程中，它为人们提供了相当丰富的信息.

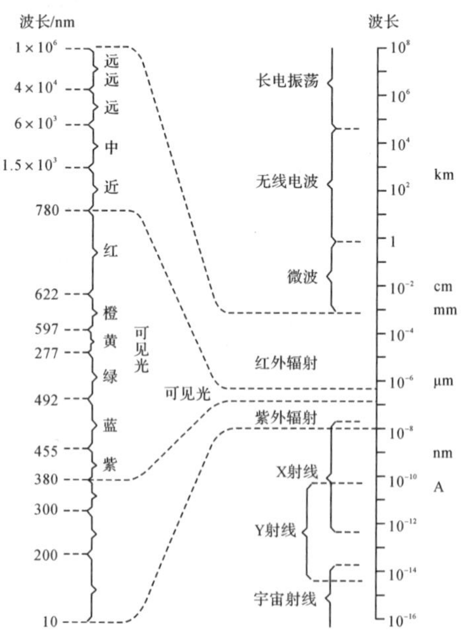

图10-1　电磁辐射光谱区

广义地讲，光指的是光辐射；而从狭义上讲，通常是指频率范围为$3.9\times10^{14}\sim7.5\times10^{14}$Hz，在真空中波长在400～760nm的人视觉能感受到“光亮”的电磁辐射，称为可见光.当可见光进入人眼时，人眼的主观感觉依波长不同表现为紫色、蓝色、绿色、黄色、橙色和红色.人眼所看见的不同颜色，实际上是不同波长的可见光，白光则是各种颜色的可见光的混合.

凡是能发光的物体都称为光源，如太阳、白炽灯等.一般光源的发光机理是由光源中大量原子(或分子)从较高的能量状态跃迁到较低的能量状态过程中对外辐射出来的.这种辐射有两个特点：一是光源中各原子每次发光时间很短（$10^{-9}\sim10^{-8}$ s），每次发出的光波是一段有限长、振动方向和频率一定的波列；二是各个原子辐射是彼此独立的、无规则的、间歇性进行的，同一时刻不同原子所发的光，频率、振动方向和相位差都各不相同，是随机分布的.

光可以在真空中传播.真空中的光速是一个重要的物理常量，爱因斯坦的相对论中认为物体的运动速度无法超过真空中的光速.历史上许多科学家采用多种精妙的方法测量光速，1983 年第十七届国际计量大会定义 $c=2.99792458\times10^8\,\mathrm{m\cdot s^{-1}}$ 为光速的规定值.

一、光的相干性

干涉现象是波的基本特征之一，下面利用波动理论来讨论光的干涉规律.

1.相干光

根据波动理论，产生干涉的条件是：两列或几列波的频率相同，振动方向相同，相位相同或相差恒定.满足相干条件的光波称为相干光，对应的光源称为相干光源.

由普通光源发出的两束光波相遇是经常发生的，但是光的干涉现象并不多见.这是由普通光源的发光机制决定的.两个独立光源发出的光不是相干光，即使是同一光源，不同部分发出的光，也不是相干光.根据波的叠加原理，两个普通光源或普通光源不同部分发出的两束光，由于相位差不恒定，在相遇区域内，光振动属于非相干叠加，即叠加后的光强等于两束光分别照射的光强之和.

2.获得相干光的方法

要实现相干叠加，观察到稳定的干涉图样，必须采用满足相干条件的相干光.利用普通光源获得相干光的基本原理是把由光源上同一点发出的光分为两部分，然后使其相遇叠加.由于这两部分光实际上都来自于同一原子的同一次发光，因而满足相干条件成为相干光.

获得相干光的常用方法有两种：一种是分割波阵面的方法，如杨氏双缝等；另一种是分割振幅的方法，如薄膜干涉等.此外还有分振动面法，利用某些晶体的双折射性质，可将一束光分解为振动面互相垂直的两束光；再通过一个偏振片，即可产生满足相干条件的两束光.而采用激光光源时，从激光束中任意两点引出的光都是相干的，可以方便地观察到干涉现象.

3.光的相干长度

由于光源的每个原子或分子发出的每列光波的长度是有限的，如果光程差太大，一列光波通过空间某点时，另一列光波仍未到达该点，这样的两列波不能同时在交汇点相遇，则不能产生稳定的干涉现象.我们把能够观察到稳定干涉现象的最大光程差称为相干长度.对光波而言，单色性愈好，其相干长度愈长.例如，钠光灯光波的相干长度约为 0.058cm；低压镉灯光波的相干长度约为 40cm；而 He-Ne 激光器产生的激光，其相干长度可达几百公里.

此外，两束光的振幅不宜相差太大，否则波干涉叠加后合振动加强区的振幅与减弱区的振幅差别不大，干涉现象不明显.

二、光程和光程差

与讨论机械波的干涉情况相同，光的干涉也取决于参与干涉的两束相干光的步调关系. 因此，了解光波传播过程中的相位改变是非常必要的. 为了比较光在不同介质中相位的变化，我们引入光程的概念.

1. 光程

设单色光的频率为 ν，在真空中的波长为 λ，其传播速度为 c. 光波在介质中传播一个波长的距离，其相位变化 2π. 则传播的几何路程为 r ，相位变化为

$$\Delta\varphi = 2\pi\frac{r}{\lambda} = 2\pi\frac{r}{\lambda} \tag{10-1}$$

当该单色光在折射率为 n 的介质中传播时，其传播速度变为 $u=\frac{c}{n}$，相应的波长也变为 $\lambda'=\frac{u}{\nu}=\frac{\lambda}{n}$，是真空中波长的 $\frac{1}{n}$. 则光波在介质中传播相同的几何路程 r 时，对应相位变化为

$$\Delta\varphi' = 2\pi\frac{r}{\lambda'} = 2\pi\frac{nr}{\lambda} \tag{10-2}$$

从相位改变的角度来看，光在介质中经历的路程 r 相当于真空中传播 nr 的距离. 我们将介质的折射率 n 与光在这种介质中经过的路程 r 的乘积称为光程，用 L 表示，即

$$L = nr \tag{10-3}$$

如果一束光在传播中经过几种不同的介质，则其总光程等于各段光程之和. 即

$$L = n_1r_1 + n_2r_2 + \cdots + n_nr_n \tag{10-4}$$

2. 光程差

光程之差称为光程差，用 δ 表示. 在图 10-2 中，频率相同、振动方向相同，初相位相同的两束光到达 P 点的光程差为

$$\delta = L_2 - L_1 = n_1(r_2 - l) + n_2l - n_1r_1 \tag{10-5}$$

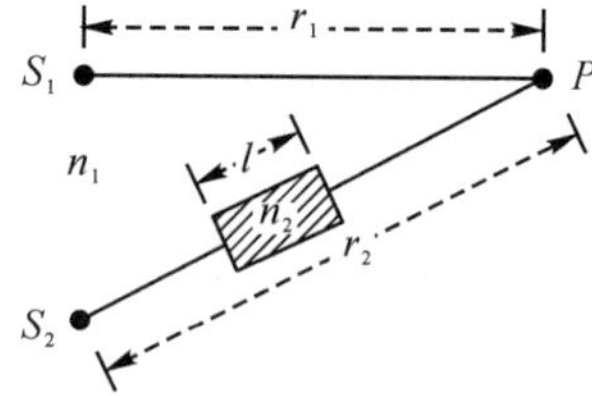

图 10-2 光在不同介质中的光程差

由于传播路径不同引起的光程差给两列光波带来的相位差为

$$\Delta\varphi = 2\pi\frac{\delta}{\lambda}$$

注意：由于计算光程差时是做了等价折算，此处的波长 λ 都统一采用光在真空中的波长.

现在我们用光程的概念具体分析一束单色平面光波从空气（$n_0=1.0$）射向玻璃（$n=1.5$）三棱镜 AGH 后的相位变化. 如图 10-3(a)所示，L 为 G、H 之间的距离，棱镜的 AG 平面垂直于光的传播方向，因而它是该光束的一个等相面. 根据惠更斯原理，作图求出该平面波的折射方向，CH 为等相面. 可以证明：过 AG 之间任一点 D 的光线到达 CH 面时光程均等于 nL. 同理，如图 10-3(b)、(c)所示，用光程的概念，我们也可以理解平面光波经过透镜后的会聚或发散的现象. 平行于光轴入射的平面光波经过透镜会聚后，可同相到达其焦点，使用透镜不会引起附加的光程差. 后续内容中我们会利用这一结论.

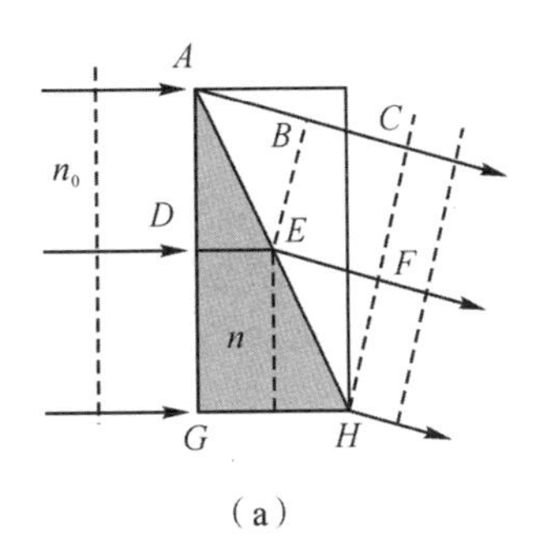

(a)

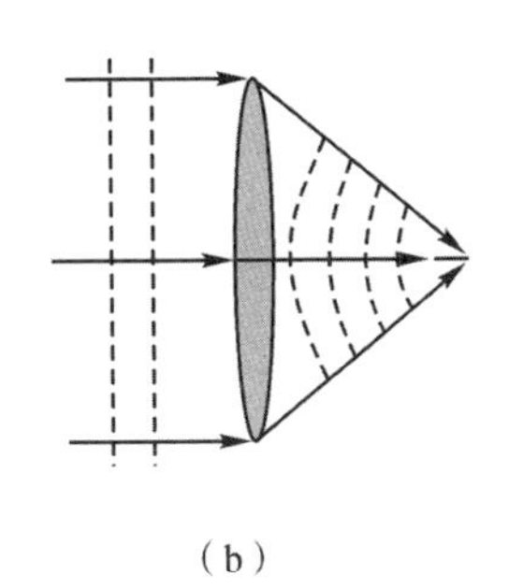
(b)

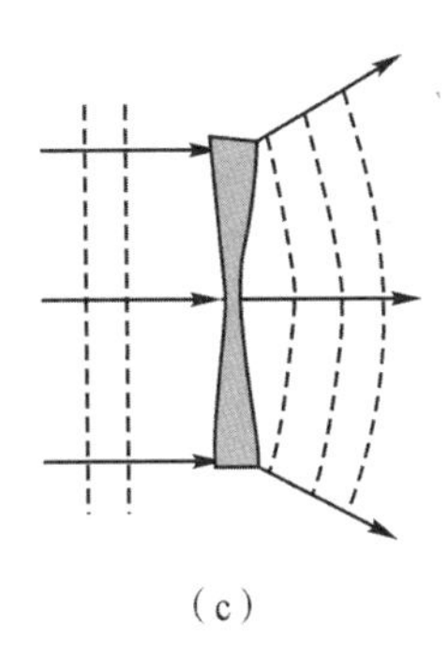
(c)

图 10-3 光束经过棱镜和透镜的偏折

三、杨氏双缝干涉

1. 杨氏双缝干涉实验

1801 年英国科学家托马斯·杨利用单一光源形成两束相干光，完成了光的干涉实验. 杨氏双缝实验是历史上判断光具有波动性的最早实验，托马斯·杨用此实验测量结果得出光的波长，成为历史上第一个测出光的波长的人.

杨氏双缝实验是用分割波阵面的方法获得相干光，产生干涉效应的典型实验，实验装置如图 10-4 所示. 用单色平行光照射不透明遮光板上的狭缝 S，根据惠更斯原理，狭缝 S 为一个线光源，从 S 发出的光照射到相距很近并与 S 平行对称的两狭缝 S_1 和 S_2 上. 狭缝 S_1 和 S_2 作为两个新的相干光源，发出的两束相干光在屏上相遇，产生了明暗相间的干涉条纹.

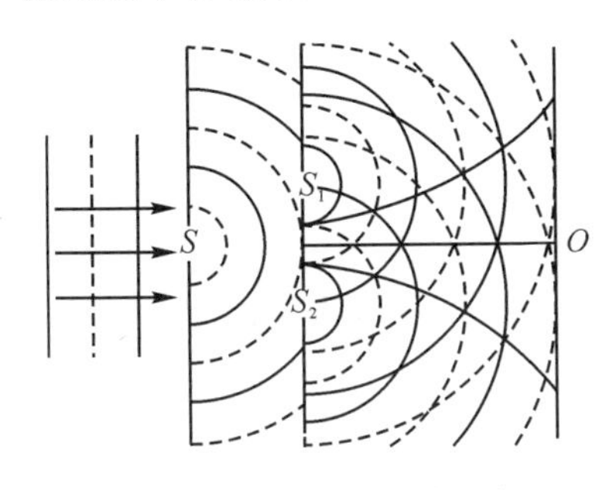

图 10-4 杨氏双缝干涉实验

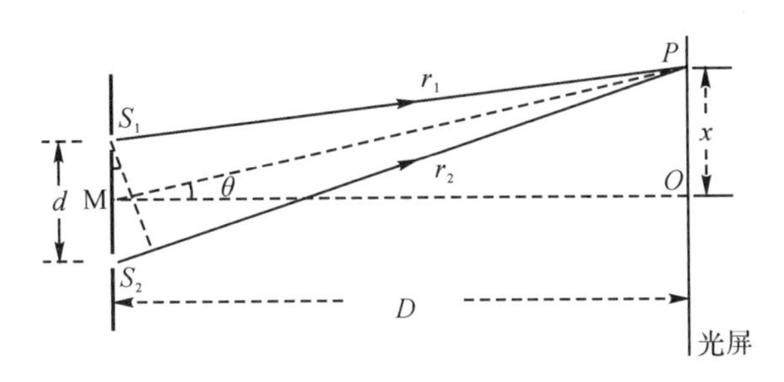

图 10-5 杨氏双缝干涉情况

设 S_1 与 S_2 之间的距离为 d，双缝屏到光屏的距离为 D(远大于 x 和 d). 在光屏上任取一点 P，到光屏中心 O 点的距离为 x，S_1 与 S_2 到 P 的距离分别为 r_1 和 r_2，如图 10-5 所示. 空气的折射率 $n=1$，从 S_1、S_2 发出的两束相干光，到达 P 点的光程差为

$$\delta=r_2-r_1\approx d\tan\theta=d\frac{x}{D}$$

由于对称性，相干波源 S_1 与 S_2 的初相位相同，P 点为明纹的条件为

$$\delta=\frac{xd}{D}=\pm k\lambda \qquad (k=0,1,2,\cdots) \tag{10-6}$$

其中，$k=0$ 的明纹称为零级明纹或中央明纹. $k=1$、$k=2$、…，称为第一级明纹、第二级明纹、…. 由式(10-6)可得，各级明纹中心到 O 点距离为

$$x = \pm k\frac{D\lambda}{d} \tag{10-7}$$

若 P 点为暗纹，其条件应为

$$\delta = \frac{xd}{D} = \pm(2k-1)\frac{\lambda}{2} \quad (k=1,2,3,\cdots) \tag{10-8}$$

其中，$k=1$、$k=2$、…，称为第一级暗纹、第二级暗纹、….各级暗纹中心到 O 点距离为

$$x = \pm(2k-1)\frac{D\lambda}{2d} \tag{10-9}$$

两相邻明纹（或暗纹）的间距为

$$\Delta x = \frac{D\lambda}{d} \tag{10-10}$$

由于可见光的波长 λ 很短，所以只有两狭缝间距 d 很小，而狭缝距离光屏的 D 足够大（1m 左右）时，才能使条纹间距 Δx 可以分辨，观测到明显的干涉现象.

杨氏双缝干涉条纹具有以下特点：

（1）在光屏上得到的杨氏双缝干涉图样是等间距对称分布的明暗相间的直条纹，如图 10-6(a)所示.由于干涉加强、减弱区域的振幅不同，干涉条纹的光强也不同，其分布曲线如图 10-6(b)所示.光的干涉过程也是光波的能量在空间重新分布的过程.

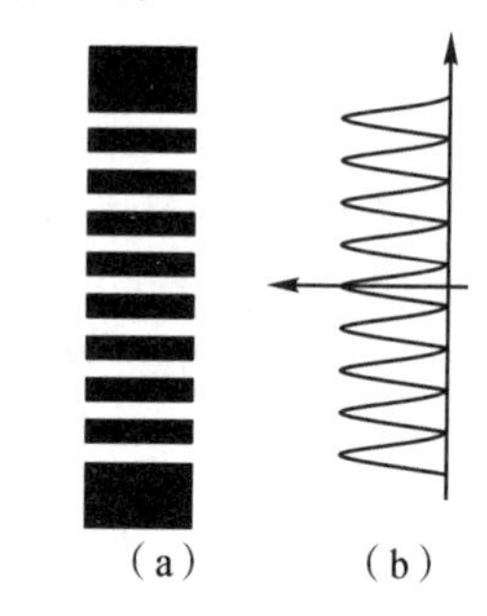

图 10-6　杨氏双缝干涉图样
(a)双缝干涉条纹
(b)光强分布曲线

（2）当双缝间距 d 和光屏距离 D 不变时，两相邻明纹（或暗纹）的间距 Δx 与入射光波长 λ 成正比，即波长短的单色光（如紫光）比波长长的单色光（如红光）的干涉条纹间距小.除中央亮纹外，不同波长的光的同一级亮纹出现在光屏上的位置不同.当采用白光照射时，只有中央条纹是白色的，其他各级明纹应是从内向外由紫到红的彩色条纹.

例题 10-1　若用如图 10-4 所示的装置做杨氏双缝干涉实验.当某单色光垂直照射在单缝屏上，然后通过相距为 0.2mm 的双缝，测得在双缝后 0.5m 的光屏上得到的明纹间隔为 1.5mm.试求：

（1）单色光的波长是多少？

（2）若把整个装置放入折射率 $n=1.33$ 的水中，条纹间隔变为多少？

解：（1）根据 $\Delta x = \frac{D\lambda}{d}$ 可得

$$\lambda = \frac{d}{D}\Delta x = \frac{0.2\times10^{-3}}{0.5}\times1.5\times10^{-3}\,\text{m} = 6\times10^{-7}\,\text{m} = 600\text{nm}$$

（2）整个装置放入水中，光波的波长变为 $\lambda' = \frac{\lambda}{n}$，因此只需将条纹间隔表达式中的波长改换为水中的波长就可以了，即

$$\Delta x' = \frac{D}{d}\lambda' = \frac{D}{d}\frac{\lambda}{n}$$

代入数据可得 $\Delta x' = \frac{\Delta x}{n} = \frac{1.5}{1.33}\text{mm} = 1.13\text{mm}$

也可以采取另一解法，将两列光波在水中传播的距离折算成真空中的等效距离，即光程差

$$\delta'=n(r_2-r_1)\approx nd\tan\theta=nd\frac{x}{D}$$

考虑到干涉加强(或减弱)的条件，也可得 $\Delta x'=\frac{D}{nd}\lambda$，与上述结论相同.

例题 10-2 用波长为 550nm 的平行光垂直照射到杨氏双缝实验的双缝上，如图 10-7 所示. 现在缝 S_2 一侧紧贴上一折射率为 1.5，厚度为 l 的薄玻璃片后，N 处由原来的第一级明纹变成了第三级明纹. 已知整个装置处于空气中，试求插入玻璃片的厚度.

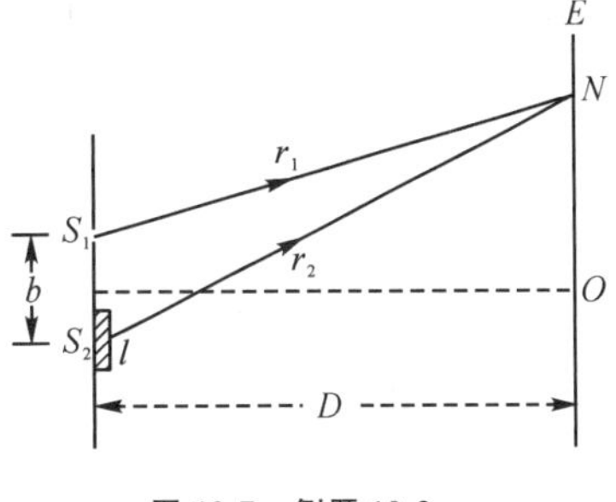

图 10-7 例题 10-2

解: 由题意可知，空气的折射率近似为 $n=1$，玻璃的折射率 $n_{玻璃}=1.5$，入射光的波长 $\lambda=550\text{nm}=5.50\times10^{-7}\text{m}$. 没有插玻璃片时，$N$ 处为第一级明纹，由图可知

$$\delta_1=n(\overline{S_2N}-\overline{S_1N})=\lambda$$

插入玻璃片后，N 处为第三级明纹，即

$$\delta_2=[n(\overline{S_2N}-l)+n_{玻璃}l]-n\overline{S_1N}=3\lambda$$

联立以上两式，可得

$$l=\frac{2\lambda}{n_{玻璃}-n}=\frac{2\times5.50\times10^{-7}}{0.5}\text{m}=2.2\times10^{-6}\text{m}$$

2. 双缝干涉的应用——瑞利折射计

瑞利折射计是一种利用双缝干涉的原理，精确测定透明物质的折射率的仪器，在化学、生物学、医学检验等学科中都有应用. 测量原理如图 10-8 所示，在容器中分别充满折射率为 n_0 的空气与折射率为 n 的待测气体(或透明液体)，若 P 点明纹改变的级数为 k，则两光束光程差的变化为

$$\Delta\delta=(n-n_0)L=k\lambda$$

则待测定气体(或透明液体)的折射率

$$n=\frac{k\lambda}{L}+n_0$$

只要测出了干涉明纹改变的级数 k，即可求出气体或透明液体的折射率. 根据物质的浓度与折射率的关系，就可以得到物质的浓度.

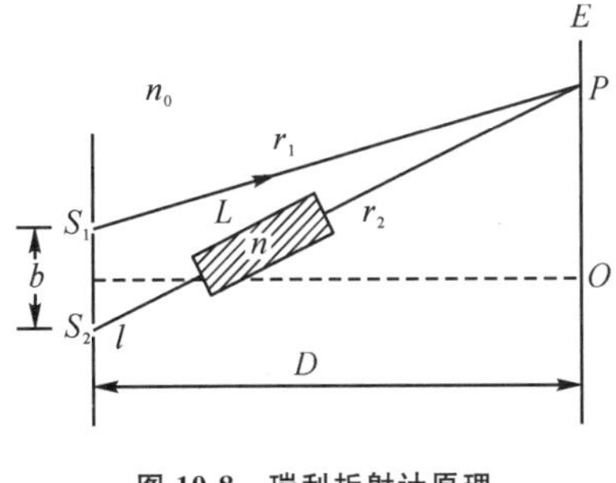

图 10-8 瑞利折射计原理

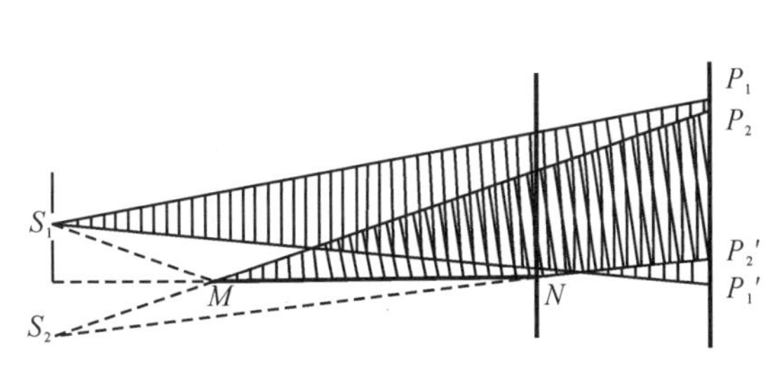

图 10-9 洛埃镜实验

3.洛埃镜实验

杨氏双缝实验的缺陷是光强小(狭缝限制),因而屏幕上干涉条纹不够清晰.后来又有许多干涉现象明显的获得相干光的实验问世,洛埃镜实验就是其中的一个.

洛埃镜实验应用一个光源直接发出的光与它在一个平面镜上的反射光构成相干光,如图10-9所示.S_1 是一狭缝光源,MN 为一块下表面涂黑的普通平板玻璃(称洛埃镜).从 S_1 发出的光,一部分直接射到屏幕上(P_1P_1'区域),另一部分以掠射角(近90°的入射角)入射到平面镜 MN 后反射到屏幕上(P_2P_2'区域),这部分反射光就像从 S_1 的虚像 S_2 发出的一样.S_1 和 S_2 形成一对相干光源,它们发出的光在屏幕上(P_2P_2'区域)相遇,产生明暗相间的干涉条纹.

洛埃镜实验中干涉条纹位置和间距的计算方法与杨氏实验相似.但值得指出的是在洛埃镜实验中,如果将屏幕平移到与洛埃镜一端接触,两光束到达接触点 N 处的波程差为零,理应在 N 点出现零级明纹,但实际是一暗纹.这是其中反射光从光疏介质(空气)到光密介质(玻璃)界面上反射时,反射光有 π 的相位突变造成的.由波动理论知道,相位变化 π,相当于光传播半个波长带来的相位差,这种现象称为"半波损失".今后在讨论有关光学问题时,若有半波损失,在计算时必须计及,否则会得出与实际情况不符的结果.

洛埃镜实验所得的干涉图样除 N 点为暗纹的特点之外,还在于它只在光屏一侧有干涉条纹,而杨氏双狭缝等的干涉条纹是对称地分布在中央条纹的两侧的.

四、薄膜干涉

阳光下,肥皂泡表面、水面上的油膜呈现的彩色花纹,就是薄膜干涉的图样.我们通常研究的是等倾干涉、劈尖干涉和牛顿环等.

1.等倾干涉

一束入射光1在透明薄膜上、下表面分别发生反射和折射现象,如图10-10所示.其反射光2、4或透射光3、5都是相干光,反射光(或透射光)相遇都可以产生干涉现象.由于反射光和透射光的能量都是从入射光分割而来的,所以这种干涉属于分振幅干涉.

设薄膜的厚度为 d(非常小,数量级和波长可比),介质的折射率 $n_1<n_2$.当一束光以入射角 i,照射到平行平面薄膜的界面 MN,反射光线2、4的光程差

$$\delta_1=n_2(\overline{AB}+\overline{BC})-n_1\overline{AD}$$

由几何关系,可得

$$\begin{aligned}\delta_1&=2n_2\overline{AB}-n_1\overline{AD}\\&=2n_2\frac{d}{\cos\gamma}-2dn_1\tan\gamma\sin i\\&=\frac{2d}{\cos\gamma}(n_2-n_1\sin\gamma\sin i)\end{aligned}$$

将折射定律 $n_1\sin i=n_2\sin\gamma$,代入上式可得

$$\delta_1=\frac{2dn_2}{\cos\gamma}(1-\sin^2\gamma)=2dn_2\cos\gamma$$

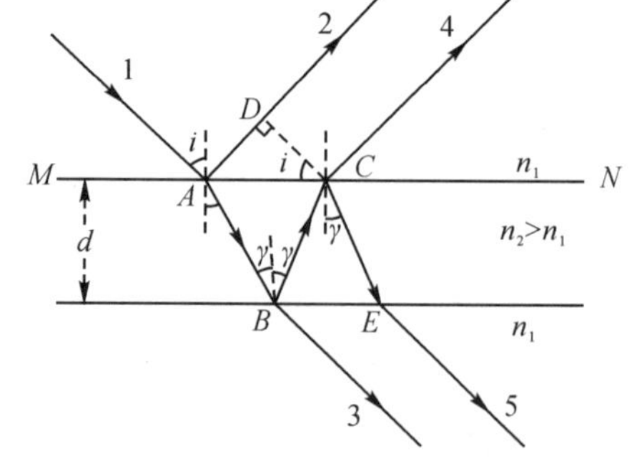

图10-10 等倾干涉

由于 $n_2\cos\gamma=n_2\sqrt{1-\sin^2\gamma}=\sqrt{n_2^2-n_2^2\sin^2\gamma}=\sqrt{n_2^2-n_1^2\sin^2 i}$，所以

$$\delta_1=2d\sqrt{n_2^2-n_1^2\sin^2 i} \tag{10-11}$$

洛埃镜实验表明，当光从折射率较小的光疏介质射到折射率较大的光密介质时，反射光有半波损失．将半波损失引起的光程差用 δ_2 表示，可以通过计算两相干光产生的半波损失的次数来确定．当两相干光产生半波损失的次数之和为奇数，则 $\delta_2=\frac{\lambda}{2}$；偶数次则取 $\delta_2=0$．

本讨论中，由于 $n_1<n_2$，对于薄膜的上表面，光线是由光疏介质射向光密介质，反射光 2 有半波损失；而对于薄膜的下表面，AB 光线是由光密介质射向光疏介质，反射光 4 无半波损失．故 $\delta_2=\frac{\lambda}{2}$，所以 2、4 两束反射光的总光程差为

$$\delta=\delta_1+\delta_2=2d\sqrt{n_2^2-n_1^2\sin^2 i}+\frac{\lambda}{2} \tag{10-12}$$

由式(10-12)可以看出，对于厚度均匀的平面薄膜，d 为恒量，光程差随入射光线的倾角 i 的不同而变化．波长一定时，形成同一干涉条纹的两光束具有相同的倾角，因而称为等倾干涉．产生明、暗纹的条件分别为：

(1)明纹条件

$$\delta=2d\sqrt{n_2^2-n_1^2\sin^2 i}+\frac{\lambda}{2}=k\lambda \qquad (k=1,2,\cdots) \tag{10-13}$$

(2)暗纹条件

$$\delta=2d\sqrt{n_2^2-n_1^2\sin^2 i}+\frac{\lambda}{2}=(2k-1)\frac{\lambda}{2} \qquad (k=1,2,\cdots) \tag{10-14}$$

当照射薄膜的光是复合光时，在同一地点观察不同位置的反射光的倾角不同，其反射光加强的光波波长也不同，因此，水面上的油膜和肥皂泡表面上的花纹看上去是彩色的．

此外，图 10-10 中从薄膜下表面出来的透射光 3 和 5 也是相干的，所以从膜的下方也应观察到干涉条纹，但两光束之间没有附加的光程差，与反射光是互补的．即反射光干涉加强，透射光就干涉减弱．由于两束光的振幅较小，透射光干涉图样的可见度很低．

我们把能够使反射光干涉加强的膜称为增反膜；能使透射光干涉加强的膜则称为增透膜．通常来说，照相机物镜、潜望镜的透镜以及显微镜目镜的反射光会形成有害杂光，影响光学系统的成像质量．早在 1892 年英国著名镜头设计师泰勒发现他的望远镜使用时间愈长，看到的像愈明亮．究其原因是镜头表面受腐蚀而产生了折射率较低的薄膜．据此他利用化学腐蚀成功地制造了增透膜，成为发展光学薄膜的先驱．

现代技术通常在光学透镜表面镀一层厚度适当的增透膜，利用薄膜干涉来减弱反射光，增强透射光．而 He－Ne 激光器中的谐振腔的反射镜则采用镀多层膜(15～17层)的办法，使它对激光的反射率达到 99%以上．大家都知道，紫外线可以伤害人的眼睛，其实强烈的绿光对眼睛的伤害也很大，它们使人头晕目眩，甚至双目失明，这就是所谓的“雪盲”．登山运动员通常会佩戴加膜眼镜，减少透射光的强度，保卫眼睛的安全．

例题 10-3　用白光垂直照射某光学仪器的镜头，为了使人眼最敏感的绿光尽可能透过，则需要在光学仪器的镜头上镀一层薄的氟化镁增透膜，求所镀氟化镁增透膜的最

小厚度.(已知人眼最敏感的绿光的波长为 550nm,玻璃的折射率为 1.5,氟化镁的折射率为 1.38)

解:光路如图 10-11 所示,为了便于分析,我们把镀膜表面的反射光位置向左平移了.各介质的折射率分别为空气 $n_1=1$,氟化镁镀膜 $n_2=1.38$,玻璃 $n_3=1.5$.

欲使绿光尽可能透过,即要加强其透射光干涉.当光垂直入射时,两透射光 2 和 3 的光程差

$$\delta=2n_2d+\delta_2$$

因为 $n_1<n_2<n_3$,透射光射在镀膜的下表面反射时有半波损失,在上表面反射没有半波损失,故 $\delta_2=\frac{\lambda}{2}$.

图 10-11　例题 10-3

绿光透射加强的条件为

$$\delta=2dn_2+\frac{\lambda}{2}=k\lambda$$

因此,所镀氟化镁增透膜的厚度应满足关系 $d=\frac{\lambda}{4n_2}(2k-1)$

当 $k=1$ 时,所镀氟化镁薄膜的厚度最小,代入数据可得

$$d=\frac{\lambda}{4n_2}=\frac{5.50\times10^{-7}}{4\times1.38}\text{m}\approx0.996\times10^{-7}\text{m}=99.6\text{nm}$$

2.劈尖干涉

两块平面玻璃片,如果一端叠合,另一端夹一细丝,这样在两块玻璃片之间形成的空气薄膜称为空气劈尖.两玻璃片的交线称为棱边,与棱边平行的线上各点对应的劈尖厚度相等,两玻璃片的夹角称为劈尖角.

劈尖干涉的实验装置如图 10-12(a)所示,单色光源 S 发出的平行光,经玻璃片 A 反射后垂直射到空气劈尖 B,从劈尖上、下表面反射的两列光相干叠加,形成干涉条纹,通过显微镜 T 可进行观察测量.

当光线垂直入射到劈尖上,由于在空气劈尖下表面的反射光有半波损失,故上下表面反射光的光程差

$$\delta=2nd+\frac{\lambda}{2} \qquad (10\text{-}15)$$

由于空气 $n=1$,反射光干涉加强,产生亮纹的条件是

$$2d+\frac{\lambda}{2}=k\lambda \qquad (k=1,2,\cdots) \qquad (10\text{-}16)$$

产生暗纹的条件是

$$2d+\frac{\lambda}{2}=(2k-1)\frac{\lambda}{2} \qquad (k=1,2,\cdots) \qquad (10\text{-}17)$$

可以看到,同一明纹(或暗纹)都与相同厚度的空气层对应,因此劈尖干涉也称等厚干涉.在劈尖干

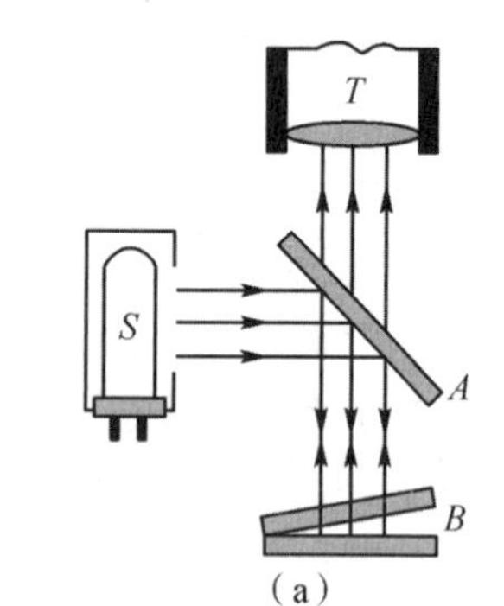

(a)

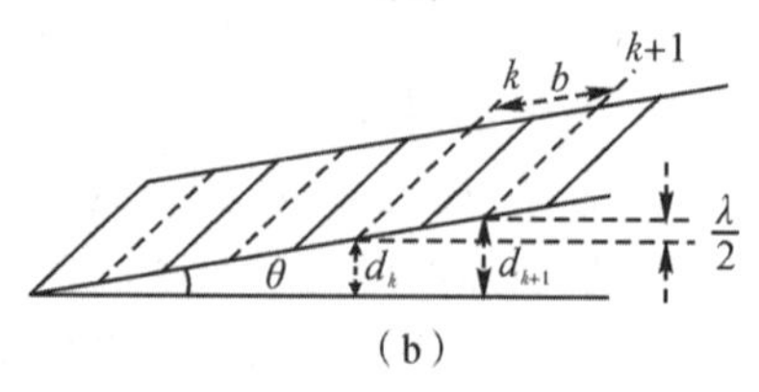

(b)

图 10-12　劈尖干涉

涉条纹中,相邻明纹(或暗纹)对应的空气层厚度差为

$$\Delta d = d_{k+1} - d_k = \frac{\lambda}{2} \tag{10-18}$$

在图 10-12(b)中,设空气劈尖的夹角为 θ,则在玻璃片上观察到相邻明条纹(或相邻暗纹)的间距为

$$b = \frac{\Delta d}{\sin\theta} = \frac{\lambda}{2\sin\theta} \tag{10-19}$$

可知,如果已知空气劈尖的夹角为 θ,并测量出条纹间距 b,就可算出波长 λ. 反之,如果已知波长 λ,测出条纹间距 b,就可算出微小夹角 θ. 空气劈尖的夹角 θ 越小,则条纹分布越疏;θ 越大,则条纹分布越密. 当 θ 大到一定程度时,干涉条纹太密,则无法分辨,就看不到干涉现象.

若用复色光照明,每一单色成分将各自形成一套干涉条纹,并且在同一级条纹中,波长愈长对应劈尖厚度愈大. 因此采用白光照明时,可观察到错开排列的彩色条纹. 例如把一根铁丝做成矩形框,放入肥皂水中,框中将形成一层肥皂液的薄膜;然后再将框竖起来,肥皂膜由于重力作用成为上薄下厚的尖劈状. 阳光照射下,可以看到一组横向排列的彩带,在同级条纹中劈尖沿厚度增加的方向按由紫到红的色序排列.

劈尖干涉可以精密测量微小的角度和长度,测细丝的直径时其测量精度可达 10^{-6}cm. 此外,劈尖干涉在精密检测各种光学元件表面的平整程度检测技术中有重要应用. 例如,在磨制各种光学平面时,可以用干涉法检查平面的平整程度. 若在被测平面上放一个透明的样板,在样板的一端垫一个薄片,使样板的标准平面和被测平面之间形成一个空气劈尖. 用单色光从上面照射,空气劈尖的上下两个表面的反射光产生干涉. 如果被测表面是平的,干涉条纹就是一组平行的直线,如图 10-13(a)所示;如果干涉条纹发生弯曲,则表明被测表面不平,如图 10-13(b)所示.

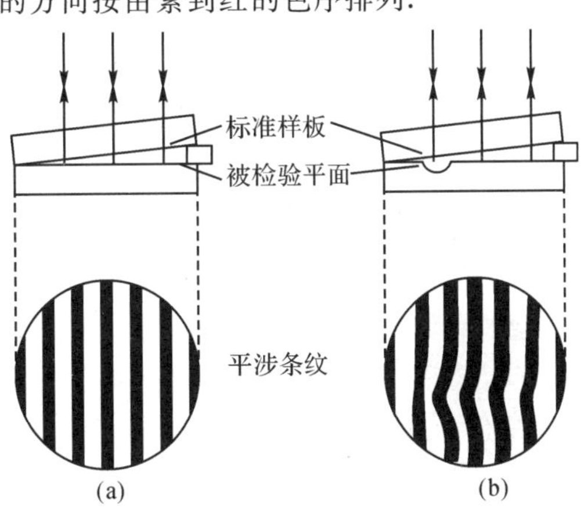

图 10-13 劈尖干涉的应用

例题 10-4 为了测量一金属细丝的直径,在两块平面玻璃片一端放置金属细丝,形成空气劈尖. 如果用波长为 589.3nm 的黄色光垂直照射空气劈尖,用读数显微镜测出第一级明纹到第三十一级明纹的间距为 4.296mm,金属细丝到空气劈尖顶点的距离为 28.86mm, 求金属细丝的直径 D.

解:根据题设条件,相邻明纹的间距

$$b = \frac{4.296 \times 10^{-3}}{31-1}\text{m} = 0.1432 \times 10^{-3}\text{m}$$

由于空气劈尖角度很小,因此

$$\sin\theta = \frac{D}{L}$$

由相邻明纹的间距表达式 $b=\frac{\lambda}{2\sin\theta}$ 可得金属细丝的直径

$$D=\frac{\lambda L}{2b}=\frac{5.893\times10^{-7}\times28.86\times10^{-3}}{2\times0.1432\times10^{-3}}\text{m}=5.938\times10^{-5}\text{m}$$

3. 牛顿环

牛顿环是一种光的干涉图样. 牛顿在 1675 年首先发现牛顿环，并做了精确的定量测定. 按理说，牛顿环乃是光的波动性的最好证明之一，但牛顿过分偏爱他的微粒说，始终无法准确解释这个现象. 直到 19 世纪初，英国科学家托马斯·杨才用光的波动说圆满地解释了牛顿环实验.

将一块曲率半径很大的平凸透镜放在一块平面玻璃上，它们之间将形成一个上表面是球面，下表面是平面的空气劈尖，如图 10-14(a)所示. 采用单色光垂直照射时，空气劈尖上、下表面的两束反射光相干叠加，可观察到以接触点为中心的圆环形明暗相间的干涉条纹，如图 10-14(b)所示. 根据对称性可知，任一条纹的圆环对应的空气膜厚度相同，上、下表面反射光程差相同，从而使干涉图样呈圆环状. 牛顿环也是一种典型的等厚干涉.

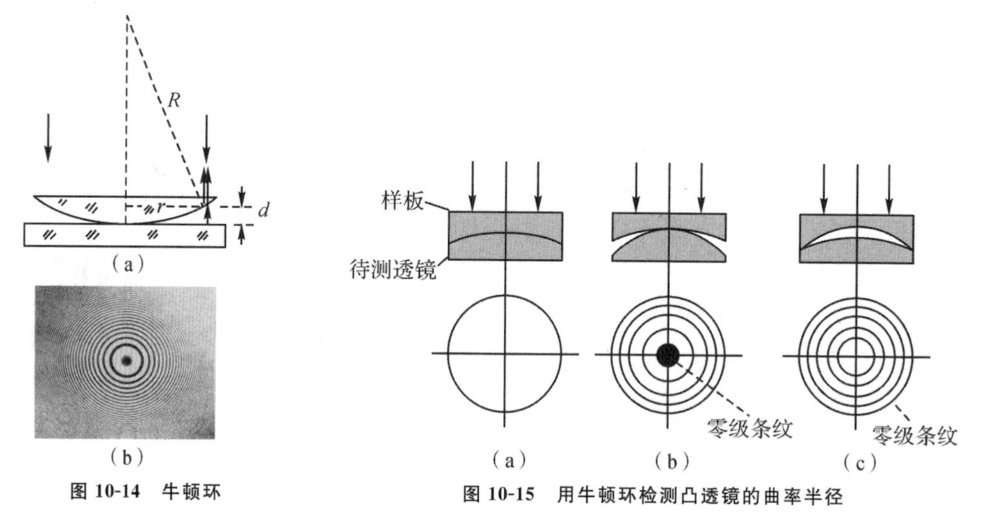

图 10-14　牛顿环

图 10-15　用牛顿环检测凸透镜的曲率半径

若用波长为 λ 的单色光垂直照射曲率半径为 R 的平凸透镜，牛顿环半径为 r，与该干涉条纹对应的空气膜的厚度为 d. 由几何关系

$$R^2=r^2+(R-d)^2=r^2+R^2-2Rd+d^2$$

考虑到 $d\ll R$，d^2 可以忽略不计，由上式可得

$$d=\frac{r^2}{2R}$$

根据干涉加强条件，可知牛顿环为明纹的条件是

$$2d+\frac{\lambda}{2}=k\lambda \tag{10-20}$$

对应的明环半径为

$$r_{\text{bright}}=\sqrt{\frac{(2k-1)R\lambda}{2}}\qquad(k=1,2,3,\cdots) \tag{10-21}$$

同理，牛顿环为暗纹的条件是

$$2d+\frac{\lambda}{2}=(2k+1)\frac{\lambda}{2} \tag{10-22}$$

暗环半径为

$$r_{\text{dark}}=\sqrt{kR\lambda} \qquad (k=0,1,2,3,\cdots) \tag{10-23}$$

由式(10-23)可知，牛顿环的中心是一个暗圆点，图样越往外，即 r 越大干涉条纹的级数 k 越高；并且牛顿环间隔不是均匀的，离中心越远，所看到的牛顿环越密.

若用复色光照明则可得到一系列彩色环，在同级干涉环中波长短的距中心较近.

例题 10-5 用 He-Ne 激光器发出的波长为 0.633μm 的单色光，在牛顿环实验中，得到下列的测量结果，第 k 个暗纹半径为 5.63mm，第 $k+5$ 个暗纹半径为 7.96mm，求平凸透镜的曲率半径 R.

解：依题意 $r_k=\sqrt{kR\lambda}$，$r_{k+5}=\sqrt{(k+5)R\lambda}$

将两式平方相减，整理可得

$$R=\frac{(r_{k+5}^2-r_k^2)}{5\lambda}=\frac{(7.96\times10^{-3})^2-(5.63\times10^{-3})^2}{5\times0.633\times10^{-6}}\text{m}=10.0\text{m}$$

牛顿环可用来测量光的波长，判断透镜表面凸凹、精确检验光学元件表面质量，测量透镜表面曲率半径和液体折射率. 如果改变凸透镜和平板玻璃间的压力，能使其间空气薄膜的厚度发生微小变化，条纹就会移动. 用此原理可以精密地测定压力或长度的微小变化.

如图 10-15 所示就是利用牛顿环来检测凸透镜曲率半径的一种方法. 将标准件覆盖在待测件上，若两者完全密合，则凸透镜曲率半径符合要求，不出现牛顿环，如图 10-15(a)所示. 若凸透镜曲率半径小于标准件则出现牛顿环，圆环越多，偏差越大，零级条纹在中心，如图 10-15(b)所示. 而被测件的曲率半径大于标准件时，显然偏差越大干涉圆环出现越多，但在这种情况下，零级条纹在边缘，如图 10-15(c)所示.

第二节　光的衍射

光的衍射是指光波绕过障碍物偏离直线传播的现象. 根据光源、障碍物、观察屏三者的相对位置，光的衍射可以分为两类：一类是障碍物与光源和屏之间的距离均为无限远，这种衍射称为夫琅禾费衍射在实验室中，夫琅禾费衍射可用两个会聚透镜来实现；另一类是障碍物与光源和屏之间的距离都是有限远，或其中之一是有限远，这种衍射现象称为菲涅耳衍射.

一、惠更斯-菲涅耳原理

法国物理学家菲涅耳为了解释光的衍射现象的光强分布，于 1818 年对惠更斯原理做了如下修正：波在传播的过程中，从同一波前上各点发出的子波，在空间某点相遇时，子波也可以相互叠加，产生干涉现象. 这一原理称为惠更斯-菲涅耳原理.

惠更斯原理正确地解释了光的反射定律、折射定律和双折射现象. 而要解释衍射现象实质上是要解决不同方向上的强度分布问题，但这一原理并未涉及强度，也无波长概念，故仅靠惠更斯原理不能解决衍射问题. 菲涅耳弥补了惠更斯原理的不足之处，他保留了惠更斯的次波概念，补充了次波相干叠加的概念，解决了波衍射的问题.

二、单缝衍射

1. 夫琅禾费单缝衍射实验

图 10-16 是夫琅禾费单缝衍射的实验装置，光源 S 位于透镜 L_1 的焦点上，经过 L_1 后成为平行光垂直照射在单缝上，通过单缝的平行光经透镜 L_2 聚焦于焦平面 N 上. 从单缝发出的子波中，同一组平行光会聚在同一点，而方向不同的平行光会聚在不同点. 这些子波叠加的结果是在光屏 N 上出现与狭缝平行的衍射条纹.

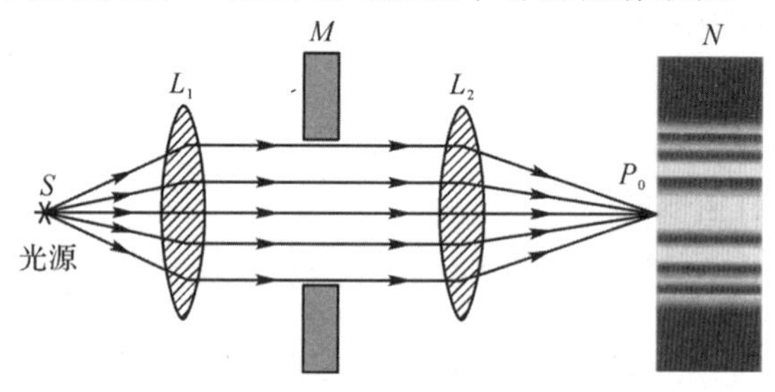

图 10-16 单缝衍射

2. 单缝衍射图样明、暗纹条件及光强分布

惠更斯-菲涅耳原理中的次波相干叠加思想，把波的传播问题变成了易于处理的叠加问题，原则上可以计算任何波的衍射现象. 但对于一般的衍射问题，计算是很困难的. 因此菲涅耳提出用半波带法近似处理，本书主要通过半波带法研究光的衍射.

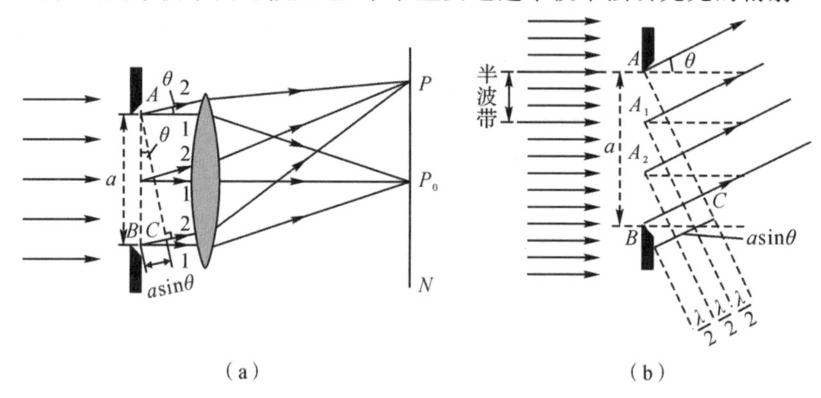

图 10-17 单缝衍射的半波带法

在图 10-17(a)中，将平行的单色光垂直照射在宽度为 a 的单缝上，根据惠更斯原理，位于单缝 AB 处的波面上各点所发出的球面子波沿各个方向传播. 任取子波中的一组平行光，它与主光轴之间的 θ 角称为衍射角. 对这一组经透镜会聚于 P 点的平行光而言，它的两条边缘光线 AP 与 BP 的最大光程差为

$$\delta_m=\overline{BC}=a\sin\theta \tag{10-24}$$

式(10-24)中 a 为单缝的宽度，θ 为衍射角. P 点条纹的明暗程度取决于光程差 δ_m

的值.菲涅耳将波阵面分割成许多面积相等的波带,如图 10-17(b)所示.作一系列平行于 AC 的平面,两相邻平面之间的距离等于入射光的半个波长$\frac{\lambda}{2}$,称为半波带.任何两个相邻半波带相应点发出的子波到达 P 的光程差均为$\frac{\lambda}{2}$,对应的相位差为 π,在 P 点叠加的结果为相互抵消.

根据上述分析,单缝在平行光垂直照射下,产生明(暗)纹的条件是:

(1)中央明纹中心

当衍射角 $\theta=0°$时,各次波源在该方向上发出的衍射波同步到达接收屏最中央点.光程差为零,对应的相位差为零,同步叠加产生极大强度,称为中央明纹.中央明纹是零级明纹.

(2)暗纹中心

当衍射角为 θ 的平行光,其最大光程差 δ_m 等于半波长的偶数倍,即衍射角 θ 满足

$$a\sin\theta=\pm 2k\frac{\lambda}{2} \qquad (k=1,2,\cdots) \tag{10-25}$$

此时可将单缝处的波阵面分成偶数($2k$)个半波带,这些光线在 P 点叠加.相邻的半波带两两相互抵消,P 点为暗纹中心.公式中的 $k=1,2,3,\cdots$ 表示衍射条纹的级数.正、负号表示暗纹在中央明纹两侧对称分布.

(3)明纹中心

当衍射角为 θ 的平行光,其最大光程差 δ_m 等于半波长的奇数倍,即衍射角 θ 满足

$$a\sin\theta=\pm(2k+1)\frac{\lambda}{2} \qquad (k=1,2,\cdots) \tag{10-26}$$

将单缝处的波阵面分成奇数($2k+1$)个波带,在 P 点相互叠加的结果是其中 $2k$ 个半波带两两相互抵消,还剩一个半波带的光没有抵消,P 点就为明纹中心.明纹也是对称分布的.

显然,衍射角 θ 越大,则该方向的衍射光线的最大光程差 δ_m 也越大,单缝处的波阵面被分成半波带的数目越大,相互抵消的部分也就越多.因此,明纹的亮度随着级数 k 的增加而降低.

3.单缝衍射的条纹宽度

中央明纹的宽度即为中央明纹两侧的第一级暗纹之间的距离,其他相邻两暗纹之间的距离称为明纹宽度.

在图 10-16 中,设光屏上任一点 P 到中央明纹中心的距离为 x,透镜 L_2 的焦距为 f.由于各衍射条纹中心到中央明纹中心的距离远小于透镜焦距,即 $x\ll f$,衍射角 θ 很小,故有

$$x=f\tan\theta\approx f\sin\theta$$

将上式代入式(10-25)可得各级暗纹位置为

$$x=\pm kf\frac{\lambda}{a} \tag{10-27}$$

因此中央明纹的宽度为两个对称的一级暗纹之间的距离

$$\Delta x_0=f\frac{\lambda}{a}-\left(-f\frac{\lambda}{a}\right)=2f\frac{\lambda}{a} \tag{10-28}$$

其他明纹的宽度为

$$\Delta x_k = x_{k+1} - x_k = (k+1) f \frac{\lambda}{a} - k f \frac{\lambda}{a} = f \frac{\lambda}{a} \tag{10-29}$$

通过以上的讨论，可以得到以下结论：

(1)中央明纹的宽度是各级明纹宽度的 2 倍. 中央明纹的光强最大，其他各级明条纹的光强，随衍射条纹的级数 k 的增大而减小，如图 10-18 所示.

(2)当照射光的波长 λ 一定时，明纹宽度与缝宽 a 成反比. 缝宽越小，明纹越宽，衍射现象越显著；缝宽越大，明纹越窄，衍射现象越不明显. 当 $a \gg \lambda$ 时，各级衍射明纹向中央明纹靠拢，密集得无法分辨，只能看到光沿直线传播. 可见，只有当障碍物的大小与光的波长差不多或更小时，才能观察到明显的衍射现象.

(3)当缝宽 a 一定时，明纹宽度与照射光的波长 λ 成正比. 如果用白光入射单缝时，中央明纹是白色的. 在中央明纹两侧的彩色条纹按光的波长排列，在同一级衍射光谱中靠中央明纹最近的是紫色，最远的是红色. 这种由衍射现象产生的彩色条纹，称为衍射光谱.

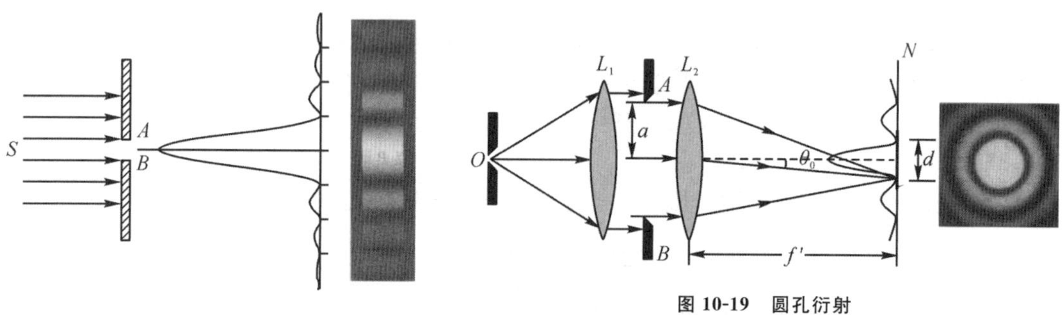

图 10-18 单缝衍射的光强分布

图 10-19 圆孔衍射

三、圆孔衍射

1. 圆孔衍射

如果用平行光照射半径为 a 的小圆孔，同样也会产生衍射现象，如图 10-19 所示. 衍射图样的中央是明亮的圆斑，周围是明暗相间的同心圆环. 由第一级暗环所包围的中央亮斑称为艾里斑.

设艾里斑的直径为 d，透镜 L_2 的焦距为 f. 从理论上计算得出，艾里斑的光能占整个入射光能的 84%，其半角宽度 θ_0 为

$$\theta_0 \approx \tan \theta_0 = \frac{d}{2f} = 0.61 \frac{\lambda}{a} = 1.22 \frac{\lambda}{D} \tag{10-30}$$

其中，D 为小圆孔的直径. 当照射光的波长 λ 一定时，艾里斑的直径 d 与圆孔的直径 D 成反比. 圆孔越小，衍射现象越显著.

2. 光学仪器的分辨能力

常用光学仪器的光阑和透镜都是圆形的，也会产生衍射现象，有艾里斑产生. 因此一个光点(或一个物点)通过光学仪器形成的像不再是理想的几何点像，而是有一定大小的光斑(艾里斑). 当两个物点过于靠近时，其像斑重叠在一起，有可能分辨不出是两

个物点的像，图 10-20 中描绘了两个衍射像的强度分布曲线. 如果这两个点的衍射图样分离得较开，即在其强度总和曲线（图中虚线）中可以看到，两个最大强度之间存在着最小强度，这将使我们能分辨出是两个点的衍射图像，如图 10-20(a)所示. 随着两个衍射图像的靠近，总和曲线上最小值深度就愈来愈浅，最后消失，如图 10-20(c)所示，这时两个衍射像实际上已重叠在一起，我们便无法分辨. 根据英国物理学家瑞利的研究，当相隔较近的两个光点形成的衍射图样的艾里斑没有重叠或重叠很少，则能分辨这两个光点；若一个艾里斑中心刚好处于另一个艾里斑边缘（即一级暗环上），这两个像点恰好能分辨，如图 10-20 (b)所示. 因此最小分辨角为

$$\theta_{\min}=1.22\frac{\lambda}{D} \tag{10-31}$$

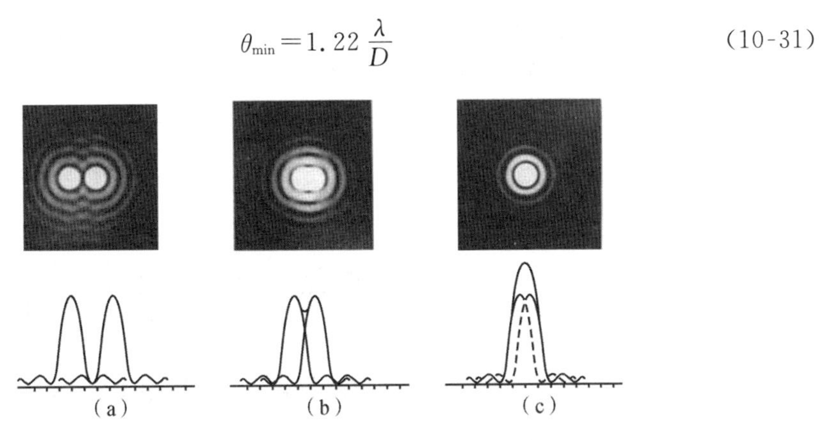

图 10-20　两个衍射图样恰能被分辨的条件（瑞利判据）

式(10-31)为光学仪器最小分辨角的标准，通常称为瑞利判据. 它表明了光学仪器的最小分辨角 $\theta_{\min}$ 与仪器孔径 D 和照射光波长 λ 的关系. 可见，最小分辨角受到光的波动性的限制，因此光学仪器的分辨能力是有限的. 例如，人类眼睛的瞳孔直径为 2mm，入射光中人眼的敏感波长为 550nm，对应人眼的最小分辨角为 $3.4\times10^{-4}\,\text{rad}\approx1'$. 目前世界上有通光直径为 10m 的天文望远镜，其最小分辨角为 $6.714\times10^{-8}\,\text{rad}$，比人眼的分辨能力高 5000 倍. 对于光学显微镜，可采用波长更短的紫光照射标本，减小它的最小分辨角，从而提高其分辨能力.

四、衍射光栅

利用单缝衍射可测量单色光的波长，但单缝太小通过的光能有限，衍射条纹亮度不够且不集中，影响测量精度. 为了提高测量的精度，就需要衍射条纹有一定亮度，光能集中，条纹间距越大越好. 于是人们就发明了由大量等宽等间距的平行狭缝组成的光学元件——光栅.

最早的光栅是 1821 年由德国科学家夫琅禾费用细金属丝密排地绕在两平行细螺丝上制成的，因形如栅栏，故名为“光栅”. 如果衍射图样是由反射光形成的称为反射光栅；由透射光形成的则称为透射光栅. 现代光栅制作是用精密的刻划机在磨光的玻璃或金属表面刻上许多等宽等间距的平行刻痕，1cm 宽度的玻璃或金属表面可有多达几千条乃至上万条刻痕. 刻痕部分不反光也不透光，相当于挡板；两刻痕间的光滑部分反射或透过光，相当于狭缝.

图 10-21 中的 A 表示透射光栅的一个截面，缝宽为 a，缝间距（不透光部分）为 b，

$(a+b)$称为光栅常数.从狭缝所发出的与光轴成θ角的平行光经透镜聚焦于P点时,其中任意相邻狭缝的两束光线的光程差均为

$$\delta=(a+b)\sin\theta$$

如果光程差δ为波长的整数倍,该组平行光线在P点干涉加强,P点为明纹中心.即衍射角θ满足

$$(a+b)\sin\theta=\pm k\lambda \qquad (k=0,1,2,\cdots) \tag{10-32}$$

式(10-32)称为光栅方程,k表示明纹的级数.由光栅方程可知,当单色光波长λ一定时,光栅常数$(a+b)$越小,θ角越大,则相邻明纹就分得越开.

图10-22(a)是缝宽为a的单缝衍射图样的光强分布图;图(b)为多缝干涉图样的光强分布图;图(c)为光栅衍射的光强分布图样.可见光栅衍射图样是单缝衍射和多缝干涉综合的结果,光栅衍射的光强分布要受到单缝衍射的调制.

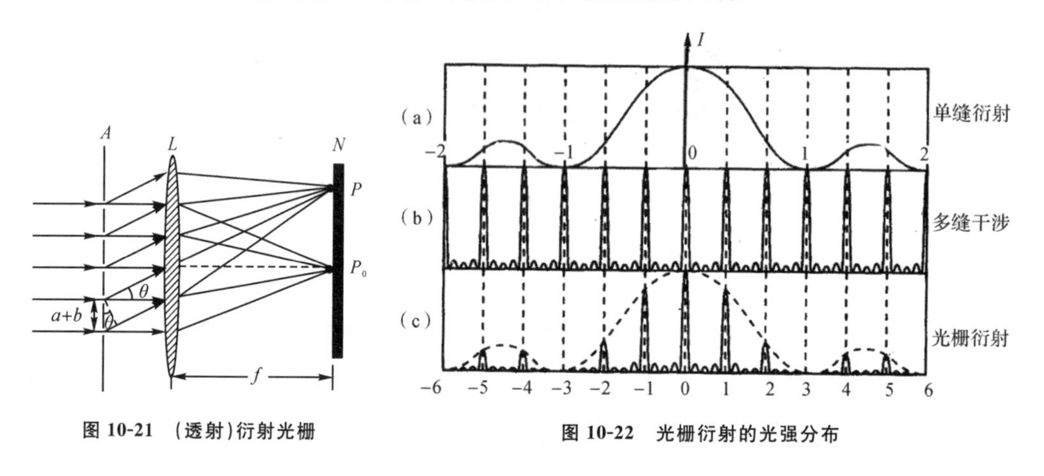

图10-21 (透射)衍射光栅

图10-22 光栅衍射的光强分布

我们注意到:在衍射角θ满足光栅方程的明纹条件时,本该出现明纹的位置却出现暗纹,这种现象称为缺级.这是因为该处同时满足光栅方程和单缝衍射的暗纹条件,每个狭缝衍射出现结果是暗纹,多个叠加的作用依然是暗纹.显然当出现缺级时,衍射角θ应同时满足光栅方程的明纹条件

$$(a+b)\sin\theta=k\lambda$$

以及单缝衍射的暗纹条件

$$a\sin\theta=k'\lambda$$

则光栅衍射图样中明纹缺级的级数为

$$k=\frac{a+b}{a}k' \qquad (k'=\pm1,\pm2,\pm3,\cdots) \tag{10-33}$$

比如:当$(a+b)=3a$,则缺级的级数分别为$k=\pm3,\pm6,\pm9,\cdots$,如图10-22(c)所示.由此可见,在研究光栅衍射时,除考虑多缝干涉外,还必须考虑单缝衍射.

从光栅方程可知,当光栅常数一定时,衍射角θ随入射光波长的增加而增加.当用白光照射光栅,除中央明纹仍为白色外,其他各级明纹在中央明纹的两侧按波长不同对称排列,紫光的波长最短,其衍射角最小,离中央明纹最近;反之,红光离中央明纹最远.由各种波长的光的同一级谱线组成的由紫到红的彩色光带,称为光栅光谱.光栅是光栅摄谱仪的核心组成部分.

另外，光栅的狭缝数目越多，每条缝的宽度越小，其衍射明纹的光能越集中，相邻明纹分得越开. 实验中利用这种又细又明亮，且分得很开的衍射条纹来测量光的波长，其精度相对较高.

例题 10-6 用每厘米有 4000 条缝的光栅，观察钠元素波长 $\lambda=590\text{nm}$ 的特征谱线，求：(1)最多能看到几级谱线？(2)若缝宽 1.25μm，第几级谱线缺级，最多能看到几级光谱？

解：(1)对于每厘米有 4000 条缝的光栅，其光栅常数为

$$(a+b)=\frac{0.01}{4000}\text{m}=2.5\times10^{-6}\text{m}$$

由光栅方程 $(a+b)\sin\theta=k\lambda$ 可得

$$k=\frac{(a+b)\sin\theta}{\lambda}$$

当 $\theta=90°$，$\sin\theta=1$ 时，则上式中的 k 为最大级数，即

$$k_{\max}=\frac{a+b}{\lambda}=\frac{2.5\times10^{-6}}{5.9\times10^{-7}}\approx4$$

所以最多能看到 4 级谱线.

(2) 若缝宽 $a=1.25\mu\text{m}=1.25\times10^{-6}\text{m}$，根据缺级条件可得，光栅衍射图样中所缺的明纹级数

$$k=\frac{a+b}{a}k'=\frac{2.5\times10^{-6}}{1.25\times10^{-6}}k'=2k' \qquad (\text{其中} k'=\pm1,\pm2,\cdots)$$

由于衍射图样中 $k=\pm2,\pm4$ 为缺级，所以实际上最多只能看到 3 级光谱.

第三节 光的偏振

早在 1863 年，英国物理学家麦克斯韦就认为，光波是电磁波. 电磁波是横波，可以用与振动方向相互垂直的电场强度矢量 $\boldsymbol{E}$ 和磁场强度矢量 $\boldsymbol{H}$ 来表示，如图 10-23 所示.

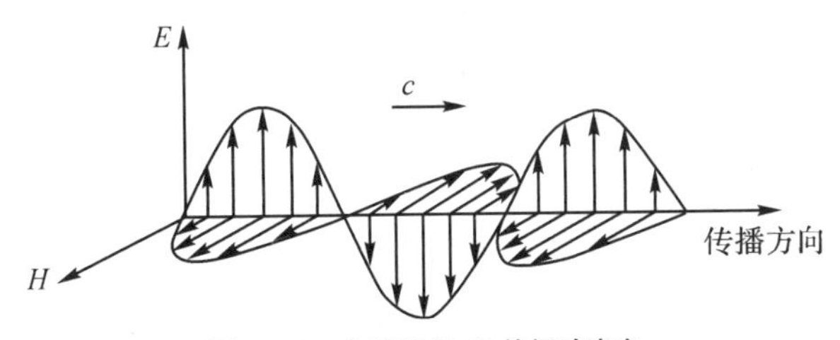

图 10-23 电磁波 $\boldsymbol{E}$、$\boldsymbol{H}$ 的振动方向

大量实验证明，各种检测光的元件(例如感光胶片、光电池、光电倍增管)对光的反应以及光化学作用、光合作用、眼睛的视觉等，主要是由电磁波中的电场引起. 这是因为在光和物质相互作用的过程中，通常情况下，物质中带电粒子受到的电场力作用比磁场力大得多. 因此，我们选择电场强度 $\boldsymbol{E}$ 表示光场，并把电矢量 $\boldsymbol{E}$ 叫作光矢量. $\boldsymbol{E}$ 振动称为光振动. 按光的振动情况可把光分为自然光和偏振光.

一、自然光与偏振光

1. 自然光与偏振光

一般光源(激光除外)的光是由大量彼此独立的原子或分子发出的光组成的.在垂直于光的传播方向的平面内,沿各个方向振动的光的相位不同,概率相等.光矢量的振动在各方向上对称分布,振幅相等,光强相同,这样的光称为自然光,如图10-24(a)所示.在任一时刻,可以把各个方向的光矢量分解成两个互相垂直的光矢量,光强各占自然光的一半,如图10-24(b)所示.自然光也可以用图10-24(c)表示,其黑点表示光振动与纸面垂直,短线表示光振动在纸面内.

光矢量只沿某一方向振动的光称为线偏振光,简称偏振光,如图10-25(a)、(b)所示.偏振光的振动方向与光的传播方向构成的平面称为振动面.若某一方向的光振动占优势,这种光称为部分偏振光,图10-25(c)为垂直纸面振动占优势,而图10-25(d)为平行于纸面的振动占优势.

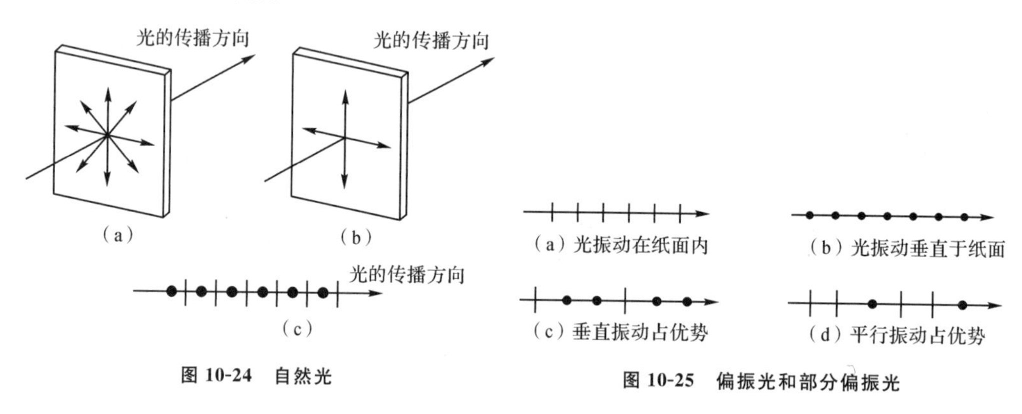

图10-24 自然光

图10-25 偏振光和部分偏振光

从自然光中获得偏振光的方法很多.利用光在折射率不同的两种介质的分界面的反射和折射、晶体的双折射、晶体的二向色性等均可获得偏振光.

如果光矢量 $\boldsymbol{E}$ 随时间做有规则的变化,其末端在垂直于传播方向的平面上的轨迹呈椭圆或圆,这种光称为椭圆偏振光或圆偏振光.

2. 布儒斯特定律

一般情况下,自然光照射在折射率分别为 n_1 和 n_2 的两种介质分界面 AB 上,将发生反射和折射.其反射光为垂直于入射面振动较强的部分偏振光,而折射光为平行于入射面振动较强的部分偏振光,如图10-26所示.其中 SO 为入射线(自然光),OC 为反射线,OD 为折射线,i 为入射角,γ 为折射角.若改变入射角 i,反射光的偏振化程度随之改变.

1812年布儒斯特从实验中发现,当入射角等于一个特定的角度时,反射光为垂直纸面振动的线偏振光,且反射光线与折射光线垂直,如图10-27所示.此时的入射角称为布儒斯特角或起偏角,用 i_0 表示.即

$$i_0+\gamma=90°$$

根据折射定律

$$n_1 \sin i_0 = n_2 \sin \gamma$$

由以上两式得

$$n_1 \sin i_0 = n_2 \cos i_0$$

即得起偏角应满足关系

$$\tan i_0 = \frac{n_2}{n_1} \tag{10-34}$$

式(10-324)称为布儒斯特定律.

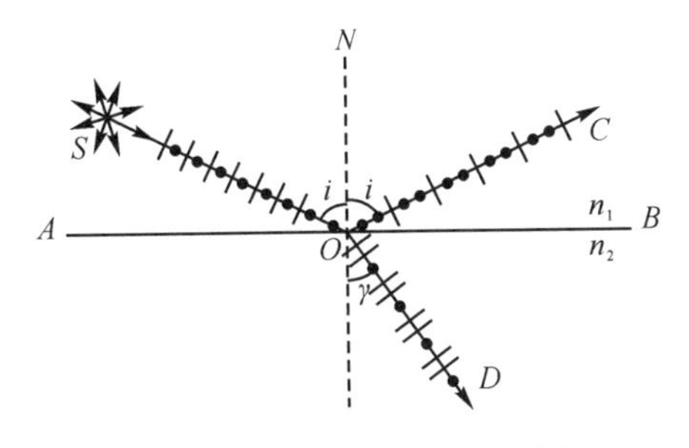

图 10-26 光反射和折射的部分偏振

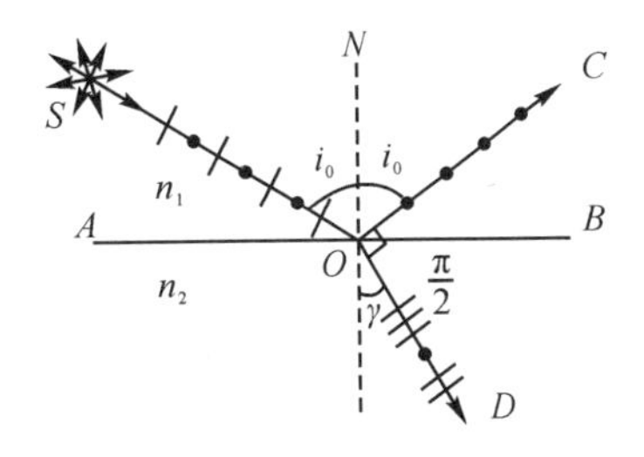

图 10-27 布儒斯特角

当自然光以布儒斯特角入射时，一次反射得到的线偏振光的光强很弱，它仅占入射光中垂直分量强度的很小一部分；而折射光仍是部分偏振光，它具有入射光中全部平行振动分量光能和垂直振动分量的大部分光能，光强很强. 例如，自然光从空气射向玻璃，一次反射得到的线偏振光的光强，只有垂直振动光强的 10%以下. 为了得到较强的偏振光，可以利用如图 10-28 所示的玻璃片堆或透明塑料片堆等，使光的入射角等于布儒斯特角，经过多次的反射和折射，最终可以让反射光和折射光都成为线偏振光.

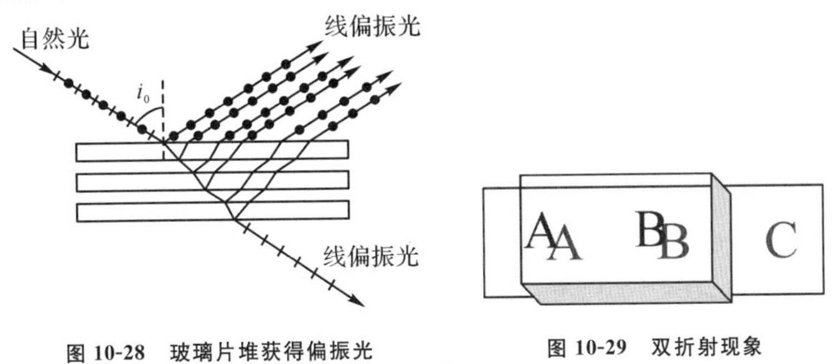

图 10-28 玻璃片堆获得偏振光

图 10-29 双折射现象

3. 晶体的二向色性

如果将一块普通玻璃放在书上，只能看到一个像. 但是，若将一块方解石晶体（即 $CaCO_3$）放在书上，可以看到两个像，如图 10-29 所示. 这是因为一束光进入方解石等晶体后，分成传播方向不同的两束折射光，这种现象称为双折射.

实验表明：两束折射光都是线偏振光，它们的光矢量互相垂直. 当改变入射角时，有一束折射光始终在入射面内，并遵守折射定律，折射率不变，这束光称为寻常光. 而另一束折射光一般不在入射面内，不遵守折射定律，且折射率随入射线的方向变化，这束光称为非寻常光. 利用双折射现象可以对晶体进行简单的鉴定.

某些双折射晶体，对在其内部传播的寻常光和非寻常光具有选择性的吸收性质，如电气石强烈吸收寻常光. 自然光通过1mm的电气石晶片，寻常光就全部被吸收，而非寻常光的吸收很微弱，这种现象称为晶体的二向色性.

偏振片就是利用晶体的二向色性制成的可获得偏振光的光学元件. 因此电偏振片只能透过沿某一方向振动的光矢量或光矢量在该方向的分量，而不能透过与该方向垂直振动的光矢量或垂直分量. 偏振片允许光振动通过的方向称为偏振化方向. 自然光通过偏振片后成为偏振光，并且光强只有入射自然光光强的一半.

二、起偏与检偏

将自然光变成偏振光的过程称为起偏，能够把自然光变成偏振光的装置称为起偏器. 起偏器只能让光波中某一特定方向的光振动通过，通过后的光波就成为在该特定方向上振动的偏振光. 人眼并不能区分自然光与偏振光，也不能分辨光波的振动方向，故必须依靠仪器来检测. 用于检测光波是否为偏振光并确定其振动方向的装置称为检偏器. 偏振片既可作为起偏器，也可作为检偏器.

在图10-30中，M、N两块晶片分别表示起偏器和检偏器. 起偏器和检偏器上都有一个特殊的方向，只允许那些与该方向平行的振动成分通过，自然光S在通过透射轴水平的起偏器M后成为偏振光.

如果检偏器N的透射轴与起偏器M的透射轴方向一致，那么能够通过M的光振动也同样能够通过N. 在N后面仍可以看到亮光，如图10-30(a)所示. 但是，如果把检偏器N在垂直于光波传播方向的平面上以光波行进方向为轴慢慢转动，可发现N后的视场随之逐渐变暗. 当N的透射轴与M的透射轴相互垂直时，在N后面将看不到亮光，光强降为零，如图10-30(b)所示. 这个过程叫作检偏.

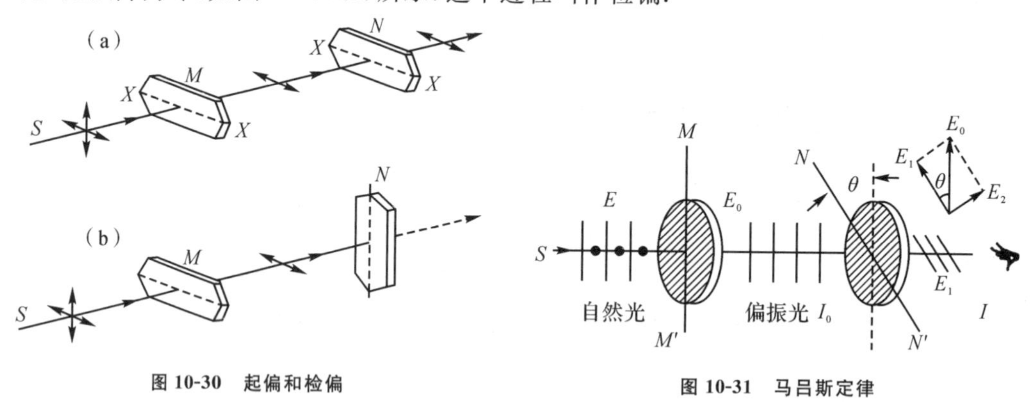

图10-30 起偏和检偏

图10-31 马吕斯定律

光的偏振现象并不罕见. 除了从光源(如太阳、电灯等)直接发出的光以外，我们看到的绝大部分光，都是偏振光. 人们在检偏时一般需旋转检偏器. 当检偏器的偏振化方向与起偏器的偏振化方向相同时，透过检偏器的光强最大，视场最亮. 当检偏器的偏振化方向与起偏器偏振化方向互相垂直时，则无光透过检偏器，视场最暗. 以入射偏振光为轴旋转检偏器，则透射光强度将出现周期性的明暗变化. 而如果只是自然光，则无论如何旋转检偏器，检偏器后的透射光强度都不变.

三、马吕斯定律

在图 10-31 中,入射到检偏器的偏振光光强为 I_0 其振动方向与检偏器的偏振化方向之间的夹角为 θ. 设偏振光光矢量的振幅为 E_0,其平行于检偏器偏振化方向的分量为 E_1,垂直分量为 E_2,它们的振幅分别为 $E_1=E_0\cos\theta$ 和 $E_2=E_0\sin\theta$. 只有平行分量 E_1 可以通过检偏器.

在不计偏振片对入射光散射及吸收的情况下,根据波的强度与波的振幅的关系可知,光强与光振动振幅的平方成正比,所以

$$\frac{I}{I_0}=\frac{E_1^2}{E_0^2}=\frac{E_0^2\cos^2\theta}{E_0^2}=\cos^2\theta$$

即

$$I=I_0\cos^2\theta \tag{10-35}$$

式(10-35)是法国物理学家马吕斯在 1809 年发现的,称之为马吕斯定律.

例题 10-7 让光强为 I_0 的自然光,通过叠放在一起的三个偏振片,每一块偏振片的偏振化方向相对于前一块偏振片都沿顺时针方向以入射光为轴转 30°角. 问入射自然光的百分之几能透过第三个偏振片?

解:设自然光通过第一个偏振片后的光强为 I_1. 由于自然光可视为由两个光强相等、光振动互相垂直的光组成,垂直于起偏器偏振化方向的光被吸收,而平行于起偏器偏振化方向的光则透过,所以透射光的光强为

$$I_1=\frac{1}{2}I_0$$

透射光 I_1 是偏振光,入射到第二个偏振片上时,根据马吕斯定律,透过第二个偏振片的光强应为

$$I_2=I_1\cos^2\theta=\frac{1}{2}I_0\cos^2 30°$$

同理透过第三个偏振片的光强为

$$I_3=I_2\cos^2\theta=\frac{1}{2}I_0\cos^4 30°=0.28I_0$$

即只有入射自然光 28%的光能透过第三个偏振片.

偏振片由于成本低廉、制造方便而得到广泛的应用. 例如,照相机镜头前装一片偏振滤光片,使反射光减弱,可获得更清晰的照片. 在汽车的前窗玻璃和车灯前安装偏振化方向与水平方向成约 45°角的偏振片,可避免对方车灯光线入眼;但为了保证行车安全,一般不采用 45°角的偏振片,因为这样的话,彼此都会接收不到对方的车灯传递的信息. 另外,偏振片还可以用来制作偏振光显微镜中的起偏镜、检偏镜以及观看立体电影的眼镜等.

四、旋光现象

1811 年,法国物理学家阿拉果发现,当起偏器与检偏器的偏振化方向互相垂直时,则无光透过检偏器. 但若将石英晶体放在起偏器与检偏器之间,可使偏振光沿石英晶体

的光轴方向传播，检测到有光透过检偏器. 线偏振光的振动面在石英晶体中发生旋转的现象称为旋光现象，如图 10-32 所示. 如松节油、樟脑、糖类、氨基酸等物质都能产生旋光现象，能使偏振光振动面旋转的性质称为旋光性，具有旋光性的物质称为旋光物质.

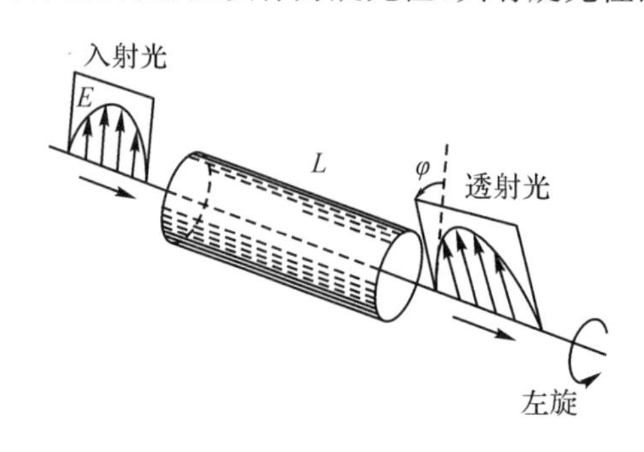

图 10-32　旋光现象

旋光物质有左旋和右旋之分. 迎着入射光的方向观察，使偏振光的振动面向右旋转的物质，称为右旋物质，如蔗糖、葡萄糖、甘氨酸等. 使偏振光的振动面向左旋转的物质，称为左旋物质，如甘氨酸以外的氨基醋酸、果糖、尼古丁等.

偏振光振动面旋转的角度，称为旋光度，用 φ 表示. 右旋 φ 取正值；左旋 φ 取负值.

实验发现，某一波长的单色偏振光透过旋光物质，其旋光度 φ 与偏振光通过旋光物质的厚度 L 成正比，即

$$\varphi=[\alpha]_{\lambda}^{t}\cdot L \tag{10-36}$$

其中，L 的单位为 mm；$[\alpha]_{\lambda}^{t}$ 为线偏振光通过 1mm 厚的固体时振动面旋转的角度，称为该物质的旋光率，其单位是$^{\circ}\cdot \mathrm{mm}^{-1}$. 旋光率与物质的性质、温度以及照射光的波长有关，规定右旋取正值，左旋取负值.

如果物质为溶液，偏振光通过旋光溶液的旋光度 φ 与照射光的波长、溶液的种类及温度有关，与偏振光通过旋光溶液的厚度 L 和溶液的浓度 C 成正比，即

$$\varphi=[\alpha]_{\lambda}^{t}CL \tag{10-37}$$

其中 L 的单位是 dm；C 的单位是 $\mathrm{g}\cdot\mathrm{cm}^{-3}$；$[\alpha]_{\lambda}^{t}$ 为溶液的旋光率，也称比旋度. 它表示偏振光通过厚度为 1dm、浓度为 $1\mathrm{g}\cdot\mathrm{cm}^{-3}$ 的溶液时振动面旋转的角度，比旋度的单位是$^{\circ}\cdot\mathrm{cm}^{3}\cdot\mathrm{g}^{-1}\cdot\mathrm{dm}^{-1}$.

若已知物质的旋光率，测得其旋光度，再由式(10-37)即可算出溶液的浓度. 这是药物分析中常用的方法，专门测定糖浓度的偏振计称为糖量计. 这种测定旋光性物质浓度的方法既方便又可靠，因此在药物分析及商品检验中被广泛采用. 许多化合物的浓度，如樟脑、可卡因、尼古丁等，都可以用这种方法测定. 此外，还有许多药物如氯霉素溶液等也都有旋光性，并且左旋和右旋的药效完全不同，都可用旋光的方法来分析和研究，或进行质量控制.

具有旋光性药物的旋光率在《中华人民共和国药典》中可以查到. 表 10-1 列出的是物质温度为 20℃时，在钠黄光照射下一些药物的旋光率.

表 10-1 一些药物的旋光率

药 名	$[\alpha]_D^{20}$/ (°·cm³·g⁻¹·dm⁻¹)	药 名	$[\alpha]_D^{20}$/ (°·cm³·g⁻¹·dm⁻¹)
蔗糖	+65.9	右旋糖苷	+190 ～+200
葡萄糖	+52.5～+53.0	维生素 C	+21～+22
乳糖	+52.2～52.5	桂皮油	−1 ～+1
樟脑(醇溶液)	+41.0～+43.0	氯霉素	−17～−20
蓖麻油	+50 以上	薄荷脑	−49～−50

第四节 光的吸收

光通过物质后光强要减弱,主要是由于物质对光的吸收和散射.下面主要讨论物质对光的吸收.

物质对光吸收的定量关系很早就受到了科学家的注意并进行了研究.法国科学家布格和德国数学家朗伯分别在 1729 年和 1760 年阐明了物质对光的吸收程度和吸收介质厚度之间的关系.

当光强为 I_0 的单色光通过厚度为 l 的均匀介质时,在介质中厚度为 $\mathrm{d}l$ 的薄层中,光强的减少量 $-\mathrm{d}I$ 与薄层的厚度 $\mathrm{d}l$ 成正比,即

$$\frac{-\mathrm{d}I}{I}=k\mathrm{d}l$$

当光通过厚度为 l 的介质时,光强由 I_0 减弱到 I,对上式积分

$$\int_{I_0}^{I}\frac{\mathrm{d}I}{I}=-\int_0^l k\mathrm{d}l$$

结果采用指数形式,可表示为

$$I=I_0\mathrm{e}^{-kl} \tag{10-38}$$

式(10-38)称为朗伯定律.k 称为吸收系数,它与介质的性质、温度和照射光的波长有关.吸收系数的大小反映了介质对光吸收的强弱.吸收系数 k 越大,介质对光吸收越多,则测试越灵敏.

1852 年,德国物理学家比尔将朗伯定律应用于稀溶液时发现,溶剂对光的吸收可以忽略,而溶液的吸收系数 k 与溶液的浓度 C 成正比,即

$$k=\beta C$$

其中,β 是与溶液浓度无关,只与溶质性质、温度和入射光波长有关的常量.将上式代入式(10-38)可得

$$I=I_0\mathrm{e}^{-\beta Cl} \tag{10-39}$$

对上式两边取常用对数,即

$$-\lg\frac{I}{I_0}=\beta Cl\lg\mathrm{e}$$

令 $A=-\lg\frac{I}{I_0}=\lg\frac{I_0}{I}$,并取 $k=\beta\lg\mathrm{e}$,上式可写成

$$A=kCl \tag{10-40}$$

式(10-40)称为比尔-朗伯定律. 式中,k 称为溶液的吸收系数或消光系数,C 表示溶液的浓度,l 表示溶液厚度. A 表示溶液对光的吸收程度,称为吸光度或消光度.

利用比尔-朗伯定律可测定稀溶液的浓度. 分光光度计就是根据这一原理设计的,它在分析化学、药学检测、医学检验等领域有广泛的应用.

第五节　红外线和紫外线

波长在400(紫光)～760nm(红光)的电磁波,可引起人的视觉,称为可见光. 在红光的外侧,波长在760nm～1mm 的电磁波称为红外线. 在紫光外侧,波长为6～400nm 的电磁波称为紫外线.

一、红外线

1800 年,英国物理学家赫谢尔用灵敏温度计研究各色光的温度时,发现在红光外侧的温度反而比可见光区更高,说明在红光外侧有不可见的射线存在,这种射线被称为红外线.

实验发现,太阳光中红外线的能量约占总能量的 60%. 任何物体只要它的温度在绝对零度 0K(−273℃)以上,都能向周围发射不可见的红外线,而且温度越高,辐射的红外线的能量越大. 红外线具有如下性质:

1. 有显著的热效应

用红外线照射物体,物体吸收红外线,其分子的热运动加剧,使物体内部发热. 加热效率高,热效应显著. 常利用红外线的热作用加工食品、油漆等.

用红外线照射组织可使组织发热、血管扩张、血液速度加快,具有加强血液与人体组织之间的代谢、增强细胞活力、促进新陈代谢等作用. 在临床上常用来治疗淋巴系统疾病、关节炎、神经痛、脓肿、循环障碍、褥疮等疾病;利用红外线照相可用来诊断静脉曲张、表面肿瘤和皮肤癌、表皮血管的血栓等;利用热象图可快速、正确诊断乳腺、肺、四肢的肿瘤等病变.

红外线对有出血倾向、高热、活动性肺结核、重度动脉硬化症的患者禁用. 此外,红外线对眼睛有伤害作用,能使水晶体发生混浊,引起白内障.

2. 在液体和固体中有较强的穿透力

红外线能穿透浓雾、气层、石英、岩盐、黑纸等. 用红外摄影不受白天黑夜的限制,红外线成像(夜视仪)可以在漆黑的夜间看见目标. 利用红外遥感技术,可以测量人的体温,控制电视机、空调,在飞机或卫星上勘测地热,寻找水源、监测森林火情,估计农作物的长势和收成,预报台风、寒潮等.

不同的物质发出的红外光谱的波长和强度不同. 因此,利用物质的红外光谱可以鉴别化合物中所含的原子团,对物质进行定性、定量分析.

二、紫外线

1801 年,德国科学家里特发现在紫光的外侧区域放置的氯化银被感光,说明在紫光外侧也存在看不见的射线，这种射线称为紫外线. 紫外线的波长范围从 16nm 到 400nm，不能引起视觉. 一切高温物体发出的光，如太阳光，弧光灯发出的光都含有紫外线. 紫外线具有如下性质：

1. 光化作用

紫外线波长短，单个光子能量较大，可引起分子或原子的电离或激发产生光化学反应，使照相底片感光等.

2. 荧光效应

紫外线可激发物质发出荧光. 动物的许多组织在紫外线照射下均可发出荧光，组织不同，产生的荧光颜色也不同. 如肝脏，在普通光照射下，肝细胞和癌细胞颜色差不多，很难区分. 但在紫外光照射下，正常肝细胞发黄绿色荧光，癌细胞发橘红色荧光，二者的区别非常明显. 医学上利用紫外线的荧光效应，制成各种癌组织诊断仪，提高了对癌的确诊率和诊断速度.

黄曲霉素有很强的致癌作用，用紫外线可检测食品中是否含有黄曲霉素. 例如用紫外线照射黄曲霉素 B_1、黄曲霉素 B_2 会发蓝色荧光；照射黄曲霉素 G_1、黄曲霉素 G_2 发绿色荧光.

3. 生物作用

人体受适当紫外线照射，对健康有益. 小剂量的紫外线照射能加速组织的再生，促进结缔组织及上皮细胞的生长，可促进伤口或溃疡面的愈合. 长波紫外线有明显的色素沉着作用，引起光变态反应，可与光敏剂配合治疗白癜风. 皮肤在紫外线的照射下，有助于维生素 D 的合成，有抗佝偻病等作用.

4. 消毒杀菌

波长短的紫外线能量大，能引起蛋白质和核酸结构的变化. 254nm 汞谱线是杀菌应用上的重要谱线，具有很强的杀菌作用. 病房、手术室和制药车间常用紫外线进行消毒杀菌.

太强的紫外线对人的眼睛和皮肤都有害，可引起电光性眼炎. 因此，经常接触紫外线的人应注意防护. 如，电焊工人作业时必须戴上防护罩，防止紫外线对眼睛的损害.

一般普通玻璃能透过可见光、中短波红外线以及一小部分长波紫外线. 蓝玻璃可防红外线通过，但不能完全阻止紫外线通过，而绿玻璃可阻止全部红外线和紫外线，因此防护镜应用绿玻璃. 而劣质太阳镜不能阻挡紫外线，相反会让可见光减弱，使人眼瞳孔变大，让大量紫外线透入眼内损伤晶状体.

习题十

10-1 光强均为 I_0 的两束相干光相遇而发生干涉时，在相遇区域内有可能出现的最大光强是多少？

10-2 汞灯发出的光，通过滤光片后，照射到相距 0.3mm 的双缝上，在距双缝 2.5m 处的光屏上出现干涉条纹，测得相邻两条第五级明纹中心之间的距离为 22.7mm，试求入射光的波长是多少？

10-3 在杨氏双缝实验中，用波长为632.8nm的激光垂直照射到双缝上，在距双缝4m远处的屏上，测得第六级暗纹之间的距离为3.164cm. 已知整个装置处于空气中，求此双缝之间的距离.

10-4 在杨氏双缝实验中，设两缝间的距离为0.20mm，屏与缝之间距离为100cm，试求：

(1)以波长为590×10^{-10}m的单色光照射时，第10级明纹中心距中央明纹中心的距离；

(2)第10级干涉明纹的宽度；

(3)用白光照射时，屏上出现彩色干涉条纹，求第二级光谱的宽度.

10-5 由两块玻璃片组成空气劈形膜，当波长为λ的单色平行光垂直入射时，测得相邻明条纹的距离为Δl_1. 在相同的条件下，当玻璃间注满某种透明液体时，测得两相邻明条纹的距离变为Δl_2，试求此液体的折射率.

10-6 在如图10-33所示的实验装置中，平面玻璃板片上放有一油滴，当油滴展开成圆形油膜时，在波长$\lambda=600$nm的单色光垂直入射下，从反射光中观察油膜所形成的干涉条纹. 已知空气折射率$n_1=1.0$，油膜的折射率$n_2=1.20$，玻璃折射率$n_3=1.50$，试问：

(1)此是否为等倾干涉还是等厚干涉？中央和边缘的条纹哪个级次高？

(2)当油膜中心最高点与玻璃片上表面相距$h=1250$nm时，看到条纹形状如何？可看到几级明纹？明纹所在处的油膜厚度为多少？中心点的明暗情况如何？

(3)试定性分析当油膜继续扩展时条纹如何变化？中心点情况如何？

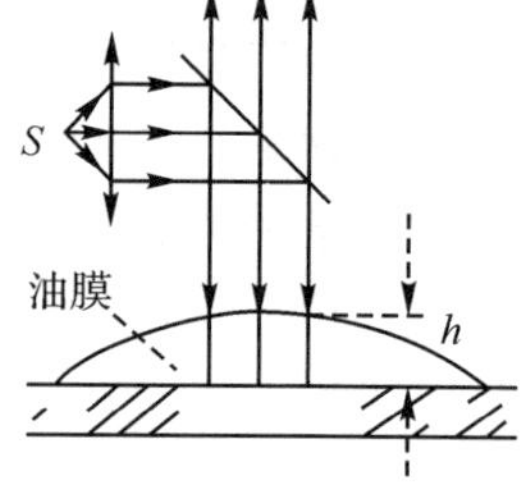

图10-33 习题10-6

10-7 一薄玻璃片，厚度为0.4μm，折射率为1.5，用白光垂直照射，问在可见光范围内，哪些波长的光在反射中加强？哪些波长的光在透射中加强？

10-8 制作珠宝时，为了使人造水晶($n_1=1.5$)的表面具有强烈的反射本领，可以在其表面上镀一层一氧化硅($n_2=2.0$). 设光垂直入射，要使波长为560nm的光强烈反射，这镀层至少应多厚？

10-9 分别用波长为600nm和400nm单色光做单缝衍射实验，在实验装置的情况下，测得600nm的单色光的中央明纹宽度为3mm，求400nm单色光的中央明纹宽度是多少？

10-10 波长为λ的单色光垂直入射到一狭缝上，测得第二级暗纹中心对应的衍射角$\theta=30°$，试求狭缝的宽度.

10-11 用波长$\lambda=500$nm的平行光垂直照射到宽为0.20mm的单缝上，透镜焦距为0.20m，光屏位于透镜的焦平面处. 试求：

(1)第一级暗纹中心到中央明纹中心的距离；

(2)中央明纹的宽度；

(3)其他各级明纹的宽度.

10-12 用波长为500nm的绿光垂直照射透射光栅,观察到第二级光谱线的衍射角为30°.试求宽度为1cm的光栅上刻有多少条缝?

10-13 太阳光斜照射在平静的湖面上,当太阳光与水平面的夹角为多大时,反射光为线偏振光?

10-14 自然光的光强为I_0,让它通过两个偏振片的偏振方向夹角为30°的偏振片,求透过第二个偏振片的光强.

10-15 一束光是自然光和线偏振光的混合光,让它垂直通过一偏振片.若以此入射光束为轴旋转偏振片,测得透射光强度最大值是最小值的4倍,试求入射光束中自然光占总光强的比例.

10-16 在20℃时,蔗糖溶液对钠黄光的旋光率是65.9°·cm^2·g^{-1}.现将它装入长为20cm的玻璃管中,用旋光计测得旋光度为30.2°,求溶液中所含蔗糖的浓度.

10-17 眼镜上镀了一定厚度的某种材料的介质膜,希望能防止紫外线进入眼睛,对眼睛起保护作用,试问这种膜真的能防止所有的紫外线进入眼睛吗?

10-18 药品硫酸阿托品为莨菪碱的外消旋体,无旋光性.而莨菪碱为左旋体,莨菪碱虽然作用较强,但毒性也大,因此将其作为杂质加以控制.试问我们怎样才能快速检查出硫酸阿托品中莨菪碱的杂质含量呢?

第十一章　几何光学

光在传播中遇到介质的界面时，如果光波波长比界面的线度小得多，便可忽略光的波动性，认为光沿着直线传播. 几何光学以光的直线传播以及反射定律和折射定律为基础，利用计算法或作图法研究光在透明介质中的独立传播定律，讨论物体的成像问题. 本章主要介绍光学成像的基本原理和方法，并以此为基础认识人眼和有关光学仪器的成像问题.

第一节　球面折射

一、光的反射与折射

光在同种均匀介质中是沿着直线传播的. 当光入射到两种介质的分界面上时，传播方向改变，发生反射和折射现象.

实验表明，反射光线 OB 和折射光线 OC 都在入射光线 AO 与法线 NN' 组成的平面内，如图 11-1 所示. 反射角 γ 等于入射角 i_1；折射角 i_2 与入射角的关系为

$$n_1 \sin i_1 = n_2 \sin i_2 \tag{11-1}$$

其中，n_1 和 n_2 分别为入射介质和折射介质的折射率. 介质的折射率 n 可以用光在真空中传播的速度 c 与介质中的传播速度 v 之比来表示，即 $n=\dfrac{c}{v}$.

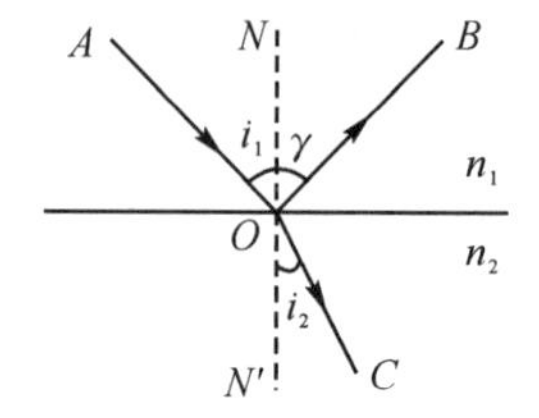

图 11-1　光的反射和折射

如果 $n_1 > n_2$，即从光密介质（水 n_1）进入光疏介质（空气 n_2），由式(11-1)可知，$i_2 > i_1$，折射角总是大于入射角，且折射角随着入射角的增大而增大. 当折射角达到最大，即 $i_2 = 90°$ 时，入射角再增大，折射光线将消失，发生全反射现象，如图 11-2 所示. 我们把折射角为 90°时对应的入射角称为临界角，记为 i_c. 显然，临界角满足

$$\sin i_c = \frac{n_2}{n_1} \tag{11-2}$$

对两种特定的介质，折射率的比值是一定的，则临界角是固定的值. 例如光从水射向空气的临界角为 48.5°；从玻璃进入空气随玻璃的成分不同，临界角在 30°～42°. 医学中光纤内镜的导光就利用了全反射原理.

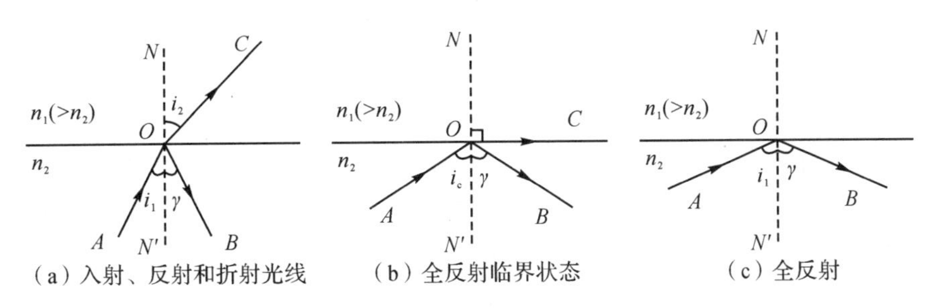

图 11-2 光的全反射现象

二、单球面折射

如图 11-3 所示，MO 是球形折射面，O 为折射面顶点，C 是折射面球心，半径为 r，折射面两侧介质的折射率分别为 n_1 和 n_2，设 $n_2>n_1$. 过球面顶点 O 和球心 C 的直线称为主光轴，主光轴上的点光源 P 所发出的近轴光线，经球面折射后成像在主光轴上的 P' 点. P 到球面顶点 O 的距离称为物距，用 u 表示，P' 到球面顶点 O 的距离称为像距，用 v 表示.

在 ΔACP 中，三角形的内角和外角之间关系有

$$i_1=\alpha+\beta$$

同理，在 $\Delta AP'C$ 中有

$$i_2=\beta-\theta$$

入射光线 PA 从介质 n_1 进入介质 n_2 中，由折射定律

$$n_1\sin i_1=n_2\sin i_2$$

对近轴光线作近似 $\sin i_1=i_1$，$\sin i_2=i_2$，整理得

$$n_1\alpha+n_2\theta=(n_2-n_1)\beta$$

由于 α、β 及 θ 都很小，在曲边三角形中 ΔAOP、ΔACO 和 $\Delta AP'O$ 中，由几何关系取近似得

$$\alpha=\tan\alpha=\frac{OM}{OP}=\frac{OM}{u},\beta=\tan\beta=\frac{OM}{ON}=\frac{OM}{r},\theta=\tan\theta=\frac{OM}{OP'}=\frac{OM}{v}$$

联立可得

$$\frac{n_1}{u}+\frac{n_2}{v}=\frac{n_2-n_1}{r} \tag{11-3}$$

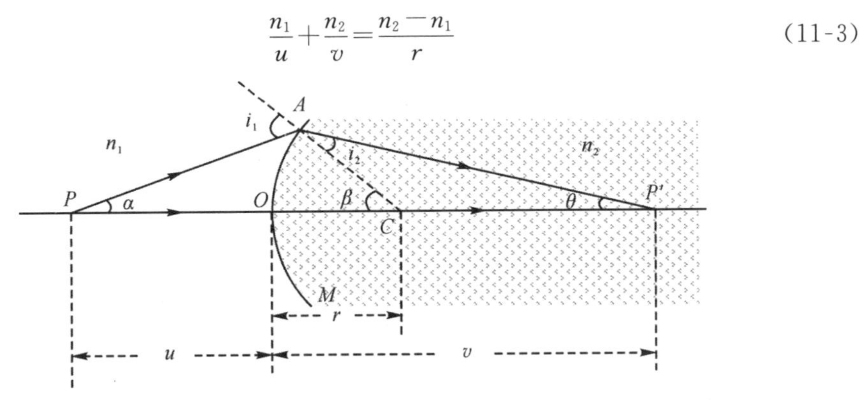

图 11-3 单球面折射成像

式(11-3)就是近轴光线的单球面折射成像公式. 它适用于一切凸或凹的球形折射面. 折射面把整个空间分成两个区域,物所在的区域叫作物方空间. 如果折射后成实像,则像一定处于折射面的另一侧,该侧就叫作像方空间. 物处在物方空间时为实物,物处在像方空间时为虚物. 像处在像方空间时为实像,像处在物方空间时为虚像.

注意到公式采用比值形式,所有相应的物理量单位自行统一即可,无须强调国际单位. 各物理量的符号规定如下:实物、实像时 u 和 v 取正号;虚物、虚像时 u 和 v 取负号. 凸球面迎着入射光线时 r 为正;凹球面迎着入射光线时 r 为负.

例题 11-1 如图 11-4 所示,折射率为 1.5 的长玻璃棒,一端为 $r=20\text{mm}$ 的抛光凸球面. 则在其左侧 60mm 处的物点,经球面折射后会成像在何处?

解:已知空气 $n_1=1.0$,玻璃 $n_2=1.5$,$u=60\text{mm}$,入射光对着凸球面 $r=20\text{mm}$,由近轴光线单球面成像公式

$$\frac{n_1}{u}+\frac{n_2}{v}=\frac{n_2-n_1}{r}$$

代入数据,即

$$\frac{1}{60}+\frac{1.5}{v}=\frac{1.5-1}{20}$$

可得 $v=180\text{mm}$

像距为正值,所以是实像点,在凸球面顶点后 180mm 处.

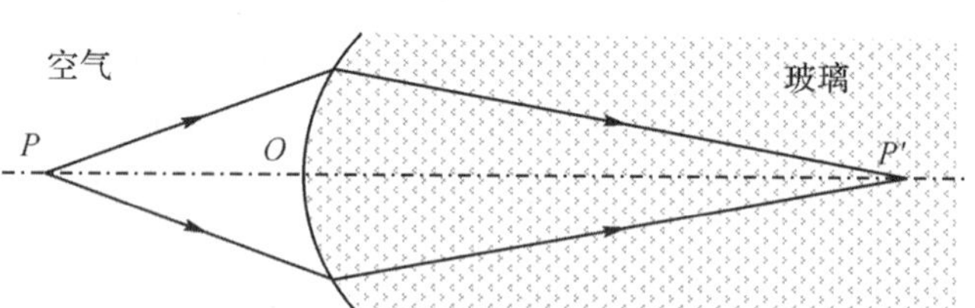

图 11-4 例题 11-1

三、共轴球面系统

如果折射球面不止一个,并且几个折射球面的曲率中心在一条直线上,它们就组成一个共轴球面系统. 这几个折射球面的曲率中心所在的那条直线称为共轴球面系统的主光轴.

在共轴系统中求物体的像时,可采用逐次成像法:先求出物体通过第一个折射面所成的像,再以第一次成的像作为第二个折射面的物,求它经第二折射面后所成的像……依次类推,直到求出最后一个像为止.

如图 11-5 所示,首先用单球面近轴光线成像公式求出物体 S 通过第一折射球面 M_1 所成的像 I_1,然后以 I_1 作为第二折射球面 M_2 的物,再求通过第二折射球面所成的像 I_2. 若后方还有折射面,也是如此下去直到求出最后一个面所成的像为止. 若图中两球面的顶点 P_1 与 P_2 相距为 d,显然,前一折射面的像距 v_1 与后一折射面的物距 u_2 之间的关系为 $u_2=d-v_1$.

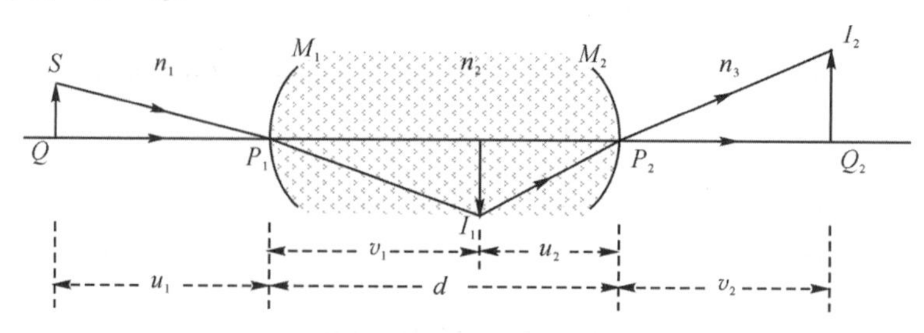

图 11-5 共轴球面系统逐次成像

如果 I_1 在 P_1 之前，I_1 可能是虚像，或者 I_1 是实像但仍在第二折射面之前，都有 $u_2=d-v_1>0$ 的结果，故对第二折射面来说都是实物；如果 I_1 在第二折射面之后，即 $d<v_1$，则 $u_2<0$，也就是说经第一折射面未曾真正会聚成实像，光线就直接参与二次成像了，所以 I_1 是第二折射面的虚物.

例题 11-2 一玻璃砖（$n=1.5$）的左侧是半径为 10cm 的球面，右侧是半径为 5cm 的球面，两侧球面顶点间的距离为 60cm. 一个点光源放在玻璃砖左边，距左侧顶点 30cm 处，求光源发出的近轴光线通过玻璃砖后所成的像的位置.

解：由单球面近轴光线成像公式

$$\frac{n_1}{u}+\frac{n_2}{v}=\frac{n_2-n_1}{r}$$

对第一个折射球面而言，$n_1=1.0$，$n_2=1.5$，$u_1=30\text{cm}$，由于凸球面对着入射光，取 $r_1=10\text{cm}$. 代入数据，即

$$\frac{1}{30}+\frac{1.5}{v_1}=\frac{1.5-1}{10}$$

可得

$$v_1=90\text{cm}$$

第一次成像的像距为正值，说明是实像. 若没有第二个折射球面，像应在第一个折射球面后 90cm 处. 但本题还要通过第二个折射球面成像，对第二个折射球面来说，由于它在第二个折射球面的像方空间，所以是第二折射面的虚物，其物距取负值，即

$$u_2=d-v_1=(60-90)\text{cm}=-30\text{cm}$$

对第二个折射面，$n_1=1.5$，$n_2=1.0$，$u_2=-30\text{cm}$，凹球面对着入射光 $r_2=-5\text{cm}$. 代入单球面近轴光线成像公式中，即

$$\frac{1.5}{-30}+\frac{1}{v_2}=\frac{1-1.5}{-5}$$

可得

$$v_2=6.67\text{cm}$$

第二次成像的像距为正，所以是实像，成像位置在玻璃砖后 6.67cm 处.

第二节 透镜成像

具有两个球面折射面的共轴系统叫作透镜. 这两个折射面也可以有一个是平面，因为平面可以看成是半径无穷大的球面. 两折射面之间的介质可以是玻璃或者其他光学性质均匀的透明物质.

一、薄透镜成像

为了研究透镜的成像规律，假设透镜中央部分的厚度与两个球面的半径相比可忽略不计，这样可以使很多问题简化，这种透镜叫作薄透镜. 每一个薄透镜都是由两个共轴球面组成的，所以可把薄透镜看作一个共轴球面系统.

1. 薄透镜成像公式

如图 11-6 所示，假设 S 为一个点光源，光线从折射率为 n_0 的介质进入折射率为 n

的薄透镜 L，经过薄透镜后又进入折射率为 n_0 的介质，经过第一折射面成的像为 I_1，经过第二折射面后成的像为 I. 用 u_1、v_1、r_1 代表对第一折射面成像时的物距、像距和曲率半径，u_2、v_2、r_2 代表对第二折射面成像时的物距、像距和曲率半径；u、v 表示对透镜成像的物距、像距. 由于第一折射面的物距就是整个透镜的物距，即 $u=u_1$；第二折射面的像距就是整个透镜的像距，即 $v=v_2$. 薄透镜的厚度可忽略，所以 $u_2=-v_1$.

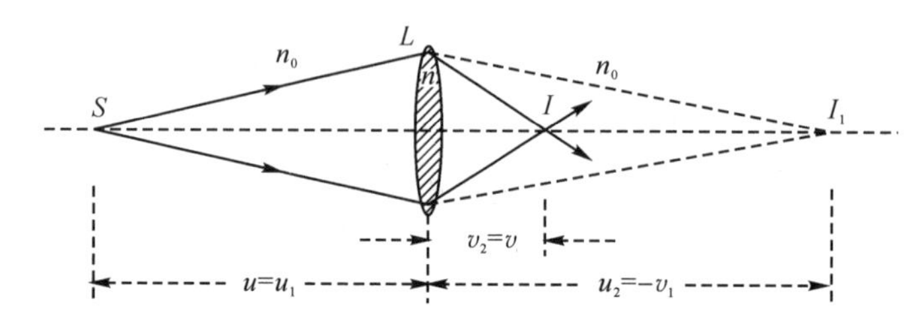

图 11-6　薄透镜的成像公式的推导

将单球面折射的成像公式

$$\frac{n_1}{u}+\frac{n_2}{v}=\frac{n_2-n_1}{r}$$

分别应用于两个折射面，有

$$\frac{n_0}{u}+\frac{n}{v_1}=\frac{n-n_0}{r_1},\frac{n}{-v_1}+\frac{n_0}{v}=\frac{n_0-n}{r_2}$$

两式相加，可得

$$\frac{1}{u}+\frac{1}{v}=\frac{n-n_0}{n_0}\left(\frac{1}{r_1}-\frac{1}{r_2}\right) \tag{11-4a}$$

式(11-4a)称为薄透镜的近轴光线成像公式，可适用于各种形状的凹、凸薄透镜成像. 其中物距、像距及曲率半径的正负号，遵守在球面折射系统中所提到的规定.

若透镜置于空气中，则 $n_0=1$，式(11-4a)可写为

$$\frac{1}{u}+\frac{1}{v}=(n-1)\left(\frac{1}{r_1}-\frac{1}{r_2}\right) \tag{11-4b}$$

2. 薄透镜的焦点、焦距与焦度

当点光源位于主光轴上某点时，如果它发出的光束经折射后变成平行光(即成像于无穷远处)，则称为第一焦点(也称物方焦点)，到透镜的距离称第一焦距(也称物方焦距)，用 f_1 表示. 将物距 $u=f_1$，像距 $v=\infty$ 代入式(11-4a)可得第一焦距

$$f_1=\frac{1}{\frac{n-n_0}{n_0}\left(\frac{1}{r_1}-\frac{1}{r_2}\right)} \tag{11-5a}$$

平行于主光轴的入射光(即物处于无穷远处)，经折射后成像于主轴上的点，则称为第二焦点(也称像方焦点)，到透镜的距离称第二焦距(也称像方焦距)，用 f_2 表示. 将物距 $u=\infty$，像距 $v=f_2$ 代入式(11-4a)，得第二焦距

$$f_2=\frac{1}{\frac{n-n_0}{n_0}\left(\frac{1}{r_1}-\frac{1}{r_2}\right)} \tag{11-5b}$$

对比可知，这两个焦距是相等的. 若透镜置于空气中，焦距公式为

$$f=f_1=f_2=\frac{1}{(n-1)(\frac{1}{r_1}-\frac{1}{r_2})} \tag{11-5c}$$

空气中放量的凸透镜(如图11-6所示),无论光线从哪边入射,第一分界面为凸球面 $r_1>0$,第二分界面为凹球面 $r_2<0$,则 $f>0$. 同理可得,凹透镜 $f<0$. 如果周围介质折射率比透镜材料的折射率大,即 $n_0>n$,即使外形是凸透镜,焦距 $f<0$,对光线也有发散作用.

由此可得薄透镜成像公式的高斯形式为

$$\frac{1}{u}+\frac{1}{v}=\frac{1}{f} \tag{11-6}$$

透镜的焦距反映了透镜的折光本领大小,焦距越长,它的会聚或者发散本领越弱,因此可以用焦距的倒数来表示透镜的会聚或者发散本领,叫作透镜的焦度,用符号 Φ 表示.

$$\Phi=\frac{1}{f} \tag{11-7}$$

在国际单位制中,焦度的单位是屈光度,符号为D,即 $1\text{D}=1\text{m}^{-1}$. 根据透镜符号的规定,可知凸透镜的焦度为正,凹透镜的焦度为负. 通常眼镜业中所说的“度数”即眼镜的焦度,与屈光度的关系为

1屈光度=100度

例如,某个眼镜的焦度为3屈光度,则这个眼镜为凸透镜,度数是300度.

例题11-3 某透镜用折射率为1.50的玻璃制成,它在空气中的焦距为10cm. 现将该透镜置于水中,其焦距将变为多少?(水的折射率为1.4)

解:由透镜焦距公式

$$f=\frac{1}{\frac{n-n_0}{n_0}(\frac{1}{r_1}-\frac{1}{r_2})}$$

透镜周围介质改变但外形不变,即 r_1、r_2 不变. 透镜($n=1.5$)在空气中($n_0=1$)的焦距为 f,在水中($n'_0=1.4$)的焦距为 f',那么

$$f'=\frac{(n-n_0)/n_0}{(n-n'_0)/n'_0}f=\frac{(1.5-1)/1}{(1.5-1.4)/1.4}\times 10\text{cm}=70\text{cm}$$

可见,水中的透镜焦距增大,其折光能力减小.

3.透镜成像作图

利用透镜可以使物体成像,这是透镜的一个重要应用. 利用光的折射定律和几何作图法,可以求得物体的像. 以凸透镜成像为例,点光源发出的近轴光线中有三条具有典型意义:

①平行于主轴的光线,经过透镜后通过焦点;

②通过光心的光线,经过透镜后不改变方向;

③通过焦点的光线,经过透镜后平行于主轴.

点光源发出的光线,经透镜折射后(或反向延长线)相交于一点,该点就是它关于透镜所成的像. 一个物体可以看作是由许多点组成的,每个点发出的光线经过透镜后都形

成一个像点，所有像点合在一起就是整个物体的像．而要由物点的位置找到它对应的像点的位置，选用三条典型光线中的任意两条即可．如图11-7所示，图(a)中，是物体位于凸透镜两倍焦距以外时成实像；图(b)中，是物体位于凸透镜焦点以内时成虚像．

像的长度和物的长度的比值叫像的放大率，一般用 K 表示

$$K=\frac{A'B'}{AB}=\frac{v}{u} \tag{11-8}$$

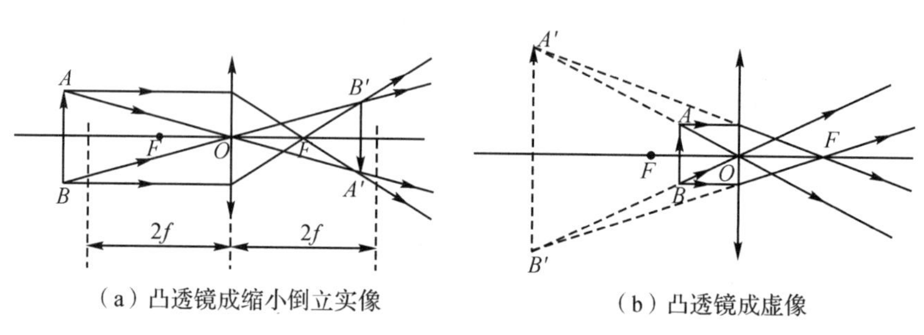

(a) 凸透镜成缩小倒立实像　　(b) 凸透镜成虚像

图11-7　透镜成像(特殊光线作图)

二、薄透镜的组合

很多光学仪器中所用的透镜往往是由两个或者多个薄透镜组成，由两个或者多个薄透镜组成的共轴系统叫作薄透镜组．薄透镜组的成像也可以采用逐次成像法求得，即先求物体经第一个透镜折射后所成的像，再将这个像作为第二个透镜的物，求出经过第二个透镜折射后所成的像，依次类推，直到求出经最后一个透镜折射后所成的像．

1. 复合透镜

焦距分别为 f_1 和 f_2 的两个薄透镜紧密接触，如图11-8所示．第一个透镜的物距、像距和焦距为 u_1、v_1、f_1；第二个透镜的物距、像距和焦距为 u_2、v_2、f_2．由于是薄透镜，可认为两透镜的光心重合，即 $u_2=-v_1$．透镜组的物距、像距和焦距分别为 u、v、f，且 $u=u_1$，$v=v_2$．则由薄透镜成像公式，可知

$$\frac{1}{u}+\frac{1}{v_1}=\frac{1}{f_1}$$

$$\frac{1}{-v_1}+\frac{1}{v}=\frac{1}{f_2}$$

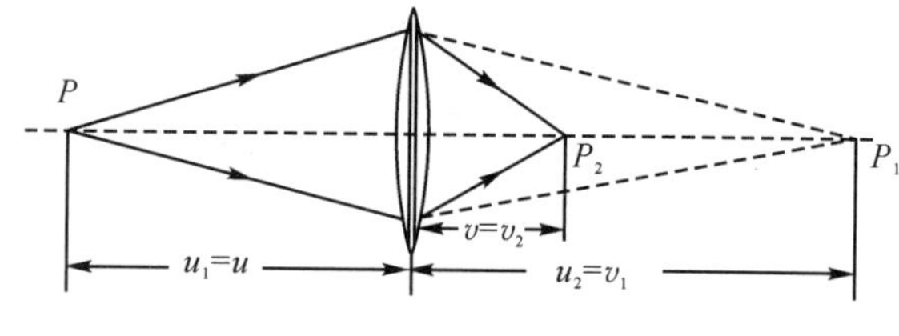

图11-8　复合透镜

将上两式相加，故有

$$\frac{1}{u}+\frac{1}{v}=\frac{1}{f_1}+\frac{1}{f_2}$$

如果用焦度表示焦距的倒数，则

$$\frac{1}{u}+\frac{1}{v}=\Phi_1+\Phi_2$$

令透镜组的焦度

$$\Phi=\Phi_1+\Phi_2 \tag{11-9a}$$

透镜组的焦度等于透镜组各个透镜焦度的代数和．即若用 f 表示透镜组的等效焦距，则有

$$\frac{1}{f}=\frac{1}{f_1}+\frac{1}{f_2} \tag{11-9b}$$

那么透镜组合的成像公式可化为$\frac{1}{u}+\frac{1}{v}=\frac{1}{f}$，形式与薄透镜高斯公式相同，复合透镜可看作是一个以等效焦距为焦距的透镜.

2. 不密合的透镜

对于不密合的透镜组，仍旧可运用逐次成像法，求出透镜组的像. 但是由于透镜是不密合的，透镜的光心间有一定的距离，所以前一个透镜的像距并不等于后一个透镜的物距. 对此，我们就不一一讨论了.

三、共轴球面系统的三对基点

实际光学仪器通常是包含多个透镜的组合系统. 对任何组合透镜，只要具有同一主光轴，就可以被视为共轴光具组，物像之间的共轭关系完全可以由共轴球面系统的三对基点(两主焦点、两主点、两节点)来确定，这样可以简化求像过程.

1. 两个主焦点

每个共轴系统的作用是使光会聚或者使光发散，与薄透镜类似，因此每个共轴系统也应该有两个等效焦点. 如图 11-9 所示，物空间经过主光轴上 F_1 点的光束，通过系统折射后成为平行于主光轴的光，这一点 F_1 称为物方主焦点或第一主焦点. 物空间平行于主光轴的光束，经系统折射后在像空间与主光轴的交点 F_2，称为像方主焦点或第二主焦点.

2. 两个主点

如图 11-9 所示，将物空间通过焦点 F_1 的光线延长，与像空间相应平行光的反向延长线相交于点 A_1. 过 A_1 点垂直于主光轴的平面称为系统物方主平面或第一主平面. 该平面与主光轴的交点 H_1 称为系统的物方主点或第一主点. 同样，将物空间平行于光轴的光线延长，与像空间通过第二主焦点 F_2 的反向延长光线相交于 B_2 点. 过 B_2 点垂直于主光轴的平面称为系统像方主平面或第二主平面. 该平面与主光轴的交点 H_2 称为像方主点或第二主点. 不管光线在折射系统中经过怎样曲折的路径，折射效果等效于在主平面上发生折射. 因此将 F_1 到 H_1 的距离称为第一焦距 f_1，物到第一主平面的距离为物距 u；F_2 到 H_2 的距离为第二焦距 f_2，像到第二主平面的距离为像距 v.

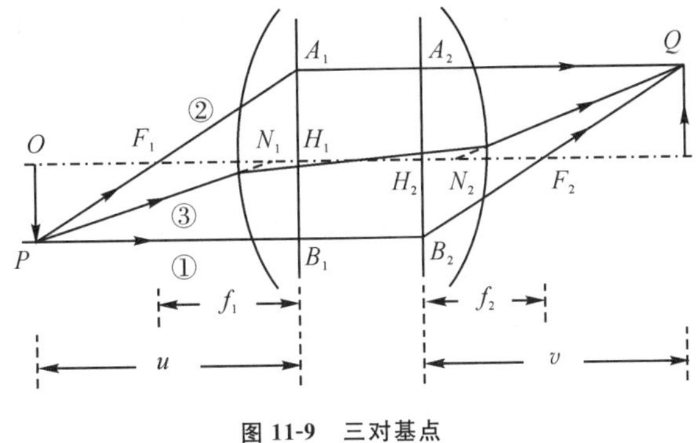

图 11-9 三对基点

3. 两个节点

在共轴光具组的主光轴上还存在两个特殊点 N_1 和 N_2，其作用类似于薄透镜的光心，光线通过它们时不改变方向，只产生平移，从任意角度向 N_1 点入射的光线都将以

相同角度从 N_2 射出. N_1 和 N_2 分别称为系统的物方和像方节点,或称第一和第二节点.

基点对光学系统很重要,有了系统基点后,才可采用高斯形式公式、简单作图法和相应的放大率公式,来求得光学系统像的位置与大小.薄透镜的成像效果等同于厚透镜两个主平面的距离可以忽略的一类透镜.

四、透镜的像差

光学元件或光学系统本身常常由于这样或那样的物理原因,或者材料的、工艺的种种缺陷,使得实际的光学系统在成像上存在着种种误差.这种误差被称为像差.产生像差的原因很多,这里只简单介绍两种,球面像差和色像差.

1.球面像差

球面像差是单色像差的一种.在推导单球面折射公式时,我们曾假定光线是近轴的,但在实际使用中,有许多远轴光线也进入了透镜.如图 11-10(a)所示,单色光平行于主光轴入射,其中的近轴光线和远轴光线经透镜折射后不能相交在主光轴上的同一点.距离透镜中心越远的光线,折射后交于主光轴上的焦点离透镜中心点越近;反之越远.这种由球面折射而形成的成像缺点,称为球面像差.球面像差的存在,使得物点经过透镜成像后得到的不是一个亮点,而是一个边缘模糊的亮斑,称为“弥散圆”.

减小球面像差的一个最简单的方法是在透镜前加一个光阑,以限制远轴光线进入透镜,从而使像的清晰度提高.但由于光阑遮住了一部分入射光,像的亮度就要相应减小.另一个方法是在会聚透镜之后放置一个发散透镜,这是因为发散透镜对于远轴光线的发散作用强于对近轴光线的发散作用,这样的透镜组虽然降低了焦度,但是减小了球面像差.

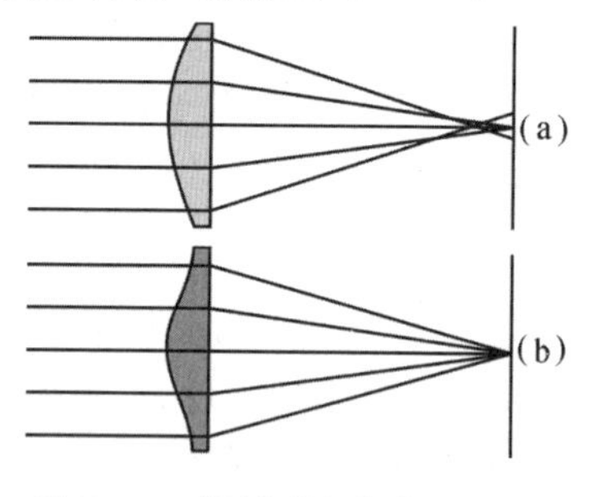

图 11-10　球面像差及非球面透镜

此外,还可以采用非球面透镜代替球面透镜.由于球面透镜对远轴光线会聚作用相对过强,所以在球面透镜的远轴部分环切一凸状薄片,削弱对远轴光线的会聚作用,从而使近、远轴光线都能会聚一点,成一个清晰的像,如图 11-10(b)所示.

2.色像差

色像差又称色差,是透镜成像的一个严重缺陷.不同波长(频率)的光,颜色各不相同,在通过透镜时的折射率也不同.这样,物方一个点在像方则可能形成一个色斑.利用不同材料的搭配,一种材料造成的色散可以被另外一种材料所补偿,从而使整体色差降到最小.这种方法做成的透镜叫作消色差透镜.单色光不产生色差.

第三节 眼的光学系统

一、眼的结构和光学性质

1. 眼的结构

人的眼睛是一个复杂的光学系统，它近似球状，其主要结构如图 11-11 所示. 眼球由坚韧的膜包着，这层膜在眼球前部凸出的透明部分称为角膜，其余部分称为巩膜. 角膜后面是虹膜，虹膜的中央有一个圆孔，叫作瞳孔. 虹膜的收缩可以改变瞳孔的大小，以控制进入眼的光通量. 虹膜的后面有一个像双凸透镜的透明体，叫作晶状体，它的表面弯曲程度可靠睫状肌的收缩和放松来调节.

角膜和晶状体之间充满了一种无色液体，叫作房水. 晶状体和视网膜之间充满了另一种无色液体，叫作玻璃体. 正对角膜的眼球内层，叫作视网膜. 视网膜上面布满了视觉神经，是光线成像的地方. 视网膜上正对瞳孔的一小块地方，对光的感觉最灵敏，叫作黄斑，其上有一凹陷部分叫作中央凹，对光最敏感. 眼睛在亮光下观察物体，物体的像成在中央凹处最清晰.

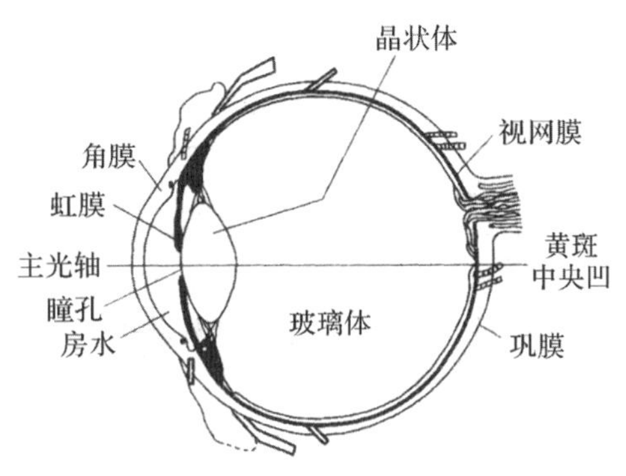

图 11-11 眼睛的结构

角膜、房水、晶状体以及玻璃体构成了眼的光学折射系统. 用眼睛观察的物体，总是在眼睛的光学系统——凸透镜的 2 倍焦距以外，从外界射入的光线经角膜、房水、晶状体以及玻璃体的几次折射后，在视网膜上成倒立的、缩小的实像，刺激视网膜上的感光细胞，经视觉神经传给大脑产生视觉，看清物体. 有意思的是，物体在视网膜上形成倒置图像，通过视觉神经把这种倒置的印象传给大脑皮质的视觉中枢，然后通过视觉中枢的分析综合又把倒立的像调节成正立的像.

2. 眼的光学性质

瑞典眼科专家古尔斯特兰德经过 20 多年百折不挠的研究，搞清了光从空气通过角膜、晶状体等在视网膜上成像的原理，计算了这一系统的光学参数(见表 11-1)，并在此基础上建立了古氏平均眼模型，对几何光学、生理光学和眼科学都作出了划时代的贡献. 古尔斯特兰德因此获得 1911 年的诺贝尔生理学或医学奖.

按几何光学的观点，眼睛是一个由多种介质组成的共轴球面系统. 角膜、房水、晶状体和玻璃体都对光线产生折射，整个眼的光学系统在未调节时，焦度为 58.64D，最大调节时，焦度为 70.57D. 但在大多数情况下，用古氏眼模型作各种近似计算仍不方便，故生理学常将眼进一步简化成一理想的单球面折射系统，叫简约眼. 简约眼球体的折射率为 $n=1.33$，球面的曲率为 5.7mm，相当于一个焦距大约为 1.5cm 的凸透镜，当然，焦距还可以调节改变.

表 11-1　古氏平均眼的光学参数

项　目	未调节	最大调节	项　目	未调节	最大调节
1. 折射率			3. 三对基点		
角膜	1.376	1.376	焦度(屈光度)	58.64	70.57
水状液和玻璃状液	1.336	1.336	第一主点 H_1 距离(mm)	1.348	1.772
晶状体外层	1.38	1.38	第二主点 H_2 距离(mm)	1.602	2.086
晶状体内层	1.41	1.41	第一焦点 F_1 距离(mm)	−15.707	−12.397
2. 曲率半径			第二焦点 F_2 距离(mm)	24.387	21.016
前角膜/mm	7.8	7.8	第一主点 N_1 距离/mm	6.9	6.5
内角膜/mm	6.8	6.8	第二主点 N_1 距离/mm	7.3	6.9
晶状体前表面/mm	10.0	5.33	第一焦距 f_1/mm	−17.055	−14.169
晶状体后表面/mm	−6.0	−5.33	第二焦距 f_2/mm	22.785	18.930

注:三对基点的距离从眼球顶点计算,焦距计算到主点.

从成像原理来看,眼和照相机有许多相似之处.但眼有一个突出的优点是:眼能在一定范围内自动调整焦度.远近不同的物体都能成像在视网膜上,这是睫状肌在起调节作用.由于睫状肌的收缩和松弛,改变了晶状体的曲率半径,也就改变了晶状体的焦距.当看近处物体时,晶状体变凸,焦距变短,能使近处物体的像落在视网膜上;而看远处物体时,晶状体变平,焦距变长,能使远处物体的像落在视网膜上.眼睛的这种能改变晶状体焦距的作用,叫作眼睛的调节作用.但眼睛的调节能力是有限度的.

眼睛不做任何调节时,晶状体的弯曲程度最小,此时眼睛能够看清的最远距离称为眼的远点.平行光线或无限远物体发出的光射入正常的眼睛内,它们的像恰好能成在视网膜上,所以正常眼的远点在无穷远处.经过调节能看清楚的最近距离,称为眼睛的近点.青年人正常眼睛的近点约为 10～12cm.老年人因眼睛的调节本领降低,近点约在 30cm 以上,一般 70 多岁老人的眼睛调节本领差不多等于零.

眼睛看近距离的物体时,由于需要高度的调节,看久了就感到吃力.而正常眼睛习惯看距离眼睛 25cm 左右的物体,并且时间长也不易感到疲倦,我们把这个距离叫作明视距离.人们在阅读或工作时,书刊或工作物与眼睛的距离,应该经常保持在明视距离处.

二、眼睛的分辨本领和视力

1. 眼睛的分辨本领

眼睛能否看清楚物体,不仅跟物体表面的亮度及能否成像在视网膜上有关,还跟视角大小有关.如图 11-12 所示,物体两端对于人眼光心所张的角度 α,叫作视角,单位为分.视角与物体的大小有关,还和与眼睛的距离有关.一般来说,距离相同时,物体越大,

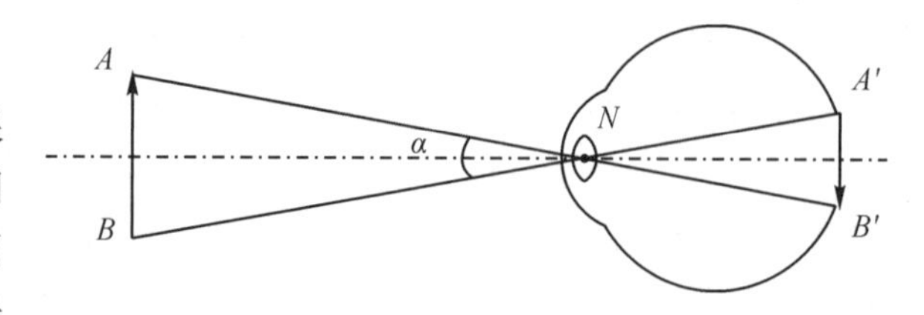

图 11-12　眼睛的视角

视角越大;而同一个物体,离眼睛近时视角大,离眼睛远时视角小.

观察物体时,如果视角过小,眼睛就会把物体上的两点视为一点,物体看上去是模糊的.我们把眼睛所能分辨的最小视角叫作眼睛的分辨本领.

2.视力

不同的人,眼睛所能分辨的最小视角是不同的.能分辨的最小视角越小,眼睛的视力越好.常用人眼所能分辨的最小视角的倒数来表征眼睛的视力.即

$$V_S=\frac{1}{\alpha_{\min}} \tag{11-10}$$

式(11-10)中最小视角以分为单位.如果眼能分辨的最小视角分别为0.67′、1′、2′和10′,则其视力分别相应为1.5、1.0、0.5和0.1.通常使用的国际标准视力表就是根据这个原理制成的,视力表中第一行最大字符"E"就代表了0.1的视力,如图11-13所示.这种测定视力的方法称为小数记录法.孩子刚出生时,一般处于2.0～4.0D的远视屈光状态,呈现看远看近均不清楚的状态;其后,随着婴幼儿的生长发育,眼球随之变大,眼轴变长,角膜曲率增加,逐渐向正视化发展,因此儿童各年龄阶段的视力是随着生长发育逐渐提高的.

1990年以后,我国实行了国家标准对数视力表,采用5分记录法,以5分为正常值,记为V_L,它与式(11-10)的V_S有如下关系

$$V_L=5+\lg V_S \tag{11-11}$$

由式(11-11)可知,当国际标准视力为1.5、1.0、0.5和0.1时,对数视力则分别对应为5.2、5.0、4.7和4.0,一般成年人视力为1.0(对数视力5.0)即可认为是正常的.

3.视力测定

所谓视力测定,即通过视力表测量视力锐敏度高低的方法.可使用标准近视力表、兰氏环近视力表、对数视力表等.为正确反映视力的实际情况,须保持恒定和统一的测定条件,下面简要介绍基本测定条件.

(1)视距恒定,一般为5m

我国现在使用的视力表设计距离为5m,但在现实中以5m净长做验光室的例子还是不多的,可采用设置反光镜的方法来解决这一问题:视力表与反光镜的距离和被测眼与反光镜的距离均为2.5m,两距离之和恰好为5m.反光镜要选用质量优良的玻璃制作,最好是选用玻璃砖制成的镜子作反光镜.

(2)照度恒定

视力表标准照度应为1000±250lx(勒克斯),视力表必须有标准的照度.目前多数人认为视力表两侧各用一支20W日光灯纵向照明是最理想的.

(3)指示棒大小与颜色恒定

长短不限,以适用为度,其指示端直径应不小于1.0的视标大小,以0.75～1.5cm为宜.

当然视力测定时应注意的问题不只这些,如:被检者的视线要

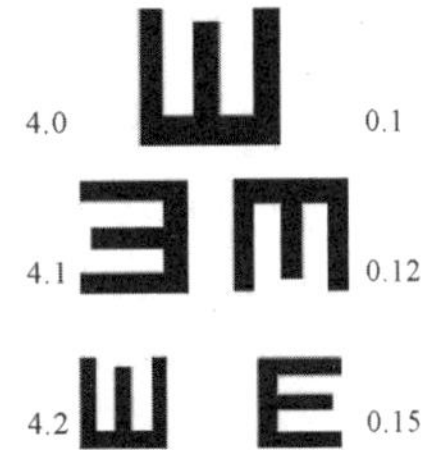

图11-13 视力表

与视力表1.0的一行平行，检查视力一般是先右后左，两眼分别进行；辨识视标规定3s以内做出反应判断，被检查者眼睛必须睁大，不能眯眼、斜视或歪头使视力得到一定提高；遮眼板不能对眼球施加任何力度的压迫等.

例题11-4 我国现在使用的视力表设计测量距离为5m，成人对数视力为5.0(及以上)即可认为是正视眼. 试求视力为5.0的正视眼可分辨视力表上字母缺口的最小距离？

解：由小数视力和对数视力的关系 $V_L=5+\lg V_S$，得 $V_S=1.0$

又 $V_S=\dfrac{1}{\alpha_{\min}}$，得 $\alpha_{\min}=1'$

根据几何近似关系 $$\alpha_{\min}=\tan\alpha_{\min}=\frac{d_{\min}}{L}$$

可得 $$d_{\min}=L\alpha_{\min}=5\times\frac{1}{60}\times\frac{\pi}{180}\text{m}=1.45\times10^{-3}\text{m}$$

三、非正视眼的矫正

屈光正常的眼睛不须调节，就能使无限远处的物体在眼的视网膜上成一清晰的像，则该眼称为正视眼，否则叫非正视眼. 非正视眼又分近视眼、远视眼、老花眼散光眼等. 下面我们从几何光学的角度来讨论非正视眼的缺陷特点及其矫正方法.

1. 近视眼

眼睛的会聚能力比正常的强，或眼睛的前后径过长，眼不调节时来自远处物体的平行光射入眼睛，会聚在视网膜前，不能在视网膜上形成清晰的像，这种眼称为近视眼. 近视眼看不清远物，但若物体移近至某一物距时，像点正好能后移至视网膜上，眼不调节也能看清. 因此近视眼的远点不在无限远处，近视眼的远点和近点都比正常眼近.

近视眼可能是角膜或晶状体的曲率半径太小或是由于眼球前后直径太长，使其第二焦点落在视网膜之前. 近视眼矫正的方法，是在眼前佩戴一焦度适当的凹透镜制成的眼镜，使入射光进入眼睛前先经过凹透镜适当发散，再经眼光学系统折射，使远处物体在视网膜上形成清晰的像，如图11-14(a)所示. 也可以这样说，就是要配一副眼镜，使来自远方物体的平行光成像在近视眼的远点，这个像作为近视眼要观察的物就会在近视眼的视网膜上成清晰的像.

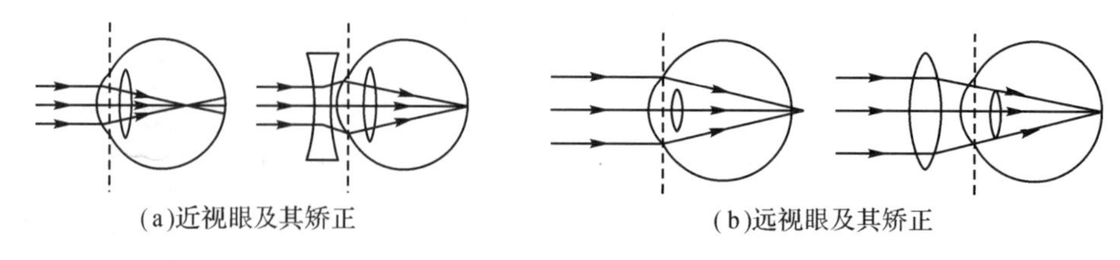

图11-14 非正视眼的矫正

例题11-5 一近视眼的远点在眼前0.5m处，欲使其看清远方物体，问应配多少度的什么镜？

解：此近视眼的远点在眼前0.5m处，欲使其能看清远方物体，所配的眼镜必须能使远方物体发出的平行光成虚像在眼前0.5m处. 取物距 $u=\infty$，像距 $v=-0.5\text{m}$，代入

薄透镜公式

$$\frac{1}{u}+\frac{1}{v}=\frac{1}{f}$$

可得透镜焦距 $f=-0.5\text{m}$

所以 $\Phi=\frac{1}{f}=\frac{1}{-0.5}\text{D}=-2\text{D}=-200$ 度

即应配 2 屈光度(200 度)的凹透镜.

2. 远视眼

由于眼睛会聚能力比正常的差,或眼睛前后径过短,眼不调节时,来自远处物体的平行光入射,会聚点在视网膜后,这种眼称为远视眼.远视眼在不调节时看不清远物,调节后可以看清远物,因而远视眼看较近物体时需要更高程度的调节.眼的调节是有一定限度的,远视眼的近点要比正视眼远.

远视眼是由于角膜或晶状体的曲率半径偏大,或眼球前后直径偏短,使第二焦点位于视网膜之后.远视眼矫正的方法是在眼前配一副适当焦度的凸透镜,使置于正常眼近点上的物体成像在远视眼的近点上,这时便可在视网膜上得到清晰的像,如图 11-14(b)所示.

例题 11-6 一远视眼的近点在 1.2m 处,要使其看清眼前 12cm 处的物体,问应配多少度的什么镜?

解:此远视眼的近点在 1.2m 处,欲使其看清 12cm 处的物体,则所配眼镜应使 12cm 处的物体成像在眼前 1.2m 处,即其物距 $u=12\text{cm}=0.12\text{m}$,像距 $v=-1.2\text{m}$,代入薄透镜公式

$$\frac{1}{u}+\frac{1}{v}=\frac{1}{f}$$

可得所配眼镜的焦度 $\Phi=\frac{1}{f}=7.5\text{D}=750$ 度

即应配 7.5 屈光度(750 度)的凸透镜.而日常生活只需成像到明视距离就可以了,即

$$\Phi=\frac{1}{f}=\frac{1}{0.25}+\frac{1}{-1.2}=3.17\text{D}=317\text{ 度}$$

3. 老花眼

所谓老花眼是指上了年纪的人,逐渐产生近距离阅读或工作困难的情况.这是人体机能老化的一种现象,一般开始于 40 岁左右,晶状体硬化,弹性减弱,睫状肌收缩能力降低,而导致调节能力减弱,眼睛的近点远移,远点也有限.老花眼和远视眼的区别主要在于眼的调节范围不同.

老花眼常被当成年老的标志.若老花之后因为不服老而硬撑着不肯戴老花镜来矫正视力,反而会加重眼睛负担,即使勉强看清近处目标,也会由于强行调节睫状肌,过度收缩而产生种种眼睛疲劳现象,如头痛、眉紧、眼痛、视物模糊等.

对老花眼的补救,方法与远视眼的矫正类似,即配一副适当焦度的凸透镜,在看近物时用.

4.散光眼

通过主光轴的平面叫子午面，子午面与角膜的交线叫子午线，球面在任何方向上的子午线的半径都是一样的.前面介绍的近视眼和远视眼都属于球面性屈光不正，即角膜表面是球面，各子午线方向的焦距是相同的.因此由点光源发出的光线，经角膜折射后能相交于一点，成一个清晰的像，缺陷只是这个像没有正好落在视网膜上而已.

散光眼则不同，它的角膜表面不是理想的球面，在不同方向上的各子午线的半径不完全相同，也就是说，各子午线方向的焦距是不同的.因而由点光源发出的近轴光线，经该曲面折射后不能会聚在一点.这种情况也不能通过睫状肌的收缩改变晶状体表面的曲率来获得改善，所以始终得不到清晰的像.因角膜或晶状体表面各子午线的屈光能力不一致，进入眼内的平行光线不能会聚于同一焦点，这种眼睛称为散光眼.如图11-15所示，由于水平方向的屈光能力比竖直方向的屈光能力强，两个方向的焦距不同，一个物点无法会聚同一像点，所以散光眼通常会把一个点看成一条线、椭圆或圆.

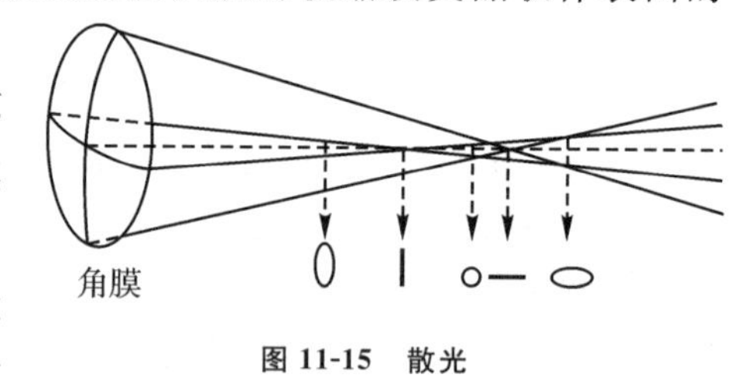

图11-15 散光

一般轻度远视散光，其远视力可能尚好而近视力稍差，轻度近视散光则相反.高度散光者远、近视力均差.单纯轻度散光虽然仅仅稍有视物不清，但有时却引起过度调节而发生眼胀、头痛，其视力疲劳症状的轻重因人而异.

矫正散光眼必须设法纠正眼球不正常子午面的折光能力.矫正的办法是，针对需要矫正的子午面的方向配戴合适焦度的圆柱面透镜.

圆柱面透镜的表面是柱面的一部分，它可以两面都是圆柱面，或一面是圆柱面，另一面是平面，如图11-16(a)所示.圆柱面透镜的某一子午面与球面透镜相似，光束在该截面方向将被会聚或发散，如图11-16(b)所示.但在与之垂直的另一方向的子午面，透镜又与一块平板玻璃相似，入射光通过它不改变方向，如图11-16(c)所示.透镜的这一方向，叫作镜轴方向.图11-16(d)表示点光源经柱面会聚透镜后的成像情况，可以看到，点光源的像不是一个点，而是一条直线.利用光路可逆原理，圆柱面透镜的这一单向折光特性正适合用于矫正单纯远视散光或单纯近视散光.实际上，散光眼的情况一般都比较复杂，单纯近视散光和单纯远视散光只是其中最简单的两种.

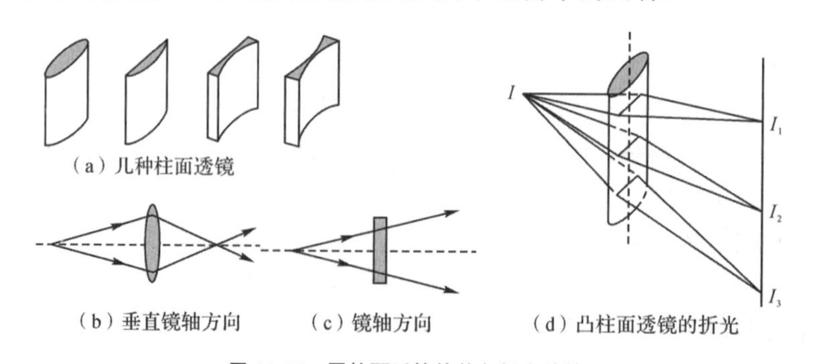

图11-16 圆柱面透镜的单向折光特性

(1)单纯近视散光:如通过眼球水平子午面的平行光束可正常会聚在视网膜上,而通过垂直子午面的平行光束却会聚在视网膜之前.也就是说水平子午面的屈光正常,而在垂直子午面的屈光过强.这种情况需要配一适当焦度的凹圆柱面透镜,而且要使镜轴方向水平放置,以便减弱垂直子午面的会聚能力.

(2)单纯远视散光:如垂直子午面的屈光正常,平行光束可正常会聚在视网膜上;而水平子午面屈光偏弱,平行光束会聚在视网膜之后.这种情况就需要配一适当焦度的凸圆柱面透镜,且要使镜轴方向垂直放置,以增强水平子午面的会聚能力.

(3)复性远视散光:两条主要子午线的平行光线聚焦在视网膜的后面,但不聚焦在同一点上,称为复性远视散光.即两条主要子午线均具有远视性屈光,但屈光程度不同.如沿垂直子午面的平行光束会聚点在前,水平子午面的会聚点在后,就需要配一适当焦度的球面凸透镜和镜轴方向垂直放置、适当焦度的凸圆柱面透镜结合起来的透镜来矫正.

(4)复性近视散光:当眼静止时,平行光线入眼后,经两条主要子午线聚焦在视网膜的前面,但不聚焦在同一焦点上称为复性近视散光.即两条主要子午线均具有程度不同的近视性屈光.如果沿垂直子午面的平行光束会聚点比水平子午面的会聚点更前,那么应配一适当焦度的球面凹透镜和镜轴方向水平放置,以及焦度适当的凹圆柱面透镜的组合.

(5)复性远近视散光:假如沿角膜表面垂直的和水平的两个子午面的平行光束分别会聚在视网膜之前和之后,应配一适当焦度的球面凹圆柱面透镜和凸圆柱面透镜的组合.

第四节 医用光学仪器

一、光纤内镜

现代科学技术中用的光导纤维是将玻璃(或石英等)拉得很细后变成柔而刚的光学纤维丝.这种光学纤维丝比头发还细得多,每根纤维丝分内外两层,内芯为光密介质,外包层为光疏介质.光线在内外层界面上经过多次全反射后沿着弯曲路径传到另一端.实际应用时,一般将许多根柔软可弯且具有一定机械强度的光学纤维丝有规则地排列在一起构成纤维束,它要求每根纤维丝都有良好的光学绝缘,能独立传光,在独立传光过程中都携带着一个像元,而纤维束两端的排列要一一对应,从出射端射出的像与入射像完全一致,可以用来传光导像,如图 11-17 所示.

医学上利用这个原理,把光学纤维制成观察内脏的纤镜——内镜.医用内镜的主要作用:导光,把外部的光线导入内部器官内;导像,把内部器官的像导出体外,便可直接看到体内器官及状况.

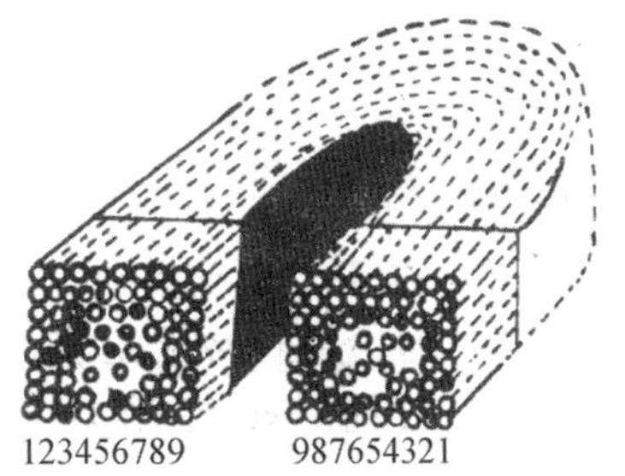

图 11-17 光纤导像

目前用光学纤维制成的胃镜、膀胱镜、食道镜、子宫镜等广泛地应用在临床诊断上.随着科学技术的发展,心脏血管、肾脏和胆道等纤镜将会出现.各类纤镜将为医学事业的发展开辟新途径.

二、放大镜

物体发出的光进入人眼后，在眼的视网膜上成像. 从物体两端射到眼睛中节点的光线所夹的角度称为视角. 物体在视网膜上所成像的大小由视角来决定，视角越大，所成的像也就越大，眼睛就越能看清物体的细节.

为了观察微小物体或物体的细节，使物体在视网膜上成一较大的像，需要增大物体对眼中节点所张的视角. 增大视角的最简单方法是把物体移近人眼，但是由于眼的调节是有限度的，一般物距不能小于 10～12cm（近点），所以仅仅依靠肉眼来观察细小物体往往受到限制，必须借助凸透镜来帮助人眼观察近距离的微小物体.

使用凸透镜观察物体时，正确的方法是把物体放在它的焦点以内，靠近焦点的位置，使物体发出的光线，成像在肉眼的明视距离处. 这样，人眼不用调节就可以在视网膜上得到较大的清晰像. 放大原理如图 11-18 所示，显然与把物体直接放在明视距离的视角相比，凸透镜将视角放大了，这样使用的凸透镜称为放大镜.

设把物体放在明视距离 d 处直接观察，物体对人眼所张的视角为 α，而利用放大镜观察时视角为 β，如图 11-18 所示. 用这两个视角的比值来衡量一个放大镜的放大本领称为放大镜的角放大率，用 M 表示. 则

$$M=\frac{\beta}{\alpha}=\frac{\tan\beta}{\tan\alpha}=\frac{AB/u}{AB/d}\approx\frac{AB/f}{AB/d}=\frac{d}{f} \tag{11-12}$$

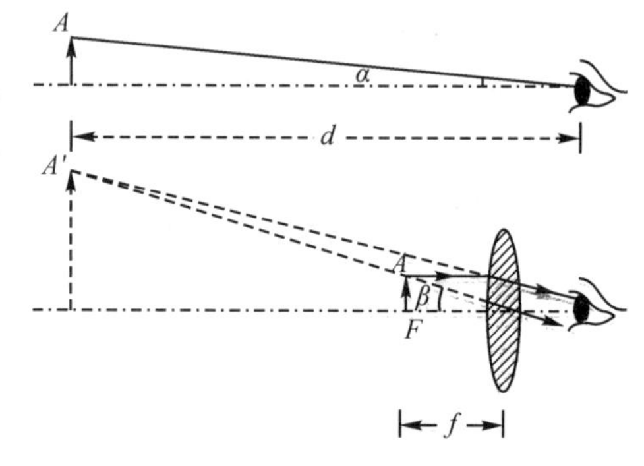

图 11-18　放大镜原理

可见：放大镜的角放大率与其焦距成反比，焦距越短，角放大率越大. 事实上放大镜的焦距也不宜太短，因为焦距很短的透镜很难磨制，且像差很大. 所以双凸透镜的放大率通常只有几倍，最多也只能达到 15 倍左右；由透镜组构成的放大镜，角放大率也不过几十倍.

三、光学显微镜

显微镜是医学上常用的一种重要仪器，是一种用来观察非常细微的生物体及其精细结构的光学仪器. 显微镜的原理可用如图 11-19 所示的光路图来说明. 物体（标本）AB 放在物镜前的一倍焦距以外且靠近焦点处，在物镜另一侧得到一个放大的倒立实像 A_1B_1；这一实像落在目镜的一倍焦距以内，被目镜进一步放大成虚像 A_2B_2. 从目镜中看到的虚像，就是这样经过两次放大的像，因此视角增大的倍数比放大镜大得多，显微镜的分辨本领也更大.

设物镜和目镜的焦距分别为 f_1 和 f_2，显微镜的筒长为 L，则物镜 O_1 与目镜 O_2 间的距离可近似视为 L，明视距离为 d. 物体放在物镜的焦点外附近，所以物体 AB 与物镜的距离近似地等于 f_1.

与放大镜的放大率一样，显微镜的放大率是用显微镜观察物体的视角 β 与放在明

视距离 d 处用肉眼观察物体的视角 α 之比，即

$$M=\frac{\beta}{\alpha}=\frac{A_1B_1}{AB}\frac{d}{f_2}=K_{物}M_{目} \qquad (11\text{-}13)$$

其中，$M_{目}$ 是目镜的角放大率，$K_{物}$ 是物镜的线放大率，即

$$K_{物}=\frac{A_1B_1}{AB}=\frac{L-f_2}{f_1}$$

式(11-13)表明，显微镜的放大率等于物镜的线性放大率和目镜的角放大率的乘积. 由于显微镜目镜 O_2 的焦距 f_2 很短，因此，$L-f_2\approx L$，则有

$$M=\frac{L-f_2}{f_1}\frac{d}{f_2}\approx\frac{Ld}{f_1f_2} \qquad (11\text{-}14)$$

式(11-14)表明，物镜和目镜的焦距越短，显微镜的放大率就越大.

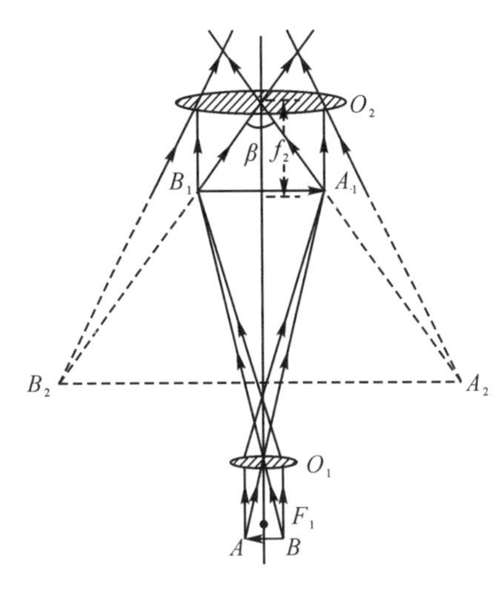

图 11-19 显微镜原理

人眼最大限度只能看清 0.1mm 左右的细小物体，较高级的光学显微镜可以把物体放大 2000 倍，能够看清 0.02μm 的结构，从而观察到细胞的构造，如细胞质、细胞核、细胞膜等.

例题 11-7 一显微镜的物镜与目镜的焦距分别为 1cm 和 5cm，现将物体调节到物镜前 1.05cm 处，第一次成像在目镜焦点之内靠近焦点之处，再由目镜放大，最终成像在人眼睛的明视距离处，求显微镜的放大率.

解：由薄透镜成像的高斯公式 $\frac{1}{u}+\frac{1}{v}=\frac{1}{f}$

代入数据 $\frac{1}{1.05}+\frac{1}{v}=\frac{1}{1}$，

可得 $v=21(\text{cm})$

因此，物镜放大率为 $K_{物}=\frac{v}{u}=\frac{21}{1.05}=20$

对应目镜放大率为 $M_{目}=\frac{d}{f_2}=\frac{25}{5}=5$

显微镜的放大率为 $M=K_{物}M_{目}=20\times5=100$

从几何光学的理论可知，光学仪器的放大率与选用透镜的焦距有关，只要选择适当焦距的透镜，就可以得到所需的放大率，把任何微小的物体放大到清晰可见的程度. 但这种看法实际上是不全面的. 各种光学仪器都要受到光的衍射现象的限制，即使所成的像很大，像的清晰程度却未必增加.

以显微镜为例，所观察到的细节是否清晰首先取决于物镜成像的细节是否清晰. 而物镜由于提高放大率的需要，一般都做得凸而小，在这样的尺度下物镜的成像就像光通过一个小圆孔，会有衍射效应. 根据瑞利判据，光学系统中存在着一个分辨极限：当一个艾里斑的中心与另一个艾里斑的第一级暗环重合时，刚好能分辨出是两个像.

物体上的两点恰能被显微镜物镜分辨的最短距离越短，表示显微镜的分辨本领越大，也就表示显微镜能辨别细微结构的能力越强. 根据德国物理学家阿贝研究的结果，显微镜能分辨两点的最小距离(即物体的最小尺度)

$$Z=\frac{0.61\lambda}{n\sin\alpha} \tag{11-15}$$

其中，n 为物体与物镜之间媒质的折射率，λ 为所用光波的波长，α 为从被观察物体射到物镜边缘的光线与主光轴的夹角，$n\sin\alpha$ 称为物镜的数值孔径，常用 N. A. 表示. 数值孔径越大，显微镜能分辨的两点间的距离越短，越能看清物体上的细节，分辨本领就越高.

显微镜的分辨本领和放大率是衡量显微镜成像质量的两个重要指标. 放大率是指物体关于光学系统成像后放大的倍数，与物镜的线放大率和目镜的角放大率有关. 而分辨本领则是分辨物体细节的能力，只决定于物镜的性能. 例如用一个 40×(N. A. 0.65)的物镜配一个 20×的目镜和用一个 100×(N. A. 1.30)的物镜配一个 8×的目镜，虽然放大率都是 800 倍，但后者的分辨本领却较前者高一倍，能够看清物体更微小的细节.

显微镜的分辨本领限制了显微镜的放大率，如果物体两点间的距离小于显微镜能分辨的最短距离——鉴别距离，它们的衍射像就分不开，即使再放大也观察不到清晰的像. 故要看清更小的物体，就必须通过减小波长或增加数值孔径来提高显微镜的分辨本领. 减小波长在可见光范围内是有限的，若用紫外线代替可见光，可把分辨本领提高一倍. 目前利用紫外线的显微镜，鉴别距离可达 0.10μm，放大率可达 2000 倍. 增加数值孔径的方法还可采用油浸镜头，也就是在显微镜物镜与物体或盖玻片之间充以油(例如香柏油)来代替空气媒质，使数值孔径达 1.5 左右，其鉴别距离可减小很多.

例题 11-8 设人眼可分辨的最小距离为 0.1mm，欲观察 0.25μm 的细节，应选用放大倍数多少、数值孔径多大的显微镜？(设光源的波长为 600nm)

解：因为人眼可分辨的最小距离 $d_1=0.1\text{mm}$，被观察物体细节(物长)$d_2=0.25\mu\text{m}$ 则角放大率为

$$M=\frac{d_1}{d_2}=\frac{0.1\text{mm}}{0.25\mu\text{m}}=\frac{100\mu\text{m}}{0.25\mu\text{m}}=400$$

显微镜的分辨距离至少要等于 0.25μm，即 $Z=0.25\mu\text{m}$，则数值孔径应为

$$\text{N. A.}=n\sin\alpha=\frac{0.61\lambda}{Z}=\frac{0.61\times600\text{nm}}{0.25\mu\text{m}}=\frac{0.61\times0.6\mu\text{m}}{0.25\mu\text{m}}=1.46$$

即应选用放大倍数不小于 400，数值孔径大于 1.46 的显微镜.

四、电子显微镜

1924 年法国物理学家德布罗意提出一种观点，认为波粒二象性并不限于光辐射，运动着的粒子(如电子、质子、原子、分子等)也同样具有波粒二象性. 德布罗意因此荣获了 1929 年诺贝尔物理学奖.

电子显微镜就是利用电子波来代替可见光制成的显微镜，简称电镜. 目前电子显微镜所用的电子波的波长小于 0.0055nm，比可见光要短得多. 我国已经制成了最短分辨距离为 0.144nm，放大率高达百万倍的电子显微镜.

医学上用电子显微镜可观察到细胞的超微结构、病毒、遗传密码核酸分子. 这将使人类认识人体结构与功能、病因以及在疾病的诊断上发生重大的变革和突破. 电子显微镜是人类探索微观世界奥秘的重要工具.

习题十一

11-1 在0.5m深的大水池底部有一个小射灯,已知水的折射率为$n=4/3$,试求人在岸边观察,可看到水面被照亮的面积有多大?

11-2 一个圆球形透明物体放置在空气中,能将无穷远处的近轴平行光束会聚于第二折射面的顶点上,试求此透明物体的折射率.

11-3 一玻璃球半径为10cm,置于空气中,有一点光源在球前40cm处,求近轴光线经过玻璃球折射后所成像的位置.

11-4 一玻璃半球的曲率半径为R,折射率为1.5,其平面的一边镀银,放置在空气中,如图11-20所示,一物放在曲面顶点前$2R$处的P点,求:

(1)经曲面折射所成的第一个像的位置;

(2)物体关于这一玻璃半球所成的最后的像在哪里?

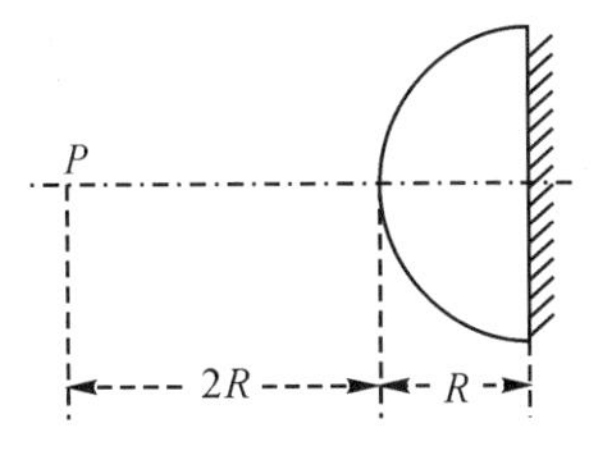

图 11-20 习题 11-4

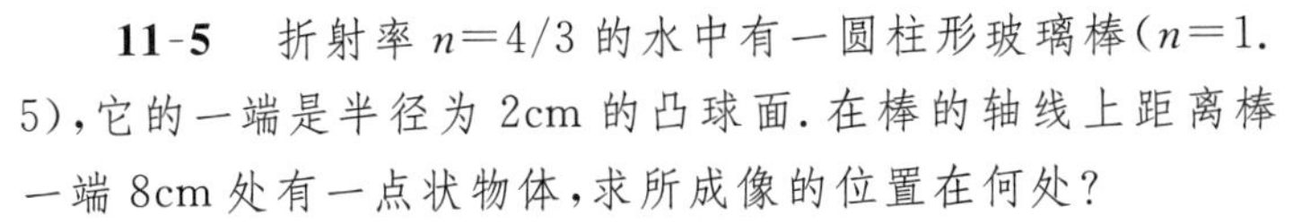

11-5 折射率$n=4/3$的水中有一圆柱形玻璃棒($n=1.5$),它的一端是半径为2cm的凸球面.在棒的轴线上距离棒一端8cm处有一点状物体,求所成像的位置在何处?

11-6 夏天把装满水的矿泉水瓶放在车内的仪表盘上是非常危险的.因为这个矿泉水瓶可以看作是一个凸透镜,太阳光在矿泉水的表面经过两次折射后,将能量汇集在"焦点"位置,在小面积区域产生高温高热现象,导致易燃物起火.若已知矿泉水瓶的直径约为6cm,瓶体材料忽略不计,试确定其焦点位置.

11-7 在空气中有一玻璃($n=1.5$)薄双凸透镜,两折射面的曲率半径分别为0.6m和0.15m,试求其焦距.如果把该透镜放到折射率为4/3的水中,焦度变为多少?

11-8 折射率$n=1.3$的平凸透镜,放在空气中测得其焦距为50cm,试求该透镜凸面的曲率半径.

11-9 由两个放置在真空中,焦距为20cm的凸透镜与焦距为40cm的凹透镜密接组成一个透镜组,今有一物放在第一薄透镜前60cm处.试求:密接后透镜组的焦度;最终成像的位置.

11-10 两个焦距均为8cm的薄凸透镜,放在同一轴上,相距12cm,在一镜前12cm处放置一小物体,求成像的位置.

11-11 实践中近似测量近点、远点可以大致确定远、近视眼.方法如下:在眼睛前方与眼睛等高处把一棉线固定,闭上另一只眼,被测眼沿棉线方向注视前方.铅笔尖沿着棉线从眼睛处开始慢慢远离,到刚好看清楚笔尖而不模糊处停止,此为近点(远视眼针对近点配镜,其近点较远).继续移动铅笔到远方,记下笔尖开始模糊不清的位置停止,此为远点(近视眼针对远点配镜,其远点较近).某同学已测得对数视力为4.0,他眼睛的远点约在何处?(设铅笔尖的长度为3mm)

11-12 某人眼睛能分辨的最小视角为$2'$,通过该数据判断他眼睛的近点还是远点.

11-13 某人选配焦度为+200度的眼镜看眼前10cm的近物,而看远物时,又改用焦度为−50度的眼镜,试问该人的近点和远点各在何处?

11-14 一放大镜的焦距为5cm,试求它的放大率.

11-15 进入一散光眼水平子午面的平行光线聚焦在视网膜上,而通过垂直子午面的平行光线聚焦在视网膜之后,此眼应配戴何种透镜? 镜轴方向如何?

11-16 高倍物镜与低倍物镜相比,哪个焦距短? 为什么用高倍镜观看标本时,镜头离标本很近,而用低倍镜时则较远?

第十二章　量子物理基础

19 世纪，一些新的实验事实使经典物理遇到了巨大的困难.这些新的实验事实是：迈克耳逊-莫雷实验否定了绝对参照系的存在；热辐射现象用经典物理解释出现“紫外灾难”.面对经典物理的困境，一些物理学家敢于摆脱传统观念的束缚，重新思考了经典物理的一些基本概念和思路，终于在 20 世纪初建立了相对论和量子理论.这是近代物理学两大理论支柱.本章主要讨论：光的量子性，玻尔氢原子理论以及量子力学的基本知识.

第一节　光的量子性

一、黑体辐射

1.黑体辐射的规律

任何物体在任何温度下都会不断地向周围空间发射各种波长的电磁波（电磁辐射）.实验表明，单位时间内物体辐射能的多少及其按波长的分布与物体的温度有关.例如在室温下，物体在单位时间内辐射的能量就较少，且大多分布在波长较长的部分.随着温度升高，辐射的能量会迅速增加，短波比例增大.这种由温度所决定的电磁辐射称为热辐射，也叫温度辐射.

物体在辐射电磁波的同时，也吸收投射到其表面上的电磁波.理论和实验表明，物体的辐射本领越大，其吸收本领也越大，反之亦然.当辐射和吸收达到平衡时，物体的温度不再变化而处于热平衡状态，这时的热辐射称为平衡热辐射.

为了描述物体热辐射能按波长的分布规律，引入单色辐射出射度（简称单色辐出度）$M_\lambda(T)$这一物理量，定义为：在一定温度 T 下，单位时间内从物体单位表面上发射的波长在 $\lambda \sim \lambda + d\lambda$ 范围内的辐射能 dM_λ 与波长间隔 $d\lambda$ 的比值

$$M_\lambda(T) = \frac{dM_\lambda}{d\lambda} \tag{12-1}$$

对于给定物体，单色辐出度与温度和波长有关，还与物体的材料性质和表面情况有关.

在一定的温度下，物体单位表面积在单位时间内发出的各种波长的总辐射能，称为该物体在温度 T 的辐射出射度 $M(T)$，简称辐出度.

$$M(T)=\int_0^{\infty} M_\lambda(T)\mathrm{d}\lambda \tag{12-2}$$

其中，单色辐出度 $M_\lambda(T)$ 的单位是 $\mathrm{W\cdot m^{-3}}$，辐出度 $M(T)$ 的单位是 $\mathrm{W\cdot m^{-2}}$.

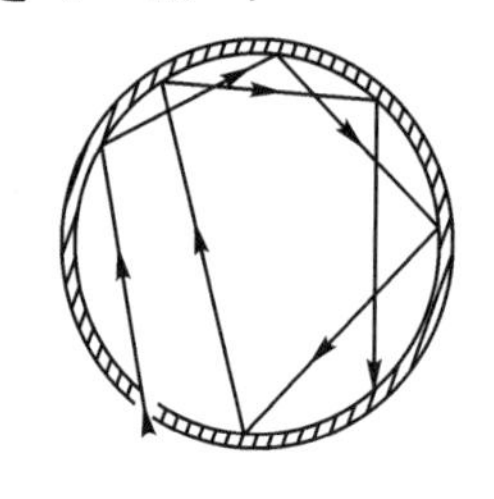
图 12-1　绝对黑体模型

投射到物体表面的电磁波，可能被物体吸收，也可能被反射和透射. 如果一物体能够完全地吸收投射在它上面的电磁波，我们就称这样的物体为绝对黑体，简称黑体. 黑体是一种理想的模型，在自然界中是不存在的. 我们可以人为地制造黑体，只需用不透明材料制作一个大空腔，并在空腔壁上开一小孔. 任何辐射通过小孔进入空腔后，在空腔内来回反射，如图 12-1 所示. 每次反射时都要被空腔吸收一部分能量，经过多次反射和吸收，电磁波能量几乎全部被腔壁吸收，能从小孔逃逸出来的极少，这样一个空腔的小孔就可以近似地当作一个绝对黑体. 黑体辐射的实验规律与制造黑体的材料及空腔内壁的形状无关.

当使空腔保持某一温度 T 时，则从小孔发出的辐射可看成是温度为 T、表面积与小孔相等的绝对黑体发生的平衡热辐射. 由实验得出黑体单色辐出度 $M_{B\lambda}(T)$ 随波长 λ 的变化关系曲线如图 12-2 所示. 可以看出，曲线所围面积即为温度为 T 的黑体辐出度 $M_B(T)$ 的大小. 随着温度的增高，曲线下面积迅速增大，而曲线极大值对应的峰值波长 λ_m 将向波长减小的方向位移. 斯洛文尼亚物理学家斯特藩于 1879 年和奥地利物理学家玻尔兹曼于 1884 年各自独立从实验和理论中得出以下规律.

$$M_B(T)=\int_0^{\infty} M_{B\lambda}(T)\mathrm{d}\lambda=\sigma T^4 \tag{12-3}$$

式(12-3)称为斯特藩-玻尔兹曼定律. 公式中 $\sigma=5.6705\times10^{-8}\,\mathrm{W\cdot m^{-2}\cdot K^{-4}}$ 称为斯特藩-玻尔兹曼常量. 1893 年德国物理学家维恩由热力学理论推导出关于峰值波长 λ_m 与温度关系的维恩位移定律

$$\lambda_m T=b \tag{12-4}$$

其中，普适常量 $b=2.8978\times10^{-3}\,\mathrm{m\cdot K}$，称维恩常量.

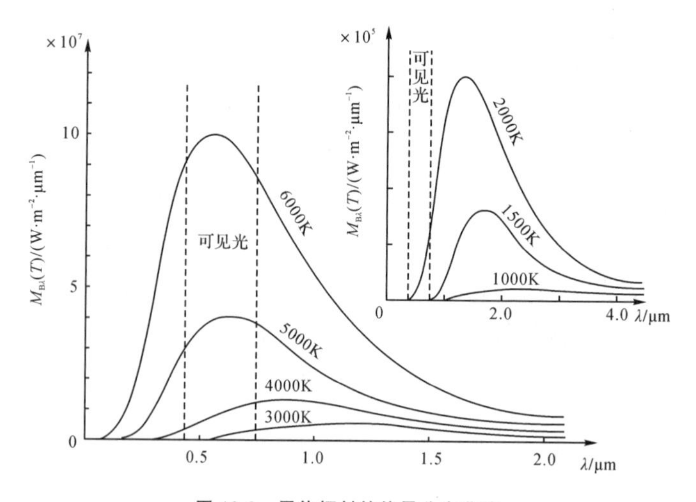

图 12-2　黑体辐射的能量分布曲线

热辐射规律在星球表面温度的估算、高温测量、红外追踪、遥感等科学技术中有广

泛的应用.例如由实验测得太阳光谱及其峰值波长,根据维恩位移定律即可得太阳表面温度约为 5900K.

与太阳表面相比,通电的白炽灯的温度要低数千度,所以白炽灯的辐射光谱偏橙色.至于处于“红热”状态的电炉丝等物体,温度要更低,所以更显红色.温度再下降,辐射波长便超出了可见光范围,进入红外区.譬如人体释放的辐射就主要是红外线,军事上使用的红外线夜视仪就是通过探测这种红外线来进行“夜视”的.

维恩位移定律有许多实际的应用.例如通过测定星体的谱线的分布来确定其热力学温度;也可以通过比较物体表面不同区域的颜色变化情况,来确定物体表面的温度分布.这种以热力学温度分布的图形又称为热象图.利用热象图的遥感技术可以监测森林防火,也可以用来监测人体某些部位的病变.热象图的应用范围日益广泛,在宇航、工业、医学、军事等方面应用前景很好.

2.普朗克的能量子理论

黑体辐射的规律由实验得出后,许多物理学家都企图从经典物理学来证明能量分布规律,导出与实验相符的能量分布公式,但是所有的这些尝试结果都不尽如人意.1893 年,维恩根据经典热力学推出黑体辐射的公式,短波部分与实验符合较好,长波部分偏差很大.两位英国物理学家瑞利和 J. H. 金斯分别于 1900 年和 1905 年根据经典统计理论研究密封空腔中的电磁场,得到了空腔辐射的能量密度按频率分布的瑞利-金斯公式.该公式长波方向与实验符合较好,短波方向得出灾难性的结论,物理学界称之为“紫外灾难”.

经典物理学在解释黑体辐射实验时显得无能为力.因此,1900 年在迎接 20 世纪的物理学年会上,英国物理学家开尔文把黑体辐射实验比喻为是物理学晴朗天空上一朵令人不安的乌云.

为了推导出与实验相符的黑体辐射公式,德国物理学家普朗克抛弃了经典物理学中能量连续取值的概念,大胆提出了能量量子化的假设:

组成黑体空腔壁的分子或原子可视为频率为 ν 的带电线性谐振子,其能量取值只能为 $h\nu$ 的整数值,$h\nu$ 称为能量子,其中 $h=6.63\times10^{-34}\ \mathrm{J\cdot s}$ 称为普朗克常量.谐振子和空腔中的辐射场相互作用过程中吸收或发射的能量是量子化的,只能取一些分立值,即吸收或发射的电磁波的能量必须是能量子的整数倍.

普朗克在提出经典物理学家认为不可思议的量子假设后,导出了一个全新的普朗克黑体辐射公式

$$M_{B\lambda}(T)=\frac{2\pi hc^2\lambda^{-5}}{e^{hc/(\lambda kT)}-1} \quad (12\text{-}5)$$

其中,c 为真空中的光速,k 是玻尔兹曼常数,该公式与黑体辐射实验结果符合得很好,如图 12-3 所示.

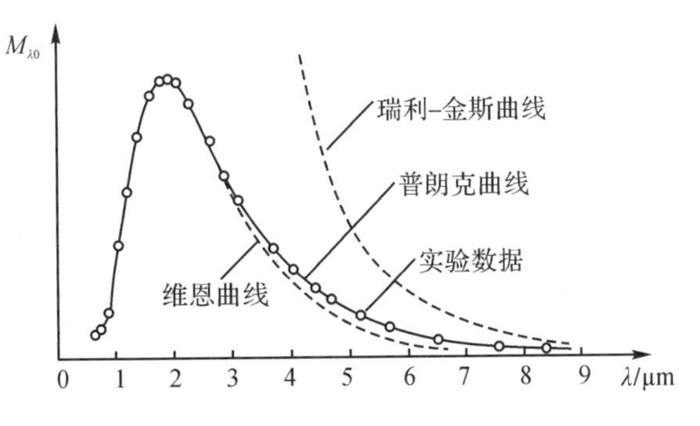

图 12-3 黑体辐射的普朗克曲线

普朗克的量子假设,大胆地突破了经典物理学的观点,提出了微观粒子具有分立的能量值,打开了认识微观世界的大门,在物理学发展史上具有划时代的意

义.普朗克因此获得了1918年诺贝尔物理学奖.

二、光电效应

1.光电效应

光束照射在金属表面上,使电子从金属中脱出的现象,叫作光电效应.光电效应现象是德国物理学家赫兹在1887年为证实麦克斯韦的电磁理论做实验时偶然发现的,而这一现象却成了突破麦克斯韦电磁理论的一个重要证据.

研究光电效应的实验装置如图12-4所示,金属阴极K和阳极A密封在真空玻璃管内,在两极间加数百伏的电势差.由于A、K之间绝缘,电路中没有电流.当光束照射在阴极K上时,其表面发出电子,称为光电子,而电路中出现的电流称为光电流.光电效应有如下的实验规律:

(1)若入射光的频率$\nu<\nu_0$,不论入射光的强度多大,照射时间多长,均不会发生光电效应.我们称ν_0为金属的光电效应红限,也叫截止频率.不同的金属有自己对应的红限.

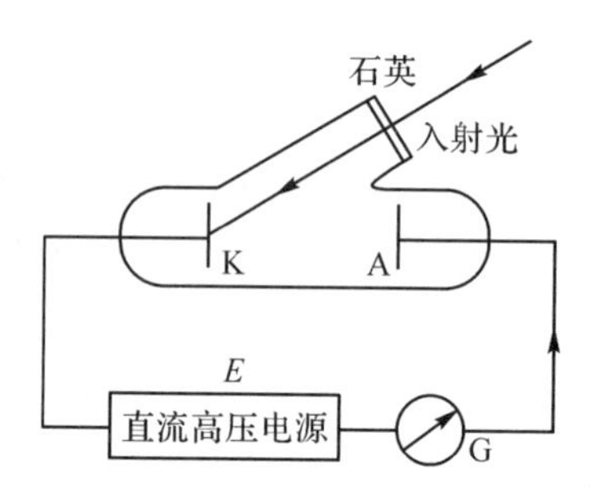

图12-4 光电效应实验装置

(2)光电子的最大初动能随入射光的频率增大而线性增大,与入射光的强度无关.

(3)入射光频率$\nu>\nu_0$时,饱和光电流与入射光强成正比.

(4)只要入射光的频率$\nu>\nu_0$,无论光强如何,光电子逸出与光照金属表面的延迟时间不超过1ns,几乎是同时发生.

而按经典的电磁波理论,无论频率是多么小的光照射,电子在电磁波的作用下,总可积累足够能量发生光电效应,不存在红限;且光电子的初动能应随着光强增大而增大,与入射光的频率无关.另外,如果光强很小,物质中的电子应经过较长时间积累到足够能量才能逸出,因而光电子发射不可能是即时的.这一切经典理论的预言都被实验事实击得粉碎.

2.爱因斯坦的光量子理论

1905年,爱因斯坦在普朗克量子假设的基础上,进一步提出了光量子(光子)概念.他认为光(辐射场)是由光子组成,每一个光子的能量与辐射场的频率有如下关系

$$E=h\nu \tag{12-6}$$

光的频率决定单个光子的能量,而光的强度决定于光子的数目和单个光子的能量.光子多,产生的光电子也多.

光射到金属表面上时,能量为$h\nu$的光子被电子(质量为m)吸收.电子把这些能量的一部分用来克服金属表面对它的吸力做功;另一部分作为电子离开金属表面后的动能.这个能量关系可以写为

$$\frac{1}{2}mv_{\max}^2=h\nu-W \tag{12-7}$$

式(12-7)称为光电效应的爱因斯坦方程.其中W是电子脱出金属表面所需要做的功,称为脱出功,满足$W=h\nu_0$,ν_0即为截止频率.如果电子所吸收的光子的能量$h\nu$小于

W,则电子不能脱出金属表面,没有光电子产生.光电效应的临界频率 ν_0 与电极材料的脱出功 W 成正比.

光电子逸出时所具有的初动能,可以通过在 A、K 之间加上一定的反向电压进行测量.当光电流刚好降为零时,这一反向电压的绝对值称为遏止电压,用 U_a 表示.由功能关系可知,逸出的光电子的最大动能

$$\frac{1}{2}mv_{\max}^2=eU_a \tag{12-8}$$

毫无疑问,遏止电压与光强无关,而是与照射光的频率成线性关系.

由爱因斯坦的光量子理论得出的结果与光电效应的实验规律十分符合,这样,经典理论所不能解释的光电效应就得到了说明.爱因斯坦因为提出光子假设,成功解释了光电效应,他在物理学的贡献获得 1921 年诺贝尔物理学奖.1916 年,美国科学家密立根通过精密的定量实验证明了爱因斯坦的理论解释,"因测量基本电荷和研究光电效应"获 1923 年诺贝尔物理学奖.

三、康普顿效应

1.康普顿效应

1923 年,美国物理学家康普顿发现,单色 X 射线被物质散射时,散射线中除原有波长外,还有一种波长比入射线的长,且波长改变量与入射线波长无关,而随散射角的增大而增大,这种波长变大的散射现象称为康普顿散射,或称康普顿效应.

康普顿散射实验装置如图 12-5(a)所示,单色 X 线(如 $\lambda_0\approx0.1\text{nm}$)入射到散射体石墨上,用摄谱仪测出不同散射角 θ 的散射线的波长及相对强度.实验结果如图 12-5(b)所示,对任一散射角 θ 都测出两种波长的散射线,除有与波长和入射波 λ_0 相同波长的成分外,还有一种波长 $\lambda>\lambda_0$ 的成分,$\Delta\lambda=\lambda-\lambda_0$ 随 θ 角增大而增大,而与 λ_0、散射物质无关.我国物理学家吴有训在 1925—1926 年曾观察银的射线在同一散射线被一系列元素散射的情况,他以高超的实验技术为康普顿效应的确认做出了重大贡献,对康普顿的工作给予了强有力的支持.

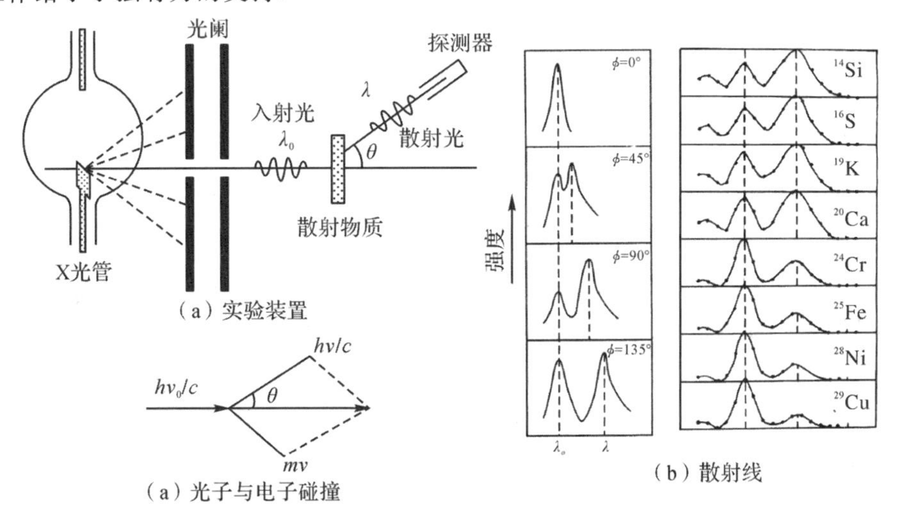

图 12-5 康普顿效应

按照经典电磁理论,电磁波入射到自由的带电粒子上(如自由电子),带电粒子将吸收电磁波的能量而做同频率的振动.散射线与入射波有同样的频率,波长不变.那么,应该如何解释这一波长改变的现象呢?

2.光量子理论解释

康普顿假设入射的X射线由许多能量为$h\nu$的光子组成,这些光子与散射物质中的弱束缚电子发生弹性碰撞.碰撞以后,反冲光子从散射物质中弹出而形成散射光.因为入射光子在与电子碰撞时传递一些能量给电子,所以散射的光子能量减小,频率也减小,相应的波长就变长了.

已知光在真空中的速度为c,设X射线原有频率为ν_0,对应的光子能量为$h\nu_0$,动量为$p_0=h\nu_0/c$;散射后X射线频率变为ν,光子能量为$h\nu$,动量为$p=h\nu/c$.电子在碰撞前如果近似地看作是静止的,动量为零;按照相对论原理,与它的静质量m_0相联系的能量是m_0c^2.碰撞后它的速度是v,动量是mv;质量为$m=\dfrac{m_0}{\sqrt{1-v^2/c^2}}$,能量是$mc^2$.

入射光子与静止的电子发生完全弹性碰撞,碰撞后电子获得速度v,光子沿偏离原入射光线θ角方向散射.碰撞过程中动量守恒,如图12-5(c)所示,采用矢量合成的余弦公式形式表达

$$(mv)^2=(h\nu_0/c)^2+(h\nu/c)^2-2(h\nu_0/c)(h\nu/c)\cos\theta \tag{12-9a}$$

同时满足能量守恒

$$h\nu_0+m_0c^2=h\nu+mc^2 \tag{12-9b}$$

将式(12-9b)移项并将两端平方,再与式(12-9a)相减得

$$m^2c^4(1-v^2/c^2)=m_0^2c^4-2h^2\nu_0\nu(1-\cos\theta)+2m_0c^2h(\nu_0-\nu)$$

注意到质速关系式,可得

$$\Delta\lambda=\lambda-\lambda_0=\frac{c}{\nu}-\frac{c}{\nu_0}=\frac{h}{m_0c}(1-\cos\theta) \tag{12-10a}$$

式(12-10a)表示康普顿散射线波长的改变与原来波长的大小无关,只与散射角θ有关.当$\theta=90°$时,对应康普顿散射线波长的改变称为康普顿波长,记作λ_c.即

$$\lambda_c=\frac{h}{m_0c}=\frac{6.63\times10^{-34}}{9.1\times10^{-31}\times3\times10^8}\text{m}=0.0024\text{nm}$$

式(12-10a)也可改写为

$$\Delta\lambda=\lambda-\lambda_0=\frac{h}{m_0c}(1-\cos\theta)=\lambda_c(1-\cos\theta)=2\lambda_c\sin^2\frac{\theta}{2} \tag{12-10b}$$

在散射线中还有一种波长不变的成分,可以用入射X射线光子和原子内层电子的碰撞来解释.由于内层电子被原子核紧紧束缚着,入射光子相当于与整个原子(相对光子而言质量极大)发生碰撞,所以散射光与入射光波长相差极微小.

康普顿根据光的量子理论成功地说明了康普顿散射,充分地验证了爱因斯坦光子理论的正确性,同时也证实了动量和能量守恒定律在微观粒子相互作用过程中也是成立的,康普顿效应一直被认为是光的微粒性的有力证据之一.康普顿因此获得1927年诺贝尔物理学奖.

第二节 原子结构与玻尔的氢原子理论

一、氢原子光谱的规律性

最原始的光谱分析始于17世纪的牛顿，但直到19世纪中叶人们把它应用于生产后，才得到迅速发展. 如本生与基尔霍夫等人开始利用不同元素所特有的标谱线来做微量元素的成分分析.

1885年，瑞士数学家巴尔末提出了氢原子可见光谱线规律的巴尔末公式，与观测结果惊人的符合. 1890年瑞典物理学家里德伯采用波数 $\tilde{\nu}(=\frac{1}{\lambda}=\frac{\nu}{c}$，其中 λ 为波长)形式表达巴尔末公式

$$\tilde{\nu}=R(\frac{1}{2^2}-\frac{1}{n^2}) \qquad (n=3,4,5,\cdots) \tag{12-11}$$

其中，$R=1.0967758\times10^{-7}\,\text{m}^{-1}$，称为里德伯常量. 巴尔末公式引起了光谱学家的注意，他们发现每一线系的各条谱线的波数，都有与式(12-11)类似的规律. 瑞士物理学家里兹提出的组合原则对此做了更普遍的概括. 按此原则，每一种原子都有它特有的一系列光谱项 $T(n)$，而原子发出的光谱线的波数 $\tilde{\nu}$，总可以表示成两个光谱项之差：

$$\tilde{\nu}_{mn}=T(m)-T(n) \tag{12-12}$$

其中，m、n 是某些正整数. 这一谱线并合原理的公式使光谱波长(数)的计算与分析大为简化.

人们自然会提出以下一系列问题：原子的线状光谱产生的机制是什么？这些谱线的波长(数)为什么有这样简单的规律？光谱线的本质又是什么？

二、玻尔的氢原子理论

正逢1911年英国物理学家卢瑟福提出原子的“有核模型”，经典物理学与原子的稳定性发生尖锐矛盾的时刻，丹麦物理学家玻尔于1913年提出原子的量子论. 这个理论虽然今天已经为量子力学所代替，但在历史上曾经有过重大的推动作用；这个理论的某些核心思想至今仍然是正确的，并在量子力学中被保留下来.

玻尔在他的量子论中提出的两个极为重要的概念——定态及跃迁理论，可以认为是对大量实验事实的概括，具体表述为下列三条假设：

(1)原子只能处在一系列具有不连续能量的稳定状态，简称定态. 相应于定态，核外电子在一系列不连续的稳定圆轨道上运动，但并不辐射电磁波.

(2)当原子从一个能量为 E_m 的定态跃迁到另一个能量为 E_n 的定态时，会发射或吸收一个频率为 ν_{mn} 的光子

$$\nu_{mn}=\frac{|E_m-E_n|}{h} \tag{12-13}$$

式(12-13)称为辐射频率公式.

(3)电子在稳定圆轨道上运动时，其轨道角动量 $L=mvr$ 必须等于 $\frac{h}{2\pi}$ 的整数倍，即

$$L=mvr=n\frac{h}{2\pi}\qquad(n=1,2,3,\cdots)\tag{12-14}$$

玻尔认为,氢原子核外的电子在半径为 r 的轨道上以速率 v 绕核做圆周运动时,向心力由库仑力提供

$$m\frac{v^2}{r}=\frac{1}{4\pi\varepsilon_0}\frac{e^2}{r^2}\tag{12-15}$$

由式(12-14)和式(12-15)消去速率 v,即可得原子处于第 n 个定态时电子轨道半径为

$$r_n=n^2\left(\frac{\varepsilon_0h^2}{\pi me^2}\right)=n^2r_1\qquad(n=1,2,3,\cdots)\tag{12-16}$$

其中,r_1 是氢原子中电子的最小轨道半径,其值为 $r_1=0.529\times10^{-10}$m,称为玻尔半径.

式(12-14)和式(12-16)表明,由于角动量不能连续变化,电子轨道半径也不能连续变化. $n=1$ 的定态称为基态,$n=2,3,4,\cdots$各态称为激发态,氢原子处于各定态时电子轨道如图 12-6(a)所示.

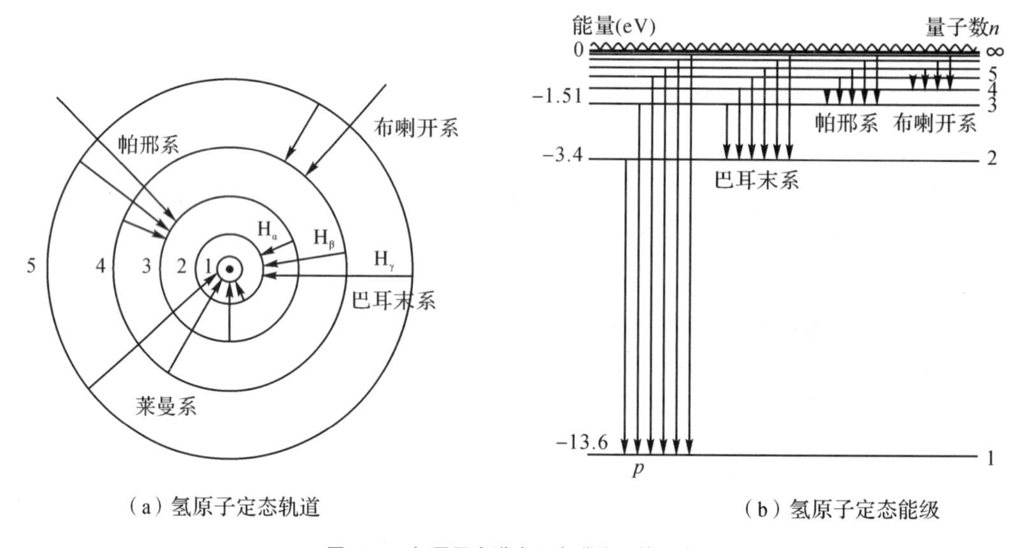

(a) 氢原子定态轨道　　(b) 氢原子定态能级

图 12-6　氢原子光谱中几个谱线系的形成

氢原子能量应等于电子的动能和势能之和,并应用式(12-15),有

$$E=\frac{1}{2}mv^2-\frac{1}{4\pi\varepsilon_0}\frac{e^2}{r}=\frac{e^2}{8\pi\varepsilon_0r}$$

因此,原子处于量子数为 n 的定态时,其能量为

$$E_n=-\frac{me^4}{8\varepsilon_0n^2h^2}\qquad(n=1,2,3,\cdots)\tag{12-17}$$

可见,由于电子轨道角动量不能连续变化,氢原子的能量也只能取一系列不连续的值,即能量是量子化的,称为能级. 令 $n=1$,即可得氢原子基态能级为 $E_1=-13.6$eV. 基态能量最低,原子最稳定. 随量子数 n 增大,能量 E_n 也增大,能量间隔减小. 氢原子的定态能级如图 12-6(b)所示.

玻尔提出原子内含有能级的氢原子理论不久,两位德国物理学家弗兰克和 G. L. 赫兹于 1914 年通过弗兰克-赫兹实验证实了原子能级确实存在,他们因此获得 1925 年

诺贝尔物理学奖.而玻尔于 1922 年诺贝尔诞辰百年之际获得当年的诺贝尔物理学奖.

玻尔理论虽然取得了一些成就,但也存在着很大的缺陷.在理论上,玻尔的量子化条件这一假设,是人为加进去的,缺乏理论上的依据.这个理论应用到简单程度仅次于氢原子的氦原子时,结果就与实验不符;即使对于氢原子,也只能求出谱线的频率,而不能求出谱线的强度.

玻尔理论的这些缺陷,主要是由于把微观粒子(电子、原子等)看作经典力学中的质点,从而把经典力学的规律用在微观粒子上.直到 1924 年法国物理学家 L. V. 德布罗意揭示出微观粒子具有根本不同于宏观质点的性质——波粒二象性后,一个较完整的描述微观粒子运动规律的理论——量子力学才逐步建立起来.

第三节　微粒的波粒二象性

一、微观粒子也具有波粒二象性

1. 德布罗意关系

1924 年,德布罗意在光有波粒二象性的启示下,提出微观粒子也具有波粒二象性的假设.每一个微观粒子都有一个波与它相联系,粒子的能量 E 和动量 p 与对应的物质波的频率 ν 和波长 λ 之间的关系,正如光子和光波的关系一样

$$E=h\nu \tag{12-18}$$

$$p=\frac{h}{\lambda} \tag{12-19}$$

式(12-18)和式(12-19)称为德布罗意公式,或德布罗意关系.

设自由粒子的动能为 E,粒子的速度远小于光速,则 $E=\frac{p^2}{2m}$,由式(12-19)可知,德布罗意波长为

$$\lambda=\frac{h}{p}=\frac{h}{\sqrt{2mE}}$$

如果电子 e 被大小为 U 的电势差加速,即 $E=eU$.将常数的数值代入后,可得

$$\lambda=\frac{h}{\sqrt{2meU}}\approx\frac{12.25}{\sqrt{U}}\times10^{-10}\,\mathrm{m}$$

由此可知,用 150V 的电势差所加速的电子,德布罗意波长为 0.1nm,而当 $U=$ 10000V 时 $\lambda=0.0122$nm,在数量级上相当于(或略小于)晶体中的原子间距,比宏观线度要短得多,这就是电子的波动性长期未被发现的原因.

2. 电子衍射实验对德布罗意关系的证实

德布罗意假说的正确性,在 1927 年为美国实验物理学家戴维孙和革末所做的电子衍射实验所证实.戴维孙和革末把电子束正入射到镍单晶上,观察散射电子束的强度和散射角之间的关系.戴维孙和革末发现,散射电子束的强度随散射角而改变,当散射角取某些确定值时,强度有最大值.这现象与 X 射线的衍射现象相同,充分说明电子具有波动性.同一年,英国物理学家 G. P. 汤姆孙(他的父亲就是由于对电子研究的重要贡

献，于1906年获得物理学奖的J.J.汤姆孙）采用不同的方法独立证实了电子的波动性.戴维孙和G.P.汤姆孙共同获得1937年的诺贝尔物理学奖.

科学家们观察到原子、分子和中子等微观粒子的衍射现象，说明一切微观粒子都具有波粒二象性，德布罗意公式是描述微观粒子的基本公式.在现代技术中，电子衍射和中子衍射等已有了广泛的应用.

二、概率波

在一般情况下，我们用一个函数表示描写粒子的波，并称这个函数为波函数.究竟怎样理解波函数和所描写的粒子之间的关系呢？

我们知道，衍射现象是由波的干涉而产生的，如果波真是由它所描写的粒子所组成的，则粒子流的衍射现象应当是组成波的这些粒子相互作用而形成的.但事实证明，在粒子流衍射实验中，照片上所显示出来的衍射图样和入射粒子流强度无关，也就是说和单位体积中粒子的数目无关.如果减少入射粒子流强度，同时延长实验的时间，使投射到照片上粒子的总数保持不变，得到的衍射图样将完全相同.即使把粒子流强度减少到使得粒子一个一个地被衍射，只要经过足够长的时间，所得到的衍射图样也还是一样.这说明每一个粒子的衍射和其他粒子无关，衍射图样不是由粒子之间相互作用而产生的.

现在为人们普遍接受的波函数的解释，是由德国犹太裔理论物理学家、量子力学奠基人之一的玻恩首先提出的.玻恩因对量子力学的基础性研究，尤其是对波函数的统计学诠释而获得1954年的诺贝尔物理学奖.

为了说明玻恩的解释，我们仍考察上述粒子衍射实验.如果入射电子流的强度很大，即单位时间内有许多电子被晶体反射，则照片上很快就出现衍射图样.如果入射电子流强度很小，电子一个一个地从晶体表面上反射，这时照片上就出现一个一个的点，显示出电子的微粒性，但这些点迹在照片上的位置并不都是重合在一起的.开始时，它们看起来似乎是毫无规则地散布着；随着时间的延长，点子数目逐渐增多，它们在照片上的分布就形成了衍射图样，显示出电子的波动性.由此可见，实验所显示的电子的波动性是许多电子在同一实验中的统计结果，或者是一个电子在许多次相同实验中的统计结果.波函数正是为了描写粒子的这种行为而引进的.玻恩就是在这个基础上，提出了波函数的统计解释.他认为，物质波不与什么可观测的物理量相联系，波函数本身没有什么物理意义，而波函数在空间某点绝对值的平方和在该点邻近找到粒子的概率成正比.按照这种解释，描写粒子的波是概率波.

按照波函数的统计解释，在时刻t，粒子出现在体积元$\mathrm{d}x\mathrm{d}y\mathrm{d}z$内的概率，可用波函数绝对值（模）的平方$|\Psi(x,y,z,t)|^2$与体积元$\mathrm{d}x\mathrm{d}y\mathrm{d}z$的乘积求出，也就是说，$|\Psi(x,y,z,t)|^2$给出粒子在点$(x,y,z)$邻近出现的概率密度.

根据统计诠释，要求粒子在空间各点的概率的总和为1，即要求波函数满足条件

$$\iiint_V |\Psi(r,t)|^2 \mathrm{d}V = \iiint_V \Psi(x,y,z,t)\Psi^*(x,y,z,t)\mathrm{d}x\mathrm{d}y\mathrm{d}z = 1 \qquad (12\text{-}20)$$

其中，V为波函数存在的所有空间，式(12-20)称为波函数的归一化条件.

三、不确定关系

在经典力学中，质点在任何时刻都有完全确定的位置、动量、能量、角动量等.与此不同，微观粒子具有明显的波动性.海森伯于1927年提出“不确定性”，阐明了量子力学诠释的理论局限性.对某些成对的物理变量，例如位置和动量、能量和时间等，永远是互相影响的；虽然都可以测量，但不可能同时得出精确值.

我们以电子的单缝衍射实验结果来说明这个问题.如图12-7所示，当电子束入射到缝宽为a的单缝上时，就会发生衍射现象.若以x表示电子打在屏上的位置坐标，当电子通过狭缝时，电子的位置就被限制在宽为a的缝里，Δx表示决定电子位置的不确定量，则

$$\Delta x = a$$

同时，由于衍射的缘故，电子速度的方向发生改变，电子的动量也就有了变化.如果只考虑中央明纹，即两边第一级暗纹间的明纹，则电子衍射后位于图中的2θ角之内.设电子的动量值为p，经衍射后平行于x轴的动量分量的不确定量(最大)为

$$\Delta p_x = p\sin\theta$$

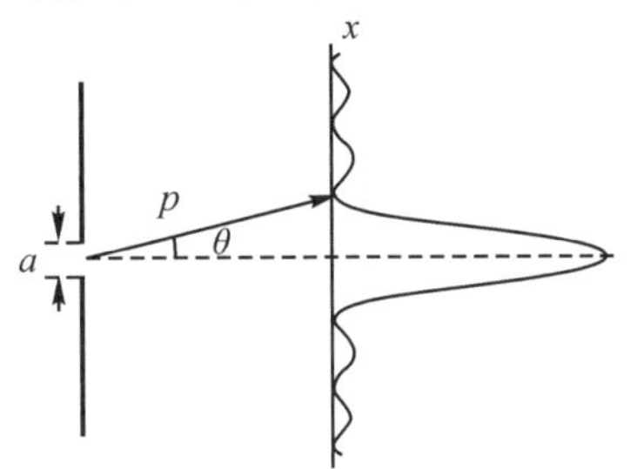

图12-7 电子单缝衍射实验

根据单缝衍射第一级暗纹的关系式$a\sin\theta=\lambda$，及德布罗意关系式$p=\dfrac{h}{\lambda}$代入，可得

$$\Delta p_x = \frac{h}{\lambda}\frac{\lambda}{a} = \frac{h}{a}$$

将$\Delta x = a$代入，则得

$$\Delta x \Delta p_x = h$$

考虑到还有中央明纹以外区域的情况，应有

$$\Delta x \Delta p_x \geqslant h$$

这就是著名的海森伯位置和动量的不确定关系(曾称为测不准关系式).后来玻恩按照波函数的统计解释给出严格证明，使其表述更为确切

$$\Delta x \Delta p_x \geqslant \frac{h}{2\pi} \tag{12-21}$$

不确定关系式表明，微观粒子的位置坐标和同一方向的动量不可能同时具有确定值.减少Δx，将使Δp_x增大，即位置确定越准确，动量确定就越不准确，这和实验结果是一致的，如单缝衍射实验时，缝越窄，电子在底片上分布的范围就越宽.因此，对于具有波粒二象性的微观粒子，不可能用某一时刻的位置和动量描述其运动状态，轨道的概念已失去意义，经典力学规律也不再适用.

不确定关系是微观客体具有波粒二象性及其统计关系的必然结果，并非仪器对粒子的干扰，也不是仪器有误差的缘故，是物理学中一个重要的基本规律，在微观世界的各个领域中有很广泛的应用.不确定关系不仅存在于坐标和动量之间，也存在于能量和时间之间，如果微观粒子处于某一状态的时间为Δt，则其能量必有一个不确定量ΔE，二者之间的关系为

$$\Delta E \Delta t \geqslant \frac{h}{2\pi} \tag{12-22}$$

式(12-22)称为能量和时间的不确定关系.显然,除基态外,原子的激发态平均寿命越长,能级宽度就越小,反之亦然.这与原子由激发态跃迁到基态的光谱线有一定宽度的实验事实是相符的.

例题 12-1 取原子的线度约 10^{-10} m,试求原子中电子速度的不确定量.

解:原子中电子的位置不确定 $\Delta x=10^{-10}$ m,由不确定关系得

$$\Delta v_x \geqslant \frac{h}{2\pi m \Delta x}=\frac{1.05\times10^{-34}}{2\times3.14\times9.11\times10^{-31}\times10^{-10}}\mathrm{m\cdot s^{-1}}=1.84\times10^{5}\mathrm{m\cdot s^{-1}}$$

由玻尔理论可估算出氢原子中电子的轨道运动速度约为 $10^5\mathrm{m\cdot s^{-1}}$,速度的不确定量与速度大小的数量级基本相同.因此,原子中电子在任一时刻没有完全确定的位置和速度,也没有确定的轨道,不能看成经典粒子.电子的波动性十分显著,其运动必须用电子在各处的概率分布来描述.

第四节 薛定谔方程

一、定态薛定谔方程

德布罗意提出了微观粒子具有波粒二象性.在此基础上,1926 年奥地利物理学家薛定谔提出用波动方程描述微观粒子运动状态的理论,后称薛定谔方程.薛定谔的工作奠定了波动力学的基础,他本人也因此与 P. A. M. 狄拉克共获 1933 年诺贝尔物理学奖.

众所周知,在经典力学中,质点的运动情况是由位置随时间的变化关系来描述的,函数 $\boldsymbol{r}(t)$可由牛顿第二定律 $\boldsymbol{F}=m\frac{\mathrm{d}^2\boldsymbol{r}}{\mathrm{d}t^2}$确定.只要知道初始条件,解上述微分方程,就可知道质点在任何时刻的运动情况.薛定谔建立了在势场中运动的非自由粒子波函数所遵从的微分方程,即一般情况下波函数所遵从的微分方程,量子力学中的薛定谔方程相当于经典力学的牛顿方程,它反映了微观粒子运动状态变化的基本规律.

薛定谔方程是量子力学中的一个基本假设,不可能从其他更基本的理论导出来,下面我们以自由粒子为例,说明薛定谔方程是如何建立的,而不是导出薛定谔方程.

假设自由粒子的德布罗意波为一单色平面波,参照一维简谐波表达式

$$\Psi=A\cos\left[2\pi\left(\frac{t}{T}-\frac{x}{\lambda}\right)\right]$$

将德布罗意关系代入,可得沿 x 方向前进的自由粒子的波函数为

$$\Psi=A\cos\left[\frac{2\pi}{h}(Et-xp)\right] \tag{12-23}$$

该波函数是时间 t 和空间位置 x 的函数.由于篇幅的限制,我们只介绍粒子处于稳定运动状态(简称定态)的方程.当粒子处于定态时,其能量和粒子分布的概率不随时间变化,因此波函数只是位置坐标 x 的函数.将式(12-23)关于 x 求二阶导数,可得

$$\frac{\mathrm{d}^2\Psi}{\mathrm{d}x^2}=-\frac{4\pi^2}{h^2}p^2A\cos\left[\frac{2\pi}{h}(Et-xp)\right]=-\frac{4\pi^2}{h^2}p^2\Psi$$

将上式移项处理,可得粒子的定态波函数满足方程

$$\frac{d^2\Psi}{dx^2}+\frac{4\pi^2}{h^2}p^2\Psi=0 \tag{12-24}$$

不考虑粒子运动引起的质量相对论效应，粒子的动能可以表示为

$$E_k=\frac{1}{2}mv^2=\frac{p^2}{2m}$$

代入式(12-24)，可得

$$\frac{d^2\Psi}{dx^2}+\frac{8\pi^2 mE_k}{h^2}\Psi=0 \tag{12-25}$$

这是描述粒子在不受外力作用下运动的波动方程. 如果粒子在势场中运动(如电子在原子核产生的电场中运动)，则粒子的动能 E_k 应等于总能量 E 与势能 U 之差，即 $E_k=E-U$，代入式(12-25)，可得

$$\frac{d^2\Psi}{dx^2}+\frac{8\pi^2 m}{h^2}(E-U)\Psi=0 \tag{12-26}$$

这就是一维定态薛定谔方程. 在三维的情况下，应写成偏微分的形式，即

$$\frac{\partial^2\Psi}{\partial x^2}+\frac{\partial^2\Psi}{\partial y^2}+\frac{\partial^2\Psi}{\partial z^2}+\frac{8\pi^2 m}{h^2}(E-U)\Psi=0 \tag{12-27}$$

只要能给出粒子在系统中的势能函数 $U(x,y,z)$ 的具体形式，按照波函数的单值连续及有限性的要求，定态波函数就可以求出，那么粒子的行为就可以根据 $|\Psi|^2$ 来描述.

二、一维定态问题

现在，我们用定态薛定谔方程来处理几个一维问题，量子体系的许多特征都可以在这些比较简单的问题中体现出来.

1. 一维无限深势阱中的粒子

如前所述，通常把在无限远处为零的波函数所描写的状态，称为束缚态. 为了分析处于束缚态的粒子的共同特点，我们先从一个最简单的理想化模型入手. 例如，金属中的自由电子、原子核中的质子和中子等，它们的运动都被限制在一个很小的空间范围. 作为近似和简化，我们抽象出一维无限深势阱的模型，在这类问题中，粒子的势能函数为

$$U(x)=\begin{cases}0 & (0<x<a)\\ \infty & (x\leqslant 0,x\geqslant a)\end{cases} \tag{12-28}$$

其曲线形如深井，故称一维无限深势阱，如图 12-8(a)所示. 在 x 不同的区间，$U(x)$ 不同，我们分势阱内和势阱外两类区域来讨论. 在势阱内，即当 $0<x<a$ 时，定态薛定谔方程为

$$\frac{d^2}{dx^2}\Psi(x)+\frac{2mE}{\hbar^2}\Psi(x)=0 \tag{12-29}$$

其中，$\hbar=\frac{h}{2\pi}$，令

$$k=\frac{\sqrt{2mE}}{\hbar} \tag{12-30}$$

则方程(12-29)的解可表示为

$$\Psi(x)=A\sin kx+B\cos kx \qquad (12\text{-}31)$$

式中(12-3)A 和 B 是待定常量.

因为势阱的壁无限高,从物理上考虑,粒子不可能穿透无限高的势阱壁.按照波函数的统计诠释,要求在势阱壁上及势阱外波函数为零.因此,式(12-31)所给出的势阱内粒子的波函数,必须满足如下的边界条件

$$\Psi(0)=0,\Psi(a)=0 \qquad (12\text{-}32)$$

按照边界条件 $\Psi(0)=0$,可得 $B=0$;边界条件 $\Psi(\mathrm{a})=0$,要求 $A\sin ka=0$,即

$$ka=n\pi \qquad (n=1,2,\cdots) \qquad (12\text{-}33)$$

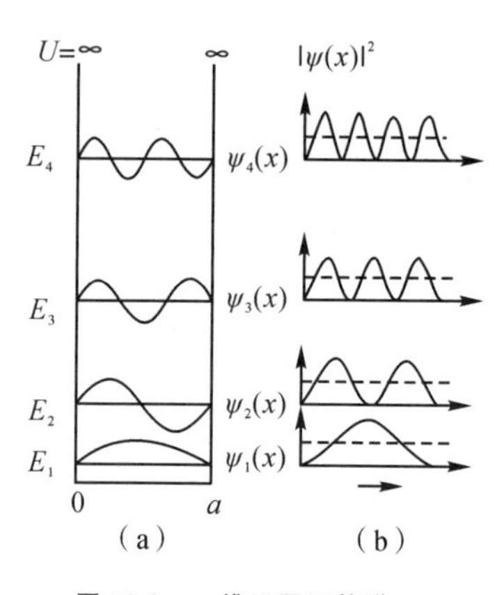

图 12-8 一维无限深势阱

我们舍去了 $n=0$ 的情况,因为若 $n=0$,必有 $\Psi(x)=0$,没有物理意义.

由式(12-30)可得 $E=\frac{\hbar^2k^2}{2m}$,将式(12-33)中所确定的 k 值代入,立即得到

$$E=E_n=\frac{\hbar^2\pi^2n^2}{2ma^2} \qquad (n=1,2,\cdots) \qquad (12\text{-}34)$$

其中,n 称为量子数.这说明,只有当能量取式(12-34)所给出的那些离散值 E_n 时,相应的波函数 $\Psi_n(x)$才能满足边界条件.由此可见,当粒子被束缚在势阱中时,体系的能量是量子化的,即所构成的能谱是离散的.而且,粒子的最低能量 $E_1\neq0$,即粒子具有零点能,这也是与经典概念下的粒子完全不同的.对应在 $0<x<a$ 范围内的波函数为

$$\Psi(x)=A\sin\frac{n\pi x}{a} \qquad (n=1,2,\cdots) \qquad (12\text{-}35)$$

利用归一化条件 $\int_0^a|\Psi_n(x)|^2\mathrm{d}x=1$,可以求出 $A=\sqrt{\frac{2}{a}}$,则归一化波函数可以表示为

$$\Psi_n(x)=\begin{cases}\sqrt{\frac{2}{a}}\sin\frac{n\pi x}{a} & (0<x<a)\\ 0 & (x\leqslant0,x\geqslant a)\end{cases} \qquad (12\text{-}36)$$

由此可进一步得到粒子在势阱中的概率密度为

$$|\Psi_n(x)|^2=\begin{cases}\frac{2}{a}\sin^2\frac{n\pi x}{a} & (0<x<a)\\ 0 & (x\leqslant0,x\geqslant a)\end{cases} \qquad (12\text{-}37)$$

与能级 $n=1,2,3,4,\cdots$相对应的波函数 $\Psi_n(x)$以及概率密度$|\Psi_n(x)|^2$,分别表示于图 12-8(a)和(b)中.由图可见,除端点 $x=0$ 和 $x=a$ 之外,基态($n=1$,能量最低态)波函数无节点,即 $\Psi(x)=0$ 的点;第一激发态($n=2$)有 1 个节点在 $x=\frac{a}{2}$处,第 k 激发态($k\leqslant n$)有 $k-1$ 个节点.若把这些波函数看成直线上的驻波,则很容易理解这一结果.节点越多,说明波长越短,频率越高,能量也就越大.

2. 隧道效应

这是一个粒子被势垒散射的问题.如图 12-9 所示,能量为 E 的粒子沿 x 轴正方向

射向方垒

$$U(x)=\begin{cases}U_0 & (0\leqslant x\leqslant a)\\ 0 & (x\leqslant 0,x>a)\end{cases} \tag{12-38}$$

在经典力学,只有能量 $E>U_0$ 的粒子才能越过势垒运动到势垒的右边去;而能量 $E<U_0$ 的粒子运动到势垒左边缘 $x=0$ 处就会被反射回去,不能穿过势垒.但对微观粒子而言,求解势垒的薛定谔方程,结果发现:即使 $E<U_0$,粒子仍有一定的概率穿透势垒,其结果是有一部分波透过,一部分波被反射.粒子能穿透比动能更高的势垒的现象,称为隧道效应.这在经典概念下是无法理解的,也是微观粒子具有波动性的表现,图 12-9 给出了势垒穿透的波动图像.

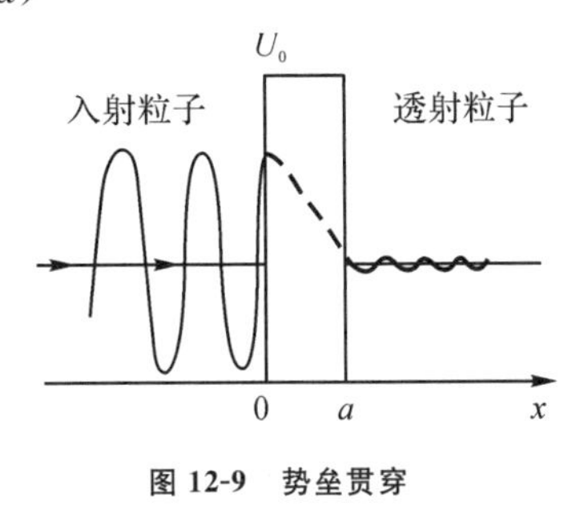

图 12-9 势垒贯穿

我们称通过势垒的粒子数与入射总粒子数之比为透射系数,用 D 表示.

$$D=\mathrm{e}^{-\frac{4\pi a}{h}\sqrt{2m(U_0-E)}} \tag{12-39}$$

可以看出,势垒高度与粒子能量差越小,势垒宽度越小,粒子穿过势垒的概率就越大,隧道效应越显著.例如,当 $U_0-E=1\mathrm{MeV}$ 时,一个 α 粒子穿过一个宽度数量级为 $10^{-14}\mathrm{m}$ 的势垒,其透射系数为 10^{-4};但若势垒宽度量级为 $10^{-13}\mathrm{m}$,则透射系数为 10^{-38}.也就是说,对宏观物体而言,隧道效应实际上已经没有意义了,量子的概念过渡到了经典概念.

1982 年,德国物理学家宾尼和瑞士物理学家罗雷尔等人利用电子的隧道效应,研制了扫描隧道显微镜(STM).STM 的出现,使人类第一次能够实时地观察单个原子在物质表面的排列状态和与表面电子行为有关的物化性质,在表面科学、材料科学、生命科学等领域的研究中有着重大的意义和广泛的应用前景,被国际科学界公认为是 20 世纪 80 年代世界十大科技成就之一.1986 年,宾尼和罗雷尔因此与恩斯特·鲁斯卡(电子显微镜的发明者)共同获得诺贝尔物理学奖.

我们知道,由于电子的隧道效应,金属中的电子并不完全局限于表面边界之内,电子密度在表面以外呈指数形式衰减,衰减长度约为 1nm.因此,只要将原子线度的极细探针以及被研究物质的表面作为两个电极,当样品与针尖的距离很小时,它们的表面电子云就可能重叠.若在样品与针尖之间加一微小的电压,电子就会穿过两个电极之间的势垒,流向另一个电极,形成隧道电流.这种隧道电流的大小是电子波函数重叠程度的量度,与针尖和样品之间的距离以及样品表面平均势垒的高度有关.隧道电流对针尖与样品之间的距离非常敏感,因此,利用电子反馈线路来控制隧道电流的恒定,采用压电陶瓷材料来控制针尖在样品表面上的扫描,则探针在垂直于样品方向上的高低变化,就反映了样品表面的起伏.对于表面起伏不大的样品,可以控制针尖高度保持不变来扫描,通过记录隧道电流的变化来得到表面状态的密度分布.利用 STM 可以分辨表面上离散的原子,显示出表面上原子的台阶、平台和原子阵列.在近代,许多用于表面结构分析的仪器先后问世,如扫描电子显微镜(SEM)、场电子显微镜(FEM)、场离子显微镜等.这些仪器的应用技术,也在表面科学各个领域中起重要的作用.

三、四个量子数

氢原子只有一个电子和一个质子，相互作用的库仑力非常简单，对应的势能函数为

$$U=-\frac{e^2}{4\pi\mathscr{E}_0 r} \tag{12-40}$$

即使这样，求解薛定谔方程依然比较繁杂，我们就不讨论其数学过程了.若原子核外有两个以上的多电子原子，每个电子都在核的库仑引力和其他电子斥力的联合作用下运动，该系统的薛定谔方程不能精确求解.氢原子中每一个电子的状态可由下列四个量子数来确定：

1.主量子数 n

在量子力学中求解薛定谔方程的必然结果是电子的能量不是任意的，只能取一些分立的值，即能量量子化.这些能量值的表达式是

$$E_n=-\frac{me^4}{8\mathscr{E}_0^2h^2}\frac{1}{n^2}\qquad(n=1,2,3,\cdots) \tag{12-41}$$

其中，n 为主量子数，可以大体上决定原子中电子的能量，n 越大，能量越高.主量子数 n 相同的电子属于同一壳层，$n=1,2,3,\cdots$ 的壳层分别称为 K,L,M,…壳层.

2.角量子数 l

在量子力学中，为了使薛定谔方程有解，原子中电子的运动轨道角动量只能取下列分立的值，即角动量量子化

$$L=\sqrt{l(l+1)}\frac{h}{2\pi}\qquad(l=0,1,2,\cdots,n-1) \tag{12-42}$$

角量子数 l，又称为副量子数，它决定电子在运动时的轨道角动量.在每一个壳层里角量子数 l 相同的电子组成支壳层，$l=0,1,2,\cdots$ 的支壳层分别称为 s,p,d,f,…电子云.一般来说，处于同一主量子数 n 而不同角量子数 l 的状态的电子，其能量稍有不同.

3.磁量子数 m

电子绕核运动的轨道在空间的方位只能是一些特定的方向，磁量子数决定了轨道平面的空间取向，此即角动量的空间量子化.当原子处于外磁场中时，电子轨道角动量在外磁场方向的分量

$$L_m=m\frac{h}{2\pi}\qquad(m=0,\pm1,\pm2,\cdots1,\pm l) \tag{12-43}$$

磁量子数 m 不同，轨道角动量在空间的取向不同，电子的运动状态也不同.如对 3d 电子云，对应 $n=3$，$l=2$，可取 $m=0,\pm1,\pm2$ 共 5 个可能的方向.

主量子数 n 限制角量子数 l 可能值，磁量子数 m 的可能值受到角量子数 l 的限制.如 $n=2$ 时，取 $l=0$，对应 2s 电子云有 1 个可能方位，即各向一致的球对称分布；还可取 $l=1$，对应 2p 电子云有 3 个可能方位，但不会出现 d 电子云.需要说明的是，玻尔轨道在量子力学中相当于发现电子云中出现电子概率极大的位置.图 12-10 中每一分布曲线的下方示意了电子云对应的轨道取向.

4.自旋磁量子数 m_s

自旋磁量子数 m_s 可以决定电子自旋角动量在外磁场方向上的分量，在空间任意方

向上的投影只能取两个数值:平行或反平行于磁场.即在一个原子中不可能有两个或两个以上的电子具有完全相同的状态,这就是泡利不相容原理.

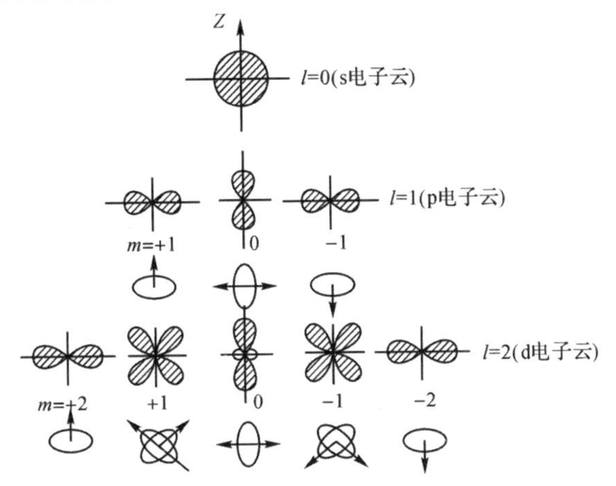

图 12-10 原子中电子云对应轨道取向

$$L_s = m_s \frac{h}{2\pi} \qquad (m_s = \pm \frac{1}{2}) \tag{12-44}$$

一般来说,当 n 给定时,l 的可能值为 $0,1,2,\cdots,(n-1)$,共有 n 个值,当 l 给定时,m 的取值为 $0,\pm1,\pm2,\cdots,\pm l$,共有$(2l+1)$个可能值;当 n,l,m 都给定时,m_s 取 $\pm\frac{1}{2}$ 两个可能值,因此由泡利不相容原理可知,能级 n 上允许容纳的电子数最多为

$$N = \sum_{l=0}^{n} 2(2l+1) = 2n^2 \tag{12-45}$$

由此可见,每一壳层最多可容纳 $2n^2$ 个电子,每一支壳层最多能容纳 $2(2l+1)$个电子.

按量子力学得出的多电子原子的电子壳层结构和排列次序,已在各元素的物理性质和化学性质的周期性中得到完全的证实.

习题十二

12-1 估测星球表面温度的方法之一是将星球看成黑体,如果测得太阳和北极星的辐射峰值波长 λ_m 分别为 0.55μm 和 0.35μm,试估算它们的表面温度.

12-2 关于黑体辐射的规律研究成果很多,它们各自都有成功与失误之处.维恩根据经典热力学推出公式 $E_{(T,\lambda)} = c_1 \lambda^{-5} e^{-c_2/\lambda T}$;瑞利和金斯则根据经典统计理论得到公式 $E_{(T,\lambda)} = c_1 T \lambda^{-4}$.试在 λT 很小和 λT 很大的情况下,由普朗克黑体辐射公式分别导出维恩公式和瑞利-金斯公式.

12-3 试用关于波长求极大值的方法,由普朗克黑体辐射公式导出维恩位移定律.

12-4 设某金属的脱出功为 2.2eV,若以波长为 450nm 的蓝光照射,问能否产生光电效应?钨的脱出功为 4.5eV,恰能使它放出光电子的照射光的最小频率是多少?属于可见光吗?

12-5 某金属光电效应的临界波长为 273nm,现用波长为 180nm 的紫外线照射,求放出光子的最大动能.

12-6 计算巴尔末系中波长最短的谱线的波长及相应光子的质量和动量.

12-7 根据玻尔理论计算:

(1)氢原子中电子在 $n=2$ 的轨道上运动的线速度;

(2)电子在该轨道上每秒绕核旋转的周数;

(3)电子的动能和势能.

12-8 在加热黑体过程中,若其单色辐射度的峰位波长由 $0.8\mu m$ 变化到 $0.4\mu m$,则总辐射度增加到原来的多少倍?

12-9 在康普顿实验中,已知入射 X 射线的波长 λ_0 等于 0.02nm,当散射角为 90°时,试求:

(1)散射 X 射线的波长;(2)反冲电子的动能.

12-10 若入射 X 射线光子的能量为 0.6MeV,在康普顿散射之后,波长变化了 20%,求反冲电子的能量.

12-11 某粒子的动能为 1MeV,静止质量为 6.8×10^{-24} kg,求粒子的频率和速度.

12-12 试求下列各粒子的物质波的波长:

(1)能量为 100eV 的自由电子和能量为 0.1eV 的自由中子;

(2)能量为 0.1eV、质量为 1g 的质点;

(3)以 10m/s 的速度奔跑、质量为 60kg 的人.

12-13 人的红细胞质量约为 10^{-13}g,设测量红细胞位置的不确定为 $0.1\mu m$,求其速率的不确定量.

12-14 He-Ne 激光器发射的红光波长为 632.8nm,设其氖原子激发红光的亚稳态能级的寿命为 0.1s,求该激光的频率宽度的相对变化.

12-15 在宽度为 a 的无限深势阱中,粒子处于基态,其波函数为$\sqrt{\frac{2}{a}}\sin\frac{\pi}{a}x$. 试求:

(1)粒子在$\frac{a}{4}$处出现的概率密度;

(2)在何处粒子出现的概率最大?其概率密度是多少?

12-16 在线度为 1.0×10^{-5} m 的细胞中有许多质量 $m=1.0\times10^{-17}$ kg 的生物粒子,若将生物粒子作为微观粒子处理,试估算该粒子 $n=100$ 和 $n=101$ 的能级以及能级差各是多少?

12-17 设氢原子的电子处在 $n=4, l=3$ 的状态,问:

(1)该电子角动量值为多少?

(2)角动量 L 在磁场方向上的分量有哪些可能的值?

12-18 在描述原子内电子状态的量子数 n、l、m_l 中,试写出

(1)当 $n=5$ 时,l 的可能值是哪几个?

(2)当 $l=5$ 时,m_l 的可能值是哪几个?

(3)当 $l=4$ 时,n 的最小可能值是多少?

(4)当 $n=3$ 时,电子可能状态数为多少?

第十三章　激光　X 射线

激光和 X 射线已广泛应用于基础医学、临床诊断和治疗以及药物的研究中，对于医学的发展具有重要的意义. 本章将主要介绍激光的基本原理、特性和生物效应，激光在医学领域的一些应用，X 射线的产生、性质、与吸收，以及 X 射线的医学应用等知识.

第一节　激光

激光是受激辐射光放大的简称，是 20 世纪 60 年代出现的重大科技成果之一. 爱因斯坦在 1917 年提出激光产生的基本原理，预言受激辐射的存在和光放大的可能. 1954 年，美国科学家汤斯制成了第一台微波量子放大器，获得了高度相干的微波束，并因此获得 1964 年诺贝尔物理学奖. 1960 年美国休斯实验室著名发明家梅曼和兰姆等人成功研制了世界第一台可操作的红宝石激光器，标志着激光正式走入人类的视线.

激光输出的波长范围很宽，从远红外区直到紫外区，甚至伸展到 X 射线波段. 波长可以是单一的，也可以是多种或可调的；发光方式可以是连续的，也可以是脉冲的. 功率范围为 $10^{-3}\sim10^{5}$ W，脉冲峰值可达 10^{13} W. 目前激光器的品种已达数百种之多.

激光的出现标志着人类对光的掌握和利用进入了一个新的阶段，并由此带动了通信技术、信息储存与显示技术的巨大进步. 目前，激光技术已广泛渗透到国防建设、工农业生产、信息通信、生物工程、医药等各个领域，对整个科学技术的发展起了推动作用.

一、光辐射的三种基本形式

原子具有一系列分立的能量值，称为原子系统的能级，简称为原子能级. 原子对应的最低能级称之为基态，处于较高能级称为激发态. 基态是原子最稳定的状态，能级越高越不稳定. 正常情况下，原子几乎都处在稳定的基态. 当原子从外界吸收一定能量时，将从低能级跃迁到高能级；而原子处于高能级状态时极不稳定，在很短时间内就会向外辐射出一定的能量返回低能级. 如果原子因吸收或辐射光子而发生跃迁，则这个过程就称为光辐射. 假设原子在能量分别为 E_2 和 $E_1(<E_2)$ 的两个能级间跃迁，则吸收或辐射光子必须满足

$$h\nu=E_2-E_1 \tag{13-1}$$

物理学家把产生激光的机理溯源到爱因斯坦解释黑体辐射定律时提出的假说，即光的吸收和发射可经由自发辐射、受激吸收和受激辐射三种基本过程.

1. 自发辐射

处于激发态的原子是不稳定的. 不受外界影响的条件下,原子能够自发地由激发态 E_2 向低能态 E_1 跃迁,同时将多余的能量以光的形式释放出去,这种辐射就称为自发辐射,如图 13-1(a)所示. 自发辐射中产生的光子频率符合式(13-1)的形式,即

$$\nu=\frac{E_2-E_1}{h} \tag{13-2}$$

由于光源中各原子的跃迁是彼此独立、互不相干的,所以不同原子所发出的光波波列的振动方向、传播方向、相位等也是彼此独立、互不相干的;而且在不同能级间发生跃迁时,发光的频率也不相同,所以普通光源自发辐射产生的光是自然光.

2. 受激吸收

处于基态的粒子通过光的照射、电子碰撞、化学反应、加热等方式获得一定的能量,有可能激发到较高能级上去. 当光通过物质时,原子就有可能吸收光子的能量. 如果光子的能量恰好为 $h\nu=E_2-E_1$,原子吸收光子后就由低能级跃迁到高能级,这个过程称为受激吸收,如图 13-1(b)所示.

受激吸收是在外来光子的"激励"下发生的. 外来光子的能量应恰好等于原子跃迁前后两个能级间的能量差,才可以发生受激吸收,对激励光子的振动方向、传播方向及相位没有任何限制.

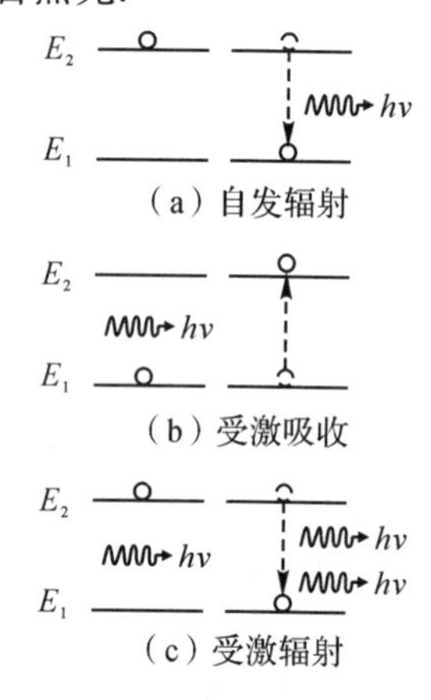

图 13-1 光辐射方式

3. 受激辐射

处于高能级的原子在自发辐射前,受到能量为 $h\nu=E_2-E_1$ 的外来光子的"诱发"而跃迁到低能级 E_1,同时释放出一个与诱发光子特征完全相同的光子,这种辐射称为受激辐射,如图 13-1(c)所示.

受激辐射的特点是:第一,受激辐射对诱发光子的能量或频率有严格的要求,光子的能量必须恰好等于原子跃迁前后两个能级间的能量差,才会发生受激辐射;第二,辐射出的光子与诱发光子的特征完全相同,即受激原子所发出的光波波列的振动方向、传播方向、频率、相位等与诱发光子完全相同;第三,受激辐射中的被激原子并不吸收诱发光子,于是在受激辐射发生后,一个光子变成了特征完全相同的两个光子. 光子继续在物质中传播时,如果发光物质中有足够多的原子处于高能级,就会诱发更多的原子发生同样的跃迁而产生大量特征完全相同的光子,这种现象叫作光放大. 受激辐射是激光产生的理论基础.

二、激光的产生原理

由大量原子组成的物质,达到热平衡时,各个能级上分布的原子数遵从玻尔兹曼分布,即处于低能级上的原子数总是比处于高能级上的原子数多. 受激辐射光放大并不能自然发生,必须人为地创造一定的条件才能得到.

1. 激光产生的条件

(1)粒子数反转

当光通过物质时，受激辐射与受激吸收总是同时存在的：受激辐射使光子数增加，可实现光放大；而受激吸收则使光子数减少，光减弱. 因此，要实现光放大，必须使处于高能级的原子数目远大于处于低能级的原子数目，使受激辐射占绝对的优势. 这种情况与原子数按能级的正态分布相反，称之为粒子数反转.

(2)工作物质

处于高能态的原子是不稳定的. 对于一般物质而言，原子在高能态上存在的时间很短，约 10^{-8}s. 被激励到此能态的原子在没有受到诱发之前就会自发地跃迁到低能态，无法实现粒子数反转. 而某些物质存在着一个比较特殊的能级，其稳定性仅次于基态，称为亚稳态. 原子在此能级上可停留 $10^{-3}\sim 1$s 而不发生自发辐射，并有可能实现粒子数反转. 能实现粒子数反转产生激光的物质称为工作物质(或激励介质).

(3)光学谐振腔

实现了粒子的反转分布，可以产生光放大，但还不能输出稳定的激光. 因为最初诱发工作物质发生受激辐射的光子源于自发辐射，在随机产生的光子激励下的受激辐射产生的光，相位、偏振状态及传播方向并不相同. 要产生具有实用价值的激光，还必须有一个能实现光的选择和放大的光学谐振腔.

图 13-2 是光学谐振腔的结构. 它是由两个放置在工作物质两端的平面反射镜组成，相互严格平行且与谐振腔的轴线垂直，其中一个是全反射镜(反射率 100%)，另一个是部分透光反射镜(反射率 90%～99%).

处于粒子数反转分布的工作物质初始的光辐射来自自发辐射，即处于亚稳态能级的某个原子自发跃迁到低能级而辐射出光子，光子运动方向各不相同. 偏离谐振腔轴线方向运动的光子将很快逸出腔外，如图 13-2(a)所示；而沿轴线方向运动的光子则可以在腔内往复地传播，它在途中若遇到一个处于亚稳态的原子，则会“刺激”该原子使之发生受激辐射，产生一个特性完全相同的新光子. 这两个光子继续沿轴线方向运动，又可能遇到另外的亚稳态原子，使它们产生受激辐射，于是光子数成倍地增加，如图 13-2(b)所示. 这样，光子束经过两块反射镜面的反射，在腔内多次来回传播，受激辐射强度越来越大，在谐振腔内形成光振荡. 腔内的光增大到一定的程度，就可以从部分反射镜的窗口射出稳定的、有足够强度的激光束，如图 13-2(c)所示.

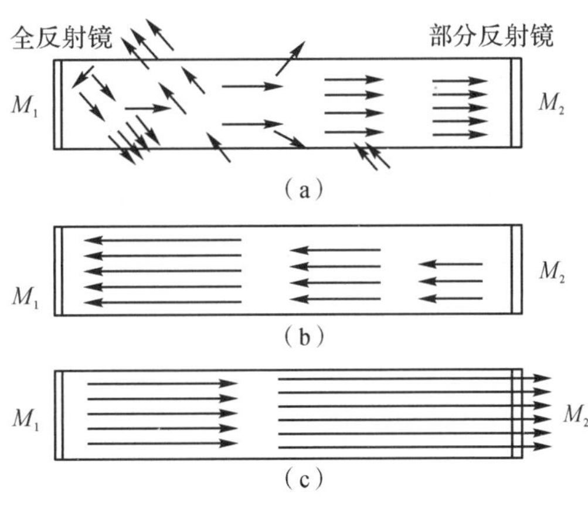

图 13-2　光学谐振腔的结构及作用

2. 激光器

能产生激光的装置称为激光器. 激光器主要由激励装置、工作物质和光学谐振腔组成，如图 13-3 所示.

激励装置的作用是给工作物质提供能量，以实现粒子数的反转. 这种过程称泵浦或激励. 常用的泵浦方式有：电子注入、光泵浦、气体放电泵浦、粒子束泵浦和化学泵浦等.

工作物质的作用是从外界吸收能量，产生受激辐射.

光学谐振腔的主要作用是产生和维持光放大，并使产生的激光沿一定的方向射出.

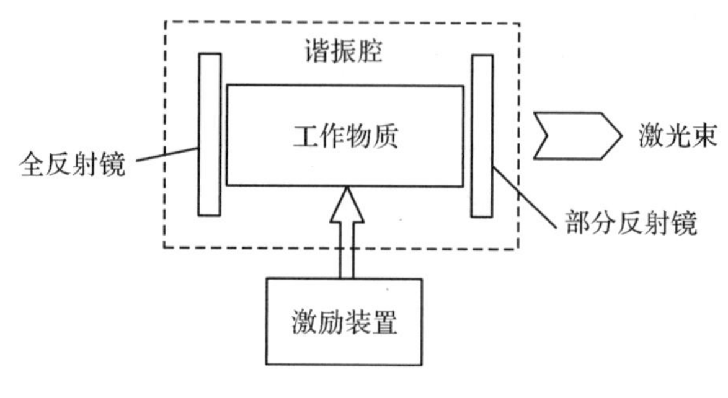

图 13-3　激光器的结构

自世界上第一台激光器诞生以来，发展非常迅速，目前激光器的种类已达数百种. 一般按照激光器工作物质的形态（固体、液体、气体、半导体等）、发光粒子（原子、分子、离子、准分子等）、输出方式（连续、脉冲）等进行分类. 表 13-1 列出了医学上常用的激光器和一些技术指标.

表 13-1　医学上常用的激光器

工作物质	物质状态	输出方式	波长/nm	主要应用
红宝石（Ruby）	固体	脉冲	694.3	眼科、皮肤科、基础研究
掺钕钇铝石榴石	固体	脉冲、连续	532	眼科、皮肤科、内镜手术
（KTP/Nd：YAG）				显微外科、微光束技术
铒（Er：YAG）	固体	脉冲	2080；2940	耳科、眼科、口腔科、皮肤科
钕（Nd：YAG）	固体	脉冲、连续	1064	各科手术、内镜手术
钬（Ho：YAG）	固体	脉冲	2120	耳科、眼科、口腔科、胸外科、基础研究
氦-氖（He-Ne）	气体	连续	632.8	各科弱激光治疗、PDT、全息照相
二氧化碳（CO_2）	气体	脉冲、连续	10600	皮肤科、妇产科、内科、骨科手术、肿瘤治疗、照射或烧灼
氩离子（Ar^+）	气体	连续	488；514.5	眼科、皮肤科、内镜手术、针灸、微光束技术、扫描聚焦显微镜、全息照相
氮分子（N_2）	气体	脉冲	337.1	肿瘤、理疗、基础研究
氦-镉（He-Cd）	气体	连续	441.6	肿瘤荧光诊断、针灸、理疗
氩-氟（Ar-F）	气体	脉冲	193	眼科 PRK（激光光学角膜切削术）
氙-氯（Xe-Cl）	气体	脉冲	308	血管造形术
铜（Cu）	气体	脉冲	510.5；578	皮肤科、PDT（光动力疗法）
有机液体（Dye）	液体	脉冲、连续	300～1300	皮肤科、PDT、眼科、内镜手术、细胞融合术
半导体	半导体	脉冲、连续	330～3400	各科手术、内镜手术、弱激光治疗、基础研究

三、激光的特性

从本质上说，激光和普遍光并没有什么区别，但由于激光的产生形式不同于普通光源的发光过程，所以它具备普通光源所没有的优异特性.

1. 方向性好

激光是非常理想的平行光源，发散角非常小，一般在 $10^{-4} \sim 10^{-2}$ rad，可用于目标照射、准直、定位、通信、导航、测距等. 将激光束发射到三十八万多千米的月球上，光斑的直径也不过两千多米. 利用激光进行测距，地球到月球之间的误差不超过 1.5m.

利用透镜还可以对激光束高度聚焦，得到直径约 1μm 的光斑，可方便地对组织、细胞及微小病灶施行切割、焊接等手术.

2. 亮度高、强度大

激光器由于其输出光束发散角很小，故有很高的亮度. 尤其是超短脉冲激光，其亮度可比普通光源的亮度高 $10^{12} \sim 10^{19}$ 倍. 一台较大功率的红宝石激光器，输出激光束的亮度可比太阳表面光亮度高 100 亿倍.

激光的功率可达 10^{13} W，能被聚焦到 $10^{-2} \sim 10^{-3}$ mm，强度达 10^{17} W · cm^2. 这一特性，可用于制造激光武器以及工业上的打孔、切割、焊接等，利用高强脉冲激光加热氘和氚的混合物可使其温度达到 0.5 亿～2 亿度，有望用于受控热核聚变. 医学上，利用激光能在极短时间内使组织凝结、碳化、汽化等，可用作手术刀及用于体内碎石.

3. 单色性好

通常所说的单色光并非是单一波长的光，而是有一定的波长范围. 谱线宽度越窄，颜色越纯，单色性越好. 从普通光源获得的单色光，谱线宽度(即偏差)是 10^{-2} nm；单色性最好的氪灯，谱线宽度是 4.7×10^{-3} nm；He-NE 激光器发射波长为 632.8nm 的激光，谱线宽度只有 10^{-9} nm. 激光是目前世界上最好的单色光源.

激光的高单色性使其在精密测量、全息技术、激光通信等方面得到了广泛的应用，在医学上也已成为基础医学研究、临床诊断和治疗的重要手段.

4. 相干性好

激光是频率、偏振状态及传播方向都相同的光，具有良好的相干性，是目前最好的相干光源. 这一特性为医学、生物学提供了新的诊断技术和图像识别技术所需的理想光源.

5. 偏振性好

受激辐射的特点表明，激光束中各个光子的偏振状态相同，利用谐振腔输出端放置的布鲁斯特窗，在临界角时只允许与入射面平行的光振动通过，即可输出偏振光并可对其进行调整. 因此，激光具有良好的偏振性.

四、激光的生物效应

激光与生物组织相互作用，使得生物机体的活动及其生理、理化过程发生改变的现象，称为激光的生物效应. 激光生物效应的微观机制比较复杂，至今还没有形成较为完整、系统的理论. 目前，比较普遍的看法主要有以下几种：

1. 热效应

当激光照射生物组织时，被组织吸收后转化为内能，使组织的温度升高的现象，称为激光的热效应. 热效应与曝光范围和持续时间关系密切. 研究发现，在一定条件下作用于生物组织的激光，在短时间内，就可以使组织的温度迅速升高，从而造成生物酶失活、蛋白质变性，引起细胞或组织损伤甚至坏死. 如生物组织表面会发生收缩、脱水，组织内部因水分急剧蒸发而受到破坏和断裂，造成组织凝固坏死，或者使受照部位碳化或汽化. 使用一定类型和功率的激光照射生物组织时，在几毫秒内可产生 200～1000℃甚至以上的高温，温度维持在 45～50℃ 的状态持续 1min 左右，将造成蛋白质变性. 热效应是激光致伤的最重要因素.

从现象上看，随着温度的升高，皮肤与组织将由热致温热（38～42℃）开始，相继出现红斑、水疱、凝固、沸腾、碳化、燃烧甚至极高温度下的热致汽化等反应. 在临床上，热致温热和红斑被用于理疗；沸腾、碳化、燃烧等被用于手术治疗；热致汽化被用于直接破坏肿瘤细胞与微量元素的检测等.

2. 压力效应

当一束光辐射到某一物体时，会在物体上产生辐射压力. 普通光的光压是微不足道的，然而用 10^7 W 巨脉冲红宝石激光照射人体或动物的皮肤标本时，产生的压力实际测定可达 $175\text{kg}\cdot\text{cm}^{-2}$. 激光束照射生物组织时，组织表面的压力将传入组织内部，即组织上辐射的部分激光的能量变为机械压缩波. 如果激光束压力大到能使照射的组织表面粒子蒸发的程度，那么喷出组织碎片，并导致同喷出的碎片运动方向相反的机械脉冲波，使活组织逐层喷出不同数量的碎片，最后形成圆锥形“火山口”状的空穴.

在医学上，压力效应适合进行一些精细手术，如激光冠状动脉成形术、激光角膜成形术、激光虹膜打孔术、激光碎石等.

3. 光化效应

生物组织受到激光照射后产生受激原子、分子和自由基，并引起组织内一系列化学反应的现象，称为激光的光化效应. 根据光化反应的过程不同，光化效应可分为光致分解、光致氧化、光致聚合、光致敏化及光致异构等. 研究发现，特定的光化反应要由特定波长的激光来激发，生物医学上通常采用波长 350～700nm 的激光. 此外，组织的着色程度或称感光体（色素）的类型也起着重要的作用，互补色或近互补色的作用效果最明显. 不同颜色的皮肤、脏器或组织结构对激光的吸收会有显著差异. 在医疗和基础研究中，为增强激光对组织的光效应，可采用局部染色法，并充分利用互补色作用最佳这一特点. 另一方面，也可利用此法限制和减少组织对激光的吸收.

4. 电磁场效应

在一般强度的激光作用下，电磁场效应并不明显；只有当激光强度极大时，才会产生比较明显的电磁场效应. 将激光聚焦后，焦点上的能量密度可达到 $10^6\text{ W}\cdot\text{cm}^{-2}$，相当于 $10^8\text{ V}\cdot\text{cm}^{-1}$ 的电场强度. 电磁场效应可引起或改变生物组织分子及原子的量子化运动，使组织内的原子、分子、分子集团等产生激励、振荡、热效应、电离，对生化反应有催化作用，生成自由基，破坏细胞，改变组织的电化学特性等.

5.弱激光的刺激效应

弱激光是指其辐照量不引起生物组织产生最小可检测的急性损伤,但又有刺激或抑制作用的激光.大量的基础医学研究和临床医学实践表明,弱激光的照射具有明显的生物刺激和调节作用,能增强机体的细胞和体液的免疫机能,通过影响内分泌的功能,进而调节整个机体的代谢过程、改善全身状况等.

研究发现,弱激光多次照射过程中有累积效应,才能呈现激光照射的疗效.另外,激光多次照射的生物学作用和治疗作用具有抛物线特性,即在照射剂量不变的条件下,机体的反应从第3～4天起逐渐增强,至第10～17天达到最大的限度,此后作用效果逐渐减弱.

第二节 激光的医学应用

一、激光生物技术

1.激光微光束技术

激光束经过透镜聚焦后可以形成功率密度高而光斑直径仅为微米量级的微光束,利用激光微光束可以对细胞进行俘获、打孔、融合、切断、转移和移植等操作,在细胞生物学的研究中形成了激光光镊术、激光显微照射术、激光细胞融合术以及激光细胞打孔术等激光微光束技术.

激光微光束技术的另一个重要应用是激光微探针分析术,即标本的微区在激光微光束照射下被汽化和离子化,再用摄谱仪或质谱仪进行微量元素的定性或定量分析.该技术具有分析快速、灵敏度高的特点.

2.激光光谱分析技术

激光的出现使原有的光谱技术在灵敏度和分辨率方面得到很大的改善.强度极高、脉冲宽度极窄的激光,对多光子过程、非线性光化学过程以及分子被激发后的弛豫过程的观察成为可能,并分别发展成为新的光谱技术.这里介绍几种常用的激光光谱分析技术.

(1)激光原子吸收光谱技术

原子吸收光谱分析法最早由澳大利亚学者瓦尔许提出.其基本原理是:对元素以一定频率的光照射,处于基态的原子吸收照射光的能量将向高能态跃迁,测出被吸收的光强,可计算出样品中的原子数或样品中该元素的含量.此外,由于激光与基质作用后产生的热效应或电离效应也较易检测到,以此为基础发展而成的光声光谱分析技术和激光诱导荧光光谱分析技术已获得应用.配合利用激光诱导荧光、光致电离和分子束光谱技术,已能有选择地检测出单个原子的存在.

(2)激光荧光光谱分析技术

其基本方法是用一定的方法将荧光染料分子加到某种微结构或有机化合物中,然后用合适波长的激光去激发它,进而观察活细胞所发生的生化变化及其过程.以激光为光源的荧光光谱分析是一种新的微量分析方法.该技术灵敏度非常高,视不同物质,其检测下限已为 0.001～0.1μg·ml^{-1}.

(3)激光拉曼光谱技术

拉曼散射是印度物理学家拉曼于 1928 年首次发现的.由于光散射方面的研究工作和拉曼效应的发现,拉曼本人于 1930 年获得诺贝尔物理学奖.根据非线性光学理论,当单色光作用于试样时,散射光频率与激发光频率之差(称为拉曼位移)只取决于物质分子的振动和转动能级,与入射光波长无关.由于不同的物质具有不同的振动和转动能级,所以拉曼位移是表征物质分子振动、转动状态的一个特征量,适宜于对物质的分子结构进行分析和鉴定.激光的高强度、高单色性以及谱线范围宽广的特性,可以极大地提高包含双光子过程的拉曼光谱的灵敏度、分辨率和实用性,尤其是共振拉曼光谱法和相关反斯托克斯拉曼光谱法的应用,使其灵敏度得到更大的提高.目前,此项技术已在核酸与蛋白质的高级结构、生物膜的结构和功能、药理学(特别是抗癌药物与癌细胞的作用机制)等的研究中得到应用.

(4)激光微区发射光谱技术

其基本原理是用聚焦物镜将激光光束会聚在数百甚至数十微米的微区内使被分析物质汽化蒸发,配以火花放电使汽化的物质电离而发光,并对此发射光进行分析.这种分析方法具有如下特点:可以对被分析物质的极细微的特定部位进行几乎无损的局部分析而不会引起被检测部位周围的基体效应;对导体和非导体均可分析,特别是对生物制品可以直接进行分析而无须对被测物质进行其他预先处理;可在空气中直接进行分析,操作方便.因此激光微区发射光谱技术对微区、微量、微小颗粒以及薄层剖面的分析特别有意义,目前在材料科学、生物试样、刑事犯罪学、考古等领域均有极广泛的应用.

3.激光多普勒技术

激光多普勒技术是利用激光照射运动物体所发生的多普勒效应进行速度检测的一项技术,可以实现 10^{-4}～10^{3}m·s^{-1}的速度测量.

激光多普勒血流计可用于对人体甲皱、口唇、舌尖微循环与视网膜微血管等的血流速度的检测.利用激光多普勒效应与电泳技术结合形成的激光多普勒电泳分析技术,可以自动、快速、准确地测量生物细胞及大分子的电泳迁移率、表面电荷、扩散系数等重要参量.此外,激光多普勒技术还被应用于对巨细胞质流、精子活力、眼球运动、耳听力等的测定.由于此项技术具有极高空间分辨率以及快速、灵敏、连续、非侵入等特点,被广泛应用于微循环、血液流变学、病理生理学、免疫学等方面的研究.

二、激光诊断方法

激光诊断技术的应用,为诊断学向非侵入性、微量化、自动化及实时快速的方向发展开辟了新的途径,是一种很有前途的诊断方法.下面简单介绍几种较新型的诊断设备:

1.癫痫病灶区的检查定位

癫痫病灶区的位置通常很难精确确定.日本研制成功了世界上第一台可以探测大脑癫痫病灶区的激光仪器.它采用很弱的近红外光照射患者头部,即可形成大脑皮层的二维图像.由于癫痫发病期大脑血流增加,血红蛋白对光的吸收发生变化,可通过分析图像和血流量的变化,判断癫痫发病期大脑的活动类型和病灶区的位置.

2.婴儿脑组织氧含量监视仪

近红外光可以通过婴儿(包括早熟婴儿)的大脑组织传播.由于脑组织对光的吸收和氧的浓度有关,所以可以用光在脑中的吸收特性来标记氧含量.该设备不适合成年人,因为成人大脑周围有一层膜,使光只能沿脑膜传播.

3.光学层析干涉仪(OCT)

OCT是近年来发展起来的一种新型光学成像技术.它利用弱相干光干涉仪的基本原理,检测生物组织不同深度层面对入射弱相干光的背向散射信号,通过扫描,得到生物组织的二维或三维结构图像.它是一种非接触、无损伤成像技术,具有较高的分辨率,精度可达1～15μm,比传统的超声波探测高1到2个数量级,成像速率达1幅/秒,在高散射生物组织中成像深度可达3mm.在应用方面,OCT对眼底结构观察的清晰程度远大于其他检查方法,可用于定量探测诸如青光眼、糖尿病水肿等引起的视网膜变化,及观察眼球前部的病变;在牙科中可以对口腔的健康状况做定性与定量的分析.内窥OCT可用于执行对生物组织(如心脏、脑)的活检、监测人体器官的功能状态、引导手术或其他治疗、监测术后恢复过程等;在消化系统中,可用于诊断浅表组织层中早期的胃肠道癌等.

4.光致荧光内镜系统(LIFE)

LIFE是自体荧光光谱诊断技术与内镜结合的产物.它采用20mV、442nm的氦-镉激光器,与支气管内窥镜结合,可获取正常组织与非正常组织之间的荧光差别,实时显示图像或输出数字式静止图像,用于肺癌的早期诊断.临床实践表明,在肺癌的探测和定位方面,LIFE系统的准确率与普通的内镜系统相比大大提高了.

三、激光治疗方法

激光治疗就是使用激光治疗仪所产生的激光对各种疾病进行治疗的方法.概括起来,激光治疗方法主要有以下四大类:

1.激光手术

激光手术是用一束细而准直的大能量激光束,经聚焦后,利用焦点处的高能、高温、高压的电磁场作用和烧灼作用,对病变组织进行分离、切割、凝固、黏合、打孔、截骨等,以祛除病灶及吻合组织、血管、淋巴、神经等.与传统的手术方法比较,激光手术具有手术时间短、精确度高、可选择性程度高、减少感染、防止肿瘤转移以及患者出血少或不出血、术后反应轻、副作用小等优点.

2.弱激光治疗

即以小功率激光直接照射病患部位的疗法,可分为:

(1)激光理疗

以弱激光为物理因子,使用原光束或扩光束对人体组织进行照射的疗法,具有镇痛、止痒、消肿、促进创面愈合等作用.该方法对关节炎、软组织扭伤、皮炎、疖肿、湿疹等有较好的疗效.

(2)激光针灸

低功率激光可以代替传统的针具和灸具,通过刺激穴位可缓解疼痛和治疗疾病.由于激光是非接触式的,所以不会损坏患者的神经和血管,更为安全可靠.经过研究发现,激光针灸可以解除关节、肌肉和神经疼痛,对高血压、中风、偏瘫都有一定疗效.

(3)血管内照射

以弱激光光针插入静脉血管照射循环血液的疗法,具有抗缺氧、抗脂质过氧化、改善血液流变学性质和微循环障碍,增强免疫等功能.

3.激光光敏动力学治疗(PDT)

指在光敏药物(如血卟啉衍生物 HPD)的参与下,用波长约为 630nm 激光照射病变组织处(如肿瘤)48~96h,癌细胞滞留较多的 HPD,这时用激光直接照射肿瘤部位,使病变组织发生破坏、坏死,而正常组织则不受影响的一种有选择性的治疗技术.一般有体表、组织间、体腔内照射及综合治疗四种方式.这种疗法已应用于治疗皮肤癌(基底细胞癌、鳞状上皮癌等)和配合内镜进行腔内肿瘤(肺癌、食道癌、胃癌、直肠癌、膀胱癌等)的治疗,有效率可达 85%.国内外的医学实践结果表明,光动力学疗法是一种极有前途的恶性肿瘤治疗方法.

4.激光介入治疗

该疗法是激光技术与先进辅助检查设备相结合的一项高新医疗技术,目前常用于下列治疗.

(1)内镜激光治疗

在内镜直视下,把激光束通过柔软细小的光纤传输,经内镜钳孔引入体腔内,对腔内相应器官进行激光治疗.如激光配合消化内镜治疗食道癌、胃癌、胃出血、胃肠息肉等消化道疾病;激光配合支气管镜治疗中心型肺癌、气道阻塞;激光配合膀胱镜治疗膀胱癌、前列腺增生;激光配合腹腔镜进行胆囊、阑尾切除,妇科手术等.

(2)穿刺下激光介入性治疗

在 B 超或 CT 的引导下,通过体表穿刺,把激光束引入相应的内脏器官,进行治疗.如肝癌在 B 超引导下经皮穿刺,把激光束引到病灶区进行热凝固(固化)治疗.

(3)导管介入性激光治疗

在 X 光血管造影术的引导下,通过血管导管术,把激光束经光纤引到病变血管内进行治疗.目前开展的有激光冠状动脉形成术治疗心肌梗死;激光外周血管形成术治疗体循环大血管栓塞.近年来,由于激光镜和冠脉血管镜的问世,心血管激光介入性治疗的发展和应用进入了一个新阶段.

四、激光的其他应用

1.基础医学研究

用激光作刺激源,可在分子水平上调节蛋白质和核酸的合成与活性,影响 DNA 的复制、各种酶的活性与功能等;利用激光的生物效应,对细胞的增殖、分化、遗传、发育、代谢及死亡等过程进行研究,对组织的损伤与修复进行研究;利用激光微光束技术对细胞进行俘获、转移、穿孔、移植、融合及切断等操作;利用激光微探针分析技术,使标本的微区在激光束的照射下汽化，用摄谱仪或质谱仪进行记录，实现对生物组织中的各种生理离子、痕量元素及有毒痕量元素的定性、定量分析；利用激光多普勒技术，可对人的口唇、舌尖等微循环与视网膜微血管的血流速度进行检测，用于血液流变学、病理学、免疫学等方面的研究；激光全息显微术可用于对细胞的观测分析；激光扫描共聚焦显微镜可用于形态学、分子与细胞生物学、遗传学、药理学、神经科学等领域的研究.

2. 激光采血划痕器

20 世纪 90 年代初，俄罗斯研制出激光验血划痕器. 激光切口和金属划痕器切口基本一样，但造成的水肿小，伤口愈合快. 用激光采血是非接触式的，能避免患者紧张、疼痛，特别适合低龄患者使用；更重要的是可避免由于接触引起的交叉感染.

3. 激光光钳技术

激光光钳是一种利用高斯激光光束的梯度压力将微粒移到激光束焦点附近的装置. 微粒处于按高斯分布的激光束中时，由于光场强度的空间变化，光束对微粒产生一种梯度压力，驱使其移向光束中心，并稳定在那里，如同“钳子”抓住微粒. 激光光钳可以无损地操纵如细胞、细菌、病毒、小的原生动物等生物粒子. 德国生物学家用激光在卵子细胞周围的保护层(蛋白质和碳水化合物)上打孔，利用光钳将精子抓住并送入卵细胞，帮助无法游动的精子与卵母细胞结合，提高了体外受精的成功率. 为了减小对微粒的影响，多采用近红外激光.

4. 激光加速对 DNA 的研究

基因是生物遗传、突变的基本单位. 人类基因组共有 3×10^{9} 个碱基对(DNA)，利用人工方法识别这些碱基对需要 1000 年时间. 但由于引入了光子学技术，大大促进了 DNA 的研究进程. 美国加州大学采用激光毛细管列阵电泳法，在 7min 内读出 200 个碱基对，精度达 97%，比通常的板凝胶技术快得多. 加利福尼亚的 Affymetrix 公司已开发了基因芯片技术，它将照相平板印刷术和化学合成技术相结合，在不到 1.28cm^2 的面积上产生高密度的 DNA 探头阵列，利用激光共焦扫描显微技术识别 DNA.

5. 细胞快速分析识别

美国 Sandia 国家实验室成功地研制出一种含有细胞的生物微腔半导体激光器. 它以透明的细胞作为波导材料来改变激光横模结构，从而使激光光谱发生变化. 每一种细胞都能使激光输出带有可识别的信号，可以根据光谱识别细胞而不需要成像，识别速度很高，每秒能识别 2 万个细胞.

6. 激光美容

利用激光照射皮肤后的选择性光热作用，即靶组织(病灶)和正常组织对光的吸收率的差别，使激光在损伤靶组织的同时避免正常组织的损伤，达到去皱、去文身、去毛和治疗各种皮肤病的目的.

实践证明，激光的优异特性，使得激光得到了极为广泛的、卓有成效的应用. 激光医学已成为一个专门的学科，对生物医学的发展必将产生更为深刻的影响. 但目前还有一些微观机制问题尚未解决，这就需要加强对激光生物效应的研究，尤其是探索激光对人体作用的理论问题.

五、激光的安全性

激光技术的发展为临床诊治疾病提供了新的手段，同时也带来了潜在的危害. 了解激光可能产生的危害，并采取必要的防护措施，是安全、有效使用激光的首要任务.

激光辐射可能造成的危害，主要有以下几种情况：

1. 直接危害

直接危害主要是指激光诊治时的辐照量超过安全阈值，对疾病患者的组织或器官造成损伤；以及直接的或反射的激光，可能会对患者或激光从业人员的眼睛或皮肤等非治疗区域造成损伤. 在激光造成的伤害中，尤以对眼睛的伤害最为严重. 激光的波长不同对眼球作用的程度不同，其后果也不同. 远红外激光对眼睛的损害部位主要以角膜为主，可引起角膜炎和结膜炎，眼球充血，视力下降等；紫外激光对眼的损伤部位主要是角膜和晶状体，可致晶状体及角膜混浊；波长在可见光和近红外光之间的激光，透射率高，经眼屈光系统后汇聚于视网膜上，导致视网膜的感光细胞层温度迅速升高，凝固变性坏死而失去感光的作用.

2. 间接危害

间接危害主要是指激光汽化产生的含碳气雾、组织分解产生的烟雾以及大功率激光引起的组织碎片的迸射，被吸入人体肺部. 据分析，病原微生物，包括人乳头瘤病毒、人免疫缺陷病毒和乙型肝炎，都曾经在烟雾中分离出来，同时也能分离出活的细菌；产生的组织碎片中含有完整的、有活力的、有感染力的细胞等. 此外，烟雾中的颗粒会引起实验动物出现肺炎、支气管炎、肺气肿；对人类也可能具有相同的危害，被人体吸收以后可能会产生过敏反应或引起肺部等呼吸道的不适.

3. 周围环境

激光射出沾到易燃物引起火灾. 由于激光发生器的功率很高，尤其如高功率激光切割机，射出的激光温度非常高，可引起麻醉剂的起火和爆炸，也可引起易燃物品像干纱布、酒精、患者的私人物品（如香水、指甲油、发胶等）着火；激光机的高压电源，可能造成电击；许多激光器的工作物质是具有毒性的有机染料，外泄导致人员中毒等.

激光器诞生以后，1963 年就有人根据测得的视网膜和皮肤的损伤阈值，提出了激光器最大允许照射量. 随后世界上多个国家制定了相应的安全标准. 我国从 1987 年开始，先后发布了四个标准，分别对激光设备的电气安全、实验室和作业场所的激光辐射安全，做出了具体的要求和规定.

1. 一般防护措施

激光使用单位要根据实际情况制定严格的安全工作制度，落实激光安全防护措施，必要时设置安全监视系统；工作人员要经过激光安全教育和必要的培训，在激光器的面板、激光室内或门口等醒目位置设立警示标志；激光器运转场所应具有高度的照明度，采用白色或浅色粗糙墙壁，减少镜面反射；室内通风良好，禁放易燃易爆物品，配备必要的报警设备；使用高流量的烟雾吸引器并及时更换吸引器的过滤器及吸管；诊治疾病时，使用能达到目的的最低辐射水平；术区应用湿纱布隔离保护，避免烧伤周围组织等.

2.个人防护措施

工作人员均应佩戴与激光输出波长相匹配的防护眼镜;穿戴工作服和手套,尽量减少身体的裸露部位;避免直接或间接的激光照射;严禁直视激光束;激光手术时需戴上能过滤 0.3μm 颗粒的口罩等.

第三节 X射线的产生及基本性质

一、X射线的产生

1895 年,德国物理学家伦琴在用真空放电管研究稀薄气体放电时,发现一种肉眼看不见、但可使荧光物质发出荧光、穿透能力很强的射线,伦琴称它为 X 射线,即未知射线的意思.科学界为了纪念伦琴,把它命名为伦琴射线.1912 年,劳厄用晶体衍射实验,证明 X 射线类似于光波,是一种波长比紫外线更短的电磁波.

X 射线的发现,对物质微观结构理论的深入研究和技术上的应用,特别是对医学科学领域的不断创新和突破都有十分重大的意义.X 射线被发现后不久就成功地应用于放射治疗,现在已经是医学诊断和治疗疾病的主要手段之一,成为现代医学不可缺少的工具.

1.X射线的产生装置

X 射线的发生装置(X 光机)主要包括 X 射线管、低压电源和高压电源三个部分,图 13-4是较为典型的全波整流 X 射线产生装置.其中 X 射线管是装置的核心部件,是由硬质玻璃管内部抽成高度真空,封装阴极和阳极两个电极.高真空度的空间,既可使高速电子流免受空气分子的阻挡而降低能量,又可保证灯丝不至于因氧化而被烧毁.

阴极(灯丝、电子源)由卷绕的钨丝做成,单独由低压电源(一般为 2~18V)供电,能通过 2~10A 的可调电流,使灯丝灼热而发射电子.灯丝电流越大,温度越高,单位时间内所发射的热电子数就越多.

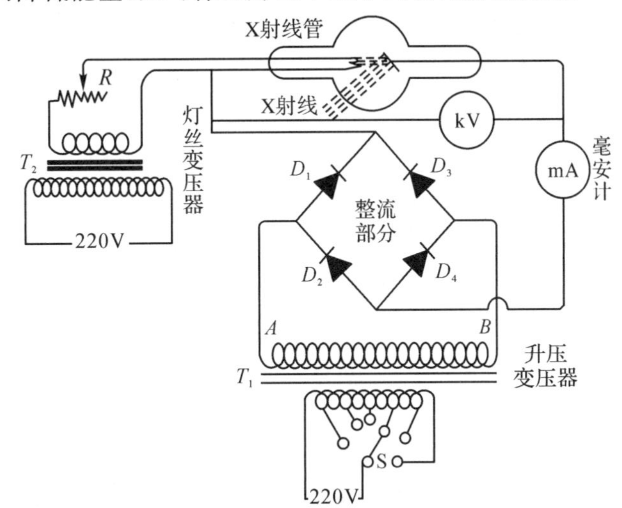

图 13-4 X射线产生装置

阳极正对着阴极,通常是用铜制成的圆柱体,在柱端斜面上嵌有一小块钨板,作为高速电子冲击的目标,称其为阳靶.阴、阳两极间所加的几十千伏到几百千伏的直流电压称为管电压.阴极所发射的热电子在强大的电场作用下高速奔向阳极,形成管电流.这些高速电子流突然被阳极靶阻止时,就有 X 射线辐射出来.

2. X 射线的产生条件

医学上是用高速电子流轰击靶物质产生 X 射线的. 因此,X 射线的产生必须具备两个条件:①有高速运动的电子流;②有接受高速运行的电子流轰击的障碍物(阳靶),使其所具有的能量转变成 X 射线(X 光子)的能量.

X 射线管工作时,仅有不足 1%的电子动能转变为 X 射线,其余 99%以上的电子动能都转变成热能,因而阳极靶面温度会急剧升高. 为了避免阳极靶面因高温而熔化,通常采用熔点高达 3370℃的钨板作为电子直接轰击的阳极靶面,并将其嵌在导热性能好的铜制圆柱体中,便于散热. 在大功率的 X 射线管中,阳极都设计制作成可旋转式,使高速电子流的轰击部位不断改变,将产生的热量分散在较大的面积上,不至于因温度急剧上升损毁阳极. 尽管如此,阳极仍不能连续工作时间太久,工作一段时间后都要关机,待冷却后方可再次使用.

X 射线的实际利用率也是很低的. 从 X 射线窗口射出供使用的 X 射线,仅占阳极靶面产生 X 射线总量的 10%不到,其余的 90%都被阳极靶、管壳、管壁等吸收了.

二、X 射线衍射 X 射线谱

1. X 射线衍射

晶体是原子有规则排列起来的结构,晶体中两个相邻微粒(原子、分子、离子)的距离约在 0.1nm 的数量级. 普通 X 射线的波长范围为 0.001～10nm,晶体中相邻微粒间距的数量级与此相仿,所以晶体微粒有规则排列起来的结构很适合用作 X 射线的三维衍射光栅. 1912 年,德国物理学家劳厄等根据理论预见,首次观察到 X 射线的衍射现象,科学界称其为"劳厄图样". 劳厄设想的证实一举解决了 X 射线的本性问题,并初步揭示了晶体的微观结构,成为 X 射线衍射学科的第一个里程碑. 由于发现 X 射线在晶体中的衍射现象,劳厄获得了 1914 年的诺贝尔物理学奖.

1913 年,英国物理学家布拉格父子对 X 射线衍射进行了定量研究. 他们在工作中创立了一个极重要和极有意义的科学分支——X 射线晶体结构分析,这项成果受到了科学界极大的关注,布拉格父子因此共同获得了 1915 年的诺贝尔物理学奖.

图 13-5 是 X 射线衍射的原理,图中黑点表示原子,通过各黑点的直线表示由一系列平行原子层组成的晶格平面,d 是相邻两晶格平面之间的距离,称为晶格常数. 当 X 射线沿掠射角 φ(与晶格平面的夹角)照射到晶体上,晶体表面和体内的原子都成为子波中心并向各方向发射 X 射线,散射的 X 射线彼此相遇在空中形成干涉现象.

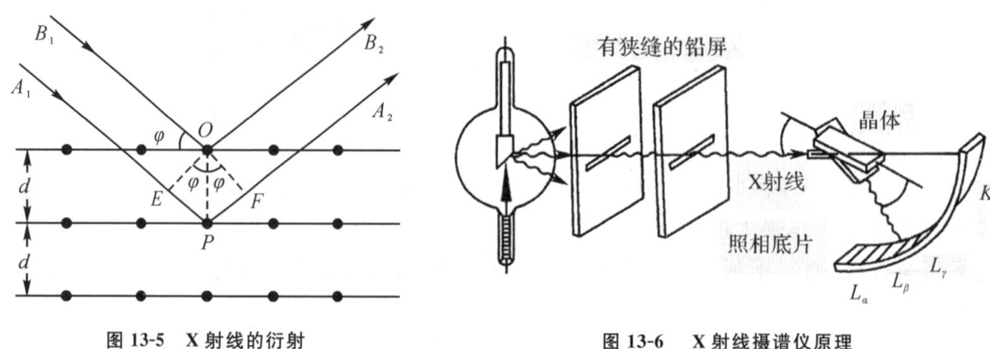

图 13-5 X 射线的衍射

图 13-6 X 射线摄谱仪原理

由图可知，相邻两晶格平面的反射线 A_1A_2 和 B_1B_2 的光程差为

$$EP+PF=2OP\sin\varphi=2d\sin\varphi$$

由此可得 X 射线反射光的加强条件是

$$2d\sin\varphi=k\lambda \qquad (k=1,2,3,\cdots) \tag{13-3}$$

其中，k 称衍射级数. 式(13-3)称为布拉格定律，是晶体学中最基本的方程之一，也称为布拉格方程.

由布拉格方程可知，若已知晶格常数和掠射角就可以计算出入射 X 射线的波长 λ，这就是 X 射线光谱分析法和 X 射线摄谱仪的基本原理. 图 13-6 所示是布拉格父子设计的既能观察 X 射线衍射，又可摄取 X 射线谱的实验装置——X 射线摄谱仪. X 射线束先后通过两个铅屏上的狭缝射到晶体光栅上，当入射 X 射线的方向相对于晶体为某一角度时，若入射 X 射线中某一波长刚好满足式(13-3)的关系，就将有一束反射 X 射线从晶体射到放置在其附近的圆弧形胶片上. 波长愈短的射线，掠射角 φ 愈小. 转动晶体，改变 φ 角，就可以使不同波长的 X 射线在不同的方向上得到加强并射向胶片. 当晶体往复转动时，反射 X 射线束就在胶片上从一端到另一端反复感光，取下胶片冲洗后就可获得 X 射线谱. 可见，利用摄谱仪还可获得单色 X 射线.

已知 X 射线波长和掠射角，就可以测出晶格点阵原子的位置和间隔，分析晶体的结构，这已发展为独立的 X 射线结构分析学. 1952 年，美国生物学家沃森和英国物理学家克里克用 X 射线衍射实验图样及数据，最终发现了 DNA 的双螺旋结构，打开了生物学研究从细胞水平进入分子水平的大门. 沃森和克里克与英国分子生物学家威尔金斯共同获得 1962 年诺贝尔生理学或医学奖.

X 射线衍射在物理学、化学、生物学、医学、药学以及材料研究等领域已得到越来越广泛的应用，成为分析物质结构的重要手段之一.

2. X 射线谱

通常从 X 射线管发出的 X 射线不是单色的，它包含许多不同的波长成分，将其强度按照 X 射线波长的次序排列开来的图谱，叫作 X 射线谱.

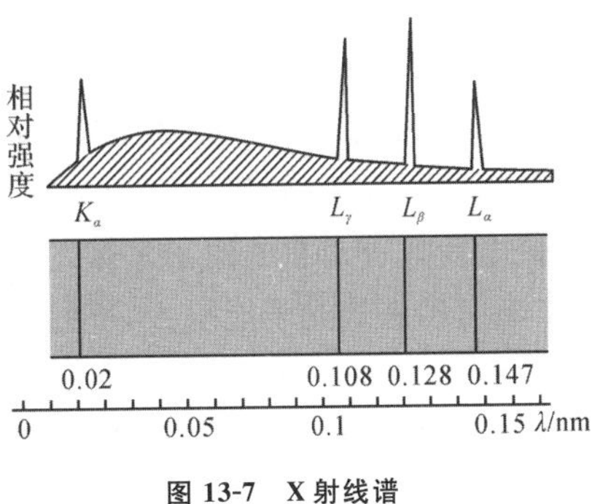

图 13-7 X 射线谱

图 13-7 是钨靶 X 射线管所发射的 X 射线谱，其中上图是谱线强度与波长关系的曲线，下图是照在底片上的射线谱. 从图中可以看到，X 射线谱包含两部分：曲线下阴影部分对应于照片上的背景，它包含各种不同波长的射线，叫作连续 X 射线；曲线上凸出的尖端，具有较大的强度，对应于照片上的明线谱线，叫作标识 X 射线.

连续谱和标识谱的产生机制是不同的.

(1)连续 X 射线谱

实验表明，当 X 射线管管电压较低时，它只发射连续 X 射线谱. 连续 X 射线谱的发生机制是韧致辐射过程. 当高速电子流撞击阳极靶时，电子在原子核的电场作用下，其速度发生急剧变化，导致电子动能损失，其中一部分动能 ΔE 转化为光子的能量 $h\nu$ 并以电磁辐射的形式发射出去. 由于每个电子与靶原子作用时的相对位置不同，且每个电子与靶原子作用前具有的能量也不同，所损失的动能 ΔE 有不同的数值，所以发射出 X

光子的频率也各不相同，这样就形成了在一定范围内频率（或波长）连续分布的X射线谱.

图13-8绘出了钨靶X射线管在四种较低的管电压下的X射线谱. 由图可见，在不同管电压作用下连续X射线谱的位置并不一样，谱线的强度随波长的变化而连续变化，具有以下特点：①每条曲线都有一个相对强度的最大值；也有一个最短的波长 λ_{min}，叫作短波极限；②随着管电压增大，各波长对应的相对强度都增大，而且相对强度最大值和短波极限都向短波方向移动；③短波极限 λ_{min} 与阳靶材料无关，仅由管电压决定.

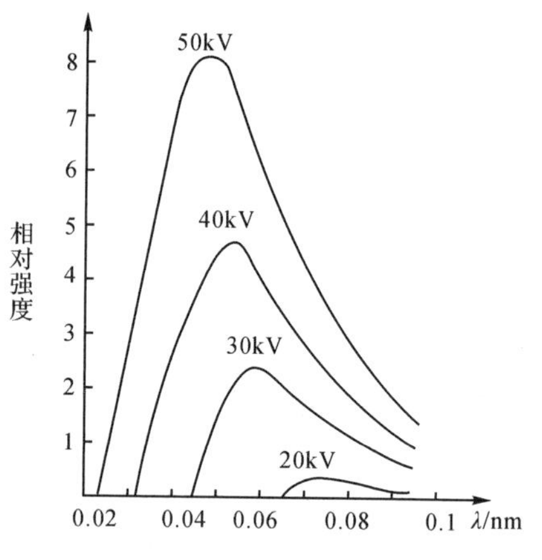

图13-8 钨的连续X射线谱

设管电压为 U，电子电量为 e，则电子在管电压加速下获得的动能为 eU. 若将其动能全部转变为X光子的能量 $h\nu_{max}$，与最高频率 ν_{max} 对应的是短波极限波长 λ_{min}，由此得到

$$E_{max}=eU=h\nu_{max}=\frac{hc}{\lambda_{min}}$$

则

$$\lambda_{min}=\frac{hc}{eU} \tag{13-4a}$$

式(13-4a)表明，连续X射线谱的短波极限与管电压成反比，管电压愈高，则最短波长愈短. 这个结论与图13-8的实验结果完全一致. 把常数 h、c、e 的值代入式(13-4a)中，并取kV为电压单位，nm为波长单位，可得

$$\lambda_{min}=\frac{1.242}{U}(\text{nm}) \tag{13-4b}$$

连续X射线谱的强度同时受到靶原子序数、管电流及管电压影响. 在管电流、管电压一定的情况下，靶原子序数愈高，连续X射线谱强度愈大. 这是因为每一种靶原子核的核电荷数等于它的原子序数，原子序数大的原子核电场对电子作用强，电子损失能量多，辐射出来的光子能量大，X射线的强度就大.

例题13-1 如果要得到连续谱中最短波长为0.05nm的X射线，加于X射线管的电压为多少？电子到达阳极时的动能为多少？

解：由X射线波极限波长表达式

$$\lambda_{min}=\frac{1.242}{U}(\text{nm})$$

可得加于X射线管的电压为

$$U=\frac{1.242}{\lambda_{min}}=\frac{1.242}{0.05}\text{kV}=24.9\text{kV}$$

电子到达阳极时的动能为

$$E_k=eU=1.60\times10^{-19}\times24.9\times10^3\text{J}=3.98\times10^{-15}\text{J}$$

(2)标识X射线谱

图13-8绘出了钨靶X射线管管电压在65kV以下的X射线谱. 波长在0.1nm的

范围内只出现连续X射线.当管电压增高到65kV以上时,连续谱在0.02nm附近叠加了4条谱线,曲线上出现了4个尖锐高峰,如图13-9所示.当管电压继续增高时,只能引起辐射强度增加和整个连续谱向短波方向移动,而4条谱线的位置始终不变,它们是钨的K系标识谱线.

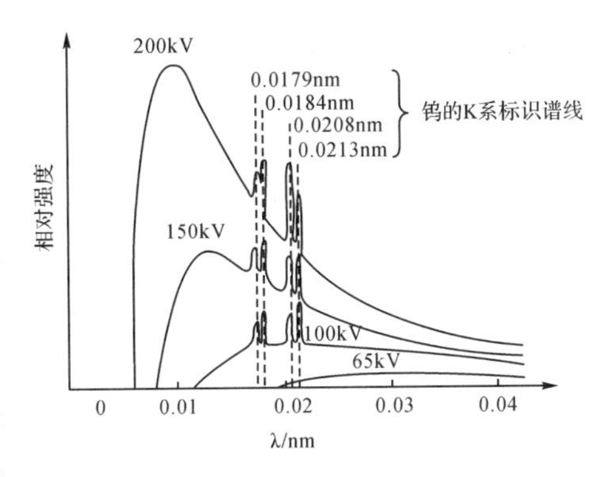

图13-9 钨在较高管电压下的X射线谱

标识X射线的产生是内层电子受激跃迁的结果.当高速电子进入阳极靶物质后,与某个原子的内层电子发生强烈相互作用,并把一部分动能传递给这个电子,使内层电子获得能量而从原子中脱出,出现一个空位.此时较外层的电子就会跃迁到这一层来填补空位,并在跃迁过程中损失能量而辐射出光子,就形成标识X射线.

如果脱出的是K层电子,则空出来的位置就会被L、M或更外层电子填补,并在跃迁过程中发出一个光子,这就是K线系,通常以符号K_α,K_β,K_γ,…,表示.如果空位出现在L层(这个空位可能是由于高速电子直接使L层电子电离留下的空位,也可能是由于L层电子跃迁到了K层留下的空位),那么这个空位就可能由M、N、O层的电子来补充,它们在跃迁过程中发出能量不同的光子而形成L线系.由于距离原子核越远的电子,能级差越小,所以L系各谱线的波长比K系长些.同理,M系的波长又更长些.图13-10画出了这种跃迁,当然这些跃迁并不是同时在同一个原子中发生的.

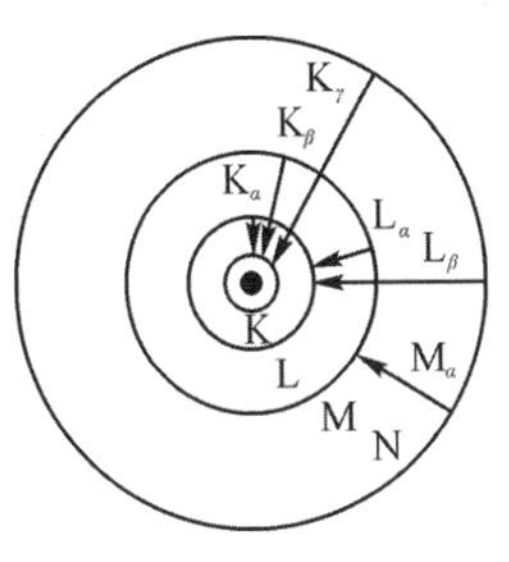

图13-10 标识X射线发生原理

标识谱线仅决定于阳极靶原子两个电子层能级的能量差,而与管电压的大小无关.因此,不同原子序数的阳极靶材料,具有不同的特征X射线系,如同人的"指纹"一样,可用来标识这些元素,这就是"标识X射线谱"或"特征X射线谱"名称的由来.需要指出,X射线管需要加几千伏的电压才能激发出某些标识X射线系.

医用X射线管中发出的X射线,主要是连续X射线,标识X射线在全部X射线中所占的分量很少.但是,标识X射线的研究,对于认识原子的壳层结构是很有帮助的,对于化学元素的分析也是非常有用的.近年来发展的微区分析技术就是用很细的电子束打在样品上,根据样品发出的标识X射线,可以鉴定各个微区中元素成分.这种技术已开始在医学研究中得到应用.

三、X射线的基本性质

X射线是一种波长很短、能量较高的电磁波,其波长为$10^{-9}\sim10^{-7}$m,介于紫外线和γ射线之间,肉眼看不见.除具有电磁波的一系列性质外,还具有如下特性.

1.穿透本领

X射线波长短能量较大且不带电,与物质的相互作用小,具有很强的穿透能力,并在穿透过程中会受到一定程度的吸收.同一X射线,原子序数低、密度小的物质,如空气、水、纤维、肌肉等，对 X 射线的吸收小，贯穿本领较强；原子序数高、密度大的物质，如铅、铜、铝、骨骼等，对 X 射线的吸收多，贯穿本领较弱.

人体不同组织的原子序数和密度有差别，因而 X 射线的穿透性不同. X 射线对人体组织穿透性的差别是 X 射线透视、摄影和 X－CT 检查的基础；X 射线对不同物质穿透性的差别也是选择屏蔽材料和过滤板材料的依据.

2. 荧光效应

X 射线能使被照射物质的原子和分子处于激发态，当它们回到基态时发出荧光. 有些激发态是亚稳态，在停止照射后，能在一段时间内继续发出荧光，如磷、硫化锌、钨酸钡等荧光物质. X 射线的荧光效应与 X 射线强度有关，当透过人体不同组织的 X 射线照射荧光屏，可在荧光屏上形成明暗不同的影像，这就是 X 射线透视的基本原理.

3. 光化学作用

与可见光一样，X 射线能引起许多物质发生光化学反应，如能使照相胶片感光，用以记录 X 射线照射情况. 这一特性被广泛应用于人体的 X 射线摄影检查.

4. 电离作用

X 射线能使一些物质的原子或分子电离，因此在 X 射线照射下气体能被电离而导电. 空气的电离程度(即其所产生的正负离子量)同空气所吸收的 X 射线量成正比，所以可以根据空气中电离电荷的多少，来间接测定 X 射线的照射量. X 射线的电离作用可以在有机体上诱发各种生物效应，这也是 X 射线损伤和治疗的理论基础.

5. 生物效应

X 射线通过生物体，在体液和细胞内部引起一系列的化学变化，使机体和细胞产生生理和病理方面的改变. 当然，微量或少量的 X 射线对机体产生的影响不明显；而过量的 X 射线则会导致严重的不可恢复的损害，能使生物细胞，特别是增殖性强的细胞受损，而产生抑制生长、损伤甚至坏死等生物效应.

X 射线的生物效应是放射治疗的理论基础. 某些恶性淋巴瘤和白血病等对 X 射线高度敏感，X 射线放射治疗对这类疾病具有较好的疗效. 同时需要指出的是，X 射线对正常组织也有损害，或者说存在致癌风险，因此放射工作者应注意辐射防护.

四、X 射线的强度和硬度

X 射线应用于医疗实践时，为适应诊断和治疗的不同要求，要选用不同剂量、不同波长的 X 射线. 为此，引入 X 射线的强度和硬度这两个物理量就十分必要.

1. X 射线的强度

若单位时间内通过垂直于射线方向的单位横截面积的能量为 $h\nu_1$、$h\nu_2$、…、$h\nu_n$ 的 X 光子数目分别为 $N_1, N_2, \cdots, N_n$，则 X 射线的强度为

$$I = N_1 h\nu_1 + N_2 h\nu_2 + \cdots + N_n h\nu_n \tag{13-5}$$

改变 X 射线的强度有两种方法：一是改变管电流，使单位时间内轰击阳极靶的高速电子数目改变，从而改变所产生的 X 射线的光子数目 N_i；二是改变管电压，使单个光子的能量 $h\nu_i$ 发生改变.

在一定的管电压下，X 射线管灯丝电流越大，灯丝温度越高，单位时间内发射的热电子数就越多，管电流就越大，则高速电子轰击阳极靶而产生 X 射线束的光子数也就越多. 由于光子数不易测出，故通常采用管电流的毫安数(mA)间接表示 X 射线的强度大小，称为毫安率；通过调节管电流，可达到控制 X 射线强度的目的.

通过任意一个截面积的 X 射线总辐射量不仅与管电流成正比，还与照射时间成正比，因此常用 X 射线管的管电流与照射时间的乘积表示 X 射线的总辐射量，单位为毫安·秒(mA·s).

2. X 射线的硬度

X 射线的硬度是指单个 X 射线光子的能量，它表示 X 射线的穿透本领，是对 X 射线的质的度量. X 射线管的管电压越高，轰击阳极靶面时的电子动能就越大，由此产生的 X 射线光子的能量也就越大，对应波长越短，就越不易被物质吸收，穿透力越强，X 射线就越硬.

X 射线的硬度由 X 光子的能量决定，管电压愈高，X 光子可能获得的能量愈多，则 X 射线愈硬. 在医学上通常用管电压的千伏数(kV)表示 X 射线的硬度，称为千伏率，并通过调节管电压来控制 X 射线的硬度. 此外，X 射线的硬度还与过滤物质的厚度有关，过滤物质越厚，低能 X 射线被吸收得越多，高能 X 射线所占的比例越大，X 射线的硬度越高.

在医学上常根据用途把 X 射线按线质的软硬分为四类. 表 13-2 列出了按 X 射线硬度的分类，以及相应的管电压、最短波长和主要用途.

表 13-2 X 射线按硬度的分类

名　称	管电压/kV	最短波长/($\times10^{-10}$ m)	主要用途
极软 X 射线	5～20	0.62～2.5	软组织摄影、表皮治疗
软 X 射线	20～100	0.12～0.62	透视和摄影
硬 X 射线	100～250	0.05～0.12	较深组织治疗
极硬 X 射线	250 以上	0.05 以下	深组织治疗

五、物质对 X 射线的吸收规律

当 X 射线通过物质时，X 光子与物质中的原子发生多种相互作用. 在相互作用过程中，一部分光子被吸收并转化为其他形式的能量，另一部分光子被物质的原子散射而偏离原方向. X 射线行进方向的强度因此减弱，也就是说物质对 X 射线有吸收作用. 但因散射而引起的衰减远小于由于吸收而引起的衰减，故通常忽略散射因素.

1. 线性吸收系数

设入射强度为 I_0 的平行单色 X 射线束，通过密度均匀的介质之后，透射的 X 射线强度 I 是随着深入介质层的厚度 x 按指数规律衰减的，即

$$I=I_0 e^{-\mu x} \tag{13-6a}$$

其中，μ 为该物质的线性吸收系数. 显然 μ 越大 X 射线在物质中衰减越快、吸收本领越强. 如果厚度的单位为 cm，则 μ 的单位为 cm^{-1}.

2. 质量吸收系数

理论和实验均证明，对于同一种物质，线性吸收系数 μ 与其密度 ρ 成正比. 因为同一种吸收体的密度越大，单位体积内可能与 X 光子发生相互作用的原子数就越多，光子在通过单位路程时，被吸收或散射的可能性增大，X 射线被吸收得也就越多.

定义线性吸收系数 μ 与物质密度 ρ 的比值，称为物质的质量吸收系数，记作 μ_m，即 $\mu_m=\frac{\mu}{\rho}$. 质量吸收系数 μ_m 与物质的密度无关，它是物质固有的特性. 对于一定波长的入射 X 射线，每种物质都具有一定的值. 在理想情况下，一种物质，不论是液态、气态还是固态，虽然它的密度相差很大，但 μ_m 值都是相同的. 式(13-6a)可改写为

$$I=I_0 e^{-\mu_m x_m} \tag{13-6b}$$

其中，$x_m=x\rho$ 称为物质的质量厚度，x_m 的常用单位为 $g\cdot cm^{-2}$，μ_m 的相应单位为 $cm^2\cdot g^{-1}$.

3. 半价层

X 射线穿过物质时，强度被衰减一半所对应的介质厚度(或质量厚度)，称为该物质的半价层. 根据式(13-6a)和式(13-6b)，可得到半价层与吸收系数之间的关系为

$$x_{1/2}=\frac{\ln 2}{\mu}=\frac{0.693}{\mu} \tag{13-7a}$$

$$x_{m1/2}=\frac{\ln 2}{\mu_m}=\frac{0.693}{\mu_m} \tag{13-7b}$$

若采用半价层来表示物质对 X 射线的吸收规律，可得

$$I=I_0\left(\frac{1}{2}\right)^{\frac{x}{x_{1/2}}} \tag{13-8a}$$

$$I=I_0\left(\frac{1}{2}\right)^{\frac{x_m}{x_{m1/2}}} \tag{13-8b}$$

各种物质的吸收系数都与 X 射线的波长有关，因此，以上各式仅适用于单色 X 射线束. 而 X 射线束主要为连续谱，在实际问题中，可以近似地应用指数衰减规律，但公式中的吸收系数应当用各种波长的吸收系数的平均值来代替.

对于医学上常用的低能 X 射线，其光子能量在几十到几百 keV，各种元素的质量吸收系数有如下经验公式

$$\mu_m=kZ^{\alpha}\lambda^3 \tag{13-9}$$

其中，k 为常数，Z 是吸收物质的原子序数，λ 是 X 射线的波长，α 近似为常数，通常在 3 与 4 之间，与吸收物质和射线波长有关. 若吸收物质为水、空气、人体组织时，对于医学上常用的 X 射线，可取 $\alpha=3.5$. 吸收物质中含多种元素时，它的质量吸收系数按照物质含量的加权平均值. 从式(13-9)我们可以得出下面两个有实际意义的结论：

(1)当波长一定时，原子序数越大的物质，其吸收本领越大. 人体肌肉组织的主要成分为 C、H、O 等，对 X 射线的吸收和水(H_2O)相近. 而骨的主要成分是 $Ca_3(PO_4)_2$，其中 Ca 和 P 的原子序数比肌肉组织中的主要成分的原子序数都高. 因此骨骼的质量吸收系数比肌肉组织的质量吸收系数大得多.

当 X 射线穿过人体时，因为骨的吸收本领远大于肌肉的吸收本领，所以用荧光屏

或照相底片摄影时，就可以显示出明显的阴影.在胃肠透视时服食钡盐也是因为钡的原子序数较高（$Z=56$），吸收本领较大，可以显示出胃肠的阴影.铅的原子序数很高（$Z=82$），因此铅板和铅制品被广泛地用来做防护材料.

（2）当吸收物质一定时，波长越长的X射线越易被吸收，而波长越短，则贯穿本领越大，即硬度越大.因此，在用X射线作浅部组织治疗时，应采用较低的管电压，获得长波成分较多的X射线，以利于浅部组织吸收；在深部照射时，则宜采用较高的管电压，以增加短波成分.

当X射线管发出的含有各种波长成分的X射线进入吸收体后，因为长波成分比短波成分的衰减快得多，所以短波成分所占的比例愈来愈大，而平均吸收系数则愈来愈小.也就是说X射线进入物体后愈来愈硬了，称之为X射线硬化.因此，在深部组织治疗过程中，为了防止波长较长的X射线损害浅部健康组织，常用厚度不同的铜、铝或铅薄片制成滤线板，置于X射线管的出线窗口，滤除X射线管发出的长波X射线.

第四节　X射线的医学应用

X射线在医学上的应用可分为诊断和治疗两个方面.特别是在诊断方面，应用X射线来获取医学影像十分方便，X射线机也已成为现代医院中不可或缺的重要医用仪器设备之一.

一、X射线诊断

普通X射线成像，如X射线透视、摄影和造影，是X射线检查中最早和最基本的应用；数字X射线成像，如X射线计算机断层摄影成像以及数字减影技术等，现已成为医学影像诊断中常用的检查手段.

1. X射线透视

X射线透视检查的基本原理是，当一束强度均匀的X射线穿过人体时，由于体内不同组织或器官对X射线的吸收本领不同，投射到荧光屏上，能显示出肉眼可见的明暗不同的荧光影像.观察和分析这种影像，就能诊断人体组织器官的正常和异常.

传统的X射线透视，医生和受检者都在暗室近台操作，工作人员和受检者都会受到过多的X射线照射.采用影像增强器后，可使荧光亮度增强数千倍，用闭路电视在明室观察，视觉灵敏度高，可提高透视检查结果的准确性；同时，透射的X射线强度大幅度降低，受检者被X射线照射的量大大减少，医生隔室操作，基本不受X射线的照射.

X射线透视不仅可以观察器官的形态，如果延长X射线透视时间，还可以观察脏器的活动情况，因此X射线透视是胃肠道造影检查、骨折复位手术、断定体内异物、导管和介入性放射学等采用的基本方法.其缺点是：人体器官透视影像产生重叠、组织密度或厚度差别小等原因，使形成的影像存在分辨率不高、不能记录等局限性.

2. X射线摄影

X射线摄影是X射线检查的另一种基本方法.其原理是：让透过人体的带有解剖结构信息的X射线投射到照相胶片上使胶片感光，经显影、定影等处理过程，在X射线照片上形成人体组织和脏器的影像.世界上第一张X光片,就记录了伦琴夫人的手部影像.

X射线摄影时,由于X射线贯穿本领大,易导致胶片上乳胶吸收的X射线量不足.在胶片前后各紧密放置一个增感屏,可使摄影胶片上的感光量增加许多倍,并可降低摄影时X射线的强度或缩短摄影时间,减少患者接受的照射量.测试表明,一次拍片的照射量不到荧光透视的八分之一.

X射线胶片的分辨率比透视荧光屏的分辨率高,能发现更多有诊断价值的影像,而且可以长期保存,便于会诊和复查对比.需要注意的是,由于成像原理不同,胶片X线摄影图像与X线透视影像的黑白显示恰好相反.例如,骨骼对X线吸收系数较大,它在透视荧屏上显示为较黑的阴影,而在X线胶片上则为透明的或白色图像.

3.X射线造影检查

如果人体某些脏器或病灶对X射线的衰减本领与周围组织差别很小,在荧光屏或照片上不易显示出来.通常采用给这些脏器或组织注入吸收系数较大或较小的物质,来增加它与周围组织的对比度,这些物质称为对比剂,即造影剂.这种利用造影剂进行X射线检查的方法,称为X射线造影检查.

全身有空腔和管道的部位都可以做造影检查.例如,在检查消化道时,让受检者吞服吸收系数很大的"钡餐"(医用硫酸钡),使其陆续通过食管和胃肠,进行X射线透视或摄影,就可以把这些脏器显示出来.而在做关节检查时可以在关节腔内注入密度很小、对X射线吸收很弱的空气,然后进行X射线透视或摄影,从而显示出关节周围的结构.

造影检查扩大了X射线的检查范围,但需精心操作以获得满意的检查结果,并保证患者的安全.

4.数字减影技术

有的时候使用造影剂,能使要观察的器官或病灶的影像与周围其他组织的影像区分开,但得到的影像仍是重叠的.如果将造影前后的两幅图像相减,去掉没有造影剂部分的图像,剩下有造影剂部分的图像就是减影.利用计算机进行这种图像的减影处理,就是数字减影.

数字减影技术在临床上常用于血管造影,即数字减影血管造影(DSA).DSA系统实际上是原来的透视装置加上图像处理计算机组成的.透过人体的X射线经过影像增强器而变成光学图像,再经电视摄像机而成为视频信号,这种光电信号属于模拟信号,经过放大及模/数(A/D)转换,转变为数字信号并以一定格式存储在计算机中,就构成一幅数字图像.DSA检查按如下三步操作:

(1)在注入造影剂之前先用透视方法获取一幅图像,称为原像,经数字化后存入存储器中.

(2)对患者注入造影剂,待造影剂开始充盈时再获取另一幅图像,称为造影像,经数字化后存入另一存储器中.

(3)将上述两幅数字图像相减,实际上是按照原有格式,由相应的像素值之差组成一幅新的数字图像,称为减影图像.

如图13-11所示,图中A为注射造影剂之后的颈部X线图像,B为注射造影剂前的颈部图像,把两幅图像数字化并按矩阵格式逐个像素值相减,得到新的数字图像矩阵

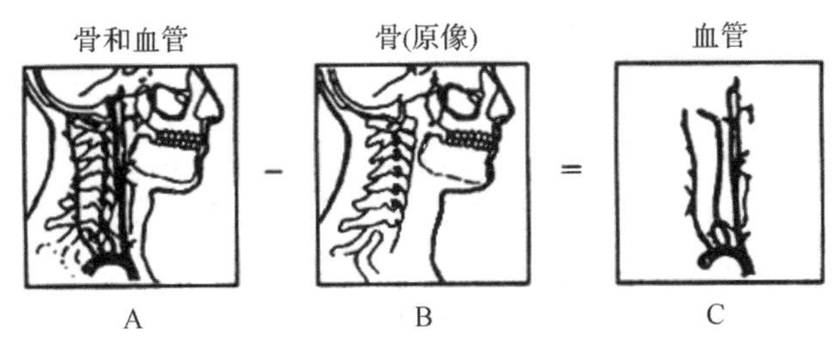

图 13-11 DSA 减影图像的形成

(A－B)，最后将减影处理后的数字图像转变为视频输出，获得实时血管图像. 显然，减影的作用是消除骨骼和软组织信号，剩下被造影剂充盈的血管，相当于把造影剂通过血管时的分布形态和密度变化凸显出来，产生很高的图像对比度.

DSA 是一种理想的非损伤性的血管造影检查技术，它取代了危险性较大的动脉造影检查. DSA 不仅可用于血管疾病的检查诊断，如观察血管梗阻、狭窄、畸形及血管瘤等，而且可以为血管内插管进行导向，从而施行一些“手术”和简易治疗，如吸液、引流、活检和化疗及阻断肿瘤的血供等.

5. X 射线计算机体层摄影(X－CT)

1972 年，英国工程师豪斯费尔德发明了 X 射线计算机体层摄影(X－CT)，简称 CT. 因为研究 X 射线断层成像的相关技术与发明，豪斯费尔德与从事 X 射线成像分析的美国物理学家科马克共同获得 1979 年的诺贝尔生理学或医学奖. CT 成像技术，能获得更清晰的人体解剖图像. CT 的发明，在放射医学领域引起了一场深刻的技术革命，是 X 射线在医学领域应用以来，在医学放射诊断学上最重大的成就之一. 无论从成像原理、成像装置和图像重建，还是从图像处理和图像的诊断上，CT 成像技术都与传统的 X 射线成像有很大不同. 下面简要介绍 CT 成像的主要工作过程和成像的物理机制，从而对 CT 成像技术有一个初步了解.

(1)X－CT 装置

一般 CT 成像装置主要由 X 射线管、准直器、检测器、扫描机构、测量电路、计算机、监视器等部分组成. 图 13-12 为 CT 机的系统结构与工作流程.

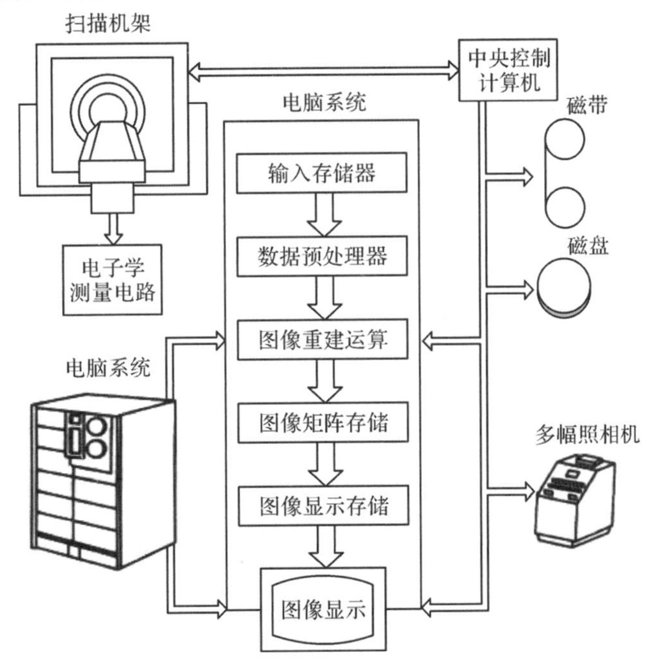

图 13-12 CT 机的系统结构与工作流程

X 射线首先经过准直器，形成一束准直线的、很细的射线束，以穿透人体被检测的体层平面. X 射线束经人体薄层内的器官和组织衰减后射出，到达检测器，检测器将含有该组织和器官的图像信息的 X 射线转变为相应的电信号. 测量电路将电信号放大，再由 A/D 转换器转换为数字信号，送给计算机处理系统. 计算机系统按照预先设计好的图像重建方法,对这些数字信号进行一系列的计算、处理、存储等,最后在屏幕上依据不同器官或组织的密度表示出不同的灰度,即显示人体这一体层平面上的器官或组织的图像.这就是CT成像的主要工作过程.

与传统的X射线摄影相比,CT成像具有以下特点:

传统的X射线摄影,X射线束的照射面积大,有较多的散射线作用于胶片,使影像变得模糊.CT成像采用窄X射线束,散射线成分少.并且在检测器前用栅网进一步滤除了窄X射线束内的散射线,大大提高了X射线的检测能力和利用率.

由于CT成像中消除了人体内器官或组织结构间的影像的相互重叠,故能准确地反映人体某一体层平面上的器官和组织的解剖结构.

CT在获取图像信息时,克服了影像重叠和散射线干扰两大难题,又采用了高精度的图像重建技术,提高了图像的分辨率,使传统的X射线摄影难以区分的低对比度的软组织的结构清晰可见,能分辨出器官或组织内密度分布上的细小差异,提高和扩大了对病灶的识别和诊断能力.

(2)X－CT成像的物理基础

X射线束通过人体时,因各种吸收和散射而衰减.由于透射的X射线的强度I与均匀介质的厚度x的关系为

$$I=I_0 e^{-\mu x}$$

经数学变换,可得该介质的吸收系数μ值为

$$\mu=\frac{1}{x}\ln\frac{I_0}{I}$$

当X射线束通过人体时,因人体组织的密度和组成是不均匀的,为研究方便,可将目标分割为许多厚度为x的小块,每一小块(称为体积元)可视为均匀介质,体积元中的μ值相同.该体积元称为体素,如图13-13所示.

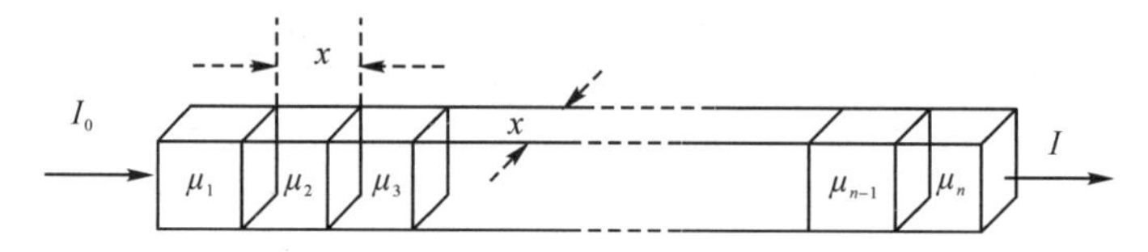

图13-13　X射线穿过n个厚度为x的体素的衰减

对第一个体素有　$I_1=I_0 e^{-\mu_1 x}$

对第二个体素有

$$I_2=I_1 e^{-\mu_2 x}=I_0 e^{-(\mu_1+\mu_2)x}$$

对第n个体素

$$I_n=I_{n-1} e^{-\mu_n x}=I_0 e^{-(\mu_1+\mu_2+\cdots+\mu_n)x}$$

可求出吸收系数之和为

$$\mu_1+\mu_2+\cdots+\mu_n=\frac{1}{x}\ln\frac{I_0}{I}$$

上式是以n个吸收系数为变量的线性方程.若要求出有$n\times n$个体素构成的某一断层组织各个体素的吸收系数,需要X射线沿不同方向入射这一断层,获取相应方向的投影值,每个体素至少被扫描一次,如图13-14所示.若采集的数据可建立多于或等于

$n \times n$ 个独立的线性方程，则从数学上可以求出 $n \times n$ 个 μ 值，用这些值显示的图像称为图像重建.

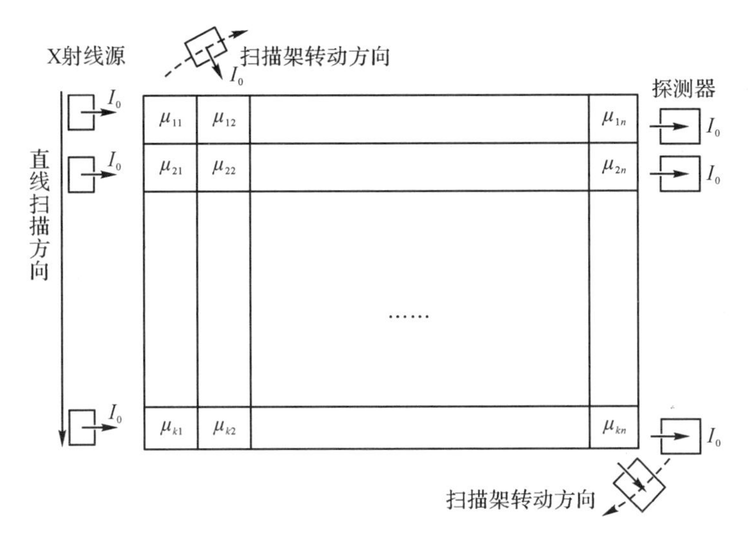

图 13-14 CT 工作原理

显然，此方程组不可能靠人工求解. 而高速计算机可迅速求解，并且把所求得的各体素的吸收系数值按照一定的图像重建方法，转换成不同灰度等级的像素，从而在荧光屏上显示出该断层相应的影像. 划分的体素越多，影像越清晰. 体素的多少根据实际需要和计算机的计算能力等选取，一般头部 CT 图像采用 160×160 或 256×256 个像素即可满足要求；全身 CT 图像可选用 256×256 或 320×320 个像素；如需要显示脊椎骨等结构的细节，则可选用 512×512 或 640×640 个像素.

X－CT 从根本上解决了常规摄影、透视及体层摄影中存在的影像重叠问题，医生可看到人体各种器官和骨骼的断层影像及形态，并能分辨出密度相差很小的组织，从而判断病变的部位、形态和性质. 为了使病变和正常组织的密度吸收区别更明显，可使用造影剂(如碘类化合物)进行增强扫描. 目前，使用多排螺旋 X－CT 机几乎能诊断人体各个部位的疾病，尤其对识别良性或恶性肿瘤，具有较高的诊断价值.

二、X 射线治疗

X 射线在临床上主要用于治疗癌症. 因为 X 射线对生物组织细胞有破坏作用，对分裂活动旺盛或正在分裂的细胞如癌细胞，其破坏力更强. 由于各种细胞对 X 射线的敏感性不同，所以放射治疗方案的设计就显得尤其重要，不仅要根据肿瘤位置及细胞种类计算出给予患者肿瘤的照射量，还要及时测定和调节治疗设备输出的射线量.

用于治疗的 X 射线设备有两种，即普通 X 射线治疗机和 X 射线立体定向放射治疗系统.

普通 X 射线治疗机与常规摄影 X 射线机的结构基本相同，只是 X 射线管采用了大焦点，常用来治疗皮肤和浅表组织的肿瘤.

X 射线立体定向放射治疗系统(又称 X 刀)，是以 X－CT、磁共振和血管造影图像为诊断依据，用计算机进行三维图像重建、立体定位，制订精确的照射方案，然后利用医用电子直线加速器产生的高能X射线作放射源，进行大剂量窄束定向集中照射的技术.它利用“直线加速器”输出的高能电子轰击钨靶产生高能X射线和电子线，以此作为放射源，并围绕靶区的等中心点做270°～360°旋转，依其垂直旋转及操作台180°范围内的水平旋转，在靶区形成多个非共面的聚焦照射弧，使照射线集中于肿瘤区的某中心点上以获得最大的辐射量，如图13-15所示.X刀不用手术开颅就能对颅内肿瘤或病灶进行准确无误的定向照射治疗，并能最大限度地减少正常组织的损伤，是一种高效、精确、无创无血无痛的非手术治疗方法.

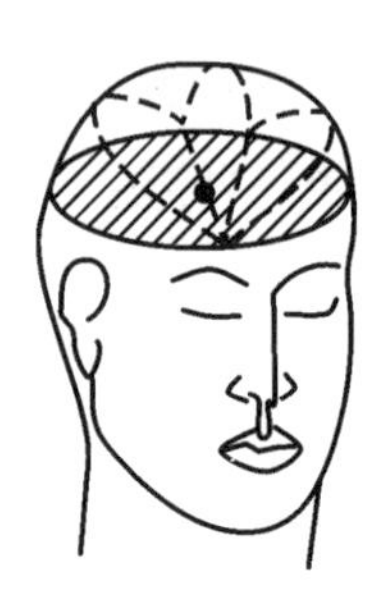

图 13-15
多弧旋转照射

介入性放射治疗是近十多年发展起来的一门新技术.它将X射线诊断与治疗结合，在X射线电视、X－CT等导向下，将穿刺针或导管插入人体某部位进行X射线诊断，还能采集病理学、细胞学、细菌学、生物化学等检查诊断资料，也可施行简易的治疗措施.

三、X射线的防护

X射线对机体具有生物作用，当照射剂量在允许范围以内时，不对人体造成损伤.但过量的照射或个别机体的敏感，都会产生积累性反应，导致器官组织的损伤及生物功能的障碍.可能出现的损害有：皮肤斑点状色素沉着，头痛，健忘，白细胞减少，毛发脱落等.因此在利用X射线进行诊断或治疗时，必须注意加强防护.

通常来说，铅的原子序数较高，对X射线有较大的吸收作用，且加工容易，造价低廉，故X线管套遮线器、荧光屏上的铅玻璃、铅手套、铅眼镜、铅围裙等都用了不同厚度的铅或含有一定成分的铅橡皮、铅玻璃等.混凝土作为X射线室四周墙壁的建筑材料，在一定厚度下，完全可以达到对室外的防护目的.拌有钡剂的混凝土，其防护效能会大大提高.

1.透视中的防护

虽然X射线到达荧光屏上的铅玻璃及周围的铅橡皮后几乎全被吸收，但由于透视工作的特点，断续工作时间较长(特别是胃肠造影检查)，所以要注意利用遮线器尽量缩小视野.在能看清病变达到诊断目的时，管电压和管电流越小越好，X线管与患者间的距离不少于40cm，荧光屏应尽量靠近患者，这样才能使有用射线完全局限于荧光屏上铅玻璃吸收范围内.透视时需要戴铅制手套和铅围裙，脚不要太往前伸，以减少小腿部对X射线的吸收.每一个患者连续透视时间不应过长，要利用脚闸(或手闸)来控制，尽量使X射线断续发生.

2.摄影时的防护

这时使用的管电压，管电流值较高而实际照射时间很短，但在照射单位时间内X射线量很多且X射线管的位置经常变化，散乱线分布的区域也较广.所以注意不要让X线管窗口与控制台、邻室或走廊直对，以避免射线的直接照射；最好医生在照射时避于屏风之后，通过铅玻璃观察患者.X线管窗口应有1～3mm厚的铅过滤板，以便吸收穿透力不强、不能透过患者组织、对感光效应不起作用却能损害患者和产生散乱线的软X

射线.要利用遮线筒使照射视野局限于被摄的病灶部分,否则视野过大,散乱线将增多.

只要按照上述要求认真做好防护工作,加上定期检查身体,加强营养,X射线的损害是完全可以避免的.

习题十三

13-1 激光是怎样产生的?它是一种什么样的光?具有哪些特点?

13-2 某原子具有如下的能态:−13.2eV(基态),−11.1eV,−10.6eV,−9.8eV,其中只有−11.1eV能态有激光作用,−10.6eV能态主要是向−11.1eV态跃迁,−9.8eV主要向基态跃迁,如果以这种原子作激光器的工作物质,试问应该用多大波长的光激励这一激光器才合适?发射的激光波长是多少?

13-3 连续X射线和标识X射线各是怎么产生的?

13-4 什么是X射线的强度?如何调节X射线的强度?为什么在一定的管电压下,可以用管电流来表示X射线的强度?

13-5 什么叫X射线的硬度?为什么可以用管电压间接地表示X射线的硬度?

13-6 某X射线管工作电压为250kV,电流为100mA.若其产生X射线的效率为0.7%,则阳极靶上每分钟产生的热量为多少?

13-7 为什么X射线管的阳极靶通常要用钨材料或其合金制作?

13-8 某X射线管的管电压为124.2kV,试求其产生的X射线最高频率及对应光子的能量.

13-9 如果要获得最高频率为6×10^{19}Hz的X射线做深部组织治疗,试问:

(1)连续X射线谱最短波长为多少?要把管电压加至多大才行?

(2)从阴极发射的电子(初速度很小,可近似为零)到达阳极靶时的速度为多大?

13-10 已知某X射线连续谱的短波极限为0.1nm,试求X射线管两端的管电压.

13-11 若已知X射线管的电压增加了一倍后,连续X射线的最短波长变化了5.0nm,试求该X射线管原来发出的X射线的波长最小值.

13-12 在X射线衍射实验中,一波长为0.084nm的单色X射线,以30°的掠射角射到某晶体上,出现第三级反射极大,求该晶体的晶格常数.

13-13 一束X射线在晶格常数为0.281μm的单晶体氧化钠的天然晶面上反射,当掠射角减少到4.1°时才观察到强反射,试求该反射X射线的波长.

13-14 已知物质的密度为$3\text{g}\cdot\text{cm}^{-3}$,它对某X射线的质量吸收系数为$0.03\text{cm}^2\cdot\text{g}^{-1}$,试求该$x$射线束分别穿过厚度为1cm、100cm的吸收层后,出射强度为原入射强度的百分数.

13-15 对波长为0.154nm的X射线,铝的吸收系数为132cm^{-1},铅的吸收系数为2610cm^{-1}.若要得到与1mm厚的铅层相同的防护效果,铝板的厚度应为多大?

13-16 X射线被衰减时,要经过多少个半价层,强度才能减少到原来的10%?

13-17 用X射线对人体摄影和透视时,为什么可以清楚地分辨出骨骼和肌肉?

13-18 某一单色X射线连续地穿过三种厚度都为1cm的不同物质,最终透出的X射线强度衰减为入射强度的10%.已知前两种物质对此X射线的线性吸收系数分别为0.71cm^{-1}和1.28cm^{-1},试求第三种物质的吸收系数.

第十四章　原子核与放射性

19世纪末，天然放射性的发现说明原子核是一个复杂系统，导致人类对物质结构的探讨深入到原子核的内部．随着核理论和核技术的发展，出现了利用原子核的放射性对某些疾病进行诊断、治疗的研究，对帮助人类认识生命现象的本质、了解疾病的病因和药物作用的机理起着巨大的推进作用；也为基础医学的研究提供了灵敏、特异的研究手段，为临床医学的检查、诊断与治疗开辟了新的途径．核医学及其发展成果是医学现代化的重要标志之一．

原子核物理学是研究原子核的特性、结构和变化等问题的一门科学．本章主要介绍原子核的组成及基本性质、核衰变类型和衰变规律，并在此基础上简要讨论与放射性物质及放射线相关的医学问题，为今后核医学应用打好基础．

第一节　原子核的基本性质

原子核是原子的一个组成部分，它体积很小，半径约为$10^{-15}\sim10^{-14}$ m，但却集中了整个原子的绝大部分质量和全部的正电荷．1919年，英国物理学家卢瑟福发现质子．1932年，英国物理学家查德威克从原子核中发现了中子．同年，俄国物理学家伊凡宁柯和德国物理学家海森伯创立了原子核的质子-中子结构学说，使人们对原子核有了更深一步的认识．

一、原子核的组成

1．原子核的组成

原子核由质子和中子组成，质子和中子统称为核子．质子常用符号p表示，带一个基本单位的正电荷（即带电量为$+e$），质量$m_p=1.6724\times10^{-27}$ kg，约为电子质量的1836倍；中子是不带电的中性粒子，常用符号n表示，质量$m_n=1.6748\times10^{-27}$ kg，比质子的质量略大．自由中子在自然界不能长期存在，它是在核变化时从原子核内释放出来的，会很快衰变成质子和其他粒子．

2．原子核的质量数和电荷数

国际上选用原子质量单位来度量原子核的质量．规定以自然界普遍存在的${}^{12}_{6}C$原子质量的$\frac{1}{12}$作为一个原子质量单位，记为u．根据计算有

$$1u=1.660566\times10^{-27}kg$$

表 14-1 列出了一些粒子和核素的质量值. 从表中可以看出, 用原子质量单位表示的质子、中子及原子的质量, 其数值都很接近于某一整数. 原子质量接近的那个整数称为原子核的质量数, 用字母 A 表示. 质量数实际上就是该原子核内核子的总数, 即核内质子数与中子数的总和.

表 14-1 几种粒子和核素的质量

名 称	符 号	质 量		质量数
		单位/($\times10^{-27}$ kg)	单位/u	
电子	e	9.108×10^{-4}	0.000549	0
质子	p	1.6724	1.007276	1
中子	n	1.6748	1.008665	1
氢原子	${}_1^1H$	1.6736	1.007825	1
氦原子	${}_2^4He$	6.6466	4.002603	4
碳原子	${}_6^{12}C$	19.927	12.000000	12
氧原子	${}_8^{16}O$	26.561	15.994915	16

通常把原子核近似地看作球体, 核的半径可由核对 α 粒子、质子、电子等的散射实验测定. 根据实验资料, 可得原子核半径 R 的经验公式为

$$R=r_0A^{\frac{1}{3}} \tag{14-1}$$

其中, A 是原子核的质量数; r_0 是比例常数, 即氢原子核 ${}_1^1H$ 的半径, 其数值约等于 1.20×10^{-15} m. 原子核的半径只有原子半径的万分之一, 但它却集中了 99% 以上的原子质量. 原子核的密度为

$$\rho=\frac{m_A}{V}=\frac{m_A}{(4/3)\pi R^3}=\frac{3m_A}{4\pi r_0^3 A}$$

其中, m_A 为原子核质量, 设每个核子的质量近似为 1u, 则 $m_A=Au$, 所以

$$\rho=\frac{3m_A}{4\pi r_0^3 A}=\frac{3u}{4\pi r_0^3} \tag{14-2}$$

由式(14-2)可知, 各种原子核的密度是相同的, 大约为 $2.3\times10^{17}\,kg\cdot m^{-3}$. 原子核的密度是铁的 10^{13} 倍, 可见原子核是物质紧密集中之处. 原子核的密度如此之大, 是什么力使质子、中子紧密地结合在一起呢? 研究表明, 在核子之间有一种强作用力, 称为核力, 它是一种短程力, 只在 10^{-15} m 的范围内才起作用.

原子核带正电, 其所带的正电荷量是基本单位电荷量的整数倍, 我们把这个整数称为原子核的电荷数, 通常用字母 Z 表示. 显然, 电荷数实际上是原子核内的质子数目, 它等于元素的原子序数. 若用 N 表示核内的中子数, 则有

$$A=Z+N$$

原子核是旋转的, 有角动量, 也有磁矩. 原子核可以处在不同的能量状态, 称为核能级. 和原子一样, 核能级也是量子化的, 在一定的条件下, 也可以发生核能级的跃迁.

3. 核素与同位素

在物理学中，把含有一定数量的质子和中子的原子核称为核素，用$^A_Z X$表示. 其中 X 表示该元素的化学符号，A 表示核内的质量数，Z 表示核内的电荷数（或质子数、原子序数）. 如$^1_1 H$ 表示氢原子核或质子，$^0_{-1} e$ 表示电子，$^1_0 n$ 表示中子等. 对于某种确定的核素来说，质子数是已知的，核素可以简记为$^A X$，如$^{238}_{92} U$ 可记为$^{238} U$ 等.

目前已知的元素有百余种，而核素却有两千余种之多，因为一种元素往往包含多种核素. 我们把具有相同质子数，而中子数不同的一组核素称为该种元素的同位素. 自然界存在的元素往往是由几种同位素所组成，例如氢有$^1_1 H$、$^2_1 H$、$^3_1 H$ 三种同位素，氧有$^{16}_8 O$、$^{17}_8 O$ 两种同位素等. 同位素在化学元素周期表中占据同一位置，化学性质相同而物理性质不同.

质子数和中子数相同但处于不同能量状态的核素称为同质异能素，$^A X$ 的同质异能素记为$^{Am} X$，如$^{99m}_{43} Tc$ 就是$^{99}_{43} Tc$ 的同质异能素. 质量数相同而质子数不同的核素称为同量异位素，如$^{40}_{18} Ar$ 和$^{40}_{20} Ca$ 互为同量异位素；$^{14}_6 C$、$^{14}_7 N$、$^{14}_8 O$ 互为同量异位素等.

二、原子核的结合能

1. 质量亏损与结合能

原子核是由若干个核子紧密结合在一起组成的. 精确的计算和测量表明，原子核的质量总是比构成原子核的核子质量之和要小，若用 m_A、m_p 和 m_n 分别表示原子核$^A_Z X$、质子和中子的质量，则质量亏损 Δm 可表示为

$$\Delta m = Zm_p + (A-Z)m_n - m_A \tag{14-3}$$

由爱因斯坦相对论的质能关系 $E=mc^2$ 可知，核子结合成原子核时发生了 Δm 的质量亏损时，相应地有 $\Delta E=\Delta mc^2$ 的能量以光子的形式释放出来. 核子结合成原子核的过程中释放出的能量称为原子核的结合能. 质量亏损愈大，核子结合成原子核时释放的能量就愈多.

如果质量用原子质量单位 u，能量以 MeV 为单位，那么由质能公式可得

$$\Delta E = 931.5\Delta m \tag{14-4}$$

其中，931.5 是单位换算中引入的系数. 虽然 ΔE 很小，从宏观上来看质量的改变微不足道，但在原子核的变化中，质量的改变可达 1%. 如果大量的原子核发生质量亏损时，释放的能量将相当可观.

2. 原子核的稳定性

原子物理学中常用平均结合能来表示原子核的稳定性. 原子核的结合能 ΔE 与核子总数 A 的比值$\bar{\varepsilon}$称为核子的平均结合能. 即

$$\bar{\varepsilon} = \frac{\Delta E}{A} \tag{14-5}$$

平均结合能又称为比结合能. 比结合能越大，原子核分解为单个核子所需要的能量越大，原子核就越稳定. 图 14-1 是不同原子核的比结合能与核子数的关系曲线，从中可以看出：中等质量的核，其比结合能较轻核和重核的比结合能都要大，因此最为稳定；轻核的比结合能与核子数间有一定的周期性关系，且核子数为 4 的倍数时与邻近核相比

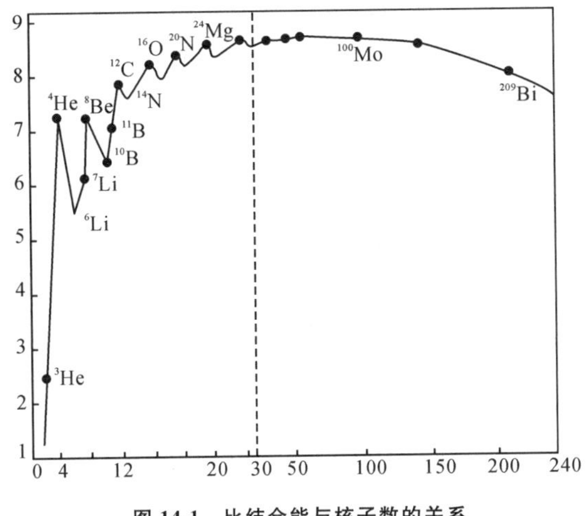

图 14-1 比结合能与核子数的关系

有较大的比结合能.当比结合能较小的原子核变为比结合能较大的原子核时,有结合能释放出来.重核裂变和轻核聚变时释放出原子能,就是这一原因.重核($A>209$)的不稳定性的主要原因是核内质子数增多,静电斥力增大而造成核子间的结合比较松散.所以一些天然放射性核素都是原子序数较大的重核,它们能够自发地放出射线(高能光子流),直至最终衰变为较稳定的原子核.

例题 14-1 试计算氦原子核的质量亏损和比结合能.

解:已知$^{4}_{2}$He 原子核的参数为 $A=4$,$Z=2$,$m_{\text{He}}=4.002603\text{u}$,质子和中子的质量为 $m_{\text{p}}=1.007276\ \text{u}$,$m_{\text{n}}=1.008665\text{u}$.各核子组成原子核时质量亏损

$$\Delta m=Zm_{\text{p}}+(A-Z)m_{\text{n}}-m_{\text{He}}=2m_{\text{p}}+2m_{\text{n}}-m_{\text{He}}=0.029279\text{u}$$

对应结合能为

$$\Delta E=931.5\Delta m=931.5\times0.029279(\text{MeV})=27.2733885\text{MeV}$$

因此比结合能为

$$\bar{\mathscr{E}}=\frac{\Delta E}{A}=\frac{27.2733885}{4}\text{MeV}=6.818347\text{MeV}$$

第二节 原子核的衰变

人们对原子核的研究是从研究放射性现象开始的.1896 年,法国物理学家贝可勒尔在研究铀盐的性质时,发现这些含铀的矿物能够不断地自发放射出一些看不见的射线,这些射线的穿透力很强,还能使分子或原子电离.1898 年,居里夫妇又发现镭和钋也能放射出类似的射线.物质在没有外界能量供给时,能自发地辐射出射线的现象称为天然放射现象,物质具有的这种性质称为放射性.贝克勒尔因发现天然放射性现象,和居里夫妇共同获得了 1903 年度的诺贝尔物理学奖.后来科学家们又发现所有原子序数大于 83 的天然存在的元素都具有放射性,具有放射性的元素称为放射性元素.用人工的方法可以产生自然界原本不存在的放射性元素.

放射性元素辐射出的射线通常有三种:第一种射线是由氦原子核($^{4}_{2}$He)组成的粒子流,称为 α 射线.α 粒子带正电,具有很强的电离作用,但其穿透能力却很差,在空气

中只能穿透几厘米的距离.第二种射线是由高速的电子流组成,称为β射线.β粒子带负电,运动速度接近光速,有很强的穿透本领,也具有电离作用但弱于α粒子.第三种射线是一种中性的光子流,称为γ射线.γ射线是波长比X射线更短的电磁波,贯穿本领最强,可穿透几厘米厚的铝板,但其电离作用却很弱.

无论哪种射线都可使荧光物质发光,还可对生物组织细胞产生一定的生物效应.贝可勒尔曾在口袋中装入密封在小玻璃瓶中的几分克氯化镭样品,随身携带6h,10d后发现皮肤上出现红斑,后来出现脱皮和溃烂.他又用5mm厚的铅管装上镭样品,几个小时后没有什么反应,但携带40h后出现了色素沉积.

一、原子核的衰变类型

放射性核素的原子核自发地辐射出射线而转变为另一种核素的现象,称为原子核的衰变.原子核衰变并放出射线的过程称为核辐射.核衰变过程都严格遵守质量守恒、能量守恒、动量守恒、核子数守恒和电荷守恒等基本定律.下面讨论原子核的几种主要衰变方式.

1.α衰变

原子核在衰变过程中放出α粒子后变成另一种原子核的过程称为α衰变.通常把衰变前的原子核称为母核,用X表示.衰变后的原子核称为子核,用Y表示.发生α衰变后形成的子核较母核的质量数减少4,电荷数(质子数)减少2,所以在元素周期表中的位置较母核前移两位,这种规律称为α衰变的位移定则.这一衰变过程可用下式表示

$$^{A}_{Z}X \longrightarrow ^{A-4}_{Z-2}Y + ^{4}_{2}He + Q \tag{14-6}$$

其中,Q是衰变过程中释放出的能量,称为衰变能,主要表现为子核和α粒子的动能.原子序数大于82的天然核素绝大部分都发生α衰变.例如,镭经过α衰变后转变为氡,则可表示为

$$^{226}_{88}Ra \longrightarrow ^{222}_{86}Rn + ^{4}_{2}He + 4.785MeV$$

通常情况下,子核的质量远大于α粒子的质量,所以衰变能的绝大部分实际为α粒子所有.当α粒子以很高的速度从母核中飞出时,受物质作用而失去动能,最终在俘获两个电子后变为一个中性的氦原子.

实验表明,在发生α衰变的核素中,只有少数几种核素放射出单能的α粒子,大多数核素可以放射出几种不同能量的α粒子并伴随γ射线.这是由于α衰变后的子核可以处于基态,也可以处于激发态,处于激发态的子核自发地向基态跃迁而放射出γ粒子.所以α射线的能谱是分立的线状谱,且常伴有γ射线.图14-2是镭核($^{226}_{88}Ra$)的α衰变图.

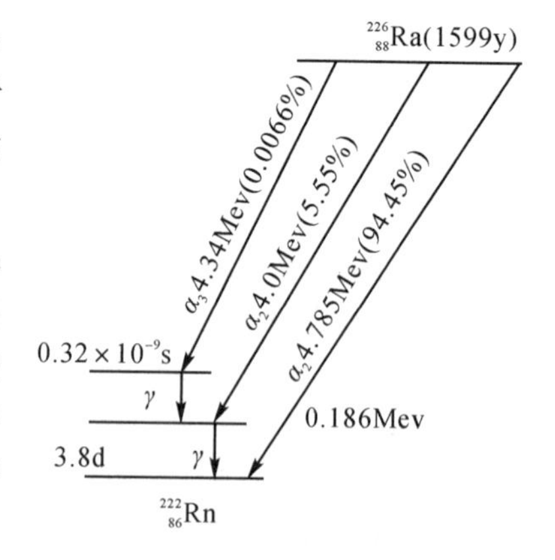

图14-2 $^{226}_{88}Ra$的α衰变

2.β衰变

β衰变包括β^-衰变和β^+衰变以及电子俘获三种类型.

(1)β^-衰变

原子核放出一个β^-粒子而转变为另一种原子核的过程，称为β^-衰变. β^-粒子实际是高速运动的电子. 其衰变规律为：子核的电荷数比母核增加1，而质量数相同；子核在元素周期表中的位置比母核后移一位，这一规律称为β^-衰变的位移定则. 衰变过程可表示为

$$^{A}_{Z}X \longrightarrow ^{A}_{Z+1}Y + ^{0}_{-1}e + ^{0}_{0}\tilde{\nu} + Q \tag{14-7}$$

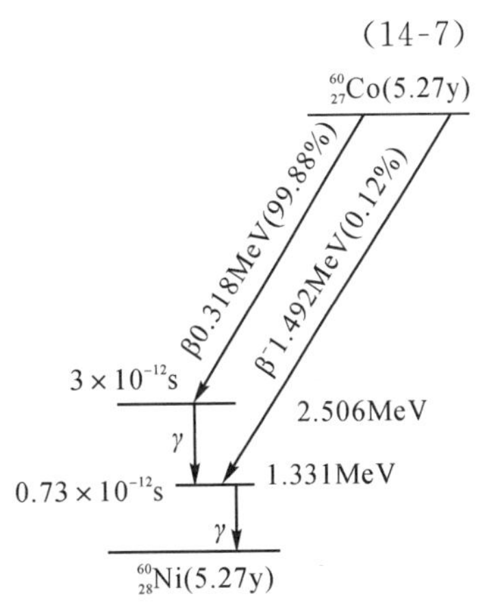

图 14-3 ^{60}Co 的β^-衰变

其中，$^{0}_{0}\tilde{\nu}$称为反中微子，它是一种不带电的中性粒子，质量比电子质量小得多，静止质量几乎为零. 反中微子很难被发现，因为它们几乎可以穿透任何东西，而不与其发生反应. 如果沿地球直径穿过能量几乎没有损失. β^-衰变的子核与母核是相邻的同量异位素. 例如

$$^{32}_{15}P \longrightarrow ^{32}_{16}S + ^{0}_{-1}e + ^{0}_{0}\tilde{\nu} + 1.71MeV$$

发生β^-衰变的母核中通常中子数过多，β^-衰变使母核中的一个中子转变为一个质子，同时放出一个电子和一个反中微子. β^-衰变在医学上有重要的应用价值，一般所说的放射性核素就是指β^-放射性核素，常用的这类核素有^{32}P、^{3}H、^{14}C 等. 这些发生β^-衰变的核素，有些只放射出β^-粒子，有些在放射出β^-粒子的同时还伴随γ粒子，有些会放射出两种或多种能量的β^-粒子. 图 14-3 是^{60}Co 的β^-衰变图.

(2)β^+衰变

原子核放出一个β^+粒子而转变为另一种原子核的过程，称为β^+衰变. β^+粒子就是正电子，它是电子的反粒子，质量与电子的质量相等，带一个单位的正电荷，用$^{0}_{1}e$表示. β^+衰变的规律是：子核的电荷数比母核减少1，质量数相同，子核在元素周期表中的位置比母核向前移动一位，这一规律称为β^+衰变的位移定则. 其衰变过程可表示为

$$^{A}_{Z}X \longrightarrow ^{A}_{Z-1}Y + ^{0}_{1}e + ^{0}_{0}\nu + Q \tag{14-8}$$

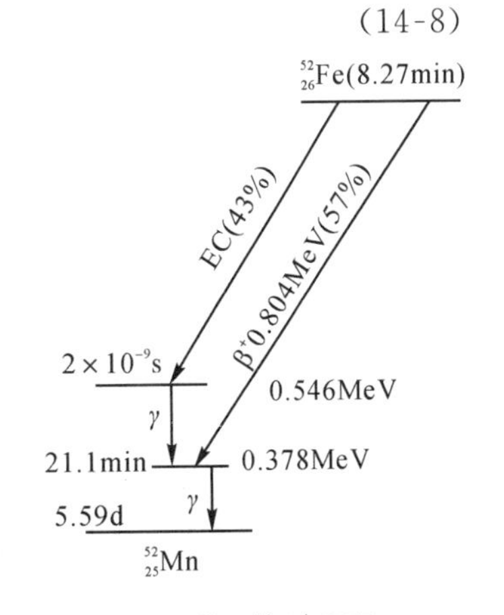

图 14-4 $^{52}_{26}$Fe 的β^+衰变

其中，$^{0}_{0}\nu$叫作中微子，子核与母核也是相邻的同量异位素. 例如

$$^{13}_{7}N \longrightarrow ^{13}_{6}C + ^{0}_{1}e + ^{0}_{0}\nu + 1.24MeV$$

β^+衰变的原因是由母核中的一个质子转变为一个中子，同时放出一个中微子. 通常中子数过少的原子核会发生β^+衰变.

β^+衰变只有在少数人工放射性核素中发现，在天然放射性核素中尚未发现. 图 14-4 是$^{52}_{26}$Fe 的β^+衰变图，医学上常用的这类核素有^{11}C、^{13}N、^{15}O、^{18}F、^{52}Fe 等.

β^+粒子是不稳定的，只能存在短暂的时间，当它被物质阻碍失去动能后，可与电子结合而转化为一对沿相反方向飞行的γ光子，这一过程称为湮没辐射. 核医学诊断所用的正电子 ECT 影像设备(简称 PET)就是根据这一原理而成像的.

(3)电子俘获

原子核俘获一个核外电子，使核内的一个质子转变为中子，同时放出一个中微子的过程，称为电子俘获(简记为 EC). 其衰变的规律是：子核的电荷数比母核减少 1，质量数相同，子核在元素周期表中的位置比母核前移一个位置. 其衰变过程可表示为

$$ {}_{-1}^{0}e+{}_{Z}^{A}X \longrightarrow {}_{Z-1}^{A}Y+{}_{0}^{0}\nu+Q \tag{14-9}$$

子核与母核也是相邻的同量异位素. 例如

$$ {}_{-1}^{0}e+{}_{26}^{55}Fe \longrightarrow {}_{25}^{55}Mn+{}_{0}^{0}\nu+Q $$

电子俘获也发生在中子数过少的核素中. 电子俘获后，核外缺少一个内层电子，当外层电子填补这个空位时，便会发出子核的标识 X 射线. 当高能级的电子跃迁至低能级时，它把多余的能量直接转移给同一能级的另一个电子而不辐射 X 射线，接受这份能量的电子脱离其轨道成为自由电子，称为俄歇电子. 在实际工作中，常通过观测标识 X 射线或俄歇电子来确定电子俘获是否发生.

放射性核素发生 β 衰变或电子俘获后，母核和子核的质量数并未发生变化，只是电荷数改变了，因此母核与子核属于同量异位素. β 衰变所发出的能量主要由 β 粒子和中微子共有，但能量在它们之间的分配并不固定. 因此，同一种核素放出的 β 粒子的动能不是单值的，而是包括从零到最大值 $E_m=Q$ 的所有数值，形成一个连续的能谱，如图 14-5 所示. 一般来说，各种核素放出的 β 射线能谱的 E_m 并不相同，但能谱的形状大致相同，其中能量接近 $E_m/3$ 的 β 粒子最多. 一般图表中给出的 β 射线的能量是指最大值 E_m.

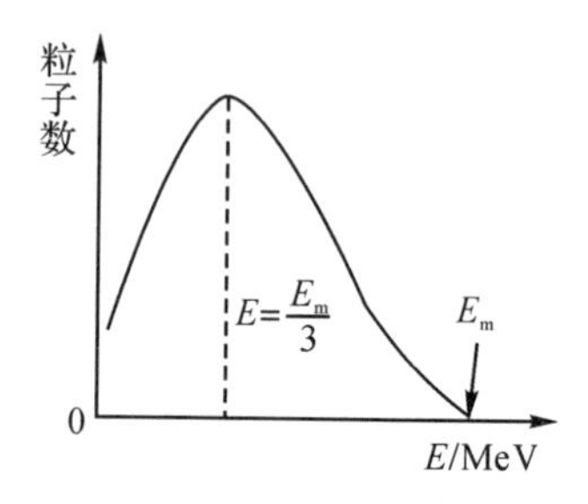

图 14-5　β 射线的能谱

3. γ 衰变和内转换

处于激发态的原子核可以通过发射 γ 光子跃迁到低激发态或基态，这种现象称为 γ 衰变，或 γ 跃迁. γ 射线是由处于激发态的原子核跃迁到低激发态或基态时发出的光子流，它往往是伴随着 α 或 β 衰变而产生的. 在 γ 衰变过程中，原子核的质量数和电荷数都没有改变，只是原子核的能量状态发生了变化，故属于同质异能跃迁. 其衰变过程可表示为

$$ {}_{Z}^{Am}X \longrightarrow {}_{Z}^{A}X+\gamma+Q \tag{14-10}$$

其中，衰变能 Q 几乎全部被 γ 光子所携带. 但在有些情况下，原子核从高能态向低能态跃迁时，不是通过放出 γ 光子的方式，而是将能量通过电磁作用直接传递给核外的某个电子，使其脱离原子核的束缚成为自由电子飞出，这一过程称为内转换，发射的电子称为内转换电子. 因此，γ 光子和内转换电子是激发态子核跃迁至较低激发态或基态时释放能量的两种基本方式. 参与内转换的主要是 K 层电子，偶尔也有 L 层或其他层电子. 内转换发生后，在原子的 K 层或 L 层留下空位，因此会有标识 X 射线或俄歇电子出现.

二、原子核的衰变规律

放射性核素衰变时，所有的原子核并不是同时衰变成另一种原子核，而且不同种类的放射性核素衰变的快慢也存在着很大的差异. 就某一个原子核来说，发生衰变是随机

的，我们无法预知它将在什么时候衰变，但对于由大量放射性原子核组成的整体而言，其衰变情况在数量上服从统计规律.下面主要从这一角度来研究原子核的衰变规律.

一定量的某种放射性原子核，在 t 时刻的原子核数目为 N，经 $\mathrm{d}t$ 时间后，有 $\mathrm{d}N$ 个核发生了衰变.理论和实验表明，放射性核素的衰变率与现有的原子核的数目成正比，即

$$-\frac{\mathrm{d}N}{\mathrm{d}t}=\lambda N \tag{14-11a}$$

式(14-11a)中负号表示母核的数目随时间的增加而减少.比例系数 λ 称为衰变常数，其物理意义是放射性核素在单位时间内发生衰变的概率(即百分比).衰变常数是表示放射性核素发生衰变快慢的物理量，其国际单位是 s^{-1}.实验证明，放射性核素衰变的快慢(即 λ 值的大小)由原子核本身的性质决定，与其化学状态无关，也不受温度、压力等物理因素的影响，且每一种放射性核素都有各自的 λ 值.衰变常数的大小完全取决于原子核的种类及发生衰变的类型，与原子核的数量无关.λ 数值越大，核素随时间增加而减少越快.

设 $t=0$ 时刻原子核的数目为 N_0，将式(14-11a)积分，可得任意时刻原子核的数目为

$$N=N_0\mathrm{e}^{-\lambda t} \tag{14-11b}$$

可见，放射性原子核的数目是随时间按指数规律减少的.

如果一种核素同时发生 n 种类型的核衰变，且它们的衰变常数分别为 λ_1、λ_2、…、λ_n，则总的衰变常数 λ 等于各衰变常数之和，即

$$\lambda=\lambda_1+\lambda_2+\cdots+\lambda_n \tag{14-12}$$

习惯上，人们也常用与衰变常数 λ 有关的两个物理量——半衰期和平均寿命来表示放射性核素衰变的快慢.

1.半衰期

所谓半衰期就是指放射性核素有半数原子核发生衰变所需要的时间，常用符号 T 表示.半衰期越长，衰变越慢；反之则越快.

令 $t=T$ 时，$N=\frac{1}{2}N_0$，代入式(14-11b)，可得

$$T=\frac{\ln 2}{\lambda}=\frac{0.693}{\lambda} \tag{14-13}$$

可见，半衰期 T 与衰变常数 λ 成反比.显然，衰变常数 λ 越大，半衰期 T 越短，衰变就越快.采用半衰期表示的衰变规律为

$$N=N_0(1/2)^{\frac{t}{T}} \tag{14-14}$$

当 t 是 T 的整数倍时，应用上式计算极为方便.例如，$^{60}\mathrm{Co}$ 的半衰期约为 5.3 年，经过一个半衰期就剩下原来的 1/2，经过两个半衰期(约 10.6 年)就剩下原来的 1/4，以此类推.

各种放射性核素的半衰期长短不一，最短的仅有 10^{-10} s，最长的可达 10^{10} 年.表 14-2列出的是医学上常用的几种放射性核素的主要衰变类型和半衰期.

表 14-2　几种放射性核素的主要衰变类型和半衰期

核素	符号	衰变类型	半衰期	核素	符号	衰变类型	半衰期
碳－11	${}^{11}_{6}C$	β^{+}	20.4min	碘－131	${}^{131}_{53}I$	β^{+}、γ	8.04d
碳－14	${}^{14}_{6}C$	β^{+}	5730a	汞－203	${}^{203}_{80}Hg$	γ	46.8d
氟－18	${}^{18}_{9}F$	β^{+}	15h	铋－210	${}^{210}_{83}Bi$	β^{-}、γ	5d
钠－24	${}^{24}_{11}Na$	β^{-}、γ	15h	钋－212	${}^{212}_{84}Po$	α、γ	3×10^{-7}s
磷－32	${}^{32}_{15}P$	β^{-}	14.3d	氡－222	${}^{222}_{86}Rn$	α、γ	3.8d
钴－60	${}^{60}_{27}Co$	β^{-}、γ	5.27a	镭－226	${}^{226}_{88}Ra$	α、γ	1600a
碘－125	${}^{125}_{53}I$	γ	60d	铀－238	${}^{238}_{92}U$	α、γ	4.5×10^{9}a

2. 有效半衰期

当放射性核素引入人体时，其原子核的数量一方面按自身的衰变规律递减，另一方面还要通过人体的代谢排泄而递减. 假设人体的代谢排泄作用使放射性核素也按指数规律衰减，与之对应的生物衰变常数为 λ_b，则体内放射性核素的有效衰变常数 λ_e 应等于其物理衰变常数 λ 与生物衰变常数 λ_b 之和，即 $\lambda_e=\lambda+\lambda_b$. 由半衰期 T 与衰变常数 λ 之间的关系式，即 $\lambda_e=\frac{\ln2}{T_e}$，$\lambda=\frac{\ln2}{T}$，$\lambda_b=\frac{\ln2}{T_b}$，可得

$$\frac{1}{T_e}=\frac{1}{T}+\frac{1}{T_b} \tag{14-15}$$

其中，T_e、T、T_b 分别为有效半衰期、物理半衰期和生物半衰期. 可以看出，有效半衰期比物理半衰期和生物半衰期都要短. 表 14-3 是几种医用放射性核素的三种半衰期.

表 14-3　几种医用放射性核素的三种半衰期

核素	T/d	T_b/全身(d)	T_e/d
${}^{32}P$	24.3	257	13.5
${}^{51}Cr{}^{51}Cr$	27.7	616	26.5
${}^{64}Cu$	0.529	80	0.526
${}^{99}Mo$	2.75	5	1.8
${}^{99m}Tc$	0.25	1	0.2
${}^{195}Au$	2.7	120	2.64
${}^{203}Hg$	46.76	10	8.4

3. 平均寿命

放射性原子核在衰变前平均存在的时间，称为放射性核素的平均寿命，用符号 τ 表示.

设初始时刻 $t=0$ 时，放射性样品的原子核个数为 N_0. 经过任意时间 t 后，原子核个数变为 N，在 $t\sim t+dt$ 时间内将要衰变的核素为 $dN=\lambda N dt$，其中 dN 已取衰减数目的绝对值. 它们的寿命都可近似为 t；显然这 dN 个核素的总寿命为 $t dN=\lambda N t dt$.

在一个放射性核素的样品中，有的原子核衰变得早，有的衰变得迟，即一个单独的放射性核的实际寿命可能是 0～∞的任意数值. 所以样品中所有放射性原子核的总寿命为 $\int_0^{\infty} \lambda N t \mathrm{d}t$. 核素的原子核平均寿命等于全部的放射性原子核的总寿命除以原子核的总数 N_0，即

$$\tau = \frac{1}{N_0}\int_0^{\infty} \lambda N t \,\mathrm{d}t = \frac{1}{N_0}\int_0^{\infty} \lambda N_0 \mathrm{e}^{-\lambda t} t \,\mathrm{d}t = \frac{1}{\lambda}$$

可见，平均寿命、半衰期和衰变常数三者间有如下关系

$$\tau = \frac{1}{\lambda} = \frac{T}{0.693} \tag{14-16}$$

从式(14-16)可以看出，表示衰变快慢的三个物理量 λ、T 和 τ 并不是相互独立的，它们中的任何一个都可作为放射性核素的特征量.

实验表明，原子核的放射性是原子核自身性质的反应，其特征量以及所遵从的规律不受外界条件(如温度、压强、磁场等)的影响，也不会因为核是处于单质中还是处于化合物中而有所改变.

三、放射性活度

放射源在单位时间内衰变的原子核数称为放射源的放射性活度，简称活度. 放射性活度是表示放射源放出射线强弱的物理量，活度大，单位时间内衰变的原子核数多，放出的射线就越强. 用符号 A 表示放射性活度，则有

$$A = -\frac{\mathrm{d}N}{\mathrm{d}t} = \lambda N = \lambda N_0 \mathrm{e}^{-\lambda t} = A_0 \mathrm{e}^{-\lambda t} \tag{14-17a}$$

放射性活度也是随时间按指数规律衰减的，$A_0 = \lambda N_0$ 是放射源 $t=0$ 时的放射性活度. 在放射性活度一定的情况下，核素的寿命越短，所需的母核数量越少. 这就是临床上大都选用短寿命核素的原因. 如果用半衰期表示，则

$$A = A_0 (1/2)^{\frac{t}{T}} \tag{14-17b}$$

在国际单位制中，放射性活度的单位是贝可勒尔，简称贝可，符号为 Bq. 当放射性元素每秒有一个原子发生衰变时，其放射性活度即为 1 贝可，即 $1\mathrm{Bq} = 1\mathrm{s}^{-1}$. 放射性活度曾经使用过的单位是居里，符号为 Ci. 新旧单位之间的关系为 $1\mathrm{Ci} = 3.7\times10^{10}\,\mathrm{Bq}$.

例题 14-2 已知镭的半衰期是 1600 年，试求 1g 纯镭的放射性活度.

解：根据衰变常数与半衰期之间的关系，可得

$$\lambda = \frac{0.693}{T} = \frac{0.693}{1600\times365\times24\times3600}\mathrm{s}^{-1} = 1.4\times10^{-11}\,\mathrm{s}^{-1}$$

由放射性活度的定义可得

$$A = \lambda N = \lambda \frac{m}{M} N_{\mathrm{A}} = \left(1.4\times10^{-11}\times\frac{1}{226}\times6.02\times10^{23}\right)\mathrm{Bq} = 3.7\times10^{10}\,\mathrm{Bq} = 1\mathrm{Ci}$$

一居里等于一克镭衰变成氡的放射强度，这个单位是为了纪念波兰科学家居里夫人而定的. 1975 年第十五届国际计量大会决议，将放射性活度的国际单位命名为贝可勒尔，原单位居里同时作废.

四、放射平衡

放射性核素衰变后生成的子核,如果仍具放射性,则子核在产生之后立即按自己的衰变方式和衰变规律进行衰变.这一现象可以延续好几“代”,直到最后生成稳定的核素为止,这种衰变过程称为递次衰变.递次衰变形成了一个放射性核素的“家族”,称为放射系.

在递次衰变中,母核和各代子核是共存的,各代子核的衰变过程也具有一定的规律性.为了说明这种规律,我们考查一个三代衰变,即 $A \to B \to C$ 的简单情况.对于母核 A,其数量随时间减少的快慢仅取决于其自身的衰变常数,与其后代的存在及数量的多少无关.对于子核 B,则同时存在着两个过程:子核 B 按照自身的规律衰变变成 C 核和母核 A 衰变生成子核 B.这样子核 B 在数量上的变化不仅与它自己的衰变常数有关,还与母核 A 的衰变常数有关.假设母核的半衰期远大于子核的半衰期,则随着母核的衰变而使子核 B 的数量逐渐增加的同时,子核 B 每秒钟衰变的个数也不断增多.经过一段时间之后,子核每秒钟衰变的个数与母核每秒钟衰变的个数相同,此时子核的数量不再变化(与时间无关),子核的放射性活度等于母核的放射性活度,这一现象称为放射平衡.不难想象,当达到放射平衡时,在远小于母核半衰期的时间内,子核的放射性活度可以看作是保持不变的.

放射平衡在放射性核素的应用中具有重要意义.短半衰期的核素在医学上应用很广泛,但在供应上有很多困难.根据递次衰变的规律,当母核与子核达到或接近放射平衡时,子核的放射性活度等于或接近母核的放射性活度.如果用物理或化学的方法把子核从母核中分离出来,经过一定时间后,子核与母核又会达到或接近放射平衡,可以再次把子核分离出来……这样就可以由长寿命的核素不断地获得短寿命的核素.用来生产短寿命核素的装置称为同位素发生器(俗称母牛).

第三节　射线与物质的相互作用

原子核在衰变过程中发出的各种射线,在通过物质时,将与物质发生一系列的相互作用.射线与物质相互作用的规律是射线探测、射线防护、射线诊断和治疗的基础,因而具有十分重要的意义.

一、带电粒子与物质的相互作用

1.电离和电离比值

α 射线与 β 射线都是由高速运动的带电粒子组成的.当它们通过物质时,静电力的作用,会使物质原子或分子中的电子脱离出来,产生自由电子和正离子,这个过程称为直接电离.这样电离出来的自由电子通常具有较高的动能,又可引起其他的原子或分子电离,称为间接电离.电离出来的电子损失动能后,最后附着在原子或分子上,使之成为负离子.这样,在带电粒子通过的路径周围就会留下很多正负离子对.

电离比值是指带电粒子通过每厘米路径中产生的离子对的数目.电离比值大,说明离子对物质的电离作用强.电离比值的大小决定于带电粒子的电量、速度和被照射物质的密度.带电粒子所带的电量较多、速度较小、被照射物质的密度较大,则电离作用较强.例如,能量为1MeV的α粒子在空气中的电离比值为4×10^4离子对/cm,而能量为1MeV的β粒子的电离比值约为50离子对/cm.产生这种差别的主要原因是速度的不同,1MeV的β粒子速度是光速的94%,而1MeV的α粒子的速度远小于光速;其次是α粒子的带电量为β粒子的两倍.两种粒子的电离比值不同,其生物效应也有明显差别.

2.激发、散射和韧致辐射

带电粒子通过物质时,高速带电粒子可以使原子或分子处于激发状态,这些受激原子或分子又将发射光子或将激发能转变为热运动的能量,这种现象称为激发.当带电粒子通过物质时,会受到原子核的静电力作用而改变运动方向,这种现象称为散射.若作用过程没有能量损失,则称为弹性散射.β粒子质量比α粒子小得多,更容易受原子核的散射而改变运动方向.此外,带电粒子受到原子核电场的作用而突然减速,它的一部分能量以光子的形式发射出去,这种现象称为韧致辐射.与电离作用相比,粒子在激发、散射和韧致辐射中所损失的能量要小得多.

3.吸收

带电粒子在通过物质时,由于电离、激发、散射和韧致辐射,其能量不断减小,最后停在物质层内,即穿出物质的粒子数减少了,这种现象称为粒子吸收.能量耗尽的α粒子将俘获两个自由电子,变成中性的氦原子;β粒子成为一般的电子;而β^+粒子与自由电子结合,转化为一对能量相等的光子.

粒子在被吸收前所通过的距离称为射程.电离比值越大,粒子的能量损失越快,射程就越短.β粒子的电离比值比α粒子小得多,所以β粒子的射程比α粒子大得多.例如,α粒子在空气中的射程为2～10cm,在生物体内的射程只有0.03～0.13mm;而β粒子在空气中的射程可达数百厘米,在生物体内的射程也有几毫米到几十毫米.因此在外照射的情况下,α粒子的危险性不大,也易于保护,而β粒子的危害就大得多.至于内照射,则由于α粒子的电离比值大,伤害很集中,应特别注意防护.

二、光子与物质的相互作用

光子与物质的相互作用主要有光电效应、康普顿效应和电子对生成三种形式.

1.光电效应

能量为$h\nu$的光子与原子的轨道电子发生相互作用时,将其全部能量传递给原子中的一个电子使其脱离原子成为自由电子(称为光电子),而光子本身消失,这种作用称为光电效应.当光子的能量等于或略高于电子的脱出功时,发生光电效应的概率最大.按照光子的能量不同,可见光和紫外光的光电效应主要发生在价电子或外壳层电子,而X射线的光电效应则主要发生在内壳层电子.发生光电效应后,放出光电子的原子便处于激发状态,它将通过发射标识X射线或俄歇电子的形式很快回到基态.

2.康普顿效应

当能量较高的光子与自由电子或原子中的外层电子碰撞时,光子损失一部分能量,并改变运动方向,而电子获得能量脱离原子成为反冲电子,这种作用称为康普顿效应,又称为康普顿散射.发生康普顿效应的概率大约与原子中电子数目成正比.由于这种散射作用,一束射线在原传播方向上的射线强度将会减弱.

3.电子对生成

入射光线的能量大于1.022MeV时,光子在原子核电场的作用下会转化为一个电子和一个正电子,这种现象称为电子对生成.这时光子的能量除了转化为两个电子的静止质量外,其余的转化为这两个电子的动能.正电子在物质中的射程很短,它因与物质的原子碰撞而很快失去动能,并与一个电子结合而转变为两个光子,此过程为电子对湮没.一般诊断和治疗用的X射线,由于光子能量低,生成电子对的概率很小.

三、中子与物质的相互作用

中子是不带电的粒子,由加速器产生的中子一般是单能中子,而由反应堆和放射性中子源产生的中子则具有连续能谱.根据中子的能量,又可将中子分为:高能中子($E>10MeV$)、快中子($10keV\leqslant E\leqslant 10MeV$)、中能中子($100eV\leqslant E\leqslant 10KeV$)、慢中子($0.03eV\leqslant E\leqslant 100eV$)、超热中子($E<0.03eV$)等.

中子通过物质时,不像带电粒子那样直接产生电离作用而损失能量,因此可以在物质中穿行很长的距离.中子与物质的作用形式有如下几种:

1.弹性散射

由于中子不带电,低能中子容易与质量小的原子核发生弹性碰撞.在弹性碰撞中,中子只是在运动方向上发生改变,该作用过程满足能量守恒定律和动量守恒定律.

2.非弹性碰撞

中子与原子核发生非弹性碰撞时,中子除运动方向有所改变外,还把一部分能量传递给原子核,引起核能级的激发,随后由于原子核的退激或返回基态而发出γ射线.

3.核反应

由于中子和物质原子核间没有库仑力的作用,所以它比带电粒子更容易接近原子核.如果中子被物质的原子核所俘获,就会引起各种核反应.例如,进入机体内的慢中子与组织的氢、氮、钠、磷等作用发生的核反应为

$$^{1}_{1}H+^{1}_{0}n\longrightarrow ^{2}_{1}H+\gamma;\ ^{14}_{7}N+^{1}_{0}n\longrightarrow ^{14}_{6}C+^{1}_{1}H;$$

$$^{23}_{11}Na+^{1}_{0}n\longrightarrow ^{24}_{11}Na+\gamma;\ ^{31}_{15}P+^{1}_{0}n\longrightarrow ^{32}_{15}P+\gamma.$$

在核反应中,中子能量大于20MeV,则原子核可能被中子击碎,放出若干粒子或核碎片.此外核反应产生的α、β、γ射线以及质子和反冲核都可能使物质发生电离作用,故用中子照射肿瘤时要特别注意防止其对正常组织的伤害.

第四节 射线的剂量与防护

放射性射线(包括带电粒子、中子射线和光子射线)在与物质发生作用时,都会直接或间接地产生电离作用,称为电离辐射.电离辐射会使人体发生相应的物理、化学和生物变化,导致生物组织的损伤,称为放射性生物效应.生物效应的强弱与照射量和生物

体吸收的剂量多少有关.下面从应用的角度出发,介绍反映各种电离辐射大小的物理量以及所引起的生物效应所面临的防护问题.

一、照射量

照射量只适用于X射线和γ射线,由它们对空气的电离能力来定义.射线辐射使空气电离所产生的正离子或负离子的总电量dQ与被照射空气质量dm之比,称为该处的照射量,用E表示,则

$$E=\frac{dQ}{dm} \tag{14-18}$$

在国际单位制中,照射量的单位是库/千克,符号为$C \cdot kg^{-1}$.曾经用过的单位是伦琴(符号为R),它们之间的换算关系是$1R=2.58\times10^{-4}C \cdot kg^{-1}$.

单位时间内的照射量称为照射率,国际单位是$C \cdot kg^{-1} \cdot s^{-1}$.

二、吸收剂量

被照射物质吸收的辐射能dE与物质的质量dm之比,称为该物质的吸收剂量,用D表示,即

$$D=\frac{dE}{dm} \tag{14-19}$$

在国际单位制中,吸收剂量的单位是戈瑞,符号为Gy,$1Gy=1J \cdot kg^{-1}$.单位时间内的吸收剂量则称为吸收剂量率,单位是$Gy \cdot s^{-1}$.

吸收剂量适用于任何类型和任何能量的电离辐射以及受照射的任何物质.由于在同样照射条件下,不同物质吸收辐射能量的本领有差异,所以在讨论吸收剂量时,应说明辐射类型、吸收物质和照射位置.

三、剂量当量

吸收剂量是用来说明生物体受照射而产生的生物效应的重要物理量.人体受到照射时,常常是多个器官同时受到照射,不同器官产生的效应也不同.除此之外,辐射类型也会影响生物效应.即使具有相同的吸收剂量,不同类型的辐射产生的生物效应也不同,即辐射对生物体的伤害程度与能量的分布及电离程度有关.例如能量在20MeV以下的1mGy快中子射线对人体造成的伤害是1mGy的γ(或β)射线的10倍,1mGy的α射线对人体造成的伤害是1mGy的γ射线的20倍.故在此引入一个描述不同类型辐射所引起的同类生物效应强弱的物理量,称为品质因数,用QF表示.品质因数是一个无量纲的修正因子,用它可以表示在吸收剂量相同的情况下,各种射线对生物体的伤害程度.QF越大,该种射线被生物体吸收的单位辐射能量所产生的生物效应越强,伤害也越大.表14-4列出了一些放射性射线的品质因数.

在辐射防护中,常用生物组织受射线伤害的程度来修正单纯的吸收剂量,这就是剂量当量,用符号H表示.剂量当量等于吸收剂量与放射性射线的品质因数的乘积,即

$$H=D\times QF \tag{14-20}$$

在国际单位制中,剂量当量的单位是希沃特,符号是Sv.

表 14-4　一些放射性射线的品质因数

射线种类及能量范围	QF 近似值	射线种类及能量范围	QF 近似值
X(γ)射线	1	中子，能量<10eV	5
β^- (β^+)射线	1	100eV～2MeV	20
质子，能量>2MeV	5	2MeV～20MeV	10
α 射线，重核	20	>20MeV	5

例题 14-3　有甲、乙两人，甲的肺部组织受 α 射线照射，吸收剂量为 2mGy；乙的肺部同时受 X 射线和 β 射线照射，吸收剂量各为 1mGy. 试比较这两人所受射线影响的大小.

解：仅靠吸收剂量是无法对此作出判断的. 参照放射性射线的品质因数数据，可得甲肺部受到的剂量当量是

$$H_{甲}=D_\alpha \times QF_\alpha=(2\times10^{-3}\times20)\mathrm{Sv}=40\times10^{-3}\mathrm{Sv}$$

乙肺部受到的剂量当量是

$$H_{乙}=D_X\times QF_X+D_\beta\times QF_\beta=(1\times10^{-3}\times1+1\times10^{-3}\times1)\mathrm{Sv}=2\times10^{-3}\mathrm{Sv}$$

显然，甲受到的辐射影响要比乙大.

四、辐射的防护

放射性射线对人体可产生一系列不良效应，如皮肤红斑、毛发脱落、肺纤维变性、白细胞减少等，它还可以诱发生殖细胞突变，引起遗传性变异及引发肿瘤等. 随着放射性核素在包括医学等领域的广泛应用，接触射线的人也日益增多，为了安全有效地使用放射性核素，必须采用一定的防护措施.

1. 辐射防护标准

人在自然条件下会受到各种射线的照射，如来自宇宙空间的各种宇宙射线、地球上存在的各种天然放射线以及来自人体自身的天然放射性物质（主要是^{40}K）产生的射线等，这些统称为自然辐射或本底辐射. 一般情况下，人体受到一定剂量的射线照射并不会影响健康，但超出一定剂量的辐射必然会对机体产生明显的损害.

国际上规定：经过长期积累或一次性照射后，对机体既无损害又不发生遗传危害的最大容许剂量，称为最大允许剂量. 不同组织、器官和部位的最大允许剂量是不同的，各国规定的最大允许剂量也不尽相同. 我国现行规定的最大允许剂量如表 14-5 所示.

表 14-5　我国现行规定最大允许剂量　　（单位：a）

受照射部位	放射工作者/Sv	放射工作场所附近居民/Sv	一般居民/Sv
全身、性腺、红骨髓、眼晶体	0.05	0.005	0.0005
皮肤、骨、甲状腺	0.30	0.03	0.01
手、前臂、足踝	0.75	0.075	0.025
其他器官	0.15	0.015	0.015

注：上述数据不包括自然辐射，医疗辐射不受此限制.

2. 外照射防护

外照射防护有距离防护、时间防护和屏蔽防护三个基本原则. 即在不影响工作的前提下，工作人员采用具有不同功用的长柄器械或机械手进行远距离操作，保持控制室、操作台与放射源有足够的距离；熟练技术，尽快完成操作，尽量减少在放射源附近停留的时间；放射源与工作人员之间加入适当材料和厚度的屏蔽层，减少射线的强度.

射线的性质、类型、输出量大小不同，采用的屏蔽方法也不相同. 对 γ 射线和 X 射线，因其穿透能力强，主要用密度大、原子序数高的物质，如铅、混凝土等作屏蔽材料. 对 β 射线，因其穿透能力较强，采用双层屏蔽：内层采用中等原子序数的物质(如铝和有机玻璃)作屏蔽材料，外层采用高原子序数的物质来吸收由轫致辐射所产生的 X 射线. 对 α 射线，由于其穿透本领弱，很容易被防护，工作时只需戴上手套即可. 对于中子的屏蔽原则是先使中子减速，然后再用铁、铅等材料和含硼或锂的材料吸收这些中子，以达到防护的目的.

外照射防护除了以上基本措施外，还应做好工作人员的防护培训，进行工作环境和个人剂量的监测，及时屏蔽或移走暂时无用或多余的放射性物质等.

3. 内照射防护

放射性核素进入人体后，会对机体造成一定的伤害，α 射线在体内具有高电离比值，造成的伤害比 β、γ 射线更严重. 因此，除了介入疗法等治疗和诊断的需要向体内引入放射性核素外，必须尽量防止放射性物质由呼吸道、食道及外伤部位进入人体. 一旦进入人体，应采取措施，加速核素的排出.

内照射防护的基本原则是采取各种措施，尽可能地隔断放射性物质进入人体内的各种途径、减少放射性核素进入人体的一切机会，在"可以合理做到"的限度内，使摄入量减少到尽可能低的水平. 这就要求使用放射性核素的单位要有严格的规章制度，对接触人员的一切行为进行严格规范，以达到安全使用放射性核素的目的.

第五节　放射性核素在医学上的应用

放射性核素及其放射出的射线，在生物医学的研究和临床医学的检查、诊断和治疗等方面有许多重要的应用，而且应用技术也在不断地发展着. 放射性核素在医学上的应用，大体上可以分为放射诊断和放射治疗.

一、示踪原理

我们知道，同种元素的各种同位素都具有相同的化学性质，它们在机体内的分布、吸收、代谢和转移过程都是相同的. 因此，如果要研究某一元素在机体内的情况，只要在这种元素中混入少量该元素的放射性同位素. 这些放射性核素在参与机体内各种变化的同时，会不断地放射出有贯穿能力的射线，我们很容易在体外用放射性探测仪器探测出它们的踪迹. 这种方法称为示踪原子法. 被引入的放射性同位素称为示踪原子或标记原子.

放射性核素作为示踪原子，广泛应用于基础医学的研究中. 将放射性核素特地标记在核酸分子的链节上，通过超微量分析方法，可以进行结构分析. 应用这种技术，已阐明了几十种不同来源的转运核糖核酸的排列，弄清了某些核糖核蛋白体的结构. 在肿瘤病因的研究中，应用放射性核素技术研究病变与正常核酸结构上表现的差异，从分子生物学角度探讨肿瘤细胞的起因的工作也取得了成果.原子示踪法在探讨中医理论、研究针刺麻醉的镇痛机理以及研究中草药的作用机理、筛选中草药和寻找新药等中，都起了十分重要的作用.

二、放射诊断

以放射性核素放出的射线为标志，可以起到“指示踪迹”的作用，可用于追踪体内代谢物质变化、体内微量物质测定、组织功能测定及脏器扫描显像等，为临床医学的快速、准确诊断提供了十分重要的方法和手段.例如，用^{131}I标记的马尿酸作为示踪剂，静脉注射后通过肾图仪描记出肾区的放射性活度随时间的变化，可以反映肾动脉血流、肾小管分泌功能和尿路的排泄情况等.甲状腺功能亢进患者在吞服放射性碘剂后，可在甲状腺处测出30%～80%的碘含量，据此可诊断甲状腺功能亢进疾病.由于磷比较容易集中在增殖迅速的组织上，在有肿瘤的部位，放射线强度要比附近正常组织高，可用它来寻找某些肿瘤的位置.

1.体外标本测量

将放射性药物引入体内，然后取其血、尿、粪或活体组织等样品，测量其放射性活度.例如用口服维生素B_{12}作为示踪剂后，通过测量排出尿液的放射性活度，可以间接测得胃肠道对维生素B_{12}的吸收情况.

2.放射自显影

放射性核素放出的射线能使胶片感光，利用胶片来探测和记录放射性的方法称为放射自显影，它是追踪标记药物或代谢物在体内去向的一种有效方法.如把细胞培养在含有放射性脱氧核糖核酸（DNA）的水中，就可以把细胞内的染色体标记上放射性核素，通过放射自显影，可观察到染色体分裂过程中DNA的变化细节.

3.放射性核素显像

这是一种利用放射性核素示踪方法显示人体内部结构的医学影像技术.由于人体内部不同组织和脏器对某些化合物具有选择性吸收的特点，故选用不同的放射性核素制成的标记化合物注入体内后，体内各部位可按吸收程度进行放射性核素的分布.再根据核素放出射线的特性，在体外用探测器追踪，以获得反映放射性核素在体内的浓度分布及其随时间变化的图像.借助这种影像技术可以了解各组织和脏器的形态、结构和功能变化以及各组织和脏器对药物的选择性吸收、正常组织与病变组织的吸收差异、血液循环情况及对药物吸收的影响等，如消化道出血定位、骨显像、淋巴显像、脑血流灌注显像、心功能测定、肾功能测定等.核素成像仪早期有闪烁扫描仪和γ照相机，目前临床上大多使用的是发射型计算机断层成像（ECT）.

三、放射治疗

放射性核素发出的射线在机体组织中能够产生一系列的生物效应，导致细胞增殖能力被抑制、活性降低、代谢紊乱失调，细胞衰老或死亡等，可以用来治疗某一些疾病.正常细胞和病变细胞群体对射线的敏感性不同。一般来说，细胞分裂活性越大对射线越敏感，浓聚放射性核素的能力也越强，因而对病变组织和细胞具有较强的抑制和破坏作用. 选用适当的放射性核素可以在治疗的同时对正常的组织不产生或仅产生轻微的损伤.

常用的治疗方法主要有以下几种：

1. 体外照射治疗

将放射源置于人体外一定距离处，集中照射某一病变部位，主要用于深部肿瘤，如颅脑内、纵隔及鼻咽部肿瘤的治疗. 例如利用^{60}Co 产生的 γ 射线对深部肿瘤及恶性肿瘤部位进行照射，可以杀死癌细胞或抑制其生长. ^{60}Co 治疗的特点是放射性活度大，所辐射的 γ 射线能量高、射线单纯、设备简单等.

2. 内照射治疗

将放射源直接引入人体需治疗的组织内器官腔内进行照射. 如将^{131}I 引入体内，随代谢过程，^{131}I 会很快聚集在甲状腺中，它放出的 β 射线将杀伤部分甲状腺组织，对甲状腺功能亢进和部分甲状腺癌有一定的疗效. 用^{32}P 治疗骨、肝、脾及淋巴的病变和肿瘤组织，可以破坏和抑制病变组织的生长.

3. 中子治疗

中子治癌技术已使用半个世纪之久，以往主要是用快中子治疗唾液腺癌、前列腺癌等恶性肿瘤，适用范围有限，现在已出现中子刀和硼中子俘获治癌技术. 中子刀是一种后装治疗机，利用遥控后装技术将中子源送入肿瘤内部，借助中子射线近距离杀死癌细胞. 中子射线的生物作用比直线加速器和^{60}Co 机产生的射线强 2～8 倍，适用于敏感性较差的肿瘤或复发性肿瘤. 硼中子俘获疗法的原理是把含硼元素的肿瘤亲和药物注入人体，该种药物能迅速浓聚于病灶部位，此时用超热中子射线照射，可以在靶区引起核反应，所释放的高能射线只杀死肿瘤细胞而对周围组织几乎没有损伤. 该疗法被认为是目前治疗脑胶质瘤的最好方法.

4. 敷贴治疗

一些能产生 β 射线的核素，如^{32}P、^{90}Sr 等可制成敷贴剂，敷贴于患部，对治疗眼部和皮肤病变有一定的作用. 将放射性核素制成的胶体注入体腔，放射性胶体敷于体腔表面，对该处局部组织肿瘤进行照射而达到控制肿瘤的目的.

5. γ 刀治疗

用高能 γ 射线代替传统意义上的手术刀，简称 γ 刀. 主要是利用高精度的立体定向装置对病灶进行三维定位，然后用高能量的 γ 射线一次多方向地聚集于病灶，使组织发生坏死，而病灶外的组织因放射线剂量的迅速减少不受损伤，其效果类似于外科手术. 目前，γ 刀不仅可以治疗像脑部、肺部、纵隔、盆腔等部位的肿瘤，还可以治疗颅内血管畸形、癫痫、帕金森病等良性疾病.

第六节　磁共振成像

核磁共振(NMR)现象是美国物理学家布洛赫和珀塞尔在 1946 年发现的. 自然界存在某些具有自旋特性的原子核，把含有这种核素的纯物质样品置于均匀磁场之中，用适当频率的电磁波(下称射频)在垂直于磁场方向对核素进行激励,可以观察到其进动状态的变化.当射频脉冲关断,原子核就会恢复到激励前的正常状态,并且发射出与射频波同频率的电磁信号,这种现象称为核磁共振.随后布洛赫和珀塞尔分别对纯水和石蜡进行 NMR 试验,初步建立了 NMR 理论基础.因发展核磁精密测量的新方法及其有关的发现,布洛赫和珀塞尔共同获得了 1952 年的诺贝尔物理学奖.然而,从核磁共振现象的发现到人体成像的实现,却经历了二十年的漫长时间.这个过程伴随着 NMR 理论上的完善,并且借助电子学和计算机技术的高度发展,研究范围从化学样品分析扩展到生物活体试验,最后获得人体断层的 NMR 图像.

核磁共振是近代分析测量的重要方法,它随着近代实验技术的发展而发展,并获得了越来越广泛的应用.下面主要介绍它的基本原理、方法及应用.

一、核磁共振的基本概念

1.核的磁性质

和电子相似,核内每个核子既有自旋运动,也有轨道运动.所有核子的自旋角动量和轨道角动量的矢量和,称为原子核的自旋角动量.根据量子力学的计算,核自旋角动量的大小为

$$\mu = g_N \sqrt{I(I+1)}\mu_N \tag{14-21}$$

核磁矩在 z 轴方向上的投影值为

$$\mu_z = g_N \mu_N = \gamma I \hbar \tag{14-22}$$

其中,I 为自旋量子数,对核子数为奇数的核来说,I 为半整数. g_N 为核朗德因子,其值因原子核的不同而不同,且可正可负,绝对值在 0.1~6;对质子而言,$g_N=5.58536$. μ_N 为核磁子,其值为 $5.05079\times10^{-27}\ \mathrm{A\cdot m^2}$,仅为玻尔磁子的 1/1837. $\gamma=g_N\mu_N/\hbar$ 称为磁旋比,原子核不同,其磁旋比也不相同;对于氢核来说,$\gamma_p=2.67498\times10^8\ \mathrm{T^{-1}\cdot s^{-1}}$.

2.核能级的分裂

根据电磁学理论,核磁矩为 μ 的原子核在磁感应强度为 B 的磁场中将会受到磁力矩的作用.当核磁矩转过 $\mathrm{d}\theta$ 角度时,原子核将获得附加能量,$\mathrm{d}E_N=-\mathrm{d}(\mu B)$.为简便计算,我们规定垂直于磁场的磁矩势能为零.容易得出,原子核在磁场 B 中的势能

$$E_N = -\mu B = -\gamma I \hbar B$$

这实际上也就是核在外磁场中获得的附加能量,导致核能级的分裂.

对于氢核而言,其自旋量子数为 1/2,磁量子数可取 1/2 及 −1/2.于是磁场中的氢核能级便可分裂为 $E_{-1/2}$ 及 $E_{1/2}$ 两个高低能态,如图 14-6 所示.它们所对应的能级差

$$\Delta E = E_{-1/2} - E_{1/2} = \gamma \hbar B \tag{14-23}$$

其中,高能态为 $\frac{1}{2}\gamma\hbar B$,低能态为 $-\frac{1}{2}\gamma\hbar B$.

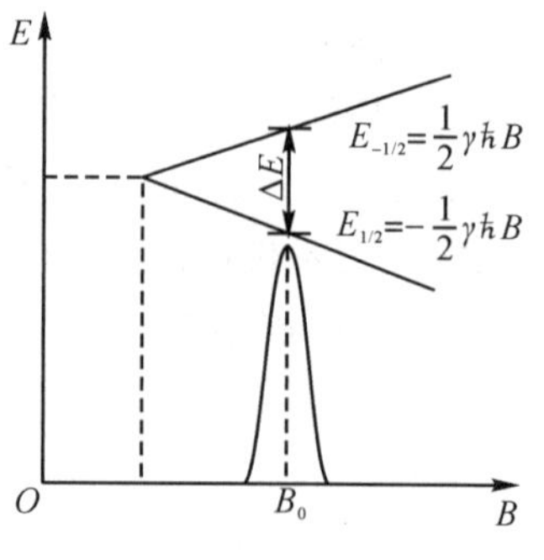

图 14-6 核能级的分裂

3. 核磁共振

将一个自旋量子数不为零的核自旋系统置于磁感应强度为 B 的外磁场中时，系统除了自旋外，还将围绕 B 作旋转，就像陀螺的运动一样. 这样的运动称为旋进（曾用名进动），如图 14-7 所示.

旋进是核磁共振理论中的一个重要概念. 旋进的角速度（即角频率）ω_0 与外磁场 B 成正比，其比例系数就是前面提到过的磁旋比 γ，即

$$\omega_0 = \gamma B$$

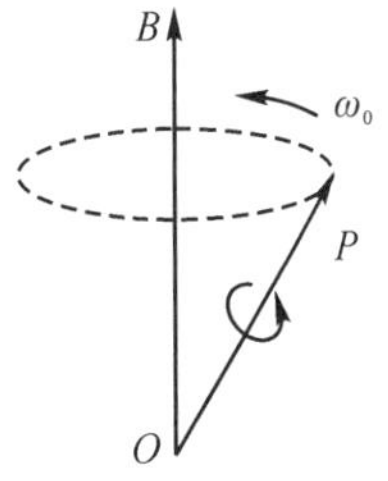

旋进频率 ω_0 又叫拉摩频率. 如果以一定频率的电磁波照射上述核自旋系统，根据量子理论可知，当照射频率满足条件 $\Delta E = h\nu$ 时便会出现能级跃迁，使处于低能态的核跃迁到高能态，与之相对应的频率

$$\nu = \frac{\Delta E}{h} = \frac{\gamma \hbar B}{h} = \frac{\gamma B}{2\pi} \tag{14-24a}$$

即

$$\omega = 2\pi\nu = \gamma B = \omega_0 \tag{14-24b}$$

图 14-7 原子核在磁场中的旋进

其式中 ω_0 就是前面提到过的拉摩频率. 式(14-24b)说明，当照射核的电磁波频率 ω 等于核的拉摩频率 ω_0 时，核自旋系统的能级将会发生跃迁，与经典物理中“外来频率等于固有频率时将会发生共振”相似，我们将这一现象称为核磁共振.

二、核磁共振的应用依据

从热学的学习中我们知道，微观粒子的热运动是混乱的. 因此，当无外磁场时核自旋的方向便杂乱无章，自旋系统的宏观磁矩为零. 但是，若给核自旋系统加一外磁场 B（设沿 z 轴方向），情况就不同了. 这时，各个自旋磁矩都将沿着外场方向取向，使系统的宏观磁矩不为零. 于是我们就说系统被磁化了，其程度用磁化矢量 M 来表示，其定义为单位体积的磁矩矢量和，即

$$M = \frac{\sum P_m}{\Delta V} \tag{14-25}$$

式(14-25)中，P_m 表示体积元中的自旋核磁矩. 对于核自旋系统来说，当温度和外磁场 B 给定后，其核子（核磁矩）便会处于平衡状态，它们在能级上的分布遵守玻尔兹曼定律. 对于大量原子核的系统，由于各核磁矩的相位是随机的，它们在 xy 平面的分量互相抵消，所以磁化矢量的横向分量 M_{xy} 等于零；磁矩的合矢量 M 指向外磁场方向.

如果系统受到了外界的作用，如给核自旋系统再加上一个射频磁场 B_r，系统的磁矩将会离开平衡态；如果射频磁场 B_r 持续的时间足够长，能使磁化矢量 M 偏转到 xy 平面，即与外磁场 B 垂直，这样的射频脉冲称为 90°脉冲. 当外界作用停止后，才又开始慢慢地恢复到平衡态. 系统由非平衡向平衡态恢复的过程称为弛豫过程，所用的时间称为弛豫时间.

1. 纵向弛豫过程

它指系统磁化矢量 M 的纵向分量 M_z 逐渐增大，恢复到初始值或最大值（M_0）的过

程. 90°脉冲后,M_z 随时间的变化规律可用下式表示

$$M_z = M_0(1 - e^{-\frac{t}{T_1}}) \tag{14-26}$$

其中,T_1 是描述纵向弛豫过程进行快慢的时间常数,亦称为自旋-晶格弛豫时间. 即 90°脉冲后纵向磁化分量 M_z 从 0 恢复到 $0.63M_0$ 所用的时间. 整个纵向弛豫过程所需要的时间约为 $4\sim5T_1$. T_1 之所以称为自旋-晶格弛豫时间,是由于处在激发态的自旋核(^1H)通过热运动方式将先前吸收的射频能量传递给氢核周围的其他种类的原子核. 这里晶格是指其他原子有序排列而成的物质结构,即氢核所处的化学环境. 不同组织具有不同的氢核密度与化学环境,所以它们的弛豫时间 T_1 各不相同. 此外,T_1 值还取决于外磁场的强度.

2. 横向弛豫过程

它指系统磁化矢量 M 在 xy 平面上的分量 M_{xy} 从 90°脉冲关断时的最大值 M_{xym} 减小到零的过程. 这种衰减是通过各个小磁矩 P_i 在 xy 平面上的相位分散而实现的,M_{xy} 的大小随时间的变化规律可用下式表示

$$M_{xy} = M_{xym} e^{-\frac{t}{T_2}} \tag{14-27}$$

其中,T_2 是描述横向弛豫过程快慢的时间常数,称为自旋弛豫时间. 即横向磁化分量 M_{xy} 在 90°脉冲后从最大值衰减到它的 37%时所用的时间.

人体组织中含有大量的水和碳水化合物,氢原子核的密度最大,由它得到的 NMR 信号最强,灵敏度最高,便于检测. 此外,人体内各种组织的含水量不同,它们的氢核密度 ρ 不同,导致核磁共振信号的强弱有差异. 例如脑组织和心、肾等脏器的氢核密度较大,磁共振信号较强,而肺和骨骼的氢核密度较小,磁共振信号较弱. 利用这种差异,可把不同组织区分开来.

目前在磁共振成像中主要是利用人体不同组织之间、正常组织与病变组织之间的氢核密度 ρ、纵向弛豫时间 T_1、横向弛豫时间 T_2 三个参数的差异进行成像.

三、医用核磁共振成像简述

磁共振成像(MRI)是以核磁共振现象和波谱技术为基础的一种新的医学影像技术. 核磁共振成像是指利用核磁共振技术来获得某些参量(如自旋-晶格弛豫时间 T_1 等)的空间分布图,因而是一种广义的成像概念.

自 1973 年劳德伯提出第一种自旋密度成像方法以来,至今已提出了几十种成像方法. 下面仅简要地介绍 T_1 成像及其在医疗诊断中的应用. 所谓 T_1 成像就是利用核磁共振技术来获取样品的 T_1 空间分布图. T_1 包含有待测样品的大量的物理、生物及医疗信息,具有广泛的应用前景,目前除了用来快速、准确地测定食品、种子、木材、石油和煤等物质的含水、含油及含氢量外,还被广泛地用于医疗诊断,帮助医生确定疑难病症.

图 14-8 是对患者进行核磁共振成像诊断的过程. 诊断时,待诊患者躺在探头(磁场)中. 启动射频系统,激发人体内部各处的氢核产生核磁共振,发出 T_1 信息;接收系统将人体发出的 T_1 信息接收、放大后送计算机进行信息处理,即可得到人体各组织、器官的 T_1 空间分布图. 由于人在正常状态与病态下的各组织、器官的 T_1 值有较大的差异,例如正常态下肝的 T_1 为 140～170ms,肝变硬时则为 180～300ms. 所以,通过将

核磁共振成像所得的 T_1 图谱与正常态下的 T_1 图谱进行比较，就可以判断出待诊患者是否有病，以及得的是什么病.

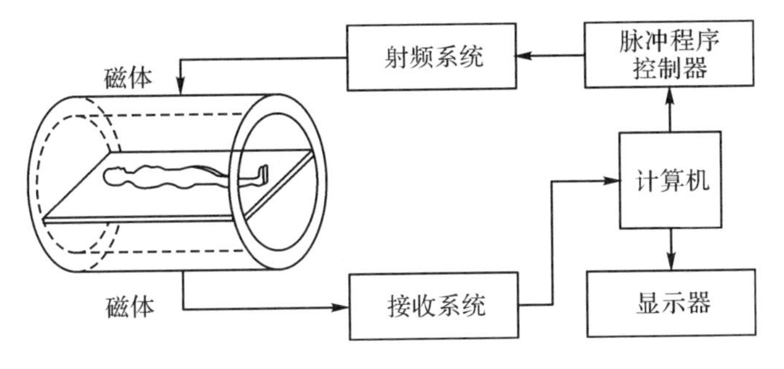

图 14-8 核磁共振成像诊断

概括来说，磁共振成像就是把具有自旋性质的原子核（如氢核）置于均匀的磁场 B 中，从外部施加一定频率的射频脉冲 B_r 对自旋核进行激励，发生核磁共振现象. 该过程首先是自旋核吸收外来电磁辐射的能量，核系统的磁化矢量 M 通过旋进而偏离磁场 B 方向. 当射频脉冲关断，处于受激共振状态的原子核通过弛豫过程释放能量和恢复原来状态，并且向外发射电磁波，即 NMR 信号（又称回波）. 用探测线圈将 NMR 信号收集起来送到电脑系统做数据处理，使用特定的图像重建算法，最后获得人体断层的 NMR 图像.

二十世纪八十年代发展起来的核磁共振医学成像技术，不仅能获得人体器官和组织的解剖图像，而且还能显示它们的功能图像，提供了与生理、病理变化有关的信息. 由于核磁共振成像诊断具有安全、准确等优点，因而在医学中已得到了较为广泛的应用. 磁共振成像技术的开拓者劳德伯和曼斯菲尔德因在该领域的突破性研究而获得 2003 年诺贝尔生理学或医学奖.

习题十四

14-1 如果原子核半径公式为 $R=1.2\times10^{-15}A$（半径单位为 m，其中 A 为质量数），试计算：

(1)核物质的密度；

(2)1cm^3 体积内核物质的质量；

(3)核物质单位体积内的核子数.

14-2 一个核子的质量为 1.0079u，另一个为 1.0083u，当两者结合成一个原子核后，其质量为 2.0142u，试求生成 1.0mol 新原子核释放的结合能.

14-3 已知核素 $^{238}_{92}U$ 放出一个 α 粒子衰变为另一核素 Th，试写出该衰变的方程.

14-4 由 $^{238}_{92}U$ 衰变成 $^{206}_{82}Pb$，须经过多少次 α 衰变和多少次 β 衰变？

14-5 已知 $^{32}_{15}P$ 的半衰期是 14.3d，试求：

(1)它的衰变常数和平均寿命.

(2)1.0μg$^{32}_{15}P$ 的放射性活度是多少？

14-6 某医院有一台 ^{60}Co 源的治疗机，已知 ^{60}Co 的半衰期为 5.27a（年）. 初装时活度为 1200Ci，预定在其活度衰减到 300Ci 时更换 ^{60}Co 源. 问使用 5 年后，钴源活度相当于多少贝可？这个^{60}Co源可使用多少年？

14-7 在肾图检查中可静脉注射^{18}F，它的物理半衰期为110min，有效半衰期为108.8min，其生物半衰期是多少？

14-8 利用^{131}I的溶液做甲状腺扫描，在溶液出厂时只需注射1.0ml就够了，若出厂后存放了4d，则做同样扫描需要注射的溶液为多少毫升？（^{131}I的半衰期取8d）

14-9 将少量含有放射性钠溶液注入病人血管，当时全身每分钟的核衰变个数平均为12000，30h后抽出1.0ml血液，测得的每分钟核衰变个数平均为0.5. 已知钠的半衰期为15h，试估算患者全身的血量（不考虑代谢的影响）.

14-10 为什么临床上更愿意使用短寿命的放射性核素？

14-11 两种放射性核素的半衰期分别为8d和6h，设这两种放射性药品的放射性活度相同，求两者原子核个数之比.

14-12 1μg纯^{32}P样品的放射性活度是多少居里？要经过多少天^{32}P样品的放射性活度衰变到原来的1/8？（$^{32}_{15}P$的半衰期为14.3d）

14-13 ^{60}Co的半衰期为5.3年，现有3g含放射性^{60}Co的样品，其放射性活度为900Ci，求该样品中^{60}Co占的百分比.

14-14 什么是剂量当量？为什么要引入剂量当量的概念？

14-15 为什么要进行辐射防护？如何进行辐射防护？

14-16 甲、乙两人肝区做放射性内照射. 甲为α射线照射，吸收剂量为1.5mGy，乙为γ射线照射，吸收剂量为15mGy，问哪一位所受辐射的伤害大？

附录 I

矢量运算简介

在物理学中，有一类物理量，如时间、质量、功、能量、温度等，只有大小，没有方向，这类物理量称为标量. 另一类物理量，如位移、速度、加速度、力、动量等，既有大小又有方向，而且相加减时遵从平行四边形(或三角形)的运算法则，这类物理量称为矢量(也称为向量).

一、矢量的表示

通常手写体用带箭头的字母(例如 $\vec{A}$)，印刷体则用黑体字母(例如 $\boldsymbol{A}$)来表示矢量，以区别于标量. 在作图时，我们可以在空间用一有向线段来表示，线段的长度表示矢量的大小，而箭头的指向则表示矢量的方向.

1. 矢量的模和单位矢量

矢量的大小称为矢量的模，矢量 $\boldsymbol{A}$ 的模常用符号 $|\boldsymbol{A}|$ 或 A 表示.

如果矢量 $\boldsymbol{e}_A$ 的模等于 1，且方向与矢量 $\boldsymbol{A}$ 相同，则 $\boldsymbol{e}_A$ 称为矢量 $\boldsymbol{A}$ 方向的单位矢量. 引进了单位矢量之后，矢量 $\boldsymbol{A}$ 可以表示为

$$\boldsymbol{A}=A\boldsymbol{e}_A \tag{V-1}$$

这种表示方法实际上是把矢量 $\boldsymbol{A}$ 的大小和方向这两个特征分别表示出来.

因为矢量具有大小和方向这两个特征，所以只有大小相等、方向相同的两个矢量才相等. 在考察矢量之间的关系或对它们进行运算时，往往根据需要将矢量进行平移. 将一矢量平移后，它的大小和方向都保持不变.

如果另有一矢量与矢量 $\boldsymbol{A}$ 大小相等而方向相反，这一矢量就称为 $\boldsymbol{A}$ 矢量的负矢量，可以用 $-\boldsymbol{A}$ 来表示.

2. 矢量的空间分量表示

对空间直角坐标系来说，通常用 $\boldsymbol{i}$、$\boldsymbol{j}$、$\boldsymbol{k}$ 分别表示沿 x、y、z 三个坐标轴正方向的单位矢量，矢量 $\boldsymbol{A}$ 在这三个方向的分量分别为 $A_x\boldsymbol{i}$、$A_y\boldsymbol{j}$、$A_z\boldsymbol{k}$，如图 V-1 所示. 则矢量 $\boldsymbol{A}$ 可以看作是这三个分量的合成，表示为

$$\boldsymbol{A}=A_x\boldsymbol{i}+A_y\boldsymbol{j}+A_z\boldsymbol{k} \tag{V-2a}$$

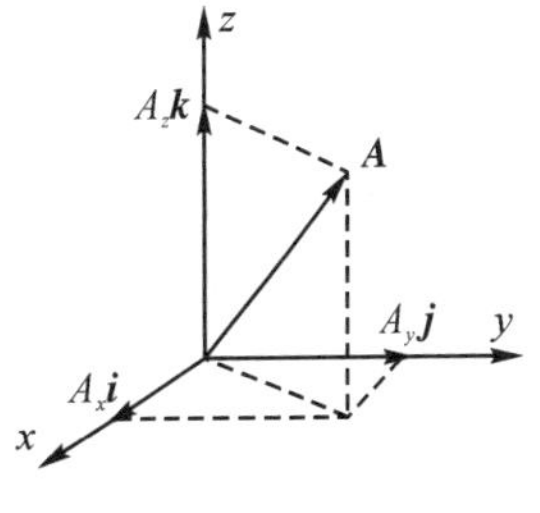

图 V-1 矢量的分量表示

那么矢量的模为

$$A=\sqrt{A_x^2+A_y^2+A_z^2} \tag{V-2b}$$

其方向可由三个方向余弦来确定

$$\cos\alpha=\frac{A_x}{A},\cos\beta=\frac{A_y}{A},\cos\gamma=\frac{A_z}{A} \tag{V-2c}$$

其中 α、β、γ 分别为矢量 $\boldsymbol{A}$ 与 x、y、z 三个坐标轴正方向的夹角.

二、矢量的加法和减法

1. 矢量的加法

矢量的运算不同于标量的运算.例如,一个物体同时受到几个不同方向的力作用时,在计算合力时,不能简单地运用代数相加,而必须遵从平行四边形法则.

设有两个矢量 $\boldsymbol{A}$ 和 $\boldsymbol{B}$,如图 V-2(a)所示.将它们相加时,可将两矢量的起点交于一点,再以这两个矢量 $\boldsymbol{A}$ 和 $\boldsymbol{B}$ 为邻边作平行四边形,从两矢量的交点作平行四边形的对角线,此对角线即代表 $\boldsymbol{A}$ 和 $\boldsymbol{B}$ 两矢量之和,用矢量式表示为

$$\boldsymbol{C}=\boldsymbol{A}+\boldsymbol{B} \tag{V-3a}$$

其中,$\boldsymbol{C}$ 称为合矢量,而 $\boldsymbol{A}$ 和 $\boldsymbol{B}$ 则称为 $\boldsymbol{C}$ 矢量的分矢量.

因为平行四边形的对边平行且相等,所以两矢量合成的平行四边形法则可简化为三角形法则:即以矢量 $\boldsymbol{A}$ 的末端为起点,作矢量 $\boldsymbol{B}$,则不难看出,由 $\boldsymbol{A}$ 的起点画到 $\boldsymbol{B}$ 的末端的矢量就是合矢量 $\boldsymbol{C}$.同样,如以矢量 $\boldsymbol{B}$ 的末端为起点,作矢量 $\boldsymbol{A}$,由 $\boldsymbol{B}$ 的起点画到 $\boldsymbol{A}$ 的末端的矢量也是合矢量 $\boldsymbol{C}$,如图 V-2(b)所示.

对于两个以上的矢量相加,先求出其中两个矢量的合矢量,然后将该合矢量与第三个矢量相加,求出这三个矢量的合矢量,依此类推,就可以求出多个矢量的合矢量,如图 V-2(c)所示.从图中看到,先在第一个矢量 $\boldsymbol{A}_1$ 的末端画出第二个矢量 $\boldsymbol{A}_2$,然后再画出第三个矢量 $\boldsymbol{A}_3$……,即把所有相加的矢量首尾相连,最后由第一个矢量的起点到最后一个矢量的末端作一矢量,这个矢量就是它们的合矢量 $\boldsymbol{A}$,即 $\boldsymbol{A}=\boldsymbol{A}_1+\boldsymbol{A}_2+\boldsymbol{A}_3+\cdots$.由于所有的分矢量与合矢量在矢量图上围成一个多边形,故称为多边形法则.

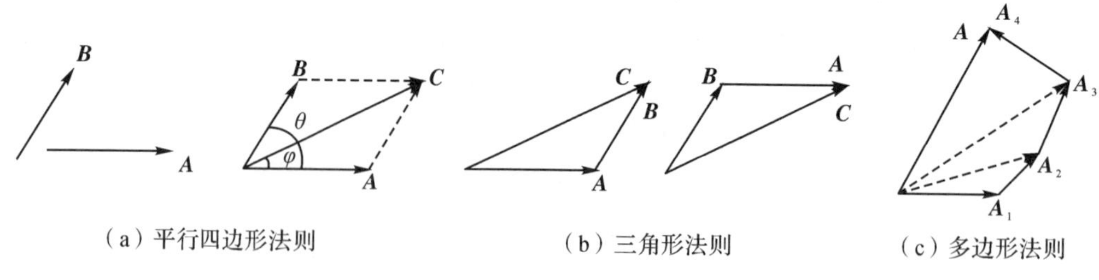

(a) 平行四边形法则　(b) 三角形法则　(c) 多边形法则

图 V-2　矢量的合成

合矢量的大小和方向,也可以通过计算求得.如图 V-2(a)中,矢量 $\boldsymbol{A}$ 和 $\boldsymbol{B}$ 之间的夹角为 θ,合矢量 $\boldsymbol{C}$ 的大小和方向很容易从图上看出

$$C=\sqrt{(A+B\cos\theta)^2+(B\sin\theta)^2}=\sqrt{A^2+B^2+2AB\cos\theta} \tag{V-3b}$$

$$\varphi=\arctan\frac{B\sin\theta}{A+B\cos\theta} \tag{V-3c}$$

运用矢量的分量表示法,使矢量的加运算得到简化.可以证明,合矢量在任一直角

坐标轴上的分量等于分矢量在同一坐标轴上各分量的代数和.这样,通过分矢量在坐标轴上的分量就可以求得合矢量的大小和方向.设两矢量的分量式分别为 $\boldsymbol{A}=A_x\boldsymbol{i}+A_y\boldsymbol{j}+A_z\boldsymbol{k}$ 和 $\boldsymbol{B}=B_x\boldsymbol{i}+B_y\boldsymbol{j}+B_z\boldsymbol{k}$,则合矢量为

$$\boldsymbol{C}=\boldsymbol{A}+\boldsymbol{B}=(A_x+B_x)\boldsymbol{i}+(A_y+B_y)\boldsymbol{j}+(A_z+B_z)\boldsymbol{k} \tag{V-3d}$$

2. 矢量的减法

矢量的减法是按矢量加法的逆运算来定义的.例如,我们问由矢量 $\boldsymbol{A}$ 变为矢量 $\boldsymbol{B}$,其增量为何?它将是两矢量之差 $\boldsymbol{B}-\boldsymbol{A}$,记作

$$\boldsymbol{D}=\boldsymbol{B}-\boldsymbol{A}$$

即把矢量 $\boldsymbol{A}$ 和增量 $\boldsymbol{D}$ 相加起来就应该得到矢量 $\boldsymbol{B}$.由图 V-3(a)可知,$\boldsymbol{D}$ 等于由 $\boldsymbol{A}$ 的末端到达 $\boldsymbol{B}$ 的末端的矢量.从图 V-3(b)还可以看出,$\boldsymbol{B}-\boldsymbol{A}$ 也等于 $\boldsymbol{B}$ 和 $-\boldsymbol{A}$ 的合矢量,即

$$\boldsymbol{B}-\boldsymbol{A}=\boldsymbol{B}+(-\boldsymbol{A}) \tag{V-4a}$$

所以求矢量差可按图中所示的三角形法则或平行四边形法则.

类似地,矢量的分解(或求矢量的增量)可以用减运算来表示,在直角坐标系中有

$$\boldsymbol{D}=\boldsymbol{B}-\boldsymbol{A}=(B_x-A_x)\boldsymbol{i}+(B_y-A_y)\boldsymbol{j}+(B_z-A_z)\boldsymbol{k} \tag{V-4b}$$

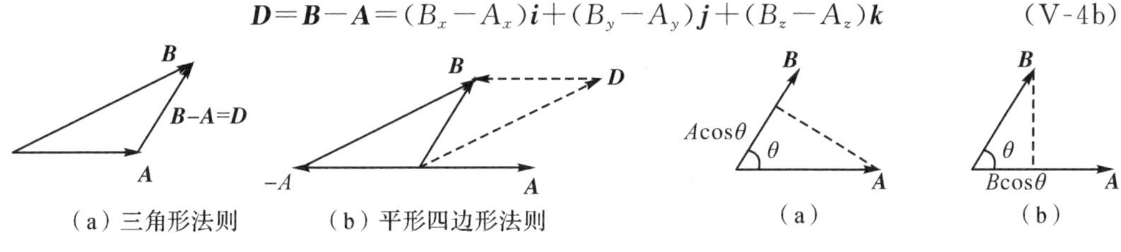

(a) 三角形法则　(b) 平形四边形法则

图 V-3　矢量的减法

(a)　(b)

图 V-4　矢量的点乘

三、矢量的乘积

在大学物理里,我们还将经常遇到矢量的乘积.

1. 矢量的数乘

矢量 $\boldsymbol{A}$ 和一个数 k(标量)相乘得到另一个矢量 $k\boldsymbol{A}$.矢量 $k\boldsymbol{A}$ 的大小是 $|k|\cdot|\boldsymbol{A}|$.如果 $k>0$,$k\boldsymbol{A}$ 方向与 $\boldsymbol{A}$ 相同;如果 $k<0$,则 $k\boldsymbol{A}$ 方向与 $\boldsymbol{A}$ 相反.

2. 矢量的点乘

两个矢量乘积的结果得到一个标量,又叫点积或标积,例如功是力与位移的标积.设任意两个矢量 $\boldsymbol{A}$ 与 $\boldsymbol{B}$ 之间的夹角为 $\theta(<180°)$,则它们的标积通常用 $\boldsymbol{A}\cdot\boldsymbol{B}$ 来表示,定义为

$$C=\boldsymbol{A}\cdot\boldsymbol{B}=AB\cos\theta \tag{V-5a}$$

式(V-5a)说明:标积 $\boldsymbol{A}\cdot\boldsymbol{B}$ 等于矢量 $\boldsymbol{A}$ 在 $\boldsymbol{B}$ 矢量方向上的投影 $A\cos\theta$ 与矢量 $\boldsymbol{B}$ 的模的乘积,如图 V-4(a)所示;也等于矢量 $\boldsymbol{B}$ 在 $\boldsymbol{A}$ 矢量方向上的投影 $B\cos\theta$ 与矢量 $\boldsymbol{A}$ 的模的乘积,如图 V-4(b)所示.

根据标积的定义,可以得出下列结论:

(1) 当 $\theta=0$,即 $\boldsymbol{A}$ 与 $\boldsymbol{B}$ 两矢量平行时,$\cos\theta=1$,所以 $\boldsymbol{A}\cdot\boldsymbol{B}=AB$,同理可知 $\boldsymbol{A}\cdot\boldsymbol{A}=A^2$;

(2)当 $\theta=\frac{\pi}{2}$,即 $\boldsymbol{A}$ 与 $\boldsymbol{B}$ 两矢量垂直时,$\cos\theta=0$,所以 $\boldsymbol{A}\cdot\boldsymbol{B}=0$;

(3)根据以上两点结论可知,直角坐标系的单位矢量 $\boldsymbol{i}$、$\boldsymbol{j}$、$\boldsymbol{k}$ 具有正交性,即

$$\boldsymbol{i}\cdot\boldsymbol{i}=\boldsymbol{j}\cdot\boldsymbol{j}=\boldsymbol{k}\cdot\boldsymbol{k}=1;\boldsymbol{i}\cdot\boldsymbol{j}=\boldsymbol{j}\cdot\boldsymbol{k}=\boldsymbol{k}\cdot\boldsymbol{i}=0 \tag{V-5b}$$

利用上述性质,对 $\boldsymbol{A}\cdot\boldsymbol{B}$ 两矢量在直角坐标系中的标积可表示为

$$C=\boldsymbol{A}\cdot\boldsymbol{B}=(A_x\boldsymbol{i}+A_y\boldsymbol{j}+A_z\boldsymbol{k})\cdot(B_x\boldsymbol{i}+B_y\boldsymbol{j}+B_z\boldsymbol{k})=A_xB_x+A_yB_y+A_zB_z=\boldsymbol{B}\cdot\boldsymbol{A} \tag{V-5c}$$

3. 矢量的叉乘

两个矢量乘积的结果得到一个矢量,又叫叉积或矢积,例如力矩是位矢与力的矢积. 矢量 $\boldsymbol{A}$ 与 $\boldsymbol{B}$ 的夹角为 θ,其矢积 $\boldsymbol{C}=\boldsymbol{A}\times\boldsymbol{B}$ 定义如下:

矢量 $\boldsymbol{C}$ 的大小为

$$C=AB\sin\theta \tag{V-6a}$$

$\boldsymbol{C}$ 矢量的方向则垂直于 $\boldsymbol{A}$ 与 $\boldsymbol{B}$ 两矢量所组成的平面,如图 V-5 所示. 可以看出,$\boldsymbol{C}$ 矢量的大小等于 $\boldsymbol{A}$、$\boldsymbol{B}$ 所确定的平行四边形的面积;它的方向可由右手螺旋法则确定:从 $\boldsymbol{A}$ 经由小于 180°的角转向 $\boldsymbol{B}$ 时大拇指伸直时所指的方向即为 $\boldsymbol{C}$ 的方向.

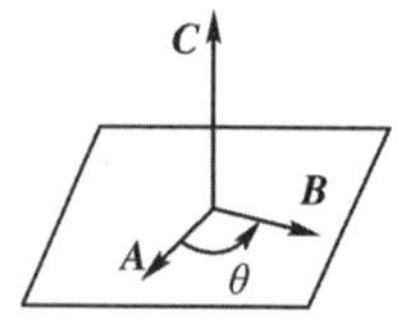
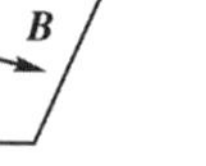

(a)矢量叉乘的方向

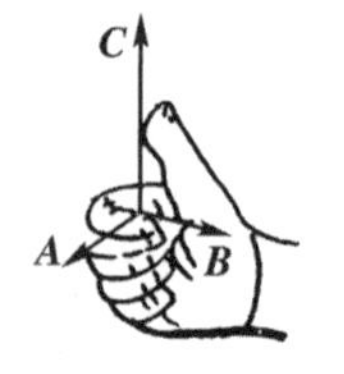

(b)右手螺旋法则

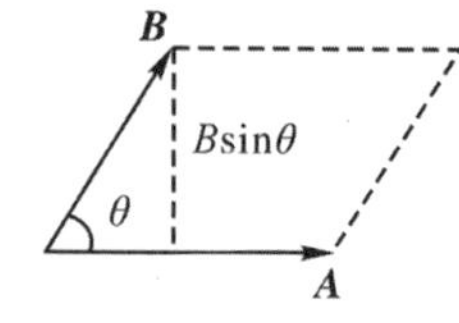

(c)矢量的大小(平行四边形的面积)

图 V-5　矢量的叉乘

根据矢量矢积的定义,可以得出下列结论:

(1)当 $\theta=0$,即 $\boldsymbol{A}$ 与 $\boldsymbol{B}$ 两矢量平行时,$\sin\theta=0$,所以 $\boldsymbol{A}\times\boldsymbol{B}=0$;

(2)当 $\theta=\frac{\pi}{2}$,即 $\boldsymbol{A}$ 与 $\boldsymbol{B}$ 两矢量垂直时,$\sin\theta=1$,矢积 $\boldsymbol{A}\times\boldsymbol{B}$ 具有最大值,它的大小为 $C=AB$;

(3)矢积 $\boldsymbol{A}\times\boldsymbol{B}$ 的方向与 $\boldsymbol{A}$、$\boldsymbol{B}$ 两矢量的次序有关,$\boldsymbol{A}\times\boldsymbol{B}$ 与 $\boldsymbol{B}\times\boldsymbol{A}$ 所表示的两矢量的方向正好相反,即

$$\boldsymbol{A}\times\boldsymbol{B}=-\boldsymbol{B}\times\boldsymbol{A}$$

(4)在直角坐标系中,单位矢量之间的矢积为

$$\boldsymbol{i}\times\boldsymbol{i}=\boldsymbol{j}\times\boldsymbol{j}=\boldsymbol{k}\times\boldsymbol{k}=0;\boldsymbol{i}\times\boldsymbol{j}=\boldsymbol{k},\boldsymbol{j}\times\boldsymbol{k}=\boldsymbol{i},\boldsymbol{k}\times\boldsymbol{i}=\boldsymbol{j} \tag{V-6b}$$

利用上述性质,对 $\boldsymbol{A}$、$\boldsymbol{B}$ 两矢量在直角坐标系中的可表示为可表示的矢积有

$$\begin{aligned}\boldsymbol{C}&=\boldsymbol{A}\times\boldsymbol{B}=(A_x\boldsymbol{i}+A_y\boldsymbol{j}+A_z\boldsymbol{k})\times(B_x\boldsymbol{i}+B_y\boldsymbol{j}+B_z\boldsymbol{k})\\&=(A_yB_z-A_zB_y)\boldsymbol{i}+(A_zB_x-A_xB_z)\boldsymbol{j}+(A_xB_y-A_yB_x)\boldsymbol{k}\\&=\begin{vmatrix}\boldsymbol{i}&\boldsymbol{j}&\boldsymbol{k}\\A_x&A_y&A_z\\B_x&B_y&B_z\end{vmatrix}\end{aligned} \tag{V-6c}$$

四、矢量函数的求导与积分

在物理上遇见的矢量常常是参量 t(时间)的函数,因而写作 $\boldsymbol{A}(t)$、$\boldsymbol{B}(t)$等,这是一元函数的情况.一般地说,如果某一矢量是多个变量(例如空间坐标 x、y、z 和时间 t)的函数,则是多元函数的情况.多元函数的求导比较复杂一些,可由一元函数的求导作推广,这里不做介绍.下面只介绍一元函数的求导.

1. 对时间求导运算

若矢量随时间变化,即各分量均为时间的函数.已知两矢量 $\boldsymbol{A}(t)=A_x(t)\boldsymbol{i}+A_y(t)\boldsymbol{j}+A_z(t)\boldsymbol{k}$,$\boldsymbol{B}(t)=B_x(t)\boldsymbol{i}+B_y(t)\boldsymbol{j}+B_z(t)\boldsymbol{k}$,则

(1)矢量的导数

$$\frac{\mathrm{d}\boldsymbol{A}(t)}{\mathrm{d}t}=\frac{\mathrm{d}A_x(t)}{\mathrm{d}t}\boldsymbol{i}+\frac{\mathrm{d}A_y(t)}{\mathrm{d}t}\boldsymbol{j}+\frac{\mathrm{d}A_z(t)}{\mathrm{d}t}\boldsymbol{k} \tag{V-7}$$

(2)标积的导数

$$\frac{\mathrm{d}(\boldsymbol{A}(t)\cdot\boldsymbol{B}(t))}{\mathrm{d}t}=\frac{\mathrm{d}\boldsymbol{A}(t)}{\mathrm{d}t}\cdot\boldsymbol{B}(t)+\boldsymbol{A}(t)\cdot\frac{\mathrm{d}\boldsymbol{B}(t)}{\mathrm{d}t} \tag{V-8}$$

(3)矢积的导数

$$\frac{\mathrm{d}(\boldsymbol{A}(t)\times\boldsymbol{B}(t))}{\mathrm{d}t}=\frac{\mathrm{d}\boldsymbol{A}(t)}{\mathrm{d}t}\times\boldsymbol{B}(t)+\boldsymbol{A}(t)\times\frac{\mathrm{d}\boldsymbol{B}(t)}{\mathrm{d}t} \tag{V-9}$$

多个矢量乘积的导数以此类推.

2. 矢量的积分

大学物理中,常见的矢量积分有以下两种.

(1) 关于时间积分

这是上述求导数的逆问题,只需将已知导数的三个分量的标量函数分别对时间 t 求积分即可.

$$\int\boldsymbol{A}(t)\mathrm{d}t=\boldsymbol{i}\int A_x(t)\mathrm{d}t+\boldsymbol{j}\int A_y(t)\mathrm{d}t+\boldsymbol{k}\int A_z(t)\mathrm{d}t \tag{V-10}$$

例如已知速度函数,对时间求定积分便可求得质点在空间的位移,从而确定质点的位置.

(2)关于路径积分

关于矢量函数的积分,尤其是当这个函数是空间坐标 x、y、z 的多元函数时,还有如线积分、面积分、体积分等其他较复杂的积分计算(要按不同的定义式进行),例如功的计算就是对力矢量函数求线积分的问题.一般来说,对一矢量函数 $\boldsymbol{A}(x,y,z)$沿某一曲线 L(起点 a,终点 b)求线积分,可写作

$$\begin{aligned}\int\boldsymbol{A}\cdot\mathrm{d}\boldsymbol{L}&=\int_L(A_x\boldsymbol{i}+A_y\boldsymbol{j}+A_z\boldsymbol{k})\cdot(\mathrm{d}x\boldsymbol{i}+\mathrm{d}y\boldsymbol{j}+\mathrm{d}z\boldsymbol{k})\\&=\int_a^b(A_x\mathrm{d}x+A_y\mathrm{d}y+A_z\mathrm{d}z)\end{aligned} \tag{V-11}$$

在物理问题中一般有特定的具体条件限制,积分通常为定积分,根据定积分的定义实际上可以看作是特定的乘积求和运算.从式(V-11)可以看到,该线积分的内涵首先在于了解矢量的点乘运算法则,其次才是积分运算.

面积分、体积分也可以根据实际情况类似地处理.

附录Ⅱ

国际单位制(SI)

附表Ⅱ-1 国际单位制(SI)基本单位

量的名称	单位名称		单位符号	定义
	全称	简称		
长度	米	米	m	米等于光在真空中1/299792458秒的时间间隔内行程的长度
质量	千克(公斤)	千克(公斤)	kg	千克是质量单位,等于国际千克原器的质量
时间	秒	秒	s	秒是Cs—133原子基态的两个超精细能级之间跃迁所对应的辐射的9192631770个周期的持续时间
电流	安培	安	A	安培是一恒定电流,若保持在处于真空中相距1米的两无限长而圆截面可忽略的平行直导线内,则此两导线之间产生的力在每米长度上等于 2×10^{-7} 牛顿
热力学温度	开尔文	开	K	热力学温度单位开尔文,是水的三相点热力学温度的1/273.16
物质的量	摩尔	摩	mol	(1)摩尔是一系统的物质的量,该系统中所包含的基本单元数与0.012千克碳—12的原子数目相等 (2)在使用摩尔时,基本单位应予指明,可以是原子、分子、电子及其他粒子,或是这些粒子的特定组合
发光强度	坎德拉	坎	cd	坎德拉是一光源在给定方向上的发光强度,该光源发出频率为 540×10^{12} 赫兹的单色辐射,且在此方向上的辐射强度为1/683瓦特每球面度

附表Ⅱ-2 国际单位制辅助单位

量的名称	单位名称	单位符号	定义
平面角	弧度	rad	弧度是一个圆内两条半径之间的平面角,这两条半径在圆周上截取的弧长与半径相等
立体角	球面度	sr	球面度是一立体角,其顶点位于球心,而它在球面上所截取的面积等于球半径为边长的正方形面积

附表Ⅱ-3 国际单位制的词头

所表示的因数	词头名称	词头符号	所表示的因数	词头名称	词头符号
10^{18}	艾	E	10^{-1}	分	d
10^{15}	拍	P	10^{-2}	厘	c
10^{12}	太	T	10^{-3}	毫	m
10^{9}	吉	G	10^{-6}	微	μ
10^{6}	兆	M	10^{-9}	纳	n
10^{3}	千	k	10^{-12}	皮	p
10^{2}	百	h	10^{-15}	飞	f
10^{1}	十	da	10^{-18}	阿	a

附录Ⅲ

基本物理常量

附表Ⅲ-1 基本物理常量1986年的推荐值

物理量	符号	数值
真空中光速	c	299 792 458m・s^{-1}
真空磁导率	μ_0	12.566 370 614×10^{-7}N・A^{-2}
真空电容率	$\mathscr{E}_0$	8.854 187 817×10^{-12} F・m^{-1}
万有引力常量	G	6.672 59×10^{-11}m^3・kg^{-1}・s^{-2}
普朗克常量	h	6.626 075 5×10^{-34}J・s
元电荷	e	1.602 177 33×10^{-19}C
磁通量子	Φ_0	2.067 834 61×10^{-15}Wb
玻尔磁子	μ_B	9.274 015 4×10^{-24}A・m^2
核磁子	μ_N	5.050 786 6×10^{-27}A・m^2
里德伯常量	R	10 973 731.534m^{-1}
玻尔半径	a_0	0.529 177 249×10^{-10}m
电子质量	m_e	9.109 389 7×10^{-31}kg
电子磁矩	μ_e	9.284 770 1×10^{-24}J・T^{-1}
质子质量	m_p	1.672 623 1×10^{-27}kg
质子磁矩	μ_p	1.410 607 61×10^{-26}J・T^{-1}
中子质量	m_n	1.674 928 6×10^{-27}kg
中子磁矩	μ_n	0.966 237 07×10^{-26}J・T^{-1}
阿伏伽德罗常量	N_A	6.022 136 7×10^{23}mol^{-1}
摩尔气体常量	R	8.314 50J・mol^{-1}・K^{-1}
玻尔兹曼常量	k	1.380 658×10^{-23}J・K^{-1}
斯特藩常量	σ	5.670 51×10^{-8}W・m^{-2}・K^{-4}

附表Ⅲ-2 保留单位和标准值

物理量	符号	数值
电子伏特	eV	1.602 177 33×10^{-19}J
原子质量单位	u	1.660540 2×10^{-27}kg
标准大气压	atm	101 325Pa
标准重力加速度	g	9.806 65m・s^{-2}